U0276096

明·龚廷贤 撰

张效霞 整理

中医临床必读丛书 重刊

万病回春

人民卫生出版社

·北京·

图书在版编目（CIP）数据

万病回春 /（明）龚廷贤撰；张效霞整理 . —北京：人民卫生出版社，2023.4
（中医临床必读丛书重刊）
ISBN 978-7-117-34669-6

Ⅰ. ①万… Ⅱ. ①龚… ②张… Ⅲ. ①中医临床 - 中国 - 明代 Ⅳ. ①R24

中国国家版本馆 CIP 数据核字（2023）第 051267 号

| 人卫智网 | www.ipmph.com | 医学教育、学术、考试、健康，购书智慧智能综合服务平台 |
| 人卫官网 | www.pmph.com | 人卫官方资讯发布平台 |

中医临床必读丛书重刊
万病回春
Zhongyi Linchuang Bidu Congshu Chongkan
Wanbing Huichun

撰　　者：明·龚廷贤
整　　理：张效霞
出版发行：人民卫生出版社（中继线 010-59780011）
地　　址：北京市朝阳区潘家园南里 19 号
邮　　编：100021
E - mail：pmph @ pmph.com
购书热线：010-59787592　010-59787584　010-65264830
印　　刷：三河市国英印务有限公司
经　　销：新华书店
开　　本：889 × 1194　1/32　印张：17.5　字数：422 千字
版　　次：2023 年 4 月第 1 版
印　　次：2023 年 5 月第 1 次印刷
标准书号：ISBN 978-7-117-34669-6
定　　价：52.00 元

打击盗版举报电话：010-59787491　E-mail：WQ @ pmph.com
质量问题联系电话：010-59787234　E-mail：zhiliang @ pmph.com
数字融合服务电话：4001118166　E-mail：zengzhi @ pmph.com

重刊说明

中医药学是中华民族的伟大创造，是中国古代科学的瑰宝，也是打开中华文明宝库的钥匙，为中华民族繁衍生息做出了巨大贡献，对世界文明进步产生了积极影响。中华五千年灿烂文化，"伏羲制九针""神农尝百草"，中医经典著作作为中医学的重要组成部分，是中医药文化之源、理论之基、临床之本。为了把这些宝贵的财富继承好、发展好、利用好，人民卫生出版社于2005年推出了《中医临床必读丛书》（简称《丛书》）（105种），随后于2017年推出了《中医临床必读丛书》（典藏版）（30种），丛书出版后深受读者欢迎，累计印制近900万册，成为了中医药从业人员和爱好者的必读经典。

毋庸置疑，中医古籍不仅是中医理论的基础，更是中医临床坚强的基石，提高临床疗效的捷径。每一位中医从业者，无不是从中医经典学起的。"读经典、悟原理、做临床、跟名师、成大家"是中医成才的必要路径。为了贯彻落实党的二十大报告指出的促进中医药传承创新发展和《关于推进新时代古籍工作的意见》要求，传承中医典籍精华，同时针对后疫情时代中医药在护佑人民健康方面的重要性以及大众对于中医经典的重视，我们因时因势调整和完善中医古籍出版工作，因此，在传承《丛书》原貌的基础上，对105种图书进行了改版，推出《中医临床必读丛书重刊》（简称《重刊》）。为了便于读者阅读，本版尽量保留原版风格，并采用双色印刷，将"养生类著作"单列，对每部图书的导读和相关文字进行了更新和

勘误;同时邀请张伯礼院士和王琦院士为《重刊》作序,具体特点如下:

1. **精选底本,校勘严谨**　每种古籍均由各科专家遴选精善底本,加以严谨校勘,为读者提供精准的原文。在内容上,考虑中医临床人员的学习需要,一改过去加校记、注释、语译等方式,原则上只收原文,不作校记和注释,类似古籍的白文本。对于原文中俗体字、异体字、避讳字、古今字予以径改,不作校注,旨在使读者在研习之中渐得旨趣,体悟真谛。

2. **导读要览,入门捷径**　为了便于读者学习和理解,每本书前撰写了导读,介绍作者生平、成书背景、学术特点,重点介绍该书的主要内容、学习方法和临证思维方法,以及对临床的指导意义,对书的内容提要钩玄,方便读者抓住重点,提升学习和临证效果。

3. **名家整理,打造精品**　《丛书》整理者如余瀛鳌、钱超尘、郑金生、田代华、郭君双、苏礼等大部分专家都参加了我社20世纪80年代中医古籍整理工作,他们拥有珍贵而翔实的版本资料,具备较高的中医古籍文献整理水平与丰富的临床经验,是我国现当代中医古籍文献整理的杰出代表,加之《丛书》在读者心目中的品牌形象和认可度,相信《重刊》一定能够历久弥新,长盛不衰,为新时代我国中医药事业的传承创新发展做出更大的贡献。

主要分类和具体书目如下:

 经典著作

《黄帝内经素问》　　　　《金匮要略》

《灵枢经》　　　　　　　《温病条辨》

《伤寒论》　　　　　　　《温热经纬》

诊断类著作

《脉经》　　　　　　　　　《濒湖脉学》

《诊家枢要》

 通用著作

《中藏经》　　　　　　　　《慎柔五书》

《伤寒总病论》　　　　　　《内经知要》

《素问玄机原病式》　　　　《医宗金鉴》

《三因极一病证方论》　　　《石室秘录》

《素问病机气宜保命集》　　《医学源流论》

《内外伤辨惑论》　　　　　《血证论》

《儒门事亲》　　　　　　　《名医类案》

《脾胃论》　　　　　　　　《兰台轨范》

《兰室秘藏》　　　　　　　《杂病源流犀烛》

《格致余论》　　　　　　　《古今医案按》

《丹溪心法》　　　　　　　《笔花医镜》

《景岳全书》　　　　　　　《类证治裁》

《医贯》　　　　　　　　　《医林改错》

《理虚元鉴》　　　　　　　《医学衷中参西录》

《明医杂著》　　　　　　　《丁甘仁医案》

《万病回春》

④ 各科著作

(1)内科

《金匮钩玄》　　　　　　　《医宗必读》

《秘传证治要诀及类方》　　《医学心悟》

《证治汇补》　　　　　　《先醒斋医学广笔记》

《医门法律》　　　　　　《温疫论》

《张氏医通》　　　　　　《温热论》

《张聿青医案》　　　　　《湿热论》

《临证指南医案》　　　　《串雅内外编》

《症因脉治》　　　　　　《医醇賸义》

《医学入门》　　　　　　《时病论》

（2）外科

《外科精义》　　　　　　《外科证治全生集》

《外科发挥》　　　　　　《疡科心得集》

《外科正宗》

（3）妇科

《经效产宝》　　　　　　《傅青主女科》

《女科辑要》　　　　　　《竹林寺女科秘传》

《妇人大全良方》　　　　《济阴纲目》

《女科经纶》

（4）儿科

《小儿药证直诀》　　　　《幼科发挥》

《活幼心书》　　　　　　《幼幼集成》

（5）眼科

《秘传眼科龙木论》　　　《眼科金镜》

《审视瑶函》　　　　　　《目经大成》

《银海精微》

（6）耳鼻喉科

《重楼玉钥》　　　　　　《喉科秘诀》

《口齿类要》

（7）针灸科

《针灸甲乙经》　　　　　《针灸大成》

《针灸资生经》　　　　　《针灸聚英》

《针经摘英集》

（8）骨伤科

《永类钤方》　　　　　　《世医得效方》

《仙授理伤续断秘方》　　《伤科汇纂》

《正体类要》　　　　　　《厘正按摩要术》

 养生类著作

《寿亲养老新书》　　　　《老老恒言》

《遵生八笺》

 方药类著作

《太平惠民和剂局方》　　《得配本草》

《医方考》　　　　　　　《成方切用》

《本草原始》　　　　　　《时方妙用》

《医方集解》　　　　　　《验方新编》

《本草备要》

人民卫生出版社

2023 年 2 月

序 一

党的二十大报告提出,把马克思主义与中华优秀传统文化相结合。中医药学是中国古代科学的瑰宝,也是打开中华文明宝库的钥匙。当前,中医药发展迎来了天时、地利、人和的大好时机。特别是近十年来,党中央、国务院密集出台了一系列方针政策,大力推动中医药传承创新发展,其重视程度之高、涉及领域之广、支持力度之大,都是前所未有的。"识势者智,驭势者赢",中医药人要乘势而为,紧紧把握住历史的机遇,承担起时代的责任,增强文化自信,勇攀医学高峰,推动中医药传承创新发展。而其中人才培养是当务之急,不可等闲视之。

作为中医药人才成长的必要路径,中医经典著作的重要性毋庸置疑。历代名医先贤,无不熟谙经典,并通过临床实践续先贤之学,创立弘扬新说;发皇古义,融会新知,提高临床诊治水平,推动中医药学术学科进步,造福于黎庶。孙思邈指出:"凡欲为大医,必须谙《素问》《甲乙》《黄帝针经》……"李东垣发《黄帝内经》胃气学说之端绪,提出"内伤脾胃,百病由生"的观点,一部《脾胃论》成为内外伤病证辨证之圭臬。经典者,路志正国医大师认为:原为"举一纲而万目张,解一卷而众篇明"之作,经典之所以奉为经典,一是经过长时间的临床实践检验,具有明确的临床指导作用和理论价值;二是后代医家在学术流变中,不断诠释、完善并丰富了其内涵与外延,使其与时俱进,丰富和发展了理论。

如何研习经典,南宋大儒朱熹有经验可以借鉴:为学之

9

道,莫先于穷理;穷理之要,必在于读书;读书之法,莫贵于循序而致精;而致精之本,则又在于居敬而持志。读朱子治学之典,他的《观书有感》诗歌可为证:"半亩方塘一鉴开,天光云影共徘徊。问渠那得清如许? 为有源头活水来。"可诠释读书三态:一是研读经典关键是要穷究其理,理在书中,文字易懂但究理需结合临床实践去理解、去觉悟;更要在实践中去应用,逐步达到融汇贯通,圆机活法,亦源头活水之谓也。二是研读经典当持之以恒,循序渐进,读到豁然以明的时候,才能体会到脑洞明澄,如清澈见底的一塘活水,辨病识证,仿佛天光云影,尽映眼前的境界。三是研读经典者还需有扶疾治病、济世救人之大医精诚的精神;更重要的是,读经典还需怀着敬畏之心去研读赏析,信之用之日久方可发扬之;有糟粕可弃用,但须慎之。

在这次新型冠状病毒感染疫情的防治中,疫病相关的中医经典发挥了重要作用,2020 年疫情初期我们通过流调和分析,明确了新型冠状病毒感染是以湿毒内蕴为核心病机、兼夹发病为临床特点的认识,有力指导了对疫情的防治。中医药早期介入,全程参与,有效控制转重率,对重症患者采取中西医结合救治,降低了病死率,提高了治愈率。所筛选出的"三药三方"也是出自古代经典。在中医药整建制接管的江夏方舱医院中,更是交出了 564 名患者零转重、零复阳,医护零感染的出色答卷。中西医结合、中西药并用成为中国抗疫方案的亮点,是中医药守正创新的一次生动实践,也为世界抗疫贡献了东方智慧,受到世界卫生组织(WHO)专家组的高度评价。

经典中蕴藏着丰富的原创思路,给人以启迪。青蒿素的发明即是深入研习古典医籍受到启迪并取得成果的例证。进入新时代,国家药品监督管理部门所制定的按古代经典名方目录管理的中药复方制剂,基于人用经验的中药复方制剂新药研发等相关政策和指导原则,也助推许多中医药科研人员开始从古典医籍中寻找灵感与思路,研发新方新药。不仅如此,还有学者从古籍中梳理中医流派的传承与教育脉络,以传统的人才培养方法与模式为现代中医药教育提供新的借鉴……可见中医药古籍中的内容对当代中医药科研、临床与教育均具有指导作用,应该受到重视与研习。

我们欣慰地看到,人民卫生出版社在 20 世纪 50 年代便开始了中医古籍整理出版工作,先后经过了影印、白文版、古籍校点等阶段,经过近 70 年的积淀,为中医药教材、专著建设做了大量基础性工作;并通过古籍整理,培养了一大批中医古籍整理名家和专业人才,形成了"品牌权威、名家云集""版本精良、校勘精准""读者认可、历久弥新"等鲜明特点,赢得了广大读者和行业内人士的普遍认可和高度评价。2005 年,为落实国家中医药管理局设立的培育名医的研修项目,精选了 105 种中医经典古籍分为三批刊行,出版以来,重印近千万册,广受读者欢迎和喜爱。"读经典、做临床、育悟性、成明医"在中医药行业内蔚然成风,可以说这套丛书为中医临床人才培养发挥了重要作用。此次人民卫生出版社在《中医临床必读丛书》的基础上进行重刊,是践行中共中央办公厅、国务院办公厅《关于推进新时代古籍工作的意见》和全国中医药人才工作会议精神,以实际行动加强中医古籍出版工作,注重古籍资源转化利用,促进中医药传承创新发展的重要举措。

经典之书,常读常新,以文载道,以文化人。中医经典与中华文化血脉相通,是中医的根基和灵魂。"欲穷千里目,更上一层楼",经典就是学术进步的阶梯。希望广大中医药工作者乃至青年学生,都要增强文化自觉和文化自信,传承经典,用好经典,发扬经典。

有感于斯,是为序。

中国工程院院士　国医大师
天津中医药大学　名誉校长　张伯礼
中国中医科学院　名誉院长
2023 年 3 月于天津静海团泊湖畔

序 二

中医药典籍浩如烟海,自先秦两汉以来的四大经典《黄帝内经》《难经》《神农本草经》《伤寒杂病论》,到隋唐时期的著名医著《诸病源候论》《备急千金要方》,宋代的《经史证类备急本草》《圣济总录》,金元时期四大医家刘完素、张从正、李东垣和朱丹溪的著作《素问玄机原病式》《儒门事亲》《脾胃论》《丹溪心法》等,到明清之际的《本草纲目》《医门法律》等,中医古籍是我国中医药知识赖以保存、记录、交流和传播的根基和载体,是中华民族认识疾病、诊疗疾病的经验总结,是中医药宝库的精华。

中华人民共和国成立以来,在中医药、中西医结合临床和理论研究中所取得的成果,与中医古籍研究有着密不可分的关系。例如中西医结合治疗急腹症,是从《金匮要略》大黄牡丹汤治疗肠痈等文献中得到启示;小夹板固定治疗骨折的思路,也是根据《仙授理伤续断秘方》等医籍治疗骨折强调动静结合的论述所取得的;活血化瘀方药治疗冠心病、脑血管意外和闭塞性脉管炎等疾病的疗效,是借鉴《医林改错》等古代有关文献而加以提高的;尤其是举世瞩目的抗疟新药青蒿素,是基于《肘后备急方》治疟单方研制而成的。

党的二十大报告提出,深入实施科教兴国战略、人才强国战略。人才是全面建设社会主义现代化国家的重要支撑。培养人才,教育要先行,具体到中医药人才的培养方面,在院校教育和师承教育取得成就的基础上,我还提出了书院教育的模式,得到了国家中医药管理局和各界学者的高度认可。王琦书院拥有 115 位两院院士、国医大师的强大师资阵容,学员有岐黄学者、全国名中医和来自海外的中医药优秀人才代表。希望能够在中医药人才培养模式和路径方面进行探索、创新。

那么,对于个人来讲,我们怎样才能利用好这些古籍,来提升自己的临床水平? 我以为应始于约,近于博,博而通,归于约。中医古籍博大精深,绝非只学个别经典即能窥其门径,须长期钻研体悟和实践,精于勤思明辨、临床辨证,善于总结经验教训,才能求得食而化,博而通,通则返约,始能提高疗效。今由人民卫生出版社对《中医临床必读丛书》(105 种)进行重刊,我认为是件非常有意义的事,《重刊》校勘严谨,每本书都配有导读要览,同时均为名家整理,堪称精品,是在继承的基础上进行的创新,这无疑对提高临床疗效、推动中医药事业的继承与发展具有积极的促进作用,因此,我们也会将《重刊》列为书院教学尤其是临床型专家成长的必读书目。

韶光易逝,岁月如流,但是中医人探索求知的欲望是亘古不变的。我相信,《重刊》必将对新时代中医药人才培养和中医学术发展起到很好的推动作用。为此欣慰之至,乐为之序。

中国工程院院士　国医大师　王琦

2023 年 3 月于北京

原　序

　　中医药学是具有中国特色的生命科学，是科学与人文融合得比较好的学科，在人才培养方面，只要遵循中医药学自身发展的规律，把中医理论知识的深厚积淀与临床经验的活用有机地结合起来，就能培养出优秀的中医临床人才。

　　百余年西学东渐，再加上当今市场经济价值取向的影响，使得一些中医师诊治疾病常以西药打头阵，中药作陪衬，不论病情是否需要，一概是中药加西药。更有甚者不切脉、不辨证，凡遇炎症均以解毒消炎处理，如此失去了中医理论对诊疗实践的指导，则不可能培养出合格的中医临床人才。对此，中医学界许多有识之士颇感忧虑而痛心疾首。中医中药人才的培养，从国家社会的需求出发，应该在多种模式、多个层面展开。当务之急是创造良好的育人环境。要倡导求真求异、学术民主的学风。国家中医药管理局设立了培育名医的研修项目，第一是参师襄诊，拜名师并制订好读书计划，因人因材施教，务求实效。论其共性，则需重视"悟性"的提高，医理与易理相通，重视易经相关理论的学习；还有文献学、逻辑学、生命科学原理与生物信息学等知识的学习运用。"悟性"主要体现在联系临床，提高思辨能力，破解疑难病例，获取疗效。再者是熟读一本临证案头书，研修项目精选的书目可以任选，作为读经典医籍研修晋级保底的基本功。第二是诊疗环境，我建议城市与乡村、医院与诊所、病房与门诊可以兼顾，总以多临证、多研讨为主。若参师三五位以上，年诊千例以上，必有上乘学问。第三是求真务实，"读经典做临床"关键在"做"字上苦下功夫,敢于置疑而后验证、诠释,进而创新,诠证创新自然寓于继承之中。

中医治学当溯本求源,古为今用,继承是基础,创新是归宿,认真继承中医经典理论与临床诊疗经验,做到中医不能丢,进而才是中医现代化的实施。厚积薄发、厚今薄古为治学常理。所谓勤求古训、融会新知,即是运用科学的临床思维方法,将理论与实践紧密联系,以显著的疗效,诠释、求证前贤的理论,于继承之中求创新发展,从理论层面阐发古人前贤之未备,以推进中医学科的进步。

综观古往今来贤哲名医,均是熟谙经典、勤于临证、发皇古义、创立新说者。通常所言的"学术思想"应是高层次的成就,是锲而不舍长期坚持"读经典做临床",并且,在取得若干鲜活的诊疗经验基础上,应是学术闪光点凝聚提炼出的精华。笔者以弘扬中医学学科的学术思想为己任,绝不敢言自己有什么学术思想,因为学术思想一定要具备创新思维与创新成果,当然是在以继承为基础上的创新;学术思想必有理论内涵指导临床实践,能提高防治水平;再者,学术思想不应是一病一证一法一方的诊治经验与心得体会。如金元大家刘完素著有《素问病机气宜保命集》,自述"法之与术,悉出《内经》之玄机",于刻苦钻研运气学说之后,倡"六气皆从火化",阐发火热症证脉治,创立脏腑六气病机、玄府气液理论。其学术思想至今仍能指导温热、瘟疫的防治。严重急性呼吸综合征(SARS)流行时,运用玄府气液理论分析证候病机,确立治则治法,遣药组方获取疗效,应对突发公共卫生事件,造福群众。毋庸置疑,刘完素是"读经典做临床"的楷模,而学习历史,凡成中医大家名师者基本如此,即使当今名医具有卓越学术思想者,亦无例外。因为经典医籍所提供的科学原理至今仍是维护健康、防治疾病的准则，至今仍葆其青春，因此"读经典做临床"具有重要的现实意义。

值得指出，培养临床中坚骨干人才，造就学科领军人物是当务之急。在需要强化"读经典做临床"的同时，以唯物主义史观学习易理易道易图，与文、史、哲、逻辑学交叉渗透融合，提高"悟性"，指导诊疗工作。面对新世纪，东学西渐是另一股潮流，国外学者研究老聃、孔丘、朱熹、沈括之学，以应对技术高速发展与理论相对滞后的矛盾日趋突出的现状。譬如老聃是中国宇宙论的开拓者，惠施则注重宇宙中一般事物的观察。他解释宇宙为总包一切之"大一"与极微无内之"小一"构成，大而无外小而无内，大一寓有小一，小一中又涵有大一，两者相兼容而为用。如此见解不仅对中医学术研究具有指导作用，对宏观生物学与分子生物学的连接，纳入到系统复杂科学的领域至关重要。近日有学者撰文讨论自我感受的主观症状对医学的贡献和医师参照的意义；有学者从分子水平寻求直接调节整体功能的物质，而突破靶细胞的发病机制；有医生运用助阳化气、通利小便的方药同时改善胃肠症状，治疗幽门螺杆菌引起的胃炎；还有医生使用中成药治疗老年良性前列腺增生，运用非线性方法，优化观察指标，不把增生前列腺的直径作为唯一的"金"指标，用综合量表评价疗效而获得认许，这就是中医的思维，要坚定地走中国人自己的路。

人民卫生出版社为了落实国家中医药管理局设立的培育名医的研修项目，先从研修项目中精选20种古典医籍予以出版，余下50余种陆续刊行，为我们学习提供了便利条件，只要我们"博学之，审问之，慎思之，明辨之，笃行之"，就会学有所得、学有所长、学有所进、学有所成。治经典之学要落脚临床，实实在在去"做"，切忌坐而论道，应端正学风，尊重参师，教学相长,使自己成为中医界骨干人才。名医不是自封的,需要同行认可,而社会认可更为重要。让我们互相勉励,为中国中医名医战略实施取得实效多做有益的工作。

王永炎

2005 年 7 月 5 日

导　读

《万病回春》是一部涉及内、外、妇、儿诸科的综合性医学著作,撰于 1587 年。系作者参阅上自《黄帝内经》(以下简称《内经》)、《难经》,下迄金元四大家等历代医学典籍,汲取前贤精华,并参以己见编纂而成的。重点分述临床各科 186 种病证的病因及证治方法,辨证详明,论述精辟,治法切用,对后世医家影响较大,是一部临床价值较高的医学参考书籍。

一、《万病回春》与作者

《万病回春》为明代龚廷贤著。龚廷贤,字子才,号云林,江西金溪县人。父龚信,号西园,字瑞芝,精于医术,曾任太医院医官,撰有《古今医鉴》16 卷,经廷贤整理刊行于世。廷贤幼习举子业,屡试不中,乃转而随父学医,继承祖业,以"良医济世,功同良相"自勉。曾隐居于金溪之云林山中,边读书,边临证。后离金溪经河南许昌、扶沟至北京,边游历、边访贤求师、边行医。由于医术超群,很快就"声名烨烨播京师,随被命拜官荣归。既而,由金陵复抵大梁,在在驰声,起死回生,活人无算。王侯公卿宾礼敬慕,迎候接踵,赠以诗章,旌以匾额,络绎不绝"(《叙云林志行纪》),医名日隆,终成为万历年间的一代名医。曾任太医院吏目,一生行医 60 余年,享年 90 余岁。

1586 年春,大梁(今河南开封市)一带瘟疫流行,其症头疼身痛,憎寒壮热,头面颈项赤肿,咽喉肿痛,神识昏迷,病死者甚多,闾巷相染,甚至灭门,当地群医束手。廷贤适在大梁,认为是大头瘟,乃大热之证,用秘方二圣救苦丸(牙皂、大黄)治之,一服即汗,一汗即愈,求治者日夜塞户填门,应接不暇,全活甚众(《万病回春·瘟疫》)。1586年,明藩王海阳王朱勤烑患痰火重证,头眩咳嗽,膝趾肿痛,不能动履,龚氏诊视投剂,获效如响,不旬日而渐离榻,又旬日而能履地,又旬日康复如初,三十余年沉疴痼疾,一旦起而痊愈之(《万病回春·后序》)。1593年,明藩王鲁王朱三畏之张妃,年近五十,患臌胀危证,"腹胀如鼓,左肋积块刺痛,上壅夯闷,坐卧不宁,昼夜不寐,身痒时热,痰嗽喘促,二便涩滞,间或作泻,四肢羸瘦,腹大如蛛,饮食不进,苦楚难禁"。经王府及两京各省诸名医诊治,均罔效,病势垂危。龚氏时在大梁,由曹州医官张省吾推荐被聘到鲁王府,投一二剂,辄已见效,调治半年,乃获全安。鲁王大喜,赐匾额一方,题曰:"医林状元"(《鲁府禁方》)。

龚廷贤在繁忙的诊务之余,笔耕不辍,遵前贤之要旨,集历代之精华,参以己意,详审精密,于公元1587年辑成此书。以"凡疾者疗之,沉疴顿起,如草木之逢春",故名《万病回春》。该书为龚氏早期著作,是一部涉及内、外、妇、儿诸科的综合性医学著作,载186种病证。书中有不少作者从各地搜集的秘验方及个人的经验方,且多注明来源。所附医案196例,皆龚氏临证记录。后世认为该书网罗完备,论述精辟、辨证详明、治法切用。自1587年问世后,四百年间,国内曾翻刻30余次。本书是龚氏代表作之一,影响很大。主要是引述和折衷各家之说,内容丰富,论述精辟,辨证详明,治法切合实际,对后世医家有较大影响。不仅风行海内,且传入日本、朝鲜等国。四百年来一直为日本汉方医学后世派所崇信。当前日本汉医界对其仍非常重视并加以研究。

龚廷贤的其他著作有:《种杏仙方》4卷(1577)、《复明眼方外科神验全书》6卷(1591)、《云林神彀》(1591)、《鲁府禁方》4卷(1594)、《寿世保元》10卷(1615)、《小儿推拿方脉全书》3

卷(1604)。尚有《医学准绳》4卷、《经世全书》8卷,《痘疹辨疑全幼录》3卷,《本草炮制药性赋定衡》13卷等,亦托名为龚氏所撰。上述著作中,《万病回春》和《寿世保元》流传最广。

二、《万病回春》的主要学术特点及其对临床的指导意义

全书共8卷。第1卷以"万金一统述"为题,概括性地论述了天地人、阴阳五行、脏腑机能、主病脉证等有关基础理论问题,同时还介绍了药性歌、诸病主药、释形体、周身脏腑形状、人身面背手足之图、十二经脉歌并补泻寒凉药、十二月七十二候歌、运气候节交应时刻数诀、医学源流等总论内容。第2~5卷为内科杂病证治,其中卷二载中风、伤寒、中寒、瘟疫、中暑、中湿、火证、内伤、饮食、郁证、痰饮、咳嗽、喘急、哮吼。卷三载疟疾、痢疾、泄泻、霍乱、呕吐、翻胃、呃逆、嗳气、吞酸、嘈杂、诸气、青筋、痞满、鼓胀、水肿、积聚、五疸、癥冷、斑疹、发热。卷四载补益、虚劳、失血、恶热、恶寒、汗证、眩晕、麻木、癫狂、痫证、健忘、怔忡、惊悸、虚烦、不寐、邪祟、厥证、浊证、遗精、淋证、关格、遗溺、小便闭、大便闭、大小便闭、痔漏、悬痈、体气、脱肛、诸虫。卷五载头痛、须发、面病、耳病、鼻病、口舌、牙齿、眼目、咽喉、结核、梅核气、瘿瘤、肺痈、肺痿、心痛、腹痛、腰痛、胁痛、臂痛、背痛、痛风、脚气、癞疝、痿躄、消渴、痉病。第6~8卷为妇、儿、外科常见病的证治,其中卷六载调经、经闭、血崩、带下、虚劳、求嗣、妊娠、产育、小产、产后、乳病、乳岩、妇人诸病等妇科病。卷七载急惊、慢惊、惊后调治、疳疾、癖疾、诸热、感冒、伤食、腹胀等儿科病。卷八载痈疽、瘰疬、疔疮、便毒、下疳、杨梅疮,以及跌仆损伤、金刃虫兽、中毒烫火所伤诸疾,最后介绍了膏药、通治、奇病等内容。卷末附有云林暇笔凡十二条,叙云林志行纪。其主要学术特点有:

1. 四诊以辨脉为先,脉症合参

龚氏辨脉,以阴阳五行、脏腑经络、四时方位、天人相应等中医理论为基础,首先将五脏六腑、五官九窍、形体百骸与人迎、寸口相对应,再参以四时方位对脉象的影响,辨表里虚实寒热邪正为"八要",分六脉(浮、沉、迟、数、滑、涩),七表(浮、芤、滑、实、弦、紧、洪),八里(微、沉、缓、涩、迟、伏、濡、弱),九道(长、短、虚、促、结、代、牢、动、细),六死(雀啄、屋漏、弹石、解索、鱼翔、虾游)等,以脉析症,辨别内、外、妇、儿各病脉症的宜忌。并望其五色,闻其五音,问其所欲五味,切其脉,以察其病也。谓之神圣工巧,四诊合参,为辨病、辨证提供依据。

2. 辨证以虚实为纲,气血为本

龚氏十分重视气血在生命活动中的重要地位,对气血在生理、病理、诊治等方面的重要性均有阐发。在生理上,他认为气血是人身之根本,长养经络百骸,滋养五脏六腑,其形成与脾胃有密切关系,气血通调又不离肝心肺肾四脏,气血营卫的阴阳相贯、周流不息是维持人体生命及健康的重要保证。在病理上,他认为气血一有窒碍,则百病由此而生,并注重气血与五脏的关系,抓住病机的本质。病位辨表里、脏腑;病因辨六淫、七情、饮食劳倦跌仆;辨病性以虚实为纲,虚者,辨气虚、血虚、气血两虚;实者,辨气滞、血瘀、痰食、虫积等。在诊治上,龚氏以调气为上,调血次之,并以胃药助之。

3. 辨病机重视脏腑,突出脾胃

龚氏认为脾胃是人身元气之根本,又是人身阴阳水火既济之根本,脾胃气机升降是全身气机升降之枢,强调脾胃在五脏六腑中具有十分重要的地位。提出脾胃病之三因,其发病因人而异,或生活富有,或生活贫困,或介于二者之间,其病不同。临证处治,处处顾护脾胃。他在书中多次提到:"调理脾胃者,医中之王道也。"并非常推崇家传"三因和中健脾丸"作为调理脾胃的通用方剂,但其著作中未见其方。对脾胃用药,龚氏不主张过用香燥耗气之品,亦反对世俗以枳术丸为脾胃之要药,认为此药不可久服,久服不仅无效,抑且剥削真气。

4. 临证处治,独具匠心

《万病回春》对临床各科病证的处治,治则明确,以调理气血,顾护脾胃为特征,或攻、或补、或攻补兼施;治法灵活,补虚以益气养血,健脾补肾为主,配以行气、活血、清热、散寒、化痰、消食、杀虫等攻邪之法;方药精当,以内服汤剂、散剂为多,配合有针灸、推拿、吹、熏、敷、导、熨、涂、洗、擦、浴、蒸、烧等多种中药外治法,内外兼顾。

5. 阐述衰老机理,摄生养性关乎脾肾

龚氏认为肾之真阴真阳不足是使人衰老的重要原因,而脾胃为后天之本,气血生化之源,脾胃强健则生化有源,因此衰老和脾肾二脏有密切关系。提出"节欲保精"的养生原则,还将养护脾胃及饮食调养作为预防衰老的重要措施。辨证多从脾胃入手,治疗以"补益"立论,总结出一套完整的调理脾胃及饮食卫生的方法,创制了多种健脾益胃,益寿延年的处方,如太和丸、香砂养胃汤、香砂平胃散、参术调元膏、云林润身丸、九仙王道糕、阳春白雪糕、延寿丹、八仙长寿丸等。在此基础上,龚氏还特别强调平时要摄生养性,以延缓衰老。主张清心寡欲以养神气;诗书悦心,山林逸兴,济困扶危,戏言取笑以怡情悦志。生活方面,主张戒饥饱、食后便卧、不欲夜食等,并总结了呼吸静功和六字诀。

三、如何学习和应用《万病回春》

1. 抓住纲领,掌握重点

《万病回春》是比较全面的体现龚廷贤学术思想的一部重要著作,内容丰富,内、外、妇、儿各科疾病,几无不备,成方治法颇多。在学习过程中,首先应抓住证、脉、机、治的大纲,然后再准确把握各个疾病的发病特点、治疗要点和用药规律,从而达到纲举目张、透彻领悟的学习目的。正如《素问·至真要大论》所说:"知其要者,一言而终。不知其要,流散无穷。"

2. 前后互参,融会贯通

《万病回春》是一部既有理论论述,又有丰富临床经验的综合性著作。书中所论各科病证的病因病机、证治规律虽有其独立性,但许多病证之间又有其内在联系和明显的规律性。这就要求在学习过程中,要做到前后互参,融会贯通,只有这样,才能系统全面地掌握该书的主要学术特点,也才能从中发现规律,掌握要点。

3. 联系实际,学用结合

学习、应用《万病回春》,还应注重理论联系实际,师其法而不泥其方,学用结合,细心体会书中所展现的辨证论治、灵活变通的学术思想,正确加以运用,以有效地指导临床实践。由于历史等诸多因素的影响,其中亦夹杂了一些不当之说。为了最大限度地保存《万病回春》底本的原貌,在此次校勘整理过程中,对其中不尽符合现代要求的内容,一律未作改动。读者在学习和应用《万病回春》的过程中,应对其进行客观、公正的评价。

张效霞

2007 年 2 月

整理说明

《万病回春》系明代医家龚廷贤所撰。廷贤,字子才,号云林,江西金溪人。世医出身,生平著述颇多,《万病回春》是其代表作之一。

《万病回春》全书共分 8 卷,撰于明代万历十五年(1587),本书参阅《内经》《难经》等古典医籍和金元四大家等历代名医著作,汲取前人的学术精华,参以自己的临床经验编撰而成。卷一首以"万金一统述"为题,概括论述天、地、人、阴阳五行、脏腑功能、主病脉证等中医基础理论,次载药性歌、诸病主药、形体、脏腑、经脉等内容。其中"药性歌"精选常用药 240 味,编成四言歌括,格调明快,颇有心得。卷二至卷五,记载以内科为主的病证。卷六,为妇科病证。卷七,为儿科诸疾。卷八,载外科病证。作者将全书所载的常见病证的病因、治法以及方药一一详载,网罗较为完备,内容极为丰富。龚氏在论述每一种病证时,一般先述脉象,次论证候特点,然后立法处方,可谓脉因证治俱备,辨证论治详明,选方用药精当,临床疗效明显。最后附录病案治验,以阐述和验证其意旨。书末附"云林暇笔"一节,主要有医家十要,病家十要等内容。该书对后世影响较大,颇有临床参考价值。

《万病回春》自 1588 年刊行后,很快流传全国,历朝均有刊刻,故版本甚多。现存主要版本有:明代万历十六年(1588)苏州叶龙溪刻本,明代万历三十年(1602)金陵周氏重刻本,明代万历四十三年(1615)经编堂重刊本,清代道光二十五年(1845)上海扫叶山房刻本,清刻本校经山房藏板,民国年间上海锦章图书局石印本等。

整理并重新出版《万病回春》一书,推出符合时代要求,适合临床工作者需要的《万病回春》新版本,对于发展中医学术,提高中医临床诊疗水平,具有重要的现实意义。

在此次校勘整理过程中,主要做了以下几项工作:

1. **选本**

根据刊刻较早、内容完整、校印较精、错误较少的选本原则,以明代万历十六年(1588)苏州叶龙溪刻本为底本,以清代道光二十五年(1845)上海扫叶山房刻本为主校本。

2. **正字**

凡底本中可以对应为简化字的繁体字,均改为规范简化字;个别不能对应为简化字的繁体字,酌情予以保留。

凡底本中的完全异体字,皆改为相应的正体字;部分异体字及通用字,视具体情况采用相对通行的字体。

凡底本中的通假字,一般予以保留;个别生僻者,酌情改用本字。

凡底本中的古体字,一般改为相应的今体字;对已习见者,酌情予以沿用。

3. **段落与标点**

依照原文文义划分段落。对个别段落较长者,根据文义重新划分为若干小段,以便于习览。采用现代标点方法,对原书进行重新句读。标点符号的使用,按照现代汉语标点符号使用规范进行。

4. **校勘**

凡底本中因写刻致误的明显错别字,予以径改,不出校记。

凡底本与校本互异,若显系底本脱误衍倒者,予以勘正,不出校记;若属一般性虚词,或义引、节引他书而无损文义者,或底本不误而显系校本讹误者,一般不予处理。

凡底本目录与正文标题不一致者,据正文及校本予以改正。

　　凡底本中代表前文的"右"字,一律改为"上"字。

　　由于整理者水平有限,疏漏之处在所难免,敬请同行专家斧正。

序

古昔喆王御极,天下熙熙焉如登春台,此何由哉? 太和融液沦肌理、渐肠肾,其时六气不侵,而灾眚不作,禀气含生之属,靡不百体坚强,而相愉佚于耄耋期颐。中世虐政日逞,上薄天和,而民乃有夭殇疵札,自非诊脉候治方药,霜露之恙,罔所底止矣! 故扁鹊曰:"越人非能生死人也,此自当生者,越人能使之起耳!"

金溪云林龚君用医术世其家,间行游大梁,值疫甚,合境诸医俯首而出其下。语具洪中丞序中。故尝著《古今医鉴》,其声在荐绅藉甚。已而,阅历益久,术益神。盖几于见垣一方,而搦髓揲荒爪幕浣肠者。已乃纲提胪列,汇为奇方八卷,自题曰《万病回春》。夫春为生物之府,举蚑行喙息,悉沐艳阳乎大造,而若其性。王者体天之元,布德广惠,以是天人合,而春意盎然,充溢六合。然非得贤相提衡而调剂之,其于幽崖穷谷亦不能毕达,而无壅阏。士君子志蕲康济,显则贤相而调元,晦则良医而已疾。盖非敢必之,遇而能必之,仁心之无不遍。故曰:"上医医国,其次及人。"兹按龚君所撰次,与其功施大梁,固国医也。

今天子方垂悯黎元,而万方喜更生之会,益得龚君之术行,其于春台之化,不大有裨哉?

梓既竣,龚君之姻,对峰周君千里肃币,属序于余。余喜越人之再兴,而其名不可令芜没而零落也,遂为一言弁其首,以系他日太史氏录方技者之采。

万历戊子秋月,归安鹿门茅坤撰

序

医官龚生,江西金溪人,与余有乡国之雅。其父西园君,尤为医林所宗,而生承之,盖世传也。一日来谒,则出《古今医鉴》《种杏仙方》二书示余,而又有《万病回春》集一帙,颛缮写未刊。余披阅一过,则见探本推标,条分缕析,有一病则次一脉,断一脉则次一方,即病者千变万态,而治法尤层见叠出。盖不必远稽古籍,近搜旁门,惟按类随索,如持左券。信医学之渊薮,百家之囊橐,视前二书,尤为切要,不可不亟传也。

生乃进而请曰:"廷贤竭生平卒父业,著成此书,盖愚者一得,医人本分事耳!若欲广其传,非借金玉,何以垂不朽?"

余颔之,喟然曰:"仁哉!孝哉!龚生之用心也!"夫天之仁爱物,靡不欲其皆荣而无瘁,皆息而无消。顾阖辟相乘,时序固然,而恃有春之回焉,则瘁者荣,消者息,天心之仁爱始见。至若人之一身,安全生养者其常,而疾病瘵痌,亦势所不能必无,顾所恃者医药以救疗之、调摄之,而世多庸庸,非徒无益,反而害之。即有欲知医以事亲,研求以卫生者,犹然苦无捷径,往往不能窥堂奥于万一,坐是夭札罔济,而太和春温之风,不可复觏,良为仁人之所隐也。

是书一传,则初学者得其指南,而入门有地;即素不谙医,时一展卷,治方犁然毕具。药无不投之剂,人无不医之疾。由是传一邑,则济一邑,煦然百里春也;传一郡,则济一郡,盎然千里春也;传之天下,则博施济众,熙熙然和气流行,四海皆春也。

方今圣天子斡旋元气于上,贤公卿调和元气于下,而草野间又有阴翊元气,助成春蔼者,若斯集焉,诚哉跻斯民于仁寿,厝万方于春台,而三皇如春之盛世,在今日矣!

古谓良相良医同功非欤?然则,生虽不显遇,而博济仁泽,谅不在当事者下也。溯厥衣钵,盖成乃父之志,而广其仁。诗云:"孝子不匮,永锡尔类。"其龚生之谓哉!余嘉生之用心,而乐与斯世共也,遂发其所欲言者如此。若夫生之游历,及父子名号,业已迸《医鉴》序,兹不赘。

时万历十五年,岁次丁亥,仲秋吉旦
赐进士第资政大夫刑部尚书临川继峰舒化撰

序

　　余弗类韶龄博载籍，有志效古良相，佐天子调元化，登生民于春台和煦之境。寻以数奇谪劣弗售，遂卸仕晋，隐于春云林麓之滨。赖家大人以医学鸣世起家，乃世其传。思弗克为良相，赞庙谟以寿国脉，则为良医，诊民瘼以寿苍生。虽显晦不同，而此心之春生均之，有补于世道也。

　　顾医之道大矣，医之书博矣。自轩岐出而《内经》作，世之谈医者宗焉。仓、越而下，如刘、张、朱、李，各擅专门，非不称上乘也。第其书浩瀚渊微，未易窥测，且执滞者不能迎刃以中其肯綮，往往投之非症反以重其膏肓。呜呼舛矣！欲其起死还生，使万病之回春，不可得也。可叹哉！

　　丁丑岁，余惩其弊，集《古今医鉴》《种杏仙方》刊行于世，稍稍传播，卫生或有取焉。频年以来，经历愈多，施济愈验，凡疾者疗之，沉疴顿起，如草木之逢春，生意欣欣向荣。一得之愚，天牖其衷，更有发往昔之所未发者，非敢沾沾以术自玄。而一念与物同春之心，实有不容已也。于是从苦心十祀，祖轩、岐，宗仓、越，法刘、张、朱、李及历代名家，茹其英华，参以己意，详审精密，集成此书，名曰《万病回春》。真有以收天下春于肺腑矣！

　　盖春乃造化生育之府，在天为元，在人为仁。天以元生万物，俾物之瘁者回春，而后品汇毓太和；君子以仁生万民，俾民之病者回春，而后群生跻寿域。故三皇之世如春，谓民物，咸遂其生，此回春之义所由取也。然弗忍自秘，仍付诸梓，俾海内家传而户晓。

　　凡病证之原，脉络之奥，方药之制，以至寒、燥、虚、实、补、泻之得,宜缓急、标本、先后之异治,明白简要,一览无遗。万病得此,可以回生。由是颐养天和,乐享太平之春以永终。

圣天子仁寿天下之化,则举万国尽在春风和气中矣。三皇如春之盛世,不将复见于今日乎? 是书之作,未必无万分之一助也。此固区区草茅芹曝之忠耳,敢曰医之良与良相并。

万历丁亥春正月庚寅金溪龚廷贤序

凡　例

集首附万金一统述,悉采诸《内经》要旨前贤确论,为初学启蒙,医家切要者,如欲探本求源,当另考诸全书。

药性层见叠出,非病于繁,即涉于泛,余故删其繁芜,撮其精华,缀成一歌,使人一见寒热温凉治疗炮制之法,犁然毕见。某病以某药为主,使临病用药,知有主佐缓急多寡之殊。

释形体并人面背手足之图及五脏六腑形状,此皆不可不知。

十二经脉歌所载,某经络出于某处,止于某处,某经络受伤所生为某病,所治宜某药,或温或凉,或补或泻及报使引经之药,宜忌之物,悉注于下。此可以知受病之源。

各门类病前附于脉诀,如某病当得某脉,某病宜某脉,某病忌某脉,使得脉知病,生死洞然。

方论根于《素问》《灵枢》,仓、越以下及刘、张、朱、李,并取近代儒医诸书可法者,后得海内名家秘方,并未入选,其间所附己意,亦出余素所经验者。

凡病有虚实寒热不同,古人虽有分辨,惜皆总论。余于每一门每一证,各立数条,某一条为某病,随以某方治之,使对证投剂,了然无疑矣。

灸法余取素所经验者,附于方末,以便采用。其未试者姑已之。

补遗方乃为各病或有缺略者,或有续得秘方不忍弃者,用附于末,以备采用。

医案附于各病之末,盖为前病发之,有所未尽者,悉系余素日经验,间有用古人得效者亦录之,其愚父子历年医案,亦欲刊布,未逮,姑俟后日。

云林暇笔,乃余闲谈世病,用录于此,以发后之君子一笑耳。

龚氏家训,乃庭训吾子弟者,附录于后,辞因谫陋,不足取法于人,第其中多礼义立身之要,然于人道未必无小补也。

是辑门分类析,简易详明,诚初学指南。首之以脉诀,继之以病论,次之以治法,又次以方药,即未谙医者,一展卷则脉、病、治、方灼然于目,执是可以对证投剂矣。此愚之管见,非敢以欺当世,特不任济人之心耳,高明其亮诸。

目
录

卷之一 …………………………………………………………… 1

　万金一统述 …………………………………………………… 1

　药性歌共二百四十 ………………………………………… 13

　诸病主药 …………………………………………………… 23

　释形体 ……………………………………………………… 30

　周身脏腑形状 ……………………………………………… 34

　人身面背手足之图 ………………………………………… 35

　十二经脉歌并补泻温凉药 ………………………………… 39

　十二月七十二候歌 ………………………………………… 49

　运气候节交应时刻数诀 …………………………………… 51

　医学源流 …………………………………………………… 52

卷之二 ………………………………………………………… 53

　中风 ………………………………………………………… 53

　伤寒附伤风 ………………………………………………… 70

　中寒 ………………………………………………………… 85

　瘟疫 ………………………………………………………… 87

　中暑 ………………………………………………………… 90

　中湿 ………………………………………………………… 93

　火证 ………………………………………………………… 95

　内伤 ………………………………………………………… 97

饮食 ··· 103

郁证 ··· 107

痰饮 ··· 109

咳嗽 ··· 117

喘急 ··· 123

哮吼 ··· 124

卷之三 ·· 126

疟疾 ··· 126

痢疾 ··· 131

泄泻 ··· 136

霍乱 ··· 141

呕吐 ··· 144

翻胃 ··· 147

呃逆 ··· 152

嗳气 ··· 154

吞酸 ··· 155

嘈杂 ··· 156

诸气 ··· 157

青筋 ··· 161

痞满 ··· 162

鼓胀 ··· 164

水肿 ··· 168

积聚 ··· 171

五疸 ··· 175

痼冷 ··· 177

斑疹 ··· 179

发热 ··· 180

卷之四 ·· 184

  补益 ··· 184

  虚劳 ··· 197

  失血 ··· 203

  恶热 ··· 209

  恶寒 ··· 210

  汗证 ··· 210

  眩晕 ··· 212

  麻木 ··· 215

  癫狂 ··· 216

  痫证 ··· 219

  健忘 ··· 221

  怔忡 ··· 223

  惊悸 ··· 224

  虚烦 ··· 226

  不寐 ··· 226

  邪祟 ··· 227

  厥证 ··· 228

  浊证 ··· 229

  遗精 ··· 231

  淋证 ··· 234

  关格 ··· 236

  遗溺 ··· 237

  小便闭 ··· 238

  大便闭 ··· 240

  大小便闭 ··· 242

  痔漏 ··· 243

  悬痈 ··· 249

目
录

体气 ·· 250

脱肛 ·· 251

诸虫 ·· 252

卷之五 ·· 254

头痛 ·· 254

须发 ·· 257

面病 ·· 262

耳病 ·· 264

鼻病 ·· 267

口舌 ·· 268

牙齿 ·· 272

眼目 ·· 277

咽喉 ·· 284

结核 ·· 288

梅核气 ·· 290

瘿瘤 ·· 291

肺痈 ·· 291

肺痿 ·· 292

心痛即胃脘痛 ··· 293

腹痛 ·· 297

腰痛 ·· 299

胁痛 ·· 301

臂痛 ·· 303

背痛 ·· 304

痛风 ·· 305

脚气 ·· 309

癞疝 ·· 314

痿躄 ·· 319

消渴 ………………………………………………… 321

痉病 ………………………………………………… 322

卷之六 …………………………………………………… 325

妇人科 ……………………………………………… 325

调经 ………………………………………………… 326

经闭 ………………………………………………… 330

血崩 ………………………………………………… 334

带下 ………………………………………………… 337

虚劳 ………………………………………………… 340

求嗣 ………………………………………………… 342

妊娠 ………………………………………………… 349

产育 ………………………………………………… 354

小产 ………………………………………………… 358

产后 ………………………………………………… 359

乳病 ………………………………………………… 367

乳岩 ………………………………………………… 369

妇人诸病 …………………………………………… 370

卷之七 …………………………………………………… 373

小儿科 ……………………………………………… 373

急惊 ………………………………………………… 376

慢惊 ………………………………………………… 379

惊后调治 …………………………………………… 380

疳疾 ………………………………………………… 381

癖疾 ………………………………………………… 383

诸热 ………………………………………………… 386

感冒 ………………………………………………… 388

伤食 ………………………………………………… 388

腹胀 389

呕吐 390

泄泻 390

吐泻 392

痢疾 393

疟疾 395

咳嗽 396

喘急 397

小儿初生杂病 398

小儿杂病 400

　胎热、胎寒 400

　脐风撮口 400

　胎惊夜啼 401

　中恶天吊 401

　鹅口、口疮 402

　重舌、木舌 402

　走马牙疳 403

　爱吃泥土 403

　丹毒 404

　赤肿 404

　喉痹 404

　眼痛 405

　脓耳 405

　鼻疮 405

　头疮 406

　脐疮 406

　诸虫痛 406

　尾骨痛 407

　阴肿疝气 407

盘肠气痛 ································408

脱肛 ································408

遗尿 ································408

尿浊 ································409

便血 ································409

下淋 ································409

吐血 ································410

小便不通 ································410

大便不通 ································410

水肿 ································411

黄疸 ································411

汗 ································412

斑 ································412

解颅、鹤节 ································412

行迟、发迟 ································413

语迟 ································413

齿迟 ································413

龟胸 ································414

龟背 ································414

痘疮 ································415

麻疹 ································422

卷之八 ································425

痈疽 ································425

瘰疬 ································436

疔疮 ································440

便毒 ································443

下疳 ································444

杨梅疮 ································446

臁疮 ……………………………… 449

疥疮 ……………………………… 450

癣疮 ……………………………… 452

秃疮 ……………………………… 453

癜风 ……………………………… 454

疠风 ……………………………… 455

诸疮 ……………………………… 456

杖疮 ……………………………… 457

折伤 ……………………………… 460

金疮 ……………………………… 462

破伤风 …………………………… 463

汤火 ……………………………… 465

虫兽 ……………………………… 466

中毒 ……………………………… 467

骨鲠 ……………………………… 469

五绝 ……………………………… 470

膏药 ……………………………… 472

通治 ……………………………… 473

奇病 ……………………………… 475

云林暇笔 凡十二条 ……………… 483

叙云林志行纪 …………………… 489

后序 ……………………………… 491

方剂索引 ………………………… 493

卷之一

题曰:医演岐黄本世传,为嗟海内困颠连。几篇术括千年秘,一点春回万病痊。解使疲癃跻寿域,却惭谫陋著遗编。敢云卞玉思三献,忧国忧民天下先。

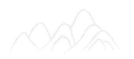

万金一统述

万金者,万象之精粹也。一统者,总括之大机也。太初者,气之始也。太始者,形之始也。太素者,质之始也。天者,轻清而上浮也。地者,重浊而下凝也。阳之精者为日,东升而西坠也;阴之精者为月,夜见而昼隐也。天不足西北,故西北方阴也,而人右耳目不如左明也。地不满东南,故东南方阳也,而人左手足不如右强也。天气下降,地气上升也。阴中有阳,阳中有阴也。平旦至日中,天之阳,阳中之阳也。日中至黄昏,天之阳,阳中之阴也。合夜至鸡鸣,天之阴,阴中之阴也。鸡鸣至平旦,天之阴,阴中之阳也。故人亦应之。天地者,万物之上下也。阴阳者,血气之男女也。左右者,阴阳之道路也。水火者,阴阳之征兆也。金木者,生成之始终也。玄气凝空,水始生也。赤气炫空,火始生也。苍气浮空,木始生也。素气横空,金始生也。黄气际空,土始生也。天地纲缊,万物化醇也。男女媾精,万物化生也。三才者,天、地、人也。人者,得天地之正气,灵于万物者也。命者,天之赋也。精者,身之本也。形者,生之舍也。气者,生之足也。神者,生之制也。心者,君主之官,神明出也。肺者,相傅之官,治节出也。胆者,中正之官,决断出也。膻者,使臣之官,喜乐出也。肝者,将军之官，谋虑出也。脾胃者，仓廪之官，五味出也。大肠者，传导之官，变化出也。小肠者，受盛之官，化物出也。肾者，作强之官，伎巧出也。膀胱者，州都之官，津液藏也。气化则能出矣。命门者，精神之所舍也。男子以藏精，女子以系胞。三阳者，太阳、阳明、少阳也。三阴者，太阴、少阴、厥阴也。阳明者，两阳合明也。两阳合明曰明。厥阴者，两阴交尽也。两阴交尽曰幽。手太阴，肺经也。本脏经络起中府穴，终少商穴，传手阳明大肠经。手阳明，大肠经也。起商阳穴，终迎香穴，传足阳明胃经。手少阴，心经也。起极泉穴，终少冲穴，传手太阳小肠经。手太阳，小肠经也。起少泽穴，终听宫穴，注足太阳膀胱经。手厥阴，心胞络也。起天池穴，终中冲穴，传手少阳三焦经。手少阳，三焦经也。起关冲穴，终耳门穴，出足少阳胆经。足太阳，膀胱经也。起睛明穴，终至阴穴，注足少阴肾经。足少阴，肾经也。起涌泉穴，终俞府穴，传手厥阴心包络经。足少阳，胆经也。起瞳子髎穴，终窍阴穴，传足厥阴肝经。足厥阴，肝经也。起大敦穴，终期门穴，复传手太阴肺经。足阳明，胃经也。起头维穴，终厉兑穴，传足太阴脾经。足太阴，脾经也。起隐白穴，终大包穴，传手少阴心经。

　　头者，诸阳之会也。鼻者，属肺，鼻和则知香臭也。目者，属肝，目和则知黑白也。口者，属脾，口和则知谷味也。舌者，属心，舌和则知五味也。耳者，属肾，耳和则知五音也。肺开窍于鼻也，心开窍于舌也，脾开窍于口也，肝开窍于目也，肾开窍于耳也。齿者，肾之标，骨之余也。发者，属心，禀火气也。须者，属肾，禀水气也。眉者，属肝，禀木气也。毛者，属肺，禀金气也。咽者，咽物，通水谷，接三脘以通胃也。呵欠者，胃也。喉者，候气，有九节通五脏，以系肺也。善嚏者，肺气也。声音者，根出于肾也。善噫者，脾气也。发者，血之余也。爪者，筋之余也。神者，气之余也。目得血而能视也，耳得血而能听也，手得血而能摄也，掌得血而能握也，足得血而能步也，脏得血而能液也,腑得血而能气也。魂者,神明之辅弼也。魄者,积气之匡佐也。营者,水谷之精气也;卫者,水谷之悍气也。直行者,谓之经也;旁行者,谓之络也。脉者,天真委和之气也。三部者,尺、关、寸也;九候者,浮、中、沉也。五脏者,心、肝、脾、肺、肾也;六腑者,胆、胃、大肠、小肠、膀胱、三焦也。

左手寸口,心与小肠之脉所出,君火也。左手关部,肝与胆之脉所出,风木也。左手尺部,肾与膀胱之脉所出,寒水也。右手关部,脾与胃之脉所出,湿土也。右手寸口,肺与大肠之脉所出,燥金也。右手尺部,命门与三焦之脉所出,相火也。每部中各有浮、中、沉三候也;三候三而三之为九候也。浮者,主皮肤,候表及腑也。中者,主肌肉,以候胃气也。沉者,主筋骨,候里及脏也。寸为阳,为上部,法天,为心肺,以应上焦,主心胸以上至头之有疾也。关为阴阳之中,为中部,法人,为肝脾,以应中焦,主膈以下至脐之有疾也。尺为阴,为下部,法地,为肾命,以应下焦,主脐以下至足之有疾也。四时之脉者,弦、钩、毛、石也。春脉弦者,肝,东方木也。夏脉钩者,心,南方火也。秋脉毛者,肺,西方金也。冬脉实者,肾,北方水也。四季脉迟缓者,脾,中央土也。四时平脉者,六脉俱带和缓也。谓有胃气,有胃气曰生,无胃气曰死。

一呼一吸者,为一息也。一息四至者,为平脉也。太过不及者,病脉也。关格覆溢者,死脉也。三迟二败,冷而危也。六数七极,热生多也。八脱九死,十归墓也,十一十二绝魂也,两息一至死脉也。

五行者,金木水火土也。相生者,谓金生水、水生木、木生火,火生土,土生金是也。相克者,谓金克木,木克土,土克水,水克火,火克金是也。相生者,吉也;相克者,凶也。心若见沉细,肝见短涩,肾见迟缓,肺见洪大,脾见弦长,皆遇克也。心若见缓,肝见洪,肺见沉,脾见涩,肾见弦,皆遇我之所生也。男子左手脉常大于右手,为顺也;女子右手脉常大于左手,为顺也。男子尺脉常弱,寸脉常盛,是其常也;女子尺脉常盛,寸脉常弱,是其常也。男得女脉,为不足也;女得男脉,为不足也。男子不可久泻也;女子不可久吐也。

左手属阳,右手属阴也。关前属阳,关后属阴也。汗多亡阳,下多亡阴也。诸阴为寒,诸阳为热也。

人迎者,左手关前一分是也。气口者,右手关前一分是也。人迎以候天之六气,风、寒、暑、湿、燥、火之外感。人迎浮盛,则伤风也;紧盛,则伤寒也;虚弱,则伤暑也;沉细,则伤湿也。虚数,则伤热也。气口以候人之七情,喜、怒、忧、思、悲、恐、惊之内伤也。喜者,则脉数也;怒者,则脉激也;忧者,则脉涩也;思者,则脉结也;悲者,则脉紧也;恐者,则脉沉也;惊者,则脉动也。人迎脉紧盛大于气口一倍,为外感风与寒,皆属于表,为阳也、腑也;气口脉大于人迎一倍,脉紧盛为伤食、为劳倦,皆属于里,为阴也、脏也。人迎气口俱紧盛,此为夹食伤寒,为内伤外感也。男子久病,气口充于人迎者,有胃气也。女子久病,人迎充于气口者,有胃气也。病虽重可治,反此者逆。

外因者,六淫之邪也;内因者,七情之气也;不内外因者,饮食劳倦跌扑也。

浮、沉、迟、数、滑、涩者,为六脉也。浮者,为阳在表、为风、为虚也。沉者,为阴在里、为湿、为实也。迟者在脏,为寒、为冷、为阴也。数者在腑,为热、为燥、为阳也。滑者,血多气少也。滑为血有余。涩者,气多血少也。涩为气浊滞。

八要者,表里、虚实、寒热、邪正是也。八脉者,浮沉、迟数、滑涩、大缓是也。表者,脉浮以别之,病不在里也。里者,脉沉以别之,病不在表也。虚者,脉涩以别之,五虚也。实者,脉滑以别之,五实也。寒者,脉迟以别之,脏腑积冷也。热者,脉数以别之,脏腑积热也。邪者,脉大以别之,外邪相干也。正者,脉缓以别之,外无邪干也。洪、弦、长、散,浮之类也。伏、实、短、牢,沉之类也。细、小、微、败,迟之类也。疾、促、紧、急,数之类也。动、摇、流、利,滑之类也。芤、虚、结、滞,涩之类也。坚、实、钩、革,大之类也。濡、弱、柔、和,缓之类也。

七表者,浮、芤、滑、实、弦、紧、洪是也。浮者不足,举有余也。芤者中空,两畔居也。滑者如珠,中有力也。实者逼逼与长俱也。弦者如按弓弦状也。紧者牵绳转索是也。洪者按之皆极大者。浮为中风,芤失血也。滑吐实下,分明别也。弦为拘急,紧为疼也。洪大从来偏主热也。

八里者,微、沉、缓、涩、迟、伏、濡、弱也。微者,如有又如无也。沉者举无,按有余也。迟缓息间,三度至也。濡者散止,细仍虚也。伏者切骨,沉相类也。弱者沉微,指下图也。涩者,如刀轻刮竹也。迟寒、缓结、微为痞也;涩因血少,沉气滞也;伏为积聚,濡不足也;弱则筋痿少精气也。

九道者,长、短、虚、促、结、代、牢、动、细也。长者流利通三部也。短者本部不及细也。促者来数急促歇也。虚者迟大无力软也。结者时止而迟缓也。代者不还真可吁也。牢者如弦沉更实也。动者鼓动无定居也。细者虽有但如线也。长为阳毒,三焦热也;短,气壅郁未得倡也;促,阳气拘时兼滞也;虚为血少,热生惊也;代主气耗,细气少也;牢,气满急时,主疼也;结主积气,闷兼痛也;动是虚劳,血痢崩也。

六死者,雀啄、屋漏、弹石、解索、鱼翔、虾游也。雀啄,连来三五啄也。屋漏,半日一点落也。弹石,硬来寻即散也。解索,搭指即散乱也。鱼翔,似有亦似无也。虾游,静中跳一跃也。

奇经八脉者，阳维、阴维、阳跷、阴跷、冲脉、任脉、督脉、带脉也。阳维者为病，苦寒热也。阴维者为病，苦心痛也。阳跷者为病，阴缓而阳急也。阴跷者为病，阳缓而阴急也。冲之为病，气逆而里急也。督之为病，脊强而厥冷也。任之为病，其内苦结，男为七疝，女为瘕聚也。带之为病，腹满腰胀，溶溶若坐水中也。

中风宜迟缓，忌急实也。伤寒宜洪大，忌沉细也。咳嗽宜浮濡，忌沉伏也。腹胀宜浮大，忌虚小也。下利宜微小，忌浮洪也。狂疾宜实大，忌沉细也。霍乱宜浮洪，忌微迟也。消渴宜数大，忌虚小也。水气宜浮大，忌沉细也。鼻衄宜沉细，忌浮大也。心腹疼痛宜沉细，忌浮大也。上气浮肿宜浮滑，忌微细也。头痛宜浮滑，忌短涩也。喘急宜浮滑，忌涩脉也。唾血宜沉弱，忌实大也。金疮宜微细，忌紧数也。中恶宜紧细，忌浮大也。中毒宜数大，忌微细也。吐血宜沉小，忌实大也。肠癖宜沉迟，忌数疾也。内伤宜弦紧，忌小弱也。风痹宜虚濡，忌紧急也。温病发热，忌微小也。腹中有积，忌虚弱也。病热，忌脉静也。病泄，忌脉大也。翻胃宜浮缓，忌沉涩也。咳逆宜浮缓，忌弦急也。诸气宜浮紧，忌虚弱也。痞满宜滑脉，忌涩脉也。妇人带下宜迟滑，忌虚浮也。妇人妊娠宜洪大，忌沉细也。产妇面赤舌青，母活子死也；面青舌青沫出，母死子活也；唇口俱青，子母俱死也。妇人已产宜小实，忌虚浮也。妇人劳虚，右寸数者，死也。鱼口气急者，死也。循衣摸床者，死也。口臭不可近者，死也。面肿、色苍黑者，死也。发直如麻者，死也。遗尿不知者，死也。舌倦卵缩者，死也。眼目直视者，死也。面无光者、牙根黑者，死也。汗出身体不凉者，死也。头面痛、卒视无所见者，死也。黑色入耳、目、鼻，渐入口者，死也。温病大热，脉细小者，死也。人病脉不病者，名内虚也。温病汗出不至足者，死也。病若闭目不欲见人者，宜强急而长，忌浮短而涩也。病若开目而渴，心下牢者,宜紧实而数,忌浮涩而微也。病若吐血复衄血者,宜沉细,忌浮大而牢也。病若谵言妄语,身当有热,脉宜洪大,忌手足厥逆,脉细而微也。病若大腹而泄者,宜微细而涩,忌紧大而滑也。

诸风掉眩者,皆属于肝也。诸寒收引者,皆属于肾也。诸湿肿满者,皆属于脾也。诸痿喘呕者,皆属于胃也。诸痛痒疮者,皆属于心也。瘦脱形,发热,脉紧急者,死也。诸热瞀瘛,皆属于火,手少阳三焦经也。瞀,昏也。瘛,跳动。诸禁鼓慄,如丧神守,皆属于火,手少阴心经也。禁冷也。诸逆冲上,皆属于火,手厥阴心胞络经也。诸痉强直,皆属于湿,足太阳膀胱经也。诸腹胀大,皆属于热,足太阴脾经也。诸燥狂越,皆属于火,足阳明胃经也。诸暴强直,皆属于风,足厥阴肝经也。诸病有声,鼓之如鼓,皆属于热,手太阴肺经也。诸病胕肿,酸疼惊骇,皆属于火,手阳明大肠经也。胕肿,足背肿也。诸转反戾,水液浑浊,皆属于热,手太阳小肠经也。诸病水液,澄沏清冷,皆属于寒,足少阴经也。诸呕吐酸,暴注下迫,皆属于热,足少阳胆经也。暴注,卒然泻也。下迫,里急后重也。

五虚者,脉细、皮寒、气少、泄利前后、饮食不入是也。糜粥入胃,泄泻止则生。五实者,脉盛、皮热、腹胀、前后不通、闷瞀是也。泻之,大小通利而得汗者,生。五胜者,气胜则动,热胜则肿,燥胜则干,寒胜则浮,湿胜则濡泄也。五恶者,心恶热,肺恶寒,肝恶风,脾恶湿,肾恶燥也。六脱者,脱气、脱血、脱津、脱液、脱精、脱神也。五劳者,久视伤血,劳于心也;久卧伤气,劳于肺也;久坐伤肉,劳于脾也;久立伤骨,劳于肾也;久行伤筋,劳于肝也。尽力谋虑,劳伤乎肝,应筋极也;曲运神机,劳伤乎脾,应肉极也;意外过思,劳伤乎心,应脉极也;预事而忧,劳伤乎肺,应气极也;矜持志节,劳伤乎肾,应骨极也。

头者,精神之府。头倾视深,精神将脱也。背者,胸中之府。背屈肩垂,腑将坏也。腰者,肾之府。转摇不动,肾将惫也。骨者,髓之府。不能久立,则振掉,骨将惫也。膝者,筋之府。屈伸不能行,则偻俯,筋将惫也。

一损损于皮毛,皮聚而毛落也。二损损于血脉,血脉虚少,不能荣于脏腑也。三损损于肌肉,肌肉消瘦,饮食不能为肌肤也。四损损于筋,筋缓不能自收持也。五损损于骨,骨痿不能起于床也。从上下者,骨痿不能起于床者,死也;从下上者,皮聚而毛落者,死也。肺主皮毛,损其肺者,益其气也。心主血脉,损其心者,调其荣卫也。脾主肌肉,损其脾者,调其饮食,适其寒温也。肝主筋,损其筋者,缓其中也。肾主骨,损其骨者,益其精也。忧愁思虑,则伤心也。形寒饮冷,则伤肺也。恚怒气逆,则伤肝也。饮食劳倦,则伤脾也。坐湿入水,则伤肾也。亢则害,承乃制也。寒极则生热也,热极则生寒也。木极而似金也,火极而似水也,土极而似木也,金极而似火也,水极而似土也。

五郁者,泄、折、达、发、夺也。木郁达之,谓吐之令其条达也。火郁发之,谓汗之令其疏散也。土郁夺之,谓下之令无壅滞也。金郁泄之,谓渗泄解表利小便也。水郁折之,谓抑之制其冲逆也。心下逆满者,下之过也。气上冲胸,起则眩晕者,吐之过也。肉𥆧筋惕,足蜷恶寒者,汗之过也。

脱阳者见鬼,气不守也。脱阴者目盲,血不荣也。重阳者狂,气并于阳也。重阴者癫,血并于阴也。气留而不行者,为气先病也。血壅而不濡者,为血后病也。五脏不和,则九窍不通也。六腑不和,则流结为壅也。手屈而不伸者,病在筋也。手伸而不屈者,病在骨也。瘦者,筋脉急而缩也。疢者,筋脉缓而伸也。搐搦者,手足牵引,一伸一缩也。舌吐不收者,阳强也。舌缩不能言者,阴强也。

春伤于风，夏必飧泄也。夏伤于暑，秋必痎疟也。秋伤于湿，冬必咳嗽也。冬伤于寒，春必温病也。风者，百病之长也。风痱者，谓四肢不收也。偏枯者，谓半身不遂也。风懿者，谓奄忽不知人也。风痹者，谓诸痹类风状也。瘫者，坦也，筋脉弛纵，坦然而不举也。痪者，涣也，血气散满，涣而不用也。

太阳则头痛、身热、脊强也。寒者，天地杀厉之气也。阳明，则目痛、鼻干、不眠也。伤风者，身热有汗、恶风也。伤寒者，身热无汗、恶寒也。少阳则耳聋、胁痛、寒热、呕而口苦也。太阴则腹满自利、尺寸沉而津不到咽也。少阴则舌干而口燥也。厥阴则烦满而囊拳也。表热者，翕然而热也。里热者，蒸蒸而热也。项背强者，太阳表邪也。恶风者，见风则怯也。发热恶寒者，发于阳；无热恶寒者，发于阴；寒热往来者，阴阳相胜也。烦热者，热邪传里也。煎厥者，气热烦劳也。薄厥者，气逆大甚也。解㑊者，脊脉痛，少气不欲言也。四肢不收者，脾病也。肉痿者，肌肉不仁也。肉蠕动者，脾热也。

五饮者，支饮、留饮、痰饮、溢饮、气饮也。五泄者，脾泄、胃泄、大肠泄、小肠泄、大瘕泄也。又有飧泄、胃泄、洞泄、濡泄、鹜溏之类。脾泄者，腹胀呕逆也；胃泄者，饮食不化也；大肠泄者，食已窘迫也；小肠泄者，泄便脓血也；大瘕泄者，里急后重也；鹜溏泄者，大肠有寒。肠垢者，大肠有热也。飧泄者，食不化，脾病也。脾约者，大便坚而小便利也。五膈者，忧、恚、寒、热、气也。五噎者，忧、思、劳、食、气也。九气者，喜、怒、忧、思、悲、恐、惊、劳、寒、暑也。五积者，五脏之所生也。六聚者，六腑之所成也。肝积在左胁，肥气也；脾积在右胁，息奔也；心积在脐上，伏梁也；肾积在脐下，奔豚也；脾积居中，痞气也。五疸者，黄汗、黄疸、酒疸、谷疸、女劳疸也。五轮者，风、血、肉、气、水也。八廓者，天、地、水、火、风、云、山、泽也。五瘿者,肉瘿、筋瘿、血瘿、气瘿、石瘿也。六瘤者,骨瘤、脂瘤、肉瘤、脓瘤、血瘤、石瘤也。九种心痛者,饮、食、风、冷、热、悸、虫、疰、去来痛也。七疝者,寒、水、筋、血、气、狐、癫也。三消者,多属血虚也。上消者,肺也;中消者,胃也;下消者,肾也。五痔者,牝、牡、血、脉、肠痔也。五淋者,气、砂、血、膏、劳也。五痹者,皮痹、脉痹、肌痹、骨痹、筋痹也。又有痛痹、着痹、行痹、周痹。痛痹者,筋骨掣痛也;着痹者,着而不行也;行痹者,走痛不定也;周痹者,周身疼痛也。

肾移寒于肝,则痈肿少气也。脾移寒于肝,则痈肿筋挛也。肝移寒于心,则狂、隔中也。心移寒于肺,则肺消。肺消者,饮一溲二也,死不治。肺移寒于肾,为涌水。涌水者,按腹不坚,水气客于大肠,疾行则鸣濯濯,如囊裹浆,水之病也。脾移热于肝,则为惊衄也。肝移热于心,则死也。心移热于肺,传为隔消也。肺移热于肾,传为柔痉也。肾移热于脾,传为虚肠澼,死不可治也。胞移热于膀胱,则癃、溺血也。膀胱移热于小肠,膈肠不便,上为口糜也。小肠移热于大肠,为虚瘕,为沉也。大肠移热于胃,善食而瘦,谓之食㑊。胃移热于胆,亦曰食㑊。胆移热于脑,则辛颏鼻渊。鼻渊者,浊涕下止也。

五味者,辛、甘、苦、酸、咸也。多食辛,则筋急而爪枯也。多食甘,则骨痛而发落也。多食苦,则皮槁而发拔也。多食酸,则肉胝胎而唇揭也。多食咸,则脉凝注而变色也。酒者,气厚上升,阳也。肉者,味厚下降,阴也。味之薄者,为阴中之阳。味薄则通,酸、苦、平、咸是也。味之厚者,为阴中之阴。味厚则泄,酸、苦、咸、寒是也。气之薄者,为阳中之阴。气薄则发泄,辛、甘、淡、平、寒、凉是也。气之厚者,为阳中之阳。气厚则发热,辛、甘、温、热是也。轻清成象,味薄,茶之类。本乎天者,亲上也。重浊成形,味厚,大黄之类。本乎地者,亲下也。各从其类。气味辛甘发散为阳也,气味酸苦涌泄为阴也。清阳发腠理,清之清者也。清肺以助天真。清阳实四肢,清之浊者也。荣华腠理。浊阴归六腑,浊之浊者也。坚强骨髓。浊阴走五脏,浊之清者也。养荣于神。

七方者,大、小、缓、急、奇、偶、复也。大者,君一臣三佐九,制之大也。远而奇偶,制其大服也。大则数少,少则二之。肾肝位远,服汤散不厌频而多。小者,君一臣二,制之小也。近而奇偶,制小其服也。小则数多,多则九之。心肺位近,服汤散不厌频而少。缓者,补上治上制以缓,缓则气味薄也。治主以缓,缓则治其本。急者,补下治下制以急,急则气味厚也。治客以急,急则治其标。奇者,君一臣二,奇之制也;君二臣三,奇之制也。阳数奇。偶者,君二臣四,偶之制也;君二臣六,偶之制也。阴数偶。复者,奇之不去则偶之,是为重方也。

十剂者,宣、通、补、泻、轻、重、滑、涩、燥、湿、寒、热也。宣可以去壅,姜、橘之属是也。通可以去滞,木通、防己之属是也。补可以去弱,人参、羊肉之属是也。泻可以去闭,葶苈、大黄之属是也。轻可以去实,麻黄、葛根之属是也。重可以去怯,磁石、铁浆之属是也。滑可以去着,冬葵子、榆白皮之属是也。涩可以去脱,牡蛎、龙骨之属是也。燥可以去湿,桑白皮、赤小豆之属是也。湿可以去枯,白石英、紫石英之属是也。寒可以去热,大黄、朴硝之属是也。热可以去寒,附子、官桂之属是也。

百病昼则增剧,夜则安静,是阳病有余,乃气病而血不病也。夜则增剧,昼则安静,是阴病有余,乃血病而气不病也。昼则发热,夜则安静,是阳气自旺于阳分也。昼则安静,夜则发热、烦躁,是阳气下陷入阴中也。名曰热入血室。昼则发热、烦躁,夜亦发热、烦躁,是重阳无阴也。当亟泻其阳,峻补其阴。夜则恶寒,昼则安静,是阴血自旺于阴分也。夜则安静,昼则恶寒,是阴气上溢于阳中也。夜则恶寒,昼亦恶寒,是重阴无阳也。当亟泻其阴,峻补其阳也。昼则恶寒,夜则烦躁,饮食不入,名曰阴阳交错者,死也。

火多水少,为阳实阴虚,其病为热也。水多火少,为阴实阳虚,其病为寒也。白者肺气虚,黑者肾气足也。肥人湿多,瘦人火多也。

在表者,汗而发之也。在里者,下而夺之也。在高者,因而越之也。谓可吐也。慓悍者,下而收之也。脏寒虚脱者,治以灸焫也。脉病挛痹者,治以针刺也。血室蓄结肿热者,治以砭石也。气滞痿厥寒热者,治以导引也。经络不通,病生于不仁者,治以醪醴也。血气凝注,病生筋脉者,治以熨药也。

人能健步,以髓会绝骨也。肩能任重,以骨会大杼也。少壮寐而不寤者,此血有余气不足也。老人寤而不寐者,此气有余而血不足也。前贫后富,喜伤心也。前富后贫,多郁火也。开鬼门者,谓发其汗也。洁净府者,谓利小便也。老衰久病者,补虚为先也。少壮新病者,攻邪为主也。节戒饮食者,却病之良方也。调理脾胃者,医中之王道也。

望而知之者,谓之神,望其五色,以知其病也。闻而知之者,谓之圣,闻其五音,以识其病也。问而知之者,谓之工,问其所欲五味,以审其病也。切而知之者,谓之巧,切其脉,以察其病也。

外感,法张仲景也;内伤,法李东坦也。热病,用刘河间也;杂病,用朱丹溪也。识感、中、伤三者,标本之微甚也。明内、外、不内外,均表里之虚实也。必先岁气,勿伐天和也。能合色脉,可以万全也。天地有南北之不同也,人身有虚实之各异也。化而裁之,存乎变也。神而明之,在乎人也。医演岐黄神圣之术也,学推孔孟仁义之心也。此前圣之确论,为医家之所宗也。诚后学之阶梯,乃云林之所述也。

药性歌 共二百四十

人参味甘,大补元气,止渴生津,调荣养卫。肺中实热,并阴虚火动、劳嗽吐血勿用。肺虚气短、少气盛喘烦热,去芦用之,反藜芦。

黄芪性温,收汗固表,托疮生肌,气虚莫少。得防风,其功愈大,用绵软箭干者,以蜜水浸,炒用之。

白术甘温,健脾强胃,止泻除湿,兼驱痰痞。去芦油。

茯苓味淡,渗湿利窍,白化痰涎,赤通水道。去皮。

甘草甘温,调和诸药,炙则温中,生则泻火。解百药毒,反甘遂、海藻、大戟、芫花。梢,去尿管涩痛。节,消痈疽厥肿。子,除胸热。身,生炙随用。

当归性温,生血补心,扶虚益损,逐瘀生新。头,主血上行。身,养血中守。尾,破血下流。全,活血不走。酒浸,洗净。体肥痰盛,姜汁浸,晒干用。

川芎味温,能止头疼,养新生血,开郁上行。不宜单服。久服令人暴亡。

白芍酸寒,能收能补,泻痢腹疼,虚寒勿与。下痢用炒,后重用生。

赤芍酸寒,能泻能散,破血通经,产后勿犯。

生地微寒,能消湿热,骨蒸烦劳,兼消瘀血。勿犯铁器,忌三日。姜汁浸,炒,不泥膈痰。

熟地微温,滋肾补血,益髓填精,乌髭黑发。酒浸蒸用。勿犯铁器,忌三日。

麦门甘寒,解渴祛烦,补心清肺,有热自安。温水渍,去心,不令人心烦。

天门甘寒,肺痿肺痈,消痰止嗽,喘热有功。温水渍,去心、皮。

黄连味苦,泻心除痞,清热明眸,厚肠止痢。去须。生用,泻心清热。酒炒,厚肠胃。姜制,止呕吐。

黄芩苦寒,枯泻肺火,而清大肠,湿热皆可。去皮。朽枯飘者,治上焦。条实者,治下焦。

黄柏苦寒,降火滋阴,骨蒸湿热,下血堪任。去粗皮,切片。蜜炒、酒炒、人乳炒、童便炒,或生用,随病用之。

栀子性寒,解郁除烦,吐衄胃痛,火降小便。清上焦郁热,用慢火炒黑。清三焦实火,生用。能清曲屈之火。

连翘苦寒,能消痈毒,气聚血凝,湿热堪逐。去心。

石膏大寒,能泻胃火,发渴头疼,解肌立妥。

知母味苦,热渴能除,骨蒸有汗,痰咳皆舒。去皮毛,忌铁器。生用泻胃火,酒炒泻肾火。

贝母微寒,止嗽化痰,肺痈肺痿,开郁除烦。去心。

大黄苦寒,破血消瘀,快膈通肠,破除积聚。酒炒,上达巅顶。酒洗,中至胃脘。生用,下行。

芒硝苦寒,实热积聚,蠲痰润燥,疏通便闭。即朴硝用再煎炼,倾入盆内,结成芒硝也。

柴胡味苦,能泻肝火,寒热往来,疟疾均可。去芦。

前胡微寒,宁嗽消痰,寒热头疼,痞闷能安。去芦毛,软者佳。

升麻性寒,清胃解毒,升提下陷,牙疼可逐。

桔梗味苦,疗咽肿痛,载药上升,开胸利壅。去芦。

紫苏味辛,风寒发表,梗下诸气,消除胀满。

麻黄味辛,解表出汗,身热头疼,风寒发散。止汗用根。

葛根味甘,伤寒发表,温疟往来,止渴解酒。

薄荷味辛,最清头目,祛风化痰,骨蒸宜服。

防风甘温，能除头晕，骨节痹痛，诸风口禁。去芦。

荆芥味辛，能清头目，表汗祛风，治疮消瘀。

滑石沉寒，滑能利窍，解渴除烦，湿热可疗。白色者佳，杂色者毒。

细辛辛温，少阴头痛，利窍通关，风湿皆用。去上叶。

羌活微温，祛风除湿，身痛头疼，舒筋活骨。

独活甘苦，颈项难舒，两足湿痹，诸风能除。

白芷辛温，阳明头痛，风热瘙痒，排脓通用。

藁本气温，除痛巅顶，寒湿可除，风邪可屏。

香附味甘，快气开郁，止痛调经，更消宿食。忌铁器，椿去毛。

没药辛温，心腹胀痛，小便滑数，顺气通用。

枳实味苦，消食除痞，破积化痰，冲墙倒壁。水渍软，切片，麸炒。

白蔻辛温，能却瘴翳，益气调元，止呕翻胃。

枳壳微温，快气宽肠，胸中气结，胀满堪尝。水渍软，去穰，麸炒。气血弱者，勿与枳壳，以其损气也。

陈皮甘温，顺气宽膈，留白和脾，消痰去白。用温水洗净，不可用水久泡，则滋味尽去。

苍术甘温，健脾燥湿，发汗宽中，更祛瘴疫。米泔水浸二宿，搓去黑皮，切片。

青皮苦寒，能攻气滞，削坚平肝，安脾下食。少用热水浸透，去穰，晒干。

厚朴苦温，消胀除满，痰气泻痢，其功不缓。去粗皮，姜汁浸，炒，亦有生用者。

南星性热，能治风痰，破伤跌打，风疾皆安。生姜汤泡透，切片，姜汁浸，炒。用一两研末，腊月黑牯牛胆，将末入，搅匀，悬风处吹干，名牛胆南星。

半夏味辛，健脾燥湿，痰瘘头疼，嗽吐堪入。生姜汤泡透，切片,再用姜汁浸,炒用。如治风痰,用牙皂、白矾、生姜煎汤泡透,炒干用。

藿香辛温,能止呕吐,发散风寒,霍乱为主。

腹皮微温,能下膈气,安胃健脾,浮肿消去。此有鸩粪毒,用黑豆汁洗净,晒干。

槟榔辛温,破气杀虫,逐水祛痰,专除后重。

香薷味辛,伤暑便涩,霍乱水肿,除烦解热。

扁豆微凉,转筋吐泻,下气和中,酒毒能化。

泽泻苦寒,消肿止渴,除湿通淋,阴汗自遏。

猪苓味淡,利水通淋,消肿除湿,多服损肾。去砂石。

木通性寒,小肠热闭,利窍通经,最能导滞。去皮。

车前气寒,溺涩眼赤,小便能通,大便能实。

地骨皮寒,解肌退热,有汗骨蒸,强阴凉血。

木瓜味酸,湿肿脚气,霍乱转筋,足膝无力。

威灵苦温,腰膝冷痛,积痰痃癖,风湿通用。

牡丹苦寒,破血通经,血分有热,无汗骨蒸。

玄参苦寒,清无根火,消肿骨蒸,补肾亦可。肉坚黑者。

沙参味苦,消肿排脓,补肝益肺,退热除风。

丹参味苦,破积调经,生新去恶,祛除带崩。

苦参味苦,痈肿疮疥,下血肠风,眉脱赤癞。

龙胆苦寒,疗眼赤疼,下焦湿肿,肝经热烦。

五加皮寒,祛痛风痹,健步强筋,益筋止沥。

防己气寒,风湿脚痛,热积膀胱,消痈散肿。去皮,酒浸,洗。

地榆沉寒,血热堪用,血痢带崩,金疮止痛。胃弱者少用。

茯神补心,善镇惊悸,恍惚健忘,除怒恚心。去皮木。

远志气温,能驱惊悸,安神镇心,令人多记。用甘草汤渍一宿,透,去骨,焙干。

酸枣味酸,敛汗祛烦,多眠用生,不眠用炒。去壳。

菖蒲性温,开心通窍,去痹除风,出声至妙。

柏子味甘,补心益气,敛汗扶阳,更除惊悸。

益智辛温,安神益气,遗浊遗精,呕逆皆治。去壳。

甘松味香,善除恶气,浴体香肌,心腹痛已。

小茴性温,能除疝气,腹痛腰疼,调中暖胃。

大茴味辛,能除疝气,肿痛膀胱,止呕开胃。盐汤浸,炒。

干姜味辛,表解风寒,炮苦逐冷,虚热尤堪。

附子辛热,性走不守,四肢厥逆,回阳功有。厥冷回阳用生。引诸药行经用面裹火煨,去皮脐,切四片,用童便浸透,晒干。

川乌大热,搜风入骨,湿痹寒疼,破积之物。

木香微温,散滞和胃,诸气能调,行肝泻肺。

沉香降气,暖胃追邪,通天彻地,卫气堪夸。

丁香辛热,能除寒呕,心腹疼痛,温卫可晓。气血盛者,勿与丁香,以其益气也。

砂仁性温,养胃进食,止痛安胎,通经破滞。

莲肉味甘,健脾理胃,止泻涩精,清心养气。

肉桂辛热,善通血脉,腹痛虚寒,温补可得。

桂枝小梗,横行手臂,止汗舒筋,治手足痹。

吴茱辛热,能调疝气,脐腹寒疼,酸水通治。去梗,炒。

延胡气温,心腹卒痛,通经活血,跌扑血崩。

薏苡味甘,专除湿痹,筋节拘挛,肺痈肺痿。去壳,净。

肉蔻辛温,脾胃虚冷,泻利不休,功可立等。面裹煨热,切碎,纸包,捶去油。

草蔻辛温,治寒犯胃,作痛呕吐,不食能治。

诃子味苦,涩肠止痢,痰嗽喘急,降火敛肺。

草果味辛,消食除胀,截疟逐痰,解温辟瘴。

常山苦寒,截疟损痰,解伤寒热,水胀能宽。酒浸,切片。

良姜性热,下气温中,转筋霍乱,酒食能攻。

山楂味甘,磨消肉食,疗疝催疮,消膨健胃。炒,用温水润透，去子取肉。

神曲味甘，开胃消食，破结逐痰，调中下气。炒。

麦芽甘温，能消宿食，心腹膨胀，行血散滞。用大麦生芽，炒用。

苏子味辛，驱痰降气，止咳定喘，更润心肺。炒。

白芥子辛，专化胁痰，疟蒸痞块，服之能安。炒。

甘遂苦寒，破癥消痰，面浮蛊胀，利水能安。反甘草。

大戟甘苦，消水利便，肿胀癥坚，其功瞑眩。反甘草、海藻。

芫花寒苦，能消胀蛊，利水泻湿，止咳痰吐。反甘草。

商陆辛甘，赤白各异，赤者消肿，白利水气。

海藻咸寒，消瘿散疬，除胀破癥，利水通闭。反甘草。

牵牛苦寒，利水消肿，蛊胀痃癖，散滞除壅。妊娠忌服。黑者属水，力速。白者属金，效迟。研烂取头、末用。

葶苈苦辛，利水消肿，痰咳癥瘕，治喘肺痈。

瞿麦辛寒，专除淋病，且能坠胎，通经立应。

三棱味苦，利血消癖，气滞作疼，虚者当忌。醋浸透，炒。

莪术温苦，善破痃癖，止痛消瘀，通经最宜。醋浸，炒。

五灵味甘，血痢腹疼，止血用炒，行血用生。

干漆辛温，通经破瘕，追积杀虫，效如奔马。炒。

蒲黄味甘，逐瘀止崩，补血须炒，破血宜生。

苏木甘咸，能行积血，产后月经，兼医扑跌。

桃仁甘寒，能润大肠，通经破瘀，血瘕堪尝。水泡去皮尖。

红花辛温，最消瘀血，多则通经，少则养血。

姜黄味辛，消痈破血，心腹疼痛，下气最捷。大者为姜黄。

郁金味苦，破血生肌，血淋溺血，郁结能舒。小者为郁金。

金银花甘，疗痈无对，未成则散，已成则溃。

漏芦性寒，祛恶疮毒，补血排脓，生肌长肉。

蒺藜味苦，疗疮瘙痒，白癜头疮，翳除目朗。

白及味苦，功专收敛，肿毒疮疡，外科最善。

蛇床辛苦,下气温中,恶疮疥癞,逐瘀祛风。

天麻味辛,能驱头眩,小儿惊痫,拘挛瘫痪。

白附辛温,治面百病,血痹风疮,中风诸症。

全蝎味辛,却风痰毒,口眼㖞斜,风痫发搐。

蝉蜕甘平,消风定惊,杀疳除热,退翳侵明。

僵蚕味咸,诸风惊痫,湿痰喉痹,疮毒瘢痕。

木鳖甘温,能追疮毒,乳痈腰疼,消肿最速。去壳。

蜂房咸苦,惊痫瘈疭,牙疼肿毒,瘰疬肠痈。

花蛇温毒,瘫痪㖞斜,大风癞疥,诸毒弥佳。

槐花味苦,痔漏肠风,大肠热痢,更杀蛔虫。

鼠粘子辛,能消疮毒,隐疹风热,咽疼可逐。一名牛蒡子,
一名大力子。

茵陈味苦,退湿除黄,泻湿利水,清热为凉。

蔓荆味苦,头痛能医,拘挛湿痹,泪眼堪除。

兜铃苦寒,能熏痔漏,定喘消痰,肺热久嗽。

百合味甘,安心定胆,止嗽消浮,痈疽可啖。

秦艽微寒,除湿荣筋,肢节风痛,下血骨蒸。

紫苑苦辛,痰喘咳逆,肺痿吐衄,寒热并济。酒洗。

款花甘温,理肺消痰,肺痈喘咳,补劳除烦。

金沸草寒,消痰止嗽,明目祛风,逐水尤妙。

桑皮甘辛,止嗽定喘,泻肺火邪,其功不浅。去红皮。

杏仁温苦,风痰喘嗽,大肠气闭,便难切要。水泡,去皮尖,
双仁有毒,勿用。

乌梅酸温,收敛肺气,止渴生津,能安泻痢。

天花粉寒,止渴祛烦,排脓消毒,善除热痰。即栝楼根。

密蒙花甘,主能明目,虚翳青盲,服之效速。

菊花味甘,除热祛风,头眩目赤,收泪有功。家园内黄菊小
花,甘甜者佳,酒浸,晒干用。

木贼味甘,益肝退翳,能止月经,更消积聚。

决明子甘，能除肝热，目疼收泪，仍止鼻血。

羚羊角寒，明目清肝，却惊解毒，补智能安。

龟甲味甘，滋阴补肾，除崩续筋，更医颅囟。

鳖甲酸平，劳嗽骨蒸，散瘀消肿，去痞除崩。

海鳔蛸咸，破血除癥，通经水肿，目翳心疼。

犀角酸寒，化毒辟邪，解热止血，消肿蛇毒。

火麻味甘，下乳催生，润肠通结，小水能行。

山豆根苦，疗咽肿痛，敷蛇虫伤，可救急用。俗名金钥匙。用根，口嚼汁，吐，止咽喉肿痛。

益母草甘，女科为主，产后胎前，生新去瘀。忌犯铁器。

紫草苦寒，能通九窍，利水消膨，痘疹切要。

地肤子寒，去膀胱热，皮肤瘙痒，除热甚捷。

楝根寒性，能追诸虫，疼痛一止，积聚立通。

樗根味苦，泻痢带崩，肠风痔漏，燥湿涩精。

泽兰甘苦，痈肿能消，打扑伤损，肢体虚浮。

瓜蒂苦寒，善能吐痰，消身浮肿，并治黄疸。

巴豆辛热，除胃寒积，破癥消痛，大能通利。去皮心膜，或生或熟，听用。

牙皂味辛，通利关窍，敷肿消痛，吐风痰妙。

斑蝥有毒，破血通经，诸疮瘰疬，水道能行。

胡黄连苦，治劳骨蒸，小儿疳痢，盗汗虚惊。

使君甘温，消疳清浊，泻痢诸虫，总能除却。煨，去壳，取肉用。

赤石脂温，保固肠胃，溃疡生肌，涩止泻痢。

青黛酸寒，能平肝木，惊痫疳痢，兼除热毒。

阿胶甘温，止咳脓血，吐衄胎崩，虚羸可啜。蛤粉炒成珠。

白矾味酸，善解诸毒，治症多能，难以尽述。

五倍苦酸，疗齿疳䘌，痔癣疮脓，兼除风热。

玄明味辛，能蠲宿垢，化积消痰，诸热可疗。用朴硝一斤，萝卜一斤同煮,萝卜熟为度,绵纸滤过,磁盆内,露一宿收之,宜冬月制。

通草味甘,善治膀胱,消痈散肿,能通乳房。

枸杞甘温,添精固髓,明目祛风,阴兴阳起。酒洗。

黄精味甘,能安脏腑,五劳七伤,此药大补。洗净,九蒸九晒用之,钩吻略同,切勿误用。

何首乌甘,添精种子,黑发悦颜,长生不死。忌犯铁器,九蒸九晒用之。

五味酸温,生津止渴,久嗽劳虚,金水枯竭。此酸味敛束,不宜多,多用闭其邪,恐成虚热。

山茱性温,涩精益髓,肾虚耳鸣,腰膝痛止。名石枣,酒洗,蒸熟,取肉去核,而核反能泄精。

石斛味甘,却惊定志,壮骨补虚,善驱冷痹。去根,酒洗。

破故纸温,腰膝酸痛,兴阳固精,盐酒炒用。即补骨脂。

薯蓣甘温,理脾止泻,益肾补中,诸虚何怕。即干山药。

苁蓉味甘,峻补精血,若骤用之,反动便滑。酒洗去浮甲。

菟丝甘温,梦遗滑精,腰疼膝冷,添髓强筋。水淘净用,同入砂罐内煮烂,做成饼,配入诸药用。

牛膝味苦,除湿痹痿,腰膝酸痛,益精补髓。去芦,酒洗用。

杜仲辛温,强筋壮骨,足痛腰疼,小便淋沥。去皮,酒和姜汁炒,去丝。

巴戟辛甘,大补虚损,精滑梦遗,强筋固本。酒浸,捶去骨,晒干用。

龙骨味甘,梦遗精泄,崩带肠痈,惊痫风热。火煅。

虎骨味辛,专治脚膝,定痛追风,能壮筋骨。

胡巴温暖,补肾脏虚,膀胱诸疝,胀痛皆除。

鹿茸甘温,益气滋阴,泄精尿血,崩带堪任。

牡蛎微寒,涩精止汗,崩带胁疼,老痰可散。火煅,左顾者佳。

楝子味苦,膀胱疝气,中湿伤寒,利水之剂。

萆薢甘苦,风寒湿痹,腰背冷疼,添精益气。

寄生甘苦,腰痛顽麻,续筋壮骨,风湿尤佳。

续断味辛,接骨续筋,跌扑折损,且固遗精。酒浸洗用。

麝香辛暖,善通关窍,伐鬼安惊,解毒甚妙。

乳香辛苦,疗诸恶疮,生肌止痛,心腹尤良。

没药温平,治疮止痛,跌打损伤,破血通用。

阿魏性温,除癥破结,却鬼杀虫,传尸可灭。

水银性寒,治疥杀虫,断绝胎孕,催生立通。

灵砂性温,能通血脉,杀鬼辟邪,安魂定魄。

砒霜有毒,风痰可吐,截疟除哮,能消沉痼。

雄黄甘辛,辟邪解毒,更治蛇虺,喉风瘜肉。

珍珠气寒,镇惊除痫,开聋磨翳,止渴坠痰。

牛黄味苦,大治风痰,安魂定魄,惊痫灵丹。

琥珀味甘,安魂定魄,破瘀消癥,利水通塞。

血竭味咸,跌扑伤损,恶毒疮痈,破血有准。

硫黄性热,扫除疥疮,壮阳逐冷,寒邪敢当。

龙脑味辛,目痛喉痹,狂躁妄语,真为良剂。

芦荟气寒,杀虫消疳,癫痫惊搐,服之立安。

硇砂有毒,溃痈烂肉,除翳生肌,破癥消毒。

硼砂味辛,疗喉肿痛,膈上热痰,噙化立中。

朱砂味甘,镇心养神,驱邪杀鬼,定魄安魂。

竹茹止呕,能除寒热,胃热咳哕,不寐安歇。即竹上青皮刮下用。

竹叶味甘,退热安眠,化痰定喘,止渴消烦。用淡竹者佳。

竹沥味甘,除虚痰火,汗热渴烦,效如开锁。

灯草味甘,通利小水,癃闭成淋,湿肿为最。

艾叶温平,驱邪逐鬼,漏血安胎,心疼即愈。陈久愈佳。

川椒辛热,祛邪逐冷,明目杀虫,温而不猛。

胡椒味辛,心腹冷痛,下气温中,跌扑堪用。

白蜜甘平,入药炼熟,益气补中,润燥解毒。
葱白辛温,发表出汗,伤寒头疼,肿痛皆散。
韭味辛温,祛除胃寒,汁清血瘀,子医梦泄。
大蒜辛温,化肉消谷,解毒散痈,多用伤目。
食盐味咸,能吐中痰,心腹卒痛,过则损颜。
茶茗味苦,热渴能济,上清头目,下消食气。
酒通血脉,消愁遣兴,少饮壮神,过则损命。
醋消肿毒,积瘕可去,产后金疮,血晕皆治。
淡豆豉寒,能除懊憹,伤寒头疼,兼理瘴气。
紫河车甘,疗诸虚损,劳瘵骨蒸,培植根本。
天灵盖咸,传尸劳瘵,瘟疟血崩,投之立瘥。
人乳味甘,补阴益阳,悦颜明目,羸瘦仙方。
童便气凉,扑损瘀血,虚劳骨蒸,热嗽尤捷。
生姜性温,通畅神明,痰嗽呕吐,开胃极灵。

诸病主药

中风卒倒不语,须用皂角、细辛,开关为主。
痰气壅盛,须用南星、木香为主。
语言謇涩,须用石菖蒲、竹沥为主。
口眼㖞斜,须用防风、羌活、竹沥为主。
手足搐搦,须用防风、羌活为主。
左瘫属血虚,须用川芎、当归为主。
右瘫属气虚,须用参、术为主。
诸风,须用防风、羌活为主。
伤寒头痛,须用羌活、川芎为主。
遍身疼痛,须用苍术、羌活为主。
发汗,须用麻黄、桂枝为主。

久汗不出,须用紫苏、青皮为主。

表热,须用柴胡为主。

止汗,须用桂枝、芍药为主。

里热,须用黄连、黄芩为主。

大热谵语,须用黄芩、黄连、黄柏、栀子为主。

发狂大便实,须用大黄、芒硝为主。

发渴,须用石膏、知母为主。

胸膈膨闷,须用桔梗、枳壳为主。

心下痞闷,须用枳实、黄连为主。

懊恼,须用栀子、豆豉为主。

虚烦,须用竹叶、石膏为主。

不眠,须用枳实、竹茹为主。

鼻干不得眠,须用葛根、芍药为主。

发斑,须用玄参、升麻为主。

发黄,须用茵陈、栀子为主。

中寒阴症,须用附子、干姜为主。

中暑,须用香薷、扁豆为主。

中湿,须用苍术、白术为主。

泻心火,须用黄连为主。

泻肺火,须用黄芩为主。

泻脾火,须用芍药为主。

泻胃火,须用石膏为主。

泻肝火,须用柴胡为主。

泻肾火,须用知母为主。

泻膀胱火,须用黄柏为主。

泻小肠火,须用木通为主。

泻屈曲之火,须用栀子为主。

泻无根火,须用玄参为主。

内伤元气,须用黄芪、人参、甘草为主。

脾胃虚弱,须用白术、山药为主。

消食积,须用麦芽、神曲为主。

消肉积,须用山楂、草果为主。

消酒积,须用黄连、干葛、乌梅为主。

消冷积,须用巴豆为主。

消热积,须用大黄为主。

六郁,须用苍术、香附为主。

结痰,须用瓜蒌、贝母、枳实为主。

湿痰,须用半夏、茯苓为主。

风痰,须用白附子、南星为主。

痰在四肢经络,须用竹沥、姜汁为主。

痰在两胁,须用白芥子为主。

老痰,须用海石为主。

肺寒咳嗽,须用麻黄、杏仁为主。

肺热咳嗽,须用黄芩、桑白皮为主。

咳嗽日久,须用款冬花、五味子为主。

气喘,须用苏子、桑白皮为主。

疟疾,新者宜截,须用常山为主。

疟疾,久者宜补,须用白豆蔻为主。

痢疾,初起者,宜下,须用大黄为主。

痢属热积气滞,须用黄连、枳壳为主。

里急后重者,须用木香、槟榔为主。

久痢,白者属气虚,须用白术、茯苓为主。

久痢,赤者属血虚,须用当归、川芎为主。

泄泻,须用白术、茯苓为主。

水泻,须用滑石为主。

久泻,须用诃子、肉豆蔻为主。或加柴胡、升麻,升提下陷之气,其泻自止。

霍乱,须用藿香、半夏为主。

呕吐,须用姜汁、半夏为主。

咳逆,须用柿蒂为主。

吞酸,须用苍术、神曲为主。

嘈杂,须用姜炒黄连、炒栀子为主。

顺气,须用乌药、香附为主。

痞满,须用枳实、黄连为主。

胀满,须用大腹皮、厚朴为主。

水肿,须用猪苓、泽泻为主。

宽中,须用砂仁、枳壳为主。

积聚,须用三棱、莪术为主。

积在左是死血,须用桃仁散结为主。

积在右是食积,须用香附、枳实为主。

积在中是痰饮,须用半夏为主。

黄疸,须用茵陈为主。

补阳,须用黄芪、附子为主。

补阴,须用当归、熟地为主。

补气,须用黄芪、人参为主。

补血,须用当归、生地为主。

破瘀血,须用归尾、桃仁为主。

提气,须用升麻、桔梗为主。

痨热,痰嗽声嘶,须用竹沥、童便为主。

暴吐血,须用大黄、桃仁为主。

久吐血,须用当归、川芎为主。

衄血,须用枯黄芩、芍药为主。

止血,须用京墨、韭汁为主。

溺血,须用栀子、木通为主。

虚汗,须用黄芪、白术为主。

眩晕,须用川芎、天麻为主。

麻者,是气虚,须用黄芪、人参为主。

木者,是湿痰死血,须用苍术、半夏、桃仁为主。

癫属心,须用当归为主。

狂属肝,须用黄连为主。

痫症,须用南星、半夏为主。

健忘,须用远志、石菖蒲为主。

怔忡、惊悸,须用茯神、远志为主。

虚烦,须用竹茹为主。

不寐,须用酸枣仁为主。

头左痛,须用芎、归为主。

头右痛,须用参、芪为主。

头风痛,须用藁本、白芷为主。

诸头痛,须用蔓荆子为主。

乌须黑发,须用何首乌为主。

耳鸣,须用当归、龙荟为主。

鼻中生疮,须用黄芩为主。

鼻塞声重,须用防风、荆芥为主。

鼻渊,须用辛夷仁为主。

口舌生疮,须用黄连为主。

牙痛,须用石膏、升麻为主。

眼肿,须用大黄、荆芥为主。

眼中云翳,须用白豆蔻为主。

翳障,须用蒺藜、木贼为主。

内障昏暗,须用熟地黄为主。

肺痈肺痿,须用薏苡仁为主。

咽喉肿痛,须用桔梗、甘草为主。

结核瘰疬,须用夏枯草为主。

心胃痛,须用炒栀子为主。

腹痛,须用芍药、甘草为主。

腰冷痛,须用吴茱萸、良姜为主。

止诸痛,须用乳香、没药为主。

腰痛,须用杜仲、故纸为主。

胁痛,须用白芥子、青皮为主。

手臂痛,须用薄荷、羌活为主。

疝气,须用小茴香、川楝子为主。

脚气湿热,须用苍术、黄柏为主。

下元虚弱,须用牛膝、木瓜为主。

痿躄,须用参、芪为主。

肢节痛,须用羌活为主。

半身不遂,须用何首乌、川草乌为主。

诸痛在上者,属风,须用羌活、桔梗、桂枝、威灵仙为主;在下者属湿,须用牛膝、木通、防己、黄柏为主。

消渴,须用天花粉为主。

生津液,须用人参、五味子、麦冬为主。

赤白痢,须用茯苓为主。

遗精,须用龙骨、牡蛎为主。

小便闭,须用木通、车前子为主。

大便闭,须用大黄、芒硝为主。

便血,须用槐花、地榆为主。

痔疮,须用黄连、槐角为主。

脱肛,须用升麻、柴胡为主。

诸虫,须用使君子、槟榔为主。

妇人诸病,须用香附为主。

妇人腹痛,须用吴茱萸、香附为主。

妇人经闭,须用桃仁、红花为主。

妇人血崩,须用炒蒲黄为主。

妇人带下,须用炒干姜为主。

妇人安胎,须用条芩、白术为主。

妇人产后虚热,须用炒黑干姜为主。

妇人产后恶露不行,须用益母草为主。

妇人难产,须用芎、归为主。

妇人乳汁不通,须用穿山甲为主。

妇人吹乳,须用白芷、贝母为主。

小儿疳积,须用芦荟、蓬术为主。

小儿惊风,须用朱砂为主。

诸毒初起,须用艾火灸之为主。

发背,须用槐花为主。

痈疽,须用金银花为主。

败脓不去,须用白芷为主。

恶疮,须用贝母为主。

疔疮,须用白矾为主。

便毒,须用穿山甲、木鳖子为主。

鱼口疮,须用川牛膝、穿山甲为主。

痔疮,须用五倍子为主。

杨梅疮,须用土茯苓为主。

臁疮,须用轻粉、黄柏为主。

杖疮跌伤,须用童便、好酒为主。

疥疮,须用白矾、硫黄为主。

癜风,须用密陀僧为主。

诸疮肿毒,须用连翘、牛蒡子为主。

破伤风,须用南星、防风为主。

汤烫火烧,须用白矾、大黄为主。

犬咬伤,须用杏仁、甘草为主。

癫狗咬伤,须用斑蝥为主。

蛇咬伤,须用白芷为主。

中诸毒,须用香油灌之为主。

中砒毒,须用豆豉、蚯蚓为主。

诸骨哽喉,须用狗涎频服为主。

释形体

人,仁也。仁,生人也。故《易》曰:立人之道,曰仁与义。

体,第也。骨肉毛血,表里大小,相次第也。

躯,区也。是众名之大总,若区域也。

形,有象之异也。

身,伸也。可屈伸也。

肉,柔也。

毛,貌也,冒也。在表所以别形貌,且以自冒覆也。

皮,被也。被覆体也。

肤,布也。布在里也。

肌,懭也。肤膜坚懭也。

肢,枝也。似木之枝格也。

筋,力也。肉中之力,气之元也,靳固于身形也。

膜,幕也。幕络一体也。

血,濊也。出于肉,流而濊濊也。

脓,浓也。汁浓厚也。

汁,渧渧而出也。

津,进也。汗进出也。

汗,浐也。出在于表,浐浐然也。

髓,遗也。遗溜也。

发,拔也。擢而出也。

鬓,峻也。所生高峻也。

髦,冒也。覆冒头颈也。

眉,媚也。有娥媚也。

头,独也。于体高而独也。

首,始也。

面,漫也。

额,鄂也。有垠鄂也,故幽州人则谓之鄂也。

角者,生于额角也。

颈,鞍也。偃折如鞍也。

目,默也。默而内识也。

眼,限也。瞳子限限而出也。

睫,插接也。插于眼眶而相接也。

瞳子,瞳重也。肤幕相裹重也。子小称也,谓主其精明者也,或曰眸子。眸,冒也。相裹冒也。

鼻,嘒也。出气嘒嘒也。

口,空也。

颊,夹也。两旁称也,亦取挟敛饮食物也。

舌,泄也。舒泄所当言也。

齿,始也。少长之别,始乎此也。以齿食多者,长也;食少者,幼也。

颐,养也。动于下,止于上,上下咀物以养人也。

牙,摧牙也。随形言之也,辅车其骨强,所以辅持口也。或曰牙车,牙所载也;或曰颔,颔,含也,口含物之车也;或曰颊车,亦所以载物也;或曰鼸车,鼸鼠之食积于颊,人食似之,故取名也。凡系于车,皆取在下载上物也。

耳,耵也。耳有一体,属著两边,耵耵然也。

唇,缘也。口之缘也。

吻,免也。入之则碎,出之则免也。又取收也,漱唾所出,恒加收拭,因以为名也。

舌,卷也。可以养制食物,使不落也。

鼻下曰立人,取立于鼻下,狭而长,似人立也。

口上曰髭,髭,姿也。为姿容之美也;下曰承浆,浆,水也。

颐下曰须,须,秀也。物成乃秀,人成而须生也,亦取须体干长而复生也。

在颊耳旁曰䫀,随口动摇,䫀䫀然也。其上连发曰鬓,鬓,滨也。滨崖也,为面额之崖岸也。鬓曲头曰距,距,拒也。言其曲似拒也。

项,确也。坚确受枕之处。

颈,径也。径挺而长也。

咽,咽物也。

喉,候也。气之出入,不失其候也。

朡在颐缨理之中也,青徐谓之脰,物投其中受而下之者也。又谓之嗌,气所流通,阨要之处也。

胡,互也。在咽下,垂能敛互物也。

胸,犹空也。空气所冲也。

臆,犹抑也。抑气所差也。

膺,壅也。气所壅塞也。

腹,复也,富也。肠胃之属,以自裹盛腹于外,腹之其中多品,似富者也。

心,纤也。所识纤微,无物不贯心也。

肝,干也。五行属木,故其体状有枝干也,凡物以木为干也。

肺,勃也。言其气勃郁也。

脾,裨也。在胃下,裨助胃气,主化谷也。

肾,引也。肾属水,主引水气,灌注诸脉也。

胃,围也。围受食物也。

肠,畅也。通畅胃气,去滓秽也。

脐,剂也。肠端之所限剂也。

胞,鸱也。鸱,空虚之言也,上以虚乘水沟也。或曰膀胱,言其体短而横广也。

自脐以下曰小腹,水汋所聚也,又曰少腹,少,小也。比于脐以上为小也。

阴,荫也。言所在荫翳也。

胁,挟也。在两旁臂所挟也。

肋,勒也。检勒五脏也。

膈,塞也。塞上下,使气与谷不相通也。

腋,绎也。言可张翕寻绎也。

肩,坚也。甲阖也,与胸胁皆所相会合也。

臂,裨也。在旁曰裨也。

肘,注也。可隐注也。

腕,宛也。言可宛屈也。

掌,言可以排掌也。

手,须也。事业之所须也。

节,有限节也。

爪,绍也。筋极为爪,绍续指端也。

背,倍也。在后称也。

脊,积也。积续骨节终上下也。

尾,微也。承脊之末,稍微杀也。

腰,约也。在体之中,约结而小也。

髋,缓也。其腋皮厚而缓也。

臀,殿也。高厚有殿选也。

尻,廖也。尻所在廖牢也。

腰,要也。脾股动摇如机枢也。

髀,卑也。在下称也。

股,固也。为强固也。

膝,伸也。可以屈伸也。

脚,却也。以其坐时却在后也。

胫,茎也。直而长似茎也。

膝头曰膞,膞,围也。因形团圆而名之也。或曰蹁,蹁,扁也。亦因形而名之也。

足,续也。言续胫也。

趾,止也。言行一进一止也。

蹄，底也。乃足之底也。

踝，踊也。居足两旁，踊踊然也，亦因其形踝踝然也。

足后曰跟，在下旁着地，一体任之，象本根也。

踵，钟也。钟，聚也。上体之所钟聚也。

周身脏腑形状

肝，重四斤四两，左三叶，右四叶，凡七叶，主藏魂。

心，重十二两，中有七孔三毛，盛精汁三合，主藏神。

脾，重二斤三两，扁广三寸，长五寸；有散膏半斤，主裹血，温五脏，主藏魂。

肺，重三斤三两，六叶两耳，凡八叶，主藏魄。

肾有两枚，重一斤一两，主藏志。

胆在肝之短叶间，重三两三铢，盛精汁三合。

胃，重二斤十四两，纡曲屈伸，长二丈六寸，大一尺五寸，径五寸，盛谷二斗、水一斗五升。

小肠，重二斤十四两，长三丈二尺，广二寸半，径八分分之少半，左回叠积十六曲，盛谷二斗四升、水六升三合之大半。

大肠，重二斤十二两，长二丈一尺，广四寸，径一寸，当脐右回叠积十六曲，盛谷一斗、水七升半。

膀胱，重九两二铢，纵广九寸，盛溺九升九合。

口，广二寸半；唇至齿，长九分；齿以后至会厌，深三寸半，大容五合。

舌，重十两，长七寸，广二寸半。

咽门，重十两，广二寸半，至胃长一尺六寸。

喉咙，重十二两，广二寸，长一尺二寸，九节。

肛门，重十二两，大八寸，径二寸大半，长二尺八寸，受谷九升三合八分合之一。

人身面背手足之图

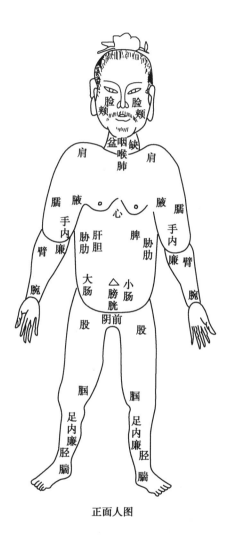

正面人图

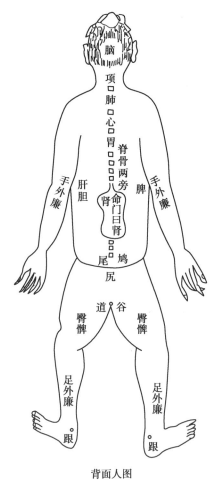

背面人图

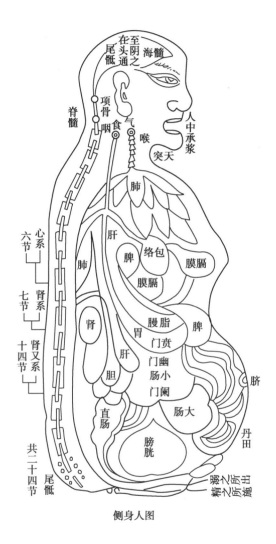

侧身人图

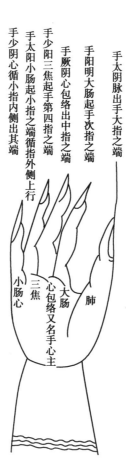

手太阴脉出手大指之端

手阳明大肠起手次指之端

手厥阴心包络出中指之端

手少阳三焦起手第四指之端

手太阳小肠起小指之端循指外侧上行

手少阴心循小指内侧出其端

肺

大肠

心包络又名手心主

三焦

小肠心

手经脉总图

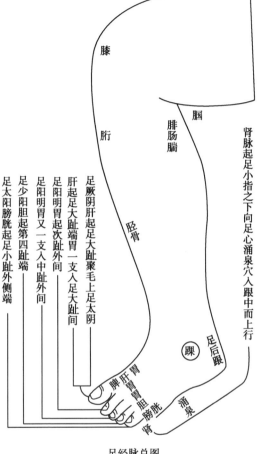

膝

胻

腓肠腨

腘

胫骨

足厥阴肝起足大趾聚毛上足太阴

肝起足大趾端胃一支入足大趾间

足阳明胃起次趾外间

足阳明胃又一支入中趾外间

足少阳胆起第四趾端

足太阳膀胱起足小趾外侧端

踝

足后跟

脾肝胃肾胆膀胱肾

涌泉

肾脉起足小指之下向足心涌泉穴入跟中而上行

足经脉总图

十二经脉歌 并补泻温凉药

手太阴肺经脉歌：

手太阴肺中焦生，下络大肠出贲门；

上膈属肺从肺系，系横出腋臑中行；

肘臂寸口上鱼际，大指内侧爪甲根；
支络还从腕后出，接次指属阳明经。
此经多气而少血，是动则病喘与咳；
肺胀膨膨缺盆痛，两手交督为臂厥。
所生病者为气咳，喘渴烦心胸满结。
臑臂之内前廉痛，小便频数掌中热。
气虚肩背痛而寒，气盛亦疼风汗出。
欠伸少气不足息，遗矢无度溺变别。

肺脏补泻温凉药：

补：人参、黄芪、天门冬、阿胶、紫菀、山药、五味子、瓜蒌、麦门冬、百部、白及、沙参、马兜苓、白茯苓。

泻：葶苈、防风、通草、枳壳、槟榔、桑白皮、泽泻、琥珀、赤茯苓、紫苏叶、枳实、麻黄、杏仁、萝卜子。

温：干姜、生姜、肉桂、木香、白豆蔻、苏子、半夏、橘红、胡椒、川椒。

凉：片芩、山栀、桔梗、石膏、枇杷叶、玄参、贝母、青黛、羚羊角、竹沥。

本脏报使引经药：白芷、升麻、葱白。

肺病饮食宜忌物：《甲乙经》曰：肺病者，宜食黍、鸡、肉、桃、葱，宜辛物，忌苦物。

手阳明大肠经脉歌：

阳明之脉手大肠，次指内侧起商阳；
循指上连出合谷，两筋歧骨循臂膀；
入肘外廉循臑外，肩端前廉柱骨旁；
从肩下入缺盆内，络肺下膈属大肠；
支从缺盆上入颈，斜贯颊前下齿当；
环出人中交左右，上侠鼻孔注迎香。

此经气盛血亦盛,是动颐肿并齿痛。

所生病者为鼽衄,目黄口干喉痹生。

大指次指难为用,肩前臑外痛相仍。

大肠补泻温凉药:

补:粟壳、牡蛎、木香、莲子、肉豆蔻、诃子、倍子、龙骨、榛子、砂糖、糯米、石蜜、棕榈子。

泻:大黄、芒硝、牵牛、巴豆、枳壳、枳实、桃仁、槟榔、葱白、麻子仁、续随子、榧实。

温:人参、干姜、肉桂、吴茱萸、半夏、生姜、胡椒、丁香、糯米、桃花石。

凉:条芩、槐花、黄连、大黄、胡黄连、栀子、连翘、芒硝、苦参、石膏。

本腑报使引经药:葛根、升麻、白芷行上、石膏行下。

足阳明胃经脉歌:

胃足阳明交鼻起,下循鼻外下入齿;

还出侠口绕承浆,颐后大迎颊车里;

耳前发际至额颅,支下人迎缺盆底;

下膈入胃络脾宫,直者缺盆下乳内;

一支幽门循腹中,下行直合气冲逢;

遂由髀关抵膝膑,胻跗中指内关同;

一支下膝注三里,前出中指外关通;

一支别走足跗指,大指之端经尽矣。

此经多气复多血,是动欠伸面颜黑;

凄凄恶寒畏见人,忽闻木音心惊惕;

登高而歌弃衣走,甚则腹胀仍贲响。

凡此诸疾皆骭厥,所生病者为狂疟。

湿淫汗出鼻流血,口喎唇裂又喉痹。

膝膑疼痛腹胀结，气膺伏兔骱外廉。

足跗中趾俱痛彻，有余消谷溺色黄。

不足身前寒振栗，胃房胀满食不消。

气盛身前皆有热。

胃腑补泻温凉药：

补：白术、人参、黄芪、莲肉、炙甘草、芡实、山药、陈皮、半夏、糯米、蜂蜜、砂糖、白糖、荔枝、林禽、枣子、山楂、麦芽、神曲。

泻：大黄、硝石、牵牛、巴豆、枳实、厚朴、枳壳、三棱、莪术。

温：附子、肉桂、干姜、生姜、丁香、木香、藿香、砂仁、益智、香附、川芎、胡椒、辛夷、肉豆蔻、白豆蔻、草豆蔻、吴茱萸、香薷、糯米、诸糖。

凉：石膏、山栀、大黄、玄明粉、寒水石、黄连、生地黄、知母、黄芩、石斛、玉屑、连翘、滑石、葛根、芦根。

本腑报使引经药：葛根、升麻、白芷行上、石膏行下。

胃病饮食宜忌物：飞来子云：虚寒宜辛甘，忌苦；实热宜苦淡，忌甘。

足太阴脾经脉歌：

太阴脾起足大趾，上循内侧白肉际；

核骨之后内踝前，上腨循胻胫膝里；

股内前廉入腹中，属脾络胃与膈通；

侠喉连舌散舌下，支络从胃注心宫。

此经气盛而血衰，是动其病气所为。

食入即吐胃脘痛，更兼身体痛难移。

腹胀善噫舌本强，得后余气快然衰。

所生病者舌亦痛，体重不食亦如之。

烦心心下仍急痛，泄水溏瘕寒疟随。

不卧强立股膝肿，疸发身黄大指瘘。

脾脏补泻温凉药：

补：人参、白术、黄芪、炙甘草、山药、芡实、陈皮、酒芍、升麻少用、柴胡少用、南枣、枸杞、白茯苓、蜂蜜、砂糖、甘蔗、牛肉。

泻：枳壳、枳实、巴豆、葶苈、青皮、大黄、山楂、神曲、麦芽、防风。

温：丁香、木香、干姜、生姜、附子、官桂、砂仁、豆蔻、川芎、益智、茱萸、胡椒、花椒、藿香、良姜、红豆、糯米、晚米、甜酒。

凉：黄连、连翘、大黄、黄芩、寒水石、石膏、山栀、芒硝、西瓜、绿豆、苦茶、玄明粉。

本脏报使引经药：升麻、酒浸白芍药。

脾病饮食宜忌物：《甲乙经》曰：脾病者，宜食粳米、牛肉，宜甘，忌酸。

手少阴心经脉歌：

手少阴脉起心中，下膈直与小肠通；
支者还从肺系走，直上喉咙系目瞳；
直者上肺出腋下，臑后肘内少海从；
臂内后廉抵掌中，锐骨之端注少冲。
多气少血属此经，是动心脾痛难任。
渴欲饮水咽干燥，所主臑痛目如金。
胁臂之内后廉痛，掌中有热向经寻。

心脏补泻温凉药：

补：人参、天竺黄、金屑、银屑、麦门冬、远志、山药、川芎、当归、羚羊角、红花、炒盐。

泻：枳实、葶苈、苦参、贝母、玄胡索、杏仁、郁金、黄连、前胡、半夏。

温：藿香、苏子、木香、沉香、乳香、石菖蒲。

凉：黄连、牛黄、竹叶、知母、山栀、连翘、珍珠、芦根、玄明粉、贝母、犀角。

本脏报使引经药:独活、细辛。

心病饮食宜忌物:《甲乙经》曰:心病者,宜食麦、羊肉、杏、韭,宜苦物,忌咸物。

手太阳小肠经脉歌:

手太阳经小肠脉,小指之端起少泽;

循手外廉出踝中,循臂骨出肘内侧;

上循臑外出后廉,直过肩解绕肩胛;

交肩下入缺盆内,向腋络心循咽嗌;

下膈抵胃属小肠,一支缺盆贯颈颊;

至目锐眦却入耳,复从耳前仍上颊;

抵鼻升至目内眦,斜络于颧别络接。

此经少气还多血,是动则病痛咽嗌。

颔下肿兮不可顾,肩如拔兮臑似折。

所生病兮左肩臑,耳聋目黄肿腮颊。

肘臂之外后廉痛,部分尤当细分别。

小肠腑补泻温凉药:

补:牡蛎、石斛、甘草梢。

泻:海金沙、大黄、续随子、葱白、荔枝、紫苏。

温:巴戟、茴香、大茴香、乌药、益智仁。

凉:木通、黄芩、滑石、黄柏、通草、山栀、车前子、茅根、猪苓、泽泻、芒硝。

小肠报使引经药:藁本、羌活行上、黄柏行下。

足太阳膀胱经脉歌:

足经太阳膀胱脉,目内眦上起额尖;

支者巅上至耳角,直者从巅脑后悬;

络脑还出别下项，仍随肩膊侠脊边；
抵腰脊肾膀胱内，一支下与后连阴；
贯臀斜入委中穴，一支膊内左右别；
贯胛侠脊过髀枢，臀内后廉腘中合；
下贯腨内外踝后，京骨之下指外侧。
是经血多气犹少，是动头痛不可当。
项如拔兮腰似折，髀枢痛彻脊中央。
腘如结兮腨如裂，是为踝厥筋乃伤。
所生疟痔小指废，头囟项痛目色黄。
腰尻腘脚疼连背，泪流鼻衄及癫狂。

膀胱腑补泻温凉药：
补：橘核、龙骨、续断、菖蒲、益智仁、黄芩。
泻：芒硝、猪苓、泽泻、滑石、车前子、瞿麦、木通、萱草根。
温：茴香、肉桂、乌药、沉香、荜澄茄、山茱萸。
凉：黄柏、知母、防己、滑石、地肤子、石膏、甘草梢、生地黄。
膀胱报使引经药：藁本、羌活行上、黄柏行下。

足少阴肾经脉歌：

足经肾脉属少阴，少趾斜趋涌泉心；
然骨之下内踝后，别入跟中腨内侵；
出腘内廉上股内，贯脊属肾膀胱临；
直者属肾贯肝膈，入肺循喉舌本寻；
支者从肺络心内，仍至胸中部分深。
此经多气而少血，是动病肌不欲食。
喘嗽唾血喉中鸣，坐如欲起面如垢。
目视䀮䀮气不足，心悬如饥长惕惕。
所生病者为舌干，口热咽痛气贲逼。

股内后廉并脊疼,心肠烦痛疝而㿗。

痿厥嗜卧体怠惰,足下热痛皆肾厥。

肾脏补泻温凉药:

补:知母、黄柏、生地黄、熟地黄、龟板、虎骨、覆盆子、牛膝少用、杜仲少用、锁阳、山药、鹿茸、枸杞、当归、肉苁蓉、山茱萸。

泻:猪苓、泽泻、琥珀、苦茗、白茯苓、木通。

温:附子、干姜、肉桂、沉香、破故纸、柏实、乌药、硫黄、钟乳、胡芦巴、白马茎、狗肉、阳起石、诸酒、鳗鱼、五味子、巴戟天。

凉:黄柏、知母、生地黄、地骨皮、牡丹皮、玄参。

肾脏报使引经药:独活、肉桂、盐、酒。

肾病饮食宜忌物:《甲乙经》曰:肾病者,宜食大豆、豕肉、粟、藿,宜咸物,忌甘物。

手厥阴心包络经脉歌:

手厥阴心主起胸,属包下膈三焦宫;

支者循胸出胁下,胁下连腋三寸同;

仍上抵腋循臑内,太阴少阴两经中;

指透中冲支者别,小指次指络相通。

此经少气原多血,是动则病手心热。

肘臂挛急腋下肿,甚则胸胁支满结。

心中澹澹或大动,善笑目黄面赤色。

所生病者为烦心,心痛掌热病之则。

心包络补泻温凉药:

补:黄芪、人参、肉桂、苁蓉、胡芦巴、鹿血、菟丝子、沉香、故纸、狗肉、诸酒。

泻:大黄、芒硝、枳壳、黄柏、山栀子、乌药。

温:附子、干姜、肉桂、沉香、腽肭脐、川芎、益智、豆蔻、补骨脂、狗肉、茴香、硫黄、乌药、钟乳、柏子仁、烧酒。

凉：黄柏、知母、黄连、黄芩、山栀、柴胡、石膏、滑石、腊雪、玄明粉、寒水石。

心包络报使引经药：柴胡、川芎行上、青皮行下。

手少阳三焦经脉歌：

手经少阳三焦脉，起自小指次指端；
两指歧骨手腕表，上出臂外两骨间；
肘后臑外循肩上，少阳之后交别传；
下入缺盆膻中分，散络心包膈里穿；
支者膻中缺盆上，上肩耳后耳角旋；
屈下至颐仍注颊，一支出耳入耳前；
却从上关交曲颊，至目内眦乃尽焉。
此经少血还多气，是动耳鸣喉肿痹。
所生病者汗自出，耳后痛兼目锐眦。
肩臑肘臂外皆疼，小指次指亦如废。

三焦补泻温凉药：

补：人参、黄芪、藿香、益智、炙甘草、白术、桂枝。

泻：枳壳、枳实、青皮、萝卜子、乌药、神曲、泽泻。

温：附子、丁香、益智、仙茅、荜澄茄、厚朴、干姜、茴香、菟丝子、沉香、茱萸、胡椒、补骨脂。

凉：石膏、黄芩、黄柏、山栀、滑石、木通、车前子、龙胆草、地骨皮、知母。

三焦报使引经药：柴胡、川芎行上、青皮行下。

足少阳胆经脉歌：

足脉少阳胆之经，始从两目锐眦生；
抵头循角下耳后，脑空风池次第行；

手少阳前至肩上，交少阳右上缺盆；

支者耳后贯耳内，出走耳前锐眦循；

一支锐眦大迎下，合手少阳抵颐根；

下加颊车缺盆合，入胸贯膈络肝经；

属胆仍从胁里过，下入气冲毛际萦；

横入髀厌环跳内，直者缺盆下腋膺；

过季胁下髀厌内，出膝外廉是阳陵；

外辅绝骨踝前过，足跗小趾次趾分；

一支别从大趾去，三毛之际接肝经。

此经多气而少血，是动口苦善太息。

心胁疼痛难转移，面尘足热体无泽。

所生头痛连锐眦，缺盆肿痛并两腋。

马刀挟瘿生两旁，汗出振寒痎疟疾。

胸胁髀膝至胻骨，绝骨踝后及诸节。

胆腑补泻温凉药：

补：当归、山茱萸、酸枣仁、五味子、诸酒、胡椒、辣菜、鸡肉、乌梅。

泻：柴胡、青皮、黄连、白芍、川芎、木通。

温：干姜、生姜、肉桂、陈皮、半夏。

凉：黄连、黄芩、柴胡、竹茹、龙胆草。

胆腑报使引经药：柴胡、川芎上行、青皮下行。

足厥阴肝经脉歌：

厥阴足脉肝所终，大趾之端毛际丛；

足跗上廉大冲分，踝前一寸入中封；

上踝交出太阴后，循腘内廉阴股冲；

环绕阴器抵小腹，侠胃属肝络胆逢；

上贯膈里布胁肋，侠喉颃颡目系同；

脉上巅会督脉出，支者还生目系中；
下络颊里还唇内，支者便从膈肺通。
此经血多气少焉，是动腰疼俛仰难。
男疝女人小腹肿，面尘脱色及咽干。
所生病者为胸满，呕吐洞泄小便难。
或时遗溺并狐疝，临证还须仔细看。

肝脏补泻温凉药：

补：木瓜、阿胶、沙参、橘核、酸枣仁、青梅、薏苡仁、山茱萸、猪肉、羊肉、鸡肉、诸酒、诸醋。

泻：柴胡、黄连、白芍、川芎、黄芩、青皮、青黛、龙胆草。

温：木香、肉桂、吴萸、杨梅、桃子、杏子、李子。

凉：黄连、黄芩、龙胆草、车前子、胡黄连、柴胡、草决明、羚羊角。

肝脏报使引经药：柴胡、川芎行上、青皮行下。

肝病饮食宜忌物：《甲乙经》曰：肝病者，宜食麻、犬肉、李、韭，宜酸物，忌辛物。

十二月七十二候歌

立春正月春气动，东风能解凝寒冻；
土底蛰虫始振摇，鱼陟负冰相戏泳；
半月交得雨水后，獭祭鱼时随应候；
候雁时催归北乡，那堪草木萌芽透。
惊蛰二月节气浮，桃始开花放树头；
鸧鹒鸣动无休歇，崔得胡鹰化作鸠；
春色平分才一半，向时玄鸟重相见；
雷乃发声天际头，闪闪云开始见电。

芳菲三月报清明,梧桐枝上始含英;
田鼠化鴽人不觉,虹桥始见雨初晴;
三月中时交谷雨,萍始生遍闲洲渚;
鸣鸠自拂其羽毛,戴胜降于桑树隅。
立夏四月节相争,知他蝼蝈为谁鸣;
无端蚯蚓纵横出,有意王瓜取次生;
小满瞬时更迭至,间寻苦菜争荣处;
靡草干朽死欲枯,微看初暄麦秋至;
芒种一番新换豆,不谓螳螂生如许;
鹎者鸣时声不休,反舌无声没半语。
夏至才交阴始生,鹿乃角解养新茸;
阴阴蜩始鸣长日,细细田间半夏生;
小暑乍来浑未觉,温风时至襄帘幕;
蟋蟀才居屋壁诸,天崖又见鹰始挚。
大暑虽炎犹自好,且看腐草为萤秒;
匀匀土润散溽蒸,大雨时行苏枯槁。
大火西流又立秋,凉风至透内房幽;
一庭白露微微降,几个寒蝉鸣树头;
一瞬中间处暑至,鹰乃祭鸟谁教汝;
天地属金始肃清,禾乃登堂收几许;
无可奈何白露秋,大鸿小雁来南洲;
旧石玄鸟都归去,教令诸禽各养羞。
自入秋分八月中,雷始收声敛震宫;
蛰虫坏户先为御,水始涸兮势向东;
寒露人言晚节佳,鸿雁来宾时不差;
雀入大水化为蛤,争看篱菊有黄花;
休言霜降非天意,豺乃祭兽班时意;
草木皆黄落叶天,蛰虫咸俯迎寒气。
谁着书来立冬信,水始成冰寒日进;

地始冻兮折裂开,雉入大水潜为蜃。
逡巡小雪年华暮,虹藏不见知何处;
天升地降雨不交,闭寒成冬如禁固。
纷飞大雪转凄迷,鹖鴠不鸣焉肯啼;
虎始交后风生坚,荔挺出时霜满溪。
短日渐长冬至矣,蚯蚓结泉更不起;
渐渐林间麋角解,水泉摇动温井底;
去岁小寒今岁又,雁声北乡春去旧;
鹊寻枝上始为巢,雉入寒烟时一雏。
一年时尽大寒来,鸡始乳兮如乳孩;
征鸟当权飞厉疾,泽腹弥坚冻不开。
五朝一候如鳞次,一岁从头七十二;
达人观此发天机,多少乾坤无限事。

运气候节交应时刻数诀

前九之年二月中,今年元旦日时同;
月月十五是初一,千年万载不移宫;
三十六年寒露逢,日主时辰一般同;
今岁立春值此日,时时刻刻在其中;
四十七年加两月,今年闰月过此宫;
闰年只在闰月起,三年两头再加逢。
五时二刻惊蛰求二月节,春分二月中;
十四时刻清明头三月节,谷雨三月中;
立夏一日三时六四月节,小满四月中;
芒种一日九候攸五月节,夏至五月中;
二日二时二小暑六月节,大暑六月中;
二日四时七刻秋七月节,处暑七月中;

白露三朝单六刻八月节,秋分八月中;

寒露三朝六时收九月节,霜降九月中;

立冬三朝十一二十月节,小雪十月中;

大雪四四两头流十一月节;冬至十一月中;

小寒四日九时六十二月节;大寒十二月中;

五日三时打春牛正月节;雨水正月中。

医学源流

炎帝发源医祖,轩辕岐伯绳书;雷公炮制别精粗,扁鹊神应桓主;于懿治溺神方,仲景《伤寒》谁知;华佗秘授当时无,又得叔和《脉》助;皇甫仕安《甲乙》,葛洪《肘后》非殊;真人思邈圣神途,慈藏药主恍悟。

上调西江月

52

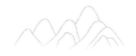

卷之二

中　风

脉

中风浮吉,滑兼痰气。其或沉滑,勿以风治。或浮或沉而微而虚,扶危治痰,风未可疏。浮迟者吉,急疾者殂。

真中风证

中风者,有真中风、有类中风之分。真中风者,中时卒倒,皆因体气虚弱,荣卫失调,或喜、怒、忧、思、悲、惊、恐、或酒、色、劳力所伤,以致真气耗散,腠理不密,风邪乘虚而入,乃其中也。有中腑、中脏、中血脉、气虚、血虚之不同,因而治法亦有异也。大抵中腑可治,中脏难医,有不治之证。

凡口开手撒、眼合遗尿、吐沫直视、喉如鼾睡、肉脱筋骨痛、发直、摇头上撺、面赤如妆、汗缀如珠、痰喘作声,皆不治也。若动止筋痛,是无血滋筋,故痛。曰:筋枯不治。

凡卒中昏倒、不省人事、牙关紧急者,此中风痰也。宜后方。先用通关散吹鼻,次用吐法;吐后未醒,急灸百会、人中、颊车、合谷;即服导痰汤或摄生饮。俟稍醒,其气未尽顺,痰未尽除,唯当服藿香正气散加南星、木香、防风、当归一、二剂,然后视其中某症,则当以某方治之,慎毋胶柱而鼓瑟也。

通关散　治中风痰厥、昏迷卒倒、不省人事欲绝者。

牙皂去皮、弦,一两　生半夏　藜芦各五钱　细辛　苦参各二钱

上为末,每用少许,吹入鼻内,候有嚏可治,无嚏不可治。

秘方　治症同前。

用巴豆去壳，纸包搥油，去豆不用，用纸捻作条，送入鼻内。或加牙皂末尤良，或用前纸条烧烟熏入鼻内亦可。

回生丹 海陵王长登亭传治中风痰厥、不省人事。

葱管藜芦二两，用河水一桶，煮为汁；青礞石二两，火煅通红，投入汁内。如此数次，滤净，将雄猪胆十个，取汁搅前汁内，再用重汤煮成膏；候温，入片脑末一钱五分，装入瓷罐内，黄蜡封口。每用黄豆大一粒，新汲水化开。男左女右，鼻孔吹进，其痰自吐。若牙关紧不能吐，将口拨开，其痰得出，任下别药。

秘方 治中风口噤、痰厥、不省人事。

用桐油鸡翎蘸，扫入喉中，吐痰即活。

一方用胆矾一分，为末，温黄酒调下，以吐痰为度。

一方用辰砂、白矾等分，三伏内装入猪胆内，透风处阴干，每用一块，凉水研化灌下。

一方用皂角末五分、半夏末三分、白矾末三分为一剂，姜汁调服，探吐后，服加减导痰汤。

加减导痰汤 治中风痰涎壅盛，不能言语，牙关紧急，有热者宜此。

南星 半夏二药用牙皂、白矾、生姜煎汤浸透，炒干 白茯苓去皮 陈皮去白 瓜蒌仁去壳 枳实麸炒 桔梗去芦 黄连姜汁炒 黄芩去朽 白术去芦。各一钱 人参去芦 当归酒洗 木香各五分 甘草三分

上锉一剂，生姜三片，水煎，临服入竹沥、姜汁同服。

摄生饮 治一切卒中，不论中风、中寒、中暑、中湿及痰厥、气厥之类，不省人事，初作即用此，无热者用此。

南星湿纸裹，煨 半夏姜汤泡 木香各一钱五分 苍术生细辛 石菖蒲 甘草生各一钱

上锉一剂，生姜七片，水煎，温服。痰盛，加全蝎炙二枚，仍先用通关散搐鼻。若牙噤者，用乌梅肉揉和南星、细辛末，

以中指蘸药擦牙自开。

初中风邪，麻木疼痛者，风湿气也。宜后方。

乌药顺气散 治男、妇一切风气攻注四肢，骨节疼痛、肢体顽麻、手足瘫痪、言语謇涩、筋脉拘挛，宜先服此药疏通气道，然后进以风药。盖治风先理气，气顺则痰消。徐理其风，庶可收效。理气者，气滞、气郁、肩膊麻痛之类，此七情也，宜服之。

乌药　陈皮各二钱　麻黄去节　川芎　白芷　桔梗　枳壳去穰，麸炒。各一钱　僵蚕炒，去丝　干姜炮，五分　甘草炙，三分

上锉一剂，生姜三片、枣一枚，水煎，温服。中风一身俱麻，加人参、白术、当归、川芎、麦门冬；久患左瘫右痪，去麻黄，加天麻、防风、羌活、半夏、南星、木香、当归，口眼㖞斜加姜炒黄连、羌活、防风、荆芥、竹沥、姜汁；遍身疼痛加当归、官桂、乳香、没药；臂痛，加羌活、防风、薄桂、苍术、紫苏；背心痛，合行气香苏散加苍术、半夏、茯苓；脚膝浮肿加牛膝、独活、五加皮；腰痛，加牛膝、杜仲、角茴；眼眩加细辛、细茶；四肢冷痹，加附子、官桂；瘫痪二、三年不能行者，合和独活寄生汤；妇人血风，加防风、薄荷、荆芥；胸膈胀满，加枳实、莪术；虚汗，去麻黄，加黄芪；中风面目、十指俱麻，乃气虚也，用补中益气汤加木香、附子、羌活、防风、乌药、麦门冬。

风中腑者，多着四肢，手足拘急不仁，面加五色，恶风寒，为在表也。

疏风汤 治风中在腑，恶风寒，拘急不仁，先用此解表，后用愈风汤调理而痊。

当归　川芎　白茯苓去皮　陈皮　半夏姜制　乌药　香附　白芷　羌活　防风各八分　细辛　桂枝　甘草各三分
上锉一剂，生姜三片，水煎，热服。

风中脏者，多滞九窍，唇缓、失音、耳聋、鼻塞、目瞀、二便闭塞，为在里也。其半身不遂、口眼㖞斜、语言謇涩，或瘫痪不伸，或舌强不语、痰涎壅盛、不省人事、牙关紧急，此皆中脏也。若大便闭结者，先服滋润汤，后服愈风汤调理。

滋润汤　治风中在脏，大便闭结。

当归　生地黄　枳壳去穰　厚朴去皮　槟榔　大黄　火麻仁　杏仁去皮。各一钱　熟地黄　羌活各七分　红花三分

上锉一剂，水煎，空心温服。如元气虚弱，用蜜导法导之。方见伤寒。

风中脏腑俱病者，药必兼用，先表而后通也，然后服愈风汤调理。

愈风汤　治一切风症卒中、初中、中腑、中脏及脏腑俱中。以上数者，先宜本经药治之，后用此方调理。

人参去芦，一钱二分　白术去芦，一钱二分　白茯苓去皮，一钱　当归酒洗，一钱二分　川芎八分　白芍酒炒，一钱　陈皮一钱　半夏姜制，一钱　枳实麸炒，七分　防风　羌活各七分　甘草三分

上锉一剂，生姜三片、枣二枚，水煎，临卧入竹沥、姜汁，磨木香调服。

风中血脉者，外无六经之形症，内无便溺之阻隔，肢不能举，口不能言，为在中也。宜：

养荣汤　治风中血脉，四肢不举、口不能言及痰迷心窍、不省人事、舌强不能言语、痰涎壅盛、口眼㖞斜、半身不遂。

当归　川芎去毛　白芍酒炒　生地黄　麦门冬去心　远志甘草水泡，去骨　石菖蒲去毛　陈皮　乌药　白茯苓去皮　枳实麸炒　半夏用生姜、牙皂、白矾煎水，浸二三日　南星同上制　黄连姜汁炒　防风　羌活　秦艽　甘草各等分

上锉一剂，生姜三片、竹茹一团，水煎，入童便、竹沥、姜汁少许同服。

省风清痰转舌汤 治口眼㖞斜、舌强难治。

陈皮二钱　半夏姜制,一钱　枳实去壳,三分麸炒　黄芩酒炒,三分　防己一钱　防风一钱　全蝎洗去盐,七分　南星姜制,二分　甘草五分　白茯苓八分　蝉蜕八分　天麻四分

上锉一剂,生姜三片、竹茹一团,水煎服,为丸服亦可。

风中经络者,则口眼㖞斜也。宜后方。

清痰顺气汤　治口眼㖞斜。

南星姜制　瓜蒌仁　贝母　陈皮　苍术米泔浸,炒　官桂　防风　荆芥　黄芩酒炒　黄连酒炒　半夏姜制　甘草各等分

上锉,生姜三片,水煎,临服入木香、沉香末各五分同服。

青龙散　治男子诸风,口眼㖞斜、左瘫右痪、半身不遂、语言謇涩、口流涎水及妇人产后诸风、小儿急慢惊风并治。

川乌　南星　定粉　半夏　僵蚕　川芎　熟地黄　草乌各四钱　蚯蚓　白芷各二钱　白附子二钱五分

上俱生用,火上隔纸微炒,为细末,每服二钱或六厘,小儿二厘。初服有汗,再服无汗,临卧黄酒调下。如前症候,先服乌药顺气散,不可见风,戒色欲、厚味一月,其病可愈。

一方外用白鳝一条,装入竹管内,尾上用针深刺出血,血摊绢帛上,乘热贴在病人如歪向左贴右边,歪向右贴左边,立时即正,正即洗去,效。

左半身不遂、手足瘫痪者,属血虚与死血也。宜后方。

加减润燥汤　治中风左半身不遂、手足瘫痪及语言费力、呵欠喷嚏、面目口眼㖞斜宽弛、头目眩晕、痰火炽盛、筋骨时痛、头或痛、心悸。

当归一钱二分　川芎一钱　白芍酒炒,二钱　生地黄酒炒,八分　熟地黄姜汁炒,八分　白术去芦,一钱　白茯苓去皮,一钱　南星姜汁炒,一钱　半夏姜汁炒,一钱　陈皮盐水洗,八分　桃仁去皮,六分　红花酒洗,四分　天麻一钱　羌活六分

防风六分　黄芩酒炒,八分　酸枣仁炒,八分　黄柏去皮,酒炒,三分　薄桂六分　甘草炙,四分　牛膝去芦,酒洗,八分

上锉一剂,水煎,入竹沥、姜汁少许,温服。手不遂,倍黄芩、薄桂;足不遂,倍黄柏、牛膝。

上半身不遂、手足瘫痪者,属气虚与湿痰也。宜后方。

加减除湿汤　治中风右半身不遂、手足瘫痪及筋骨疼痛。

人参去芦,八分　白术去芦,一钱二分　白茯苓　当归酒洗。各一钱　川芎八分　赤芍一钱　陈皮去白,一钱　半夏姜制,一钱　苍术米泔制,一钱　乌药一钱　枳壳麸炒,一钱　白芷九分　桔梗八分　黄连酒炒,一钱　黄芩酒炒,一钱　羌活一钱　防风八分　甘草五分

上锉一剂,生姜三片,水煎,温服。身痛,加姜黄;脚痛,加牛膝、防己、威灵仙。

左右手足皆瘫痪,此血气之大虚也。宜后方。

加味大补汤

黄芪蜜炙　人参去芦　白术去芦　白茯苓去皮　当归酒洗　川芎　白芍酒炒　大附子面裹煨,去皮、脐　沉香　木香各三分　川乌　牛膝去芦,酒洗　杜仲去芦,酒洗　木瓜　防风去芦　羌活　独活　薏苡仁各五分　肉桂　甘草各三分

上锉一剂,姜、枣煎服。

中风手足瘫痪、口㖞语涩等症,属血虚而火盛者,宜清补也。宜后方。

夺命还真丹　治中风半身不遂、手足瘫痪、口眼㖞斜、语言謇涩,一切诸风痰火,气郁湿热疼痛,惊痫之疾。

当归酒洗,一两　川芎五钱　白芍酒炒,一两　熟地黄五钱　生地黄五钱　人参去芦,七钱　白术去芦,七钱半　陈皮去白,五钱　白茯苓去皮,一两　半夏姜制,一两　枳壳麸炒,一两　桔梗去芦,一两　木香七钱五分　官桂五钱　全蝎去毒,五钱

天麻七钱五分　防风去芦,一两　僵蚕炒,五钱　羌活一两五钱　独活七钱五分　藁本七钱五分　细辛三钱　薄荷叶一两　菊花五钱　知母一两　软石膏一两　柴胡一两　黄芩五钱　黄连五钱　地骨皮五钱　蔓荆子五钱　菟丝子酒制,七钱五分　小茴酒炒,一两　杜仲酒炒,一两　麻黄一两　蛤蚧酥炙,一两　甘草一两

上三十七味为末,炼蜜为丸如弹子大,金箔为衣。每服一丸,细嚼茶酒任下。如中风瘫痪癫疾,茶酒下;如遍身筋骨疼痛及心气痛及不省人事,热醋下;如洗头风及暗风,茶清下;如惊痫口吐涎沫,温酒下;如妇人胎前产后、经水不调,酒煎香附汤下。

按:上方以羌活愈风汤为本,最能行导诸经,滋养气血,使阴阳无偏胜。久服,大风悉去,始终调理之良剂也。

中风手足瘫痪、舌强言謇等症,属虚热者,宜滋补也。宜后方。

健步虎潜丸　治中风瘫痪、手足不能动、舌强謇于言。

黄芪盐水炒　当归酒洗　枸杞子酒洗　龟板酥炙,一两　知母人乳汁、盐、酒炒　牛膝去芦,酒洗　白术去芦　白芍盐、酒炒　生地黄　熟地黄　虎胫骨酥炙　杜仲姜、酒炒　人参去芦。各二两　破故纸盐、酒炒,一两　麦门冬水泡,去心,一两　白茯苓去皮、木　木瓜　石菖蒲去毛　酸枣仁　远志甘草水泡,去心　薏苡仁炒　羌活酒洗　独活酒洗　防风酒洗。各一两　黄柏人乳汁、盐、酒炒,二两　五味子　沉香　大附子童便浸透,面裹煨去皮脐,切四片,又将童便浸,煮干。各五钱

上为末,炼蜜和猪脊髓五条和为丸,如梧桐子大。每服百丸,温汤或酒送下。

中风手足瘫痪、半身痿弱不能动履等症,属虚寒者,宜温补也。宜后方。

鹿角霜丸　治虚损半身痿弱,或二三年不能动履者。

黄芪蜜水炒,三两　人参去芦,二两　白茯苓去皮,三两　白术去芦,二两　当归酒洗,三两　川芎二两　白芍酒炒,二两　熟地黄酒蒸,二两　苍术米泔水浸,二两　肉桂一两　破故纸酒炒,二两　小茴酒炒,一两　肉苁蓉酒洗,两半　木瓜一两五钱　牛膝去芦,一两　杜仲酒炒,二两　槟榔一两　木香二钱　乌药炒,一两半　续断一两　虎胫骨酥炙,两半　防风一两半　羌活一两　独活一两　甘草生,五钱　大附子童便浸湿,和面包煨,去皮、尖,一两　鹿角霜一斤　川乌炮,去皮、尖,一两半

上为细末,好酒煮米糊为丸,如梧桐子大。每服七十丸,空心米汤、酒亦可下。

中风手足瘫痪等症,属风寒湿痹者,宜祛除也。宜后方。

蜜桃酥　治男、妇久患风寒湿痹,左瘫右痪。

当归　川芎　白芍　生地黄各一两　人参去芦　白茯苓去皮,各三钱　白术去芦　陈皮　半夏姜炒　厚朴姜炒　苍术米泔浸二日　香附　枳壳去穰。各一两　乌药　砂仁　杏仁去皮、尖　木香　沉香各五钱　天门冬去心　麦门冬去心　五味子　破故纸　小茴　牛膝去芦　枸杞子　川椒　何首乌　肉苁蓉　川乌泡,去皮、尖　草乌泡,去皮、尖。各五钱　细辛　白芷　麻黄　防风　羌活　独活　干姜　官桂　甘草各一两　五加皮五钱　小红枣八两　北蜜八两　胡桃肉八两,泡去皮　真酥油八两

上共四十四味,俱锉片,用生绢袋盛之。用好酒一大金华坛浸药三日,封固放锅内悬胎煮三个时辰,取出埋土中三日出火毒。每日空心服三盏,日进三服。其药渣晒干为末,本酒打糊为丸,如梧桐子大。每服三钱丸,空心本酒下。

仙传药酒方　治男、妇左瘫右痪、口眼㖞斜、手足顽麻、筋骨疼痛、一切诸风、痔漏、寒湿脚气、疝气、十膈五噎、胎前产后、子宫久冷、赤白带下、不受胎孕、经水不调、气滞痞块,其功不能尽述。

茯神去皮、木　陈皮　枳壳去穰　青皮去穰　牛膝去芦　熟地黄　肉苁蓉　白茯苓去皮　当归　山药　吴茱萸　防风　人参去芦　沉香　广木香　丁香　乳香去芦。各七钱　没药　宿砂小茴　大茴　红豆　白术去芦　草果　黄芩　杏仁　甘草　猪苓　黄芪　三棱　莪术　半夏姜制　南星姜制　牡丹皮　槟榔　青木香　官桂　大腹皮　泽泻　天门冬去心　栀子　红曲　白花蛇砂土炒。各五钱　荆芥穗　苍术　川乌火炮　白芍　桂皮　知母酒洗　细辛　贝母去心　麻黄去节　麦门冬去心　草乌火炮。各三钱　藿香　山楂　白芷　白附子　软石膏　羌活　薄荷　木瓜　木通　葛根　山茱萸去核　独活各四钱　香附　破故纸炒　虎胫骨酥炙　天麻　枸杞子　川芎各六钱　良姜二钱半　川椒二钱

上七十四味，修合一处，将药绢袋装盛，外用蜂蜜、核桃仁、红枣去子各一斤，同小黄米烧酒，共装入一大坛内，竹叶封固。七日下锅煮三炷香取出，土埋二七去火毒。每早用一小钟，久服有功，四十以上者方可用。

中风一切实热，舌强口噤、谵妄惊狂、二便闭涩者，宜解表而通里也。宜后方。

防风通圣散　治中风一切风热，大便闭结、小便赤涩、头面生疮、眼目赤痛，或热生风，舌强口噤，或鼻生紫赤、风刺隐疹而为肺风，或成风厉而世呼为大风，或肠风而为痔漏，或肠郁而为诸热谵妄惊狂，并皆治之，神效。

防风　川芎　当归　白芍　连翘　薄荷　麻黄各四分　石膏　桔梗　黄芩各八分　白术　栀子　荆芥各三分　滑石二钱二分　芒硝四分　甘草一钱

上锉一剂，生姜三片，水煎，温服。其大黄、芒硝、麻黄三味，对症旋入。自利，去硝、黄；自汗，去麻黄。

饮酒中风，身热头疼如破者，加黄连、葱白，煎服立愈，慎勿用麻黄、桂枝汤解之。

风寒于肺,咳嗽喘急,每一两加半夏、桔梗、紫菀各二钱。

解利四时伤寒,内外两伤,每一两加益元散一两、葱白十根、豆豉一合、生姜五钱,水一大碗,煎五七沸,温服一半;以鹅翎探之即吐,吐后更服一半,汗出立解。

头旋胸热、鼻塞浊涕时下,每一两加薄荷、黄连各二钱半。《内经》云:胆移热于脑,则辛颏鼻渊。鼻渊者,浊涕下不已也。王注曰:脑液下渗,则为浊涕,涕下不已,如彼水泉,故曰鼻渊也。此为足太阳与阳明脉俱盛也。

风热上攻,头目昏眩闷痛,痰喘咳嗽,去麻黄、芒硝,加菊花、人参、砂仁、寒水石。

耳鸣因酒遏者,加柴胡、枳壳、桔梗、青皮、南星、荆芥。

眼目赤肿,风热烂弦,内外瘴翳、羞明怕日、倒睫出泪、两睑赤烂、红筋瘀血,加菊花、细辛、羌活、独活、蒺藜、木贼、蔓荆子、草决明、玄参、蝉蜕、生姜煎服。

小便淋闭,去麻黄,加滑石、连翘煎药汤调木香末二钱。麻黄主表,不宜里,故去之。

腰胁走注疼痛,加芒硝、石膏、当归、甘草,一服各二钱,调车前子末、海金沙末各一钱。《内经》云:腰者肾之腑。

破伤风者,如在表则辛以散之,在里则苦以下之兼散之,汗下之后,通利血气祛除风邪者,每一两内加荆芥穗、大黄各二钱,调全蝎末一钱、羌活末一钱。

小儿诸风抽搐、急慢惊风、大便闭结、邪热暴甚、肠胃干涩、寝汗咬牙、目睛上窜、睡语不安、转筋惊悸、肌肉蠕动,每一两加大黄一钱、栀子二钱,调茯苓末二钱。

肌肉蠕动者,调羌活末一钱。经曰:肌肉蠕动,命曰微风。

打扑伤损,肢节疼痛、腹中恶血不下,每一两加当归、大黄各三钱半,调乳香、没药各二钱。

痈疽恶疮肿毒,本方一两,倍连翘、当归,加黄连、茯苓、黄芪、人参、木香、白芷、金银花、牡蛎各半两,名滕黄饮子。如疮在上,加当归用酒浸

发斑热,本方一两,加黄连五钱。

劳汗当风,汗出为皶,郁乃痤,劳出于玄府,脂液所凝,去芒硝,倍加芍药、当归,发散玄府之风,当调其荣卫,俗云风刺。

生隐疹,或赤或白,麻黄、豆豉、葱白出其汗,麻黄去节,并去芒硝咸走血而内凝,故不发汗,还依前方中加四物汤、黄连解毒汤,三药合而服之,日二服。故《内经》曰:以苦发之,谓热在肌表达内也。

气逆者,调木香末一钱服。

痢后鹤膝风,良验。

中三十六种风症者,宜专攻也。俱宜后方。

愈风丹　治三十六种风。

苍术酒浸　香白芷　南川乌火炮　南草乌火炮。各四两
天麻　当归酒洗　防风　何首乌火炮　荆芥穗　麻黄去根、节
石斛去根,酒洗　甘草各一两　南芎五钱

上为细末,炼蜜为丸,如弹子大。每服一丸,临卧茶清下。勿见风,忌猪肉、雀肉三日。急闷风,茶清下;产后咳嗽肺风,红花汤下;遍身筋骨疼痛,乳香汤下;腰疼耳聋肾气风,荆芥汤下;眉毛脱落大风,天麻汤下;口发狂言气心风,朱砂汤下;十指断裂,盐汤下;饮食无味,皂角汤下;遍身疥癣肺风,茶下;口眼㖞斜,茶汤下;迎风冷泪,米泔汤下;手足皮肿,天麻汤下;大肠下血,烧独蒜汤下;心胸闷、胸膈噎塞,姜汤下;发狂吐沫,荆芥汤下;妇人黄肿,当归汤下;五般色淋,盐汤下;鼻生赤点,葱汤下;手足热困,苏木汤下;发须脱落,盐汤下;小儿脐风撮口,朱砂汤下;耳作蝉声,川椒汤下;口吐酸水,茴香汤下;膀胱疼痛,艾醋汤下;起坐艰难,地黄汤下;偏正头痛,茶汤下;眼跳热痒,米汤下;小儿急慢惊风,金煎汤下;手

足麻痹,石榴皮汤下;小儿吐虫,皂角汤下;妇人赤白带下,甘草汤下。

补遗方

秘传药酒方 治瘫痪腿疼、手足麻痒不能移动者。

当归 白芍炒 生地黄 牛膝 秦艽 木瓜 黄柏盐炒 杜仲姜炒 防风 陈皮各一两 南芎 羌活 独活各八钱 白芷七钱 槟榔五钱 肉桂 甘草节蜜炙。各三钱 油松节五钱 久痛加虎胫骨酥炙八钱、苍术一两,炒

上锉入绢袋内,入南酒或无灰酒,重汤煮一炷香为度。早晚随量饮之,不忌诸物。

绒花散 大梁李沧溪传 治左瘫右痪。

鳖甲醋炙九次 鹿茸 乳香 没药 绒花树皮即夜合花根 上五味,各为细末,各二钱合一处研匀,分为二服,五更黄酒送下,一服五钱,男子至重者,二服出汗;女人至重,止用一服,神效。

独神丹 治瘫痪疼痛,手足挛拳。

用淮安陈曲一块,将四面削去各一指厚,用中心的打碎,砂锅内炒去湿气,为细末,用福建黑糖等分,入石臼内捣匀,再用生姜汁熬熟,旋添入内,捣如泥丸,作弹子大,收贮瓷器内,每服细嚼。病在上者,晚上用黄酒下;病在下者,五更用牛膝煎酒送下一丸;如全身有病,早晚如引送下,克日奏效。

秘方 治瘫痪如神。

熟牛骨内髓一碗,炼熟蜜一斤,二味滤过,入炒面一斤、炒干姜末三两。四味搅匀,丸如弹子大,一日服三四丸,细嚼,酒下,大效。

神仙外应膏 治左瘫右痪、筋骨疼痛、手足拘挛。

川乌一斤为细末,用隔年陈醋入砂锅内慢火熬如酱色,敷患处。如病有一年,敷后一日发痒;如病二年,二日发痒。痒

时令人将手拍痒处,以不痒为度。先用升麻、皮硝、生姜煎水洗患处,然后敷药,不可见风。

类中风证

类中风者,则常有之。有中寒、中暑、中湿、中火、中气、食厥、劳伤、房劳、痰厥、血晕、中恶、卒死等症,皆类中风者甚多,各有治法,不可作风治。如用风药,误之甚矣。

中于寒者,谓冬月卒中寒气、昏冒口噤、肢挛恶寒、脉浮紧也。宜后方。

其症或口吐涎沫,重则四肢僵直,先用热酒、姜汁各半盏灌之;稍醒后,遂用附子理中汤。若不急治,舌短囊缩而死矣。

附子理中汤 治中寒厥倒。

大附子炮,去脐 干姜 吴茱萸炮 官桂 人参 当归 陈皮 厚朴姜炒 白术去芦 甘草炙

上锉,生姜、枣子,水煎,热服。

中于暑,谓夏月卒暴炎暑、昏冒痿厥、吐泻喘满也。宜后方。

十味香薷饮 方见中暑。

中于湿者,丹溪所谓东南之人多由湿土生痰,痰生热,热生风。

清燥汤 方见痿躄。依本方加竹沥、姜汁。

中于火者,河间所谓肝木之风内中,六经之邪外侵,良由五志过极,火盛水衰,热气怫郁,昏冒而卒仆也。宜后方。用六味地黄丸、四君子汤、独参汤之类,内有恚怒伤肝、火动上炎者,用小柴胡汤之类。

六味地黄丸、四君子汤 俱见补益。

中于气者,由七情过极,气厥昏冒,或牙关紧急也。宜后方。

中气症，因与人相争，暴怒气逆而晕倒者，此名中气。气脉多沉，风脉多浮；风中身温有痰涎，气中身冷无痰涎。先用姜汤灌，救苏后，即用木香顺气散，或藿香正气散。

木香顺气散 治中气晕倒。

木香另研 砂仁各五分 乌药 香附 青皮去穰 陈皮 半夏姜炒 厚朴姜炒 枳壳麸炒。各一钱 官桂 干姜 甘草各三分

上锉一剂，生姜三片，水煎，木香调服。气不转，加苏子、沉香。

藿香正气散 治中风调理平和之剂。方见霍乱。

食厥者，过于饮食，胃气自伤，不能运化，故昏冒也。宜后方。先用姜盐汤多灌，探吐之后，服六君子汤。凡中卒倒、口噤不能言、目不识人、四肢不举等症，多由饮食过度，变为异常，必须审问明白。若果因饮食之后，或着气恼，另煎盐汤灌之，探吐之即愈。

六君子汤

人参七分 白术去芦 白茯苓去皮 陈皮 半夏姜汁制。各一钱 香附一钱二分 木香 砂仁各五分 甘草三分

上锉，生姜三片、枣二枚，水煎，温服。

劳伤者，过于劳役，耗损元气，脾胃虚衰，不任风寒，故昏冒也。宜后方。

补中益气汤 治气虚卒倒。方见内伤。

房劳者，因肾虚精耗，气不归元，故昏冒也。宜后方。

六味地黄丸 方见补益。

痰厥者，皆因内虚受寒，痰气阻塞，手足厥冷麻痹，眩晕欲倒，脉沉细也。宜后方。

加味二陈汤 治痰厥晕倒。

陈皮 半夏姜制 白茯苓去皮 当归 枳实麸炒 桔梗去芦 杏仁去皮、尖。各一钱 良姜 砂仁各七分 木香 官

桂　甘草各三分

上锉一剂,生姜煎服。气逆加苏子;元气虚弱去枳实。

血晕者,皆因平日去血过多,虚而成血晕,脉微涩也。宜后方。

加味四物汤　治血虚眩晕卒倒,不可艾灸,惊哭叫动,动则乘虚而死。

当归　川芎　白芍炒　生地黄　熟地黄　黄芪蜜炙　人参　白术去芦　陈皮　白茯苓去皮　荆芥　甘草炙。各等分

上锉,枣二枚、乌梅一个,水煎服。饱闷加香附、砂仁,去黄芪、白术。

卒中暴厥者,卒然不省人事也。其症因犯不正之气,忽然手足厥冷、肌肤粟起、头面青黑、精神不守、错言妄语、牙紧口噤、昏不知人、头旋晕倒,此中恶卒厥,客忤飞尸,鬼击吊死,开丧入庙登冢,多有此病也。宜艾灸脐中百壮,以皂角末搐鼻,或半夏末亦可,或研韭汁灌耳中即活,或以苏合香丸灌之,俟稍醒用调气散合平胃散服之,或藿香正气散亦可。

调气散

白豆蔻　丁香　檀香　木香各二钱　藿香　甘草炙。各八钱　砂仁四钱

上为末,每服二钱,入盐少许,沸汤点服。

苏合香丸　治男、妇中风中气,牙关紧闭、口眼㖞斜、不省人事并传尸、骨蒸劳瘵、卒暴心疼、鬼魅瘴疟、小儿急慢惊搐、妇人产后中风、赤白痢疾、一切气暴之症,最能顺气化痰。

沉香　木香　丁香　白檀香　安息香酒熬膏　麝香　香附米　白术　诃子肉　荜拔　朱砂　犀角镑各一两　乳香　片脑　苏合香油入息香膏内。各五钱

上将各味咀成片,为细末,入脑、麝、安息香、苏合香油同药搅匀,炼蜜为丸,每丸重一钱,用蜡包裹。每用大人一丸、小

儿半丸,去蜡皮,以生姜自然汁化开擦牙关,另煎姜汤少许,调药灌下,神效。

预防中风

凡人初觉大指、次指麻木不仁,或手足少力、肌肉微掣,三年内有中风之疾,宜先服愈风汤、天麻丸各一料,此治未病之先也。又云:于未病之先,服竹沥枳术丸,可预去之。若与搜风顺气丸间服,何中风之有?

愈风汤 初觉风动,服此不致倒仆,此乃治未病之圣药也。又治中风症内邪已除,外邪已尽,当服此药,以导诸经。久服大风尽去,纵有微邪,只从此药加减治之。然治病之法,不可失于通塞。或一气之微汗,或一旬之通利,如此乃常治之法也。久则清浊自分、荣卫自和矣。

黄芪蜜炙 人参去芦 当归酒洗 白芍酒炒 生地黄 枸杞子 杜仲姜、酒炒 秦艽 肉桂 苍术米泔洗 羌活 独活 防风 薄荷 菊花 细辛 麻黄 蔓荆子 白芷 地骨皮 知母 石膏 柴胡 黄芩 枳壳麸炒 甘草

上锉,每服一两,生姜三片,水煎,空心服。渣再煎,临卧服。一方加熟地黄、半夏、厚朴、前胡、防己、茯苓,疗肾肝虚,筋骨弱、语言謇涩、精神昏愦。此药安心养神,调理阴阳,使无偏胜,治中风内外无邪。服此药以行中道,及治风湿内弱、风热体重,或瘦而肢体偏枯,或肥而半身不遂。

天麻丸 治风因热而生,热胜则风动,宜以静以胜其燥,是养血也。此药能行荣卫、壮筋骨,方治足三阴亏损,风邪折伤致肢体麻木、手足不随等症,去附子,加肉桂、熟地黄,名愈风丹。

天麻 牛膝去芦,酒洗 草薢 玄参各一两半 杜仲姜炒,一两七钱 大附子去皮,脐,五钱 羌活三两半 当归酒洗,一两半 生地黄酒洗,四两 去肾间风,加独活一两半。

上为末,炼蜜为丸,如梧桐子大。每服七八十丸,空心酒下,白汤亦可,良久则食。

竹沥积术丸 化痰清火,顺气除湿,祛晕眩,疗麻木,养血,健脾胃。

白术去芦,土炒 苍术泔制盐水炒。各二两 枳实麸炒 陈皮去白 白茯苓去皮 半夏白矾、皂角、生姜水煮干 南星制同上 黄连姜炒 条芩酒炒 当归酒洗 山楂去核 白芥子炒 白芍酒炒。各二两 人参五钱 木香一钱

上为细末,以神曲六两、姜汁一盏、竹沥一碗,煮糊为丸,如梧桐子大。每服百丸,食远,淡姜汤送下。

搜风顺气丸 治肠胃积热,以致膈间痞闷、大便结燥、小便赤涩、肠风痔漏、腰膝酸疼、肢节顽麻、手足瘫痪、行步艰辛、语言謇涩,三十六种风、七十二般气,无不效验。

大黄五两,酒蒸九次,要黑 火麻仁微炒,去壳 郁李仁去壳,泡去皮。各二两 菟丝子酒煮,二两 干山药二两 牛膝去芦,酒洗,二两 枳壳麸炒,一两 槟榔二两 车前子炒,二两半 山茱萸酒蒸,去核,二两

上为末,炼蜜为丸,如梧桐子大。每服三十丸,茶酒任下,百无所忌,早晚各一服。

余屡试前方有效者,有不效者。不效者,多是脾肺之虚,肾气之弱,唯宜补中益气汤、六味地黄丸兼进之,可免中风之患矣。方见补益。

大司寇三川刘公患卒倒,不省人事、口眼相引、手足战掉,一医作风治,一医作痰火治,俱罔效。余诊六脉沉数,气口紧盛,此非风非痰火,乃气夹食也。其家人始悟曰:适正食之际,被恼怒所触,遂致如此。用行气香苏散加木香、青皮、山楂,一服即瘥。

桑环川、刘前溪,素皆与余善,年俱近五旬,而桑多欲、刘嗜酒,其脉左右俱微,人迎盛,右脉滑大,时常手足酸麻、肌肉

蠕动,此气血虚而风痰盛也。余谓三年内,俱有瘫痪之患,二君宜谨慎,因劝其服药以免后患。桑然其言,每年制搜风顺气丸、延龄固本丹各一料,后果无恙。其刘不听,愈纵饮无忌,未及三年,果中风卒倒,瘫痪言涩,求治于予曰:悔不听君言,致有今日,愿君竭力救我残喘则再造之恩也。予以养荣汤加减并健步虎潜丸,二药兼服一年余始愈。

刘大尹素有疾,两臂顽麻、两目流泪,服搜风化痰药痰愈甚,臂反痛不能伸,手指俱挛。余曰:麻属气虚,误服前药,肝火炽盛,肝血干涸,筋无所养,虚而挛耳。当补脾肺滋肾水,则风自去、热自退、痰自清,遂用六味丸、补中益气汤,不三月而痊。方见补益。

伤　寒 附伤风

脉

脉阳浮而阴弱,谓之伤风。邪在六经俱弦加之。阳浮,卫中风也;阴弱,荣气弱也。风伤阳,故浮虚也。脉浮紧而无汗,谓之伤寒。寒伤荣,荣实则卫盈。阳浮紧,邪在上焦,主欲吐也。脉浮、头项痛、腰脊强,病在太阳。脉长、身热、鼻干、目疼、不得卧,病在阳明。脉弦、胸胁痛、耳聋、往来寒热,病在少阳。脉沉细、咽干、腹满自利,病在太阴。脉微缓、口燥舌干而渴,病在少阴。脉沉涩、烦满囊缩,病在厥阴。

左手脉来紧盛,即是伤寒,右手脉平和。右手脉来紧盛,即是饮食内伤,左手脉平和。左右手脉俱紧盛,即是夹食伤寒,此为内伤外感。右手脉来空虚,左手脉来紧盛,即是劳力伤寒,亦为内伤外感。左右手脉来沉细或伏,面色青,手足冷,小腹绞痛,甚则吐利,舌卷囊缩,即是夹阴中寒,此是真阴症。

脉来浮紧有力,为寒邪在表,治宜发散;脉来沉实有力,为阴邪伏阳,治宜攻下;脉来沉细无力,此纯阴也,宜退阴助阳;脉来沉数有力,为热相传里,宜清解邪热。

伤寒审证口诀

口苦者,是胆热也;口甜者,是脾热也;口燥咽干者,是肾热也;舌干口燥者,是胃热也。手心热者,邪在里也;手背热者,邪在表也。手足温者,阳证也;手足冷者,阴证也。鼻流浊涕者,属风热也;鼻流清涕者,属肺寒也。唇口俱肿赤者,是热极也;唇口俱青黑者,是寒极也。凡开目喜见人者,属阳也;闭目不欲见人者,属阴也。多睡者,阳虚阴盛也;无睡者,阴虚阳盛也。喜明者属阳,元气实也;喜暗者属阴,元气虚也。睡向壁者属阴,元气虚也;睡向外者属阳,元气实也。舌青紫者,是阴寒也;舌赤紫者,是阳毒也。谵语者,口出无伦,邪气胜也;郑声者,语不接续,精气脱也。狂言者,无稽妄谈,邪热气胜也;独语者,无人则言,是邪入里也。目直视者,圆正而不转动也。怕木声走响者,胃虚不可下也。瘛者,筋脉急而缩也;疭者,筋脉缓而伸也。

伤寒治法

正伤寒者,大汗之,大下之。感冒暴寒者,微汗之,微下之。劳力感寒者,温散之。温热病者,微解之,大下之。阴证似阳者,温之。阳证似阴者,下之。阳毒者,分轻重下之。阴毒者,分缓急温之。阳狂者下之,阴厥者温之。湿热发黄者,利之、下之。血症发黄者,清之、下之。发斑者,清之、下之。谵语者,下之、清之。痞满者,消之、泻之。结胸者,解之、下之。太阳症似少阴者,温之。少阴症似太阳者,汗之。衄血者,解之、止之。发喘者,汗之、下之。咳嗽者,清之、解之。在表者,汗之、散之;在里者,利之、下之。在上者,因而越之。

陷下者,升而举之。从乎中者,和解之。直中阴经者,温补之。解表不开,不可攻里,日数虽多,但见表症脉浮,尚宜汗之。里症具者,不可攻表,日数虽少,但见里症脉沉实,尤宜下之。若同而异者明之,似是而非者辨之。

伤寒总论

夫寒者,天地杀厉之气也,秋之寒露、冬之霜雪,皆寒邪也。是以辛苦之人,起居不由乎节,饮食不顺乎时,感其雾露之气,则其邪浅;感其霜雪之气,则其邪深。感而即病,名曰伤寒。不即病者,寒邪藏于肌肉之间,伏于荣卫之内,至春因温暖之气而发者,名曰温病。至夏因暑热之气而作者,名曰热病。伤寒也、温病也、热病也,一理而已。若乃疫疠之疾,稍有不同者,盖因春应温而反凉,夏应热而反冷,秋应凉而反热,冬应寒而反温,四时不正之气也。感其春夏不正之气,则为温疫;感其秋冬不正之邪,则为寒疫。然其经络传变、表里受症与伤寒同也。俗云:时气病尔。经总论之曰伤寒所以为人之大病者,害人最速也。轩岐以下,得其治法之秘者,唯张长沙一人而已。厥后刘河间不蹈其麻黄、桂枝发表之药,自制双解散,辛凉之剂非不同也,时有异也,彼一时也。奈五运六气有所更,世态居民有所变,天以常静,人以常动,动则属阳,静则属阴。清平之世,同水化也,虽有辛热之药,不生他症。扰攘之世,同火化也,若用辛热之药,则发黄生斑,变坏之病作矣。盖人内火既动,外火又侵,所以辛热发汗不如辛温,辛温发汗不如辛凉之药发汗,一剂而立雪。以辛热之药发汗,轻者必危,重者必死,可不谨哉?

四时感冒风寒者,宜表解也。

十神汤 治感冒风寒,发热恶寒、头疼身痛、咳嗽喘急,或欲成疹。此药不问阴阳两感风寒及四时不正瘟疫妄行,并宜服之。

川芎　白芷　麻黄　紫苏　陈皮　香附　赤芍　升麻　干葛　甘草

上锉剂，每服一两，生姜三片煎服。欲汗以被盖之；如发热头痛加细辛、石膏、葱白；胸膈膨闷，加枳壳、桔梗；心腹胀满，加枳实、半夏；潮热，加黄芩、麦门冬；咳嗽喘急，加桑白皮、桔梗、半夏；大便闭，加大黄、芒硝；呕吐，加藿香、半夏；泄泻，加白术、茯苓；疟疾，加草果、槟榔；痢疾，加枳壳、黄连；腹痛，加白芍。

人参败毒散　治伤寒头痛、壮热恶风及风疾、咳嗽鼻塞声重，四时瘟疫热毒，头面肿痛，痢疾发热，诸般疮毒，小儿惊风。

柴胡　桔梗去芦　羌活　独活　茯苓　川芎　前胡　枳壳去穰　人参去芦　甘草各等分　薄荷减半

上锉剂，每一两，生姜煎服。

伤寒，头疼、身痛、项强、壮热、恶寒、口干、心中蕴热，加黄芩。伤寒汗后不解，亦宜服此。

伤风，鼻塞、声重、咳嗽、吐痰，加半夏、杏仁。

四时瘟疫流行众人，一般病者，加葛根。一切火热之症，加连翘、栀子、枯芩、玄参、黄连、防风、贝母、天花粉、酒大黄、玄明粉。

酒毒，发热不渴，加葛根、黄连。

疟疾，不问先寒后热，先热后寒，头疼、身痛，加苍术、葛根、草果、槟榔。

痢疾，不问赤白，发热不退及时行疫痢，加黄连、陈仓米；噤口，加石莲肉、仓米；痢后手足痛，加木瓜、槟榔。

头目眩晕，属风热者，加天麻、半夏。

眼目肿痛，因风寒所感者，加防风、荆芥、归尾、赤芍，去参、芩。

脚气流注，脚踝上焮热赤肿、寒热如疟、自汗、恶风，加苍术、酒大黄;皮肤瘙痒,加蝉蜕。

两膝赤肿、强急作痛而热,两总筋拘急,此血热也。加赤芍、大黄,或利气下之。

痛风,痛有常处、赤肿灼热,或浑身壮热,此欲成风毒,依本方。

肠风下血必在粪前,是名近血,加黄连;又治酒毒下血,加黄连,用巴豆同炒,去豆不用。

妇人吹乳,乳痈便毒、憎寒壮热,或头痛者,加金银花、僵蚕、贝母、天花粉、青皮、白芷、当归尾。

小儿急、慢惊风,初起发热、手足发搐、上窜天吊,加天麻、全蝎、僵蚕、白附子、地骨皮。

小儿痘疹初起,发热头疼疑似之间,即服此发散,加天麻、地骨皮、防风、荆芥,去参、芩。

痈疽、疔疮、发背、乳痈,一切无毒肿毒,发热头痛,状似伤寒,加金银花、连翘、防风、荆芥。

升麻葛根汤　治伤寒头痛时疫,憎寒壮热、肢体痛、发热恶寒、鼻干不得眠;兼治寒暄不时,人多病疫,乍暖脱衣及疮疹已发未发疑似之间,宜用。

升麻三钱　葛根三钱　白芍药二钱　甘草二钱

上锉一剂,生姜三片,水煎服。头痛,加葱白三根,同煎,热服;咳嗽,加桑白皮;上膈热,加黄芩、薄荷;无汗,加麻黄;咽痛,加桔梗、甘草;发黄、丹毒,加玄参。

伤寒,头项痛、腰脊强、热者,太阳证也。无汗恶寒,此伤寒在表,脉来浮紧有力,春、夏、秋,用九味羌活汤;冬月,用麻黄汤。

九味羌活汤　治春、夏、秋非时感冒,暴寒头痛、发热无汗、脊强、脉浮紧,此是太阳膀胱经受邪,宜此发散。

羌活二钱　防风一钱半　苍术米泔浸,一钱　川芎一钱半
细辛三分　白芷　生地黄　黄芩各一钱　甘草三分

上锉,生姜三片、葱白三根,水煎,热服。如汗不出,用紫苏叶煎汤,以器盛放被内,于脚腕下熏之,用生姜渣绵裹,周身擦之,其汗自出。

麻黄汤 治冬月正伤寒,头疼、发热、恶寒、脊强、脉浮紧、无汗,为表证。此足太阳膀胱经受邪,当发汗。

麻黄 桂枝 川芎 杏仁 白芷 防风 羌活 升麻 甘草

上锉,生姜三片、葱白三根、豆豉一撮,水煎,热服,以被盖出汗。

有汗恶风,此伤寒在表,脉来浮缓无力,春、夏、秋,宜加减冲和汤;冬月,宜桂枝汤。

加减冲和汤 治、春、夏、秋感冒,非时暴寒,亦有头痛、恶寒、身热、脉浮缓、自汗,宜实表。

羌活 白术 川芎 白芷 黄芪 细辛 生地黄 防风 黄芩 甘草

上锉,生姜三片、葱白三根,水煎,温服。

桂枝汤 治冬月正伤寒,头痛、发热、恶风、脊强、脉浮缓、自汗,为表症。此足太阳膀胱经受邪,当实表散邪;无汗者不可服。

桂枝 芍药 防风 羌活 川芎 白术 甘草

上锉,生姜三片、大枣一枚,水煎,温服。

伤寒,眼眶痛、鼻干、不得眠者,阳明症也。若发热无汗,宜柴胡解肌汤;若渴而有汗不解,或经汗过不解,宜白虎汤。

柴胡解肌汤 治足阳明胃经受症,目痛、鼻干、不得眠、眼眶痛、脉来微洪,宜解肌,属阳明经病。其正阳明腑病,别有治法。

柴胡 黄芩 干葛 芍药 羌活 白芷 桔梗 石膏 甘草

上锉,生姜三片、枣一枚,水煎,温服。本经无汗恶寒,去黄芩,加麻黄。

白虎汤 治阳明经汗后,脉洪大而渴,或身热、有汗不解。

石膏五钱 知母二钱 粳米一勺 甘草七分 人参一钱 五味子十粒 麦门冬去心 栀子各一钱

上锉一剂,水煎,温服。如口燥烦渴,或发赤斑,加元参、犀角,名化斑汤。秋感热之疫疠,或阳明下后,大便不固、热不退者,或湿温症,热不退而大便溏者,依本方加苍术。若伤寒汗下后,自汗、虚热不退,加苍术、人参,一服通神。无汗、脉浮、表未解而阴气盛,虽渴不可用白虎汤;里有热者,方可用。

伤寒,耳聋、胸胁痛、发寒热、呕而口苦者,少阳症也。此在半表半里,宜和解,宜小柴胡汤。

小柴胡汤 治伤寒三四日,脉息弦急而数,病传少阳经也。其症头疼、发热、胁痛、耳聋、呕吐、口苦、寒热往来。

柴胡二钱 黄芩一钱半 半夏七分 人参七分 甘草五分 加山栀、牡丹皮,名加味小柴胡汤。

上锉一剂,生姜三片、枣二枚,水煎服。心中饱闷,加桔梗、枳壳;心中痞满,加黄连、枳实;渴,加知母、石膏;内热甚、错语、心烦不得眠,合解毒汤之类。上治肝胆经风热,或寒热往来,或晡热潮热,或怒火口苦、耳聋、咳嗽,泻痢腹作痛诸症。

伤寒,腹满而痛、咽干而渴、手足温暖,太阴症也。

桂枝大黄汤 治足太阴脾经受症,腹满而痛、咽干而渴、手足温、脉来沉而有力,皆因邪热从阳经传入阴经也。

桂枝 芍药 大黄 柴胡 枳实 甘草

上锉,生姜三片、枣一枚,水煎。临服时入槟榔磨水三匙,同热服。

伤寒,身不恶寒反恶热者,表未除、里又急也。

大柴胡汤　治伤寒内实大便难,不恶寒、反恶热。

柴胡四钱　黄芩　芍药各二钱半　半夏一钱　大黄二钱
枳壳一钱半

上锉一剂,生姜三片、枣二枚,水煎,温服。以利为度,未
利再服。

伤寒,潮热、发狂言而燥渴者,大便实,热传里也。

六一顺气汤　治伤寒传里,大便结实、口燥咽干、怕热揭
衣、谵语狂妄、扬手掷足、斑黄阳厥、潮热自汗、胸膈满硬、绕脐
疼痛等症。

柴胡　黄芩　芍药　枳实　厚朴　大黄　芒硝　甘草

上锉剂,先将水二钟煎滚三沸后入药,煎至一碗,临服入
铁锈水三匙同调服。

蜜煎导法　治自汗大便闭结不通甚。便于老人,并日久
不能服药者,又恐服硝、黄变为别症。又有粪入直肠者,以此
最便益也。

炼蜜如饴,乘热捻如指大,长三寸,两头如锐,纳入谷道
中。良久,下结粪。加皂角末少许尤妙。如无蜜,以香油灌入
谷道中,亦妙。

猪胆汁导法　治阳明自汗、小便利、大便结硬不可攻者。

猪胆一枚,和醋少许,以竹管套入谷道中一时许,即通。
盖酸苦益阴以润燥也。

伤寒,阳毒斑黄者,狂叫欲走也。其症表里俱实、内外皆
热,脉数有力而无汗,三黄石膏汤通解表里也。

三黄石膏汤　治阳毒发斑黄,身如涂朱、眼赤如火、狂叫
欲走、六脉洪大、燥热欲死、鼻干面赤、过经不解,已成坏症;
表里皆热,欲发其汗,热病不退,又复下之,大便遂频,小便不
利;亦有错治瘟症而成此症者;又有汗后三焦生热,脉洪、谵
语不休,昼夜喘急,鼻加时衄,狂叫欲走。

黄连　黄芩　黄柏　栀子　麻黄　石膏　豆豉

上锉剂，生姜三片、细茶一撮，水煎，温服。

伤寒，血热发黄者，里实表虚也。

消斑青黛饮　治热传里，里实表虚，血热不散，热气乘虚出于皮肤而为斑也。轻如疹子，重则如锦纹，重甚则斑烂皮肤。或本属阳，误投热药；或当汗不汗、当下不下；或汗未解，皆能致此。不可发汗，重令开泄，更加斑烂也。其或大便自利，怫郁短气，燥粪不通，黑斑主不治。汗下不解，足冷耳聋、烦闷咳逆，便是斑疹之候也。

柴胡　玄参　黄连　知母　石膏　青黛　生地黄　山栀　犀角　人参　甘草

上锉剂，生姜一片、枣一枚，水煎。临服入醋一匙同服。

伤寒，汗、吐、下后，烦躁口渴，阳厥极深者，表里大热也。

黄连解毒汤　治伤寒大热不止、烦躁干呕、口渴喘满、阳厥极深、蓄热内甚及汗、吐、下后，寒凉不能退其热者。

黄芩　黄连　黄柏　栀子各二钱　柴胡　连翘各二钱

上锉一剂，水煎，温服。

凉膈散　治伤寒三四日以里，用发表之药，无汗者或已汗而不解者，依本方加石膏、知母，以解表里之药，最为稳当。方见火门。

伤寒，小便利、大便黑、漱水不咽、口燥者，下焦瘀血也。

桃仁承气汤　治热邪传里，热蓄膀胱，其人如狂、小便自利、大便黑、小腹满痛、身面目黄、谵语燥渴，为蓄血症。脉沉有力，宜此下尽黑物则愈。未服前，血自下者，不必服，为欲愈。

桃仁十个，去皮尖，研　桂枝一钱　大黄三钱　芒硝一钱　甘草一钱

上锉一剂，生姜三片，水煎去滓，入芒硝再煎一沸，温服。血尽为度，如血未尽，再服。

伤寒,结胸者,热痰结也。

清火化痰汤 治热痰在胸膈间不化,咯吐不出、寒热气急、满闷作痛者,名结痰。

黄连 黄芩 栀子 瓜蒌仁 贝母 桔梗 桑白皮 甘草 木香_{另研} 杏仁

上锉,生姜三片,水煎,入竹沥、姜汁少许,磨木香同服。

解热化痰汤 治伤寒结胸,有痰、有热、有气滞,并咳嗽失声。

苏子 白芥子 枳实 黄连 桔梗 黄芩 瓜蒌仁 石膏杏仁 乌梅 黄柏

上锉剂,生姜一片,水煎,温服。

姜熨法 治伤寒胸膈不宽,一切寒结、热结、水结、食结、痞结、痰结、大小便结、胸痞气结者,俱治。

生姜捣烂如泥,去汁取渣,炒热绢包,渐渐揉熨心胸胁下,其满痛豁然自愈。若姜渣冷,再入姜再炒再熨。结热不用炒。

伤寒,发黄者,湿热盛也。

退黄散 治伤寒发黄,身目俱黄如金色,小便如浓黄柏汁,诸药不效。

柴胡 升麻 茵陈 龙胆草 黄连 黄芩 栀子 黄柏 木通 滑石 甘草

上锉剂,灯草一团,水煎服。大便实,加大黄;目睛黄,倍龙胆草;虚弱,加人参。外用生姜捣烂,时时于黄处擦之,其黄自退。

伤寒,汗下烦热者,表里俱虚也。

竹叶石膏汤 治伤寒已经汗下,表里俱虚,津液枯竭,心烦发热,气逆欲吐,及诸烦热,并宜服之。

石膏二钱 半夏二钱 麦门冬_{去心} 人参 甘草各一钱

上锉剂,用青竹叶、生姜各五片、粳米百余粒,水煎,温服。极热发狂,倍知母、石膏;热呕,加姜汁。

伤寒,病后不眠者,心胆虚怯也。

湿胆汤 治病后虚烦不得卧及心胆虚怯,触事易惊,短气悸乏,或复自汗,并治。

陈皮去白 半夏姜汁炒 茯苓去皮 枳实麸炒。各二钱半
竹茹一钱 酸枣仁炒,一钱 甘草五分

上锉剂,生姜三片,水煎,温服。心胆虚怯、触事易惊,加麦门冬、人参、柴胡、桔梗。

竹茹温胆汤 治伤寒日数过多,其热不退、梦寐不宁、心悸恍惚、烦躁、多痰、不眠者。

柴胡二钱 竹茹 桔梗 枳实麸炒。各二钱 黄连五分
人参五钱 陈皮 半夏 茯苓 香附各八分 甘草三分

上锉一剂,生姜三片,枣一枚,水煎服。

伤寒懊憹者,闷郁不舒也。其症因表症误下,正气内虚,阳邪内陷,结于其间,重则结胸也。邪在胸中,宜吐;热结在胃腑,宜下。凡伤寒汗、吐、下后,虚烦不眠,若剧者,必反复颠倒,心中懊憹,宜此。

栀豉汤 治汗、吐、下后,心胸满闷或痛,或头微汗,虚烦不得眠,反复颠倒,心中懊憹,乃燥热怫郁于内而气不宣通也。

红栀子 淡豆豉

上水煎,温服。烦躁者,懊憹不得眠也;懊憹者,郁闷不舒之貌。烦者,气也,火入于肺也;躁者,血也,火入于肾也。故用栀子以治肺烦,豆豉以治肾躁。少气虚满,加甘草;呕哕,加生姜、橘红;有宿食而烦躁者,加大黄;下后胀满而烦,加枳实、厚朴;下后身热而烦,加甘草、干姜;瘥后劳复,加枳实。

伤寒,百合者,百没是处也。其病又非寒又非热,欲食不食,欲行不行,欲坐不坐,服药即吐,小便赤。如见此,谓之百合病。

加味柴胡汤 治百合病。

人参　半夏　柴胡　黄芩　百合　知母　甘草

上锉剂,青竹茹一团、粳米炒食盐一撮,入姜汁少许,水煎服。

伤寒,痰气紧满者,宜上吐也。

瓜蒂散　治伤寒四五日,病在胸膈,痰气紧满于上不得息者,以此吐之。

甜瓜蒂炒　赤小豆各等分

上为末,每服一钱,豆豉煎汤调服,以吐为度。

伤寒,神昏不语者,越经症也。

泻心导赤饮　治伤寒心下不痛、腹中不满、大便如常、身无寒热、渐变神昏不语;或睡中独语三句,目赤神焦,将水与之则咽,不与则不思,形如醉人,医者不识,便呼为死症。若以针火灸误人者多矣,殊不知热邪传入少阴心经也。因火上而逼肺,所以神昏,故名越经症。

栀子　黄芩　麦门冬　滑石　人参　犀角　知母　茯苓　黄连姜汁炒　甘草

上锉一剂,生姜一片、枣二枚、灯芯二十根,水煎。临服入新生地黄汁二匙同服。

伤寒,阳症似阴者,是火极似水也。自热以至温,由温乃至厥,是传经之邪。轻则宜四逆散合小柴胡汤;如渴,用白虎汤合解毒汤;重则宜六一顺气汤。

四逆散

柴胡　芍药　枳实　甘草

上锉剂,生姜一片,水煎服。

伤寒,阴症似阳者,水极似火也。自得病手足便逆冷而不温者。

四逆汤方见中寒。　依本方加参、附。

伤寒,狐惑者,唇口生疮、声哑也。其症四肢沉重、恶闻食气、默默欲卧、目闭、舌白、面目间黑色变异无常。蚀下部为狐,而唇下有疮,其咽干;虫蚀其脏为惑,上唇有疮,声哑。治蜃二者并用。

黄连犀角汤

黄连　犀角　乌梅　木香　桃仁

上锉,水煎服。

伤寒,吐蛔者,手足冷,胃空虚也。宜安蛔汤。

安蛔汤

人参七分　白术　茯苓各一钱　干姜炒黑,五分　乌梅二个　花椒去目,三分

上锉剂,水煎服。治蛔不可用甘草甜物,盖蛔得甘则动于上,得酸则静,见苦则安,得辛辣则头伏于下。如合丸,用乌梅浸烂蒸熟捣如泥,入前药再捣如泥。每服十丸,米汤吞下。伤寒吐蛔,虽有大热,忌用凉药,犯之必死。先当用温剂以定蛔,后用凉剂以退热,小柴胡汤之类。

伤寒,汗下后,昏闷不省人事者,元气大虚也。

夺命独参汤　治伤寒汗后,终日昏闷不省人事、发热发躁似有狂言,一切危急之症,宜此。服后,额上鼻尖有微汗,是其应也。

棟参去芦,一两

上锉,作一剂,水煎,不拘时服。渣再煎服。

病后劳复者,宜养血气也。

益气养神汤　治伤寒新瘥,方起劳动应事,或多言劳神而微复动热者。日劳复,宜服此。

人参　当归　白芍酒炒　麦门冬去心　知母去毛　栀子炒。各一钱　白茯神去皮　前胡各七分　陈皮五分　升麻　生甘草各三分

上锉剂,枣一枚,水煎,食远温服。

伤寒瘥后,交接复发欲死,眼不开,不能言语及热病新瘥早起及多食复发。

山栀三十枚

锉碎,水煎服。

劳力感寒者,内伤外感也。其症头疼身热、恶寒微渴、潵然汗出、身痛、腰腿酸痛、沉困无力、脉空浮无力,名曰劳力感寒,不可误作正伤寒,大发其汗。故经云:劳者温之。温能除大热,正此之谓也。宜加味益气汤;若有下症者,大柴胡汤下之。

加味益气汤 治体怯弱兼之劳,而染感冒伤寒,头痛发热者。

黄芪 人参各一钱 白术 陈皮 当归各七分 柴胡一钱 升麻三分 黄柏酒炒,七分 羌活一钱半 防风 甘草各五分

上锉一剂,生姜三片,水煎,热服。冬月,加细辛三分;如热甚,脉滞有力,加黄芩酒炒,三分。

伤寒产后禁忌歌

新瘥须当自保持,勿将酒肉口中肥;

清宵静睡无思想,用意烦劳最忌之;

节食寡言须晏起,寒暄冬暖减添衣;

勿忌房室阴阳易,悔误难追已噬脐。

补遗秘方

神仙救苦丸 专治四时伤寒,不论日期远近、阴阳表里、内外虚实、半表半里、男女老幼,并皆治之。

麻黄去节,研细,热水浸取汁 甘草炙,去皮,温水浸,取汁。以上各四两 赤芍洗去土,温水浸,取汁,四两 朱砂一两五钱,红大颗者研细,水飞过 雄黄去夹石,红朗大颗者研细,水飞过,一两五钱 升麻微炒,研细,温水浸取汁 人参去芦,研碎,温水浸取汁 当归用身,研细,水浸取汁 柴胡研碎,温水浸取汁。以上各一

两。春夏用石膏研细,水淘净　枳实研细,温水浸取汁。此二味另放一处,临合时入众药内。各五钱　秋冬用桂枝研细,温水浸取汁　细辛研细,温水浸取汁。此二药另收一处,临合入众药。各五钱

上为细末,依前法修制,各阴干,择庚申日共成一处,用温水搅匀,以细绢滤过三遍,将汁盛于瓷罐内,上以绵纸固之,置之不近湿、不通风处,仍阴干取下细末,择甲子停分两处,一半入春夏药,一半入秋冬药,醋糊为丸如黍米大,每服一丸。好鲜明雄黄五分于碗内研细,入井花凉水研同药送下。水洗雄黄,务要吃尽,焚香三寸,自然汗出立愈。如伤寒汗后变为杂症者,应服二丸;内外兼表,仍出汗自愈;若干霍乱等疾,即当内解,有起死回生之功,不能尽述。

阴阳散　治伤寒三五日,或近期,或初觉无汗,服此。

麻黄一两六钱　绿豆粉二钱　川芎　白芷　石膏　甘草　苏叶各一钱

上为细末,每服一钱,凉水调服。吃水二三次,待汗出来方止水。盖被出汗足,以身凉为度。二三日勿出门见风,食淡饭。

伤寒,昏迷不省人事,皂角末捻纸烧烟入鼻,有嚏可治,无则不治,肺气上绝也。可治者,随用皂角、半夏、生白矾共一钱五分为末,入姜汁调服。探吐,痰去苏醒,效。

一人伤寒头疼,发热憎寒、身痛发渴、谵语、日久不出汗。余以大梨一个、生姜一块,同捣取汁,入童便一碗,重汤煮热服之,汗出如水即愈。

太守云亭刘公患伤寒,发热、面红、唇赤、面壁蜷身而卧,诸医以小柴胡汤、解毒汤之类,数剂弗效。余诊六脉浮大无力,此命门无火也。以人参、附子、沉香,一服立愈,三服全安。

一老妪,年七旬,患伤寒初起,头疼、身痛、发热憎寒,诸医

以药发散,数剂弗效。淹延旬日,渐而饮食不下,昏沉不省,口不能言,眼不能开,咽喉有微气,似欲绝之意。诸医潜退,一家彷徨,召余察之,元气耗绝,即以人参五钱煎汤,徐徐灌之。须臾稍省,欲饮水,又煎渣服之,顿愈。又逾十年而卒。夫人参回元气于无何有之乡,果有起死回生之效,信哉不诬。

中 寒

脉

中寒紧涩,阴阳俱盛,法当无汗,有汗伤命。中寒者,寒邪直中三阴经也。此伤寒尤甚,若不急治,死在旦夕。

回阳救急汤 治伤寒初起,无头痛,无身热,便就怕寒,四肢厥冷,或过于肘膝,或腹痛吐泻,或口吐白沫,或流冷涎,或战慄、面如刀刮、引衣蜷卧、不渴,脉来沉迟无力,即是寒中阴经真寒症。不从阳经传来。

人参去芦 白术去芦 茯苓去皮 陈皮 半夏姜汁制 干姜 肉桂 大附子煨,去皮、脐 五味子 甘草炙 呕吐涎沫,或小腹痛,加盐炒茱萸;无脉,加猪胆汁一匙;泄泻不止,加黄芪、升麻;呕吐不止,加生姜汁。

上锉剂,生姜煎服。仓卒无药不便,可用葱熨法,或艾灸关元、气海二三十壮,使热气通其内,逼邪出于外,以复阳气。稍待苏醒,灌入姜汁,煎服回阳汤。

寒中太阴者,则中脘疼痛也。

理中汤 治即病太阴,自利不渴、寒多而呕、腹痛下利、鸭溏、蛔厥、霍乱等症。

人参 白术 干姜 甘草各二钱半

上锉一剂,水二钟,煎至八分,去渣,温服。如肾气动急,去白术,加肉桂二钱;如吐多者,去白术,加生姜三钱;如下多,倍白术、人参,添水煎;寒多者,加干姜一钱半;腹痛满、下利、脉沉迟而微者,加炮附子二钱;如伤冷中寒,脉弱气虚变为阴疸,本方中加茵陈蒿二钱;如霍乱转筋,加石膏五钱火煅;如痞满而胃寒,或霍乱吐泻不渴,胸满未成结胸者,或厥阴,饥不能食、食吐蛔者,用理中丸。以本方药为细末,炼蜜为丸,如弹子大。每服一丸,用白汤半盏化下。

寒中少阴者,则脐腹疼痛也。

五积散　治中寒及感冒寒邪,头疼、身痛、腰背拘急、恶寒、呕吐、腹痛,不问外感风寒、内伤生冷、寒湿客于经络,腰背酸疼及妇人经脉不通,并治。

白芷　当归　川芎　陈皮　厚朴姜汁炒　苍术米泔浸白芍炒　枳壳麸炒　桔梗去芦　半夏姜制。各一钱　干姜　官桂各五分　麻黄八分　甘草三分

上锉剂,生姜三片、大枣一枚,水煎,温服。

寒中厥阴者,则小腹疼痛也。

四逆汤　治即病太阴,自利不渴及三阴症,脉微欲绝、手足厥冷。四逆名者,即四肢厥冷也。

大附子一个,去皮、脐,破八片,生用　甘草炙,六钱　干姜五钱

上锉,三剂,水煎,温服。取少汗乃愈。

灸阴症法　气海穴在脐下一寸五分,丹田在脐下二寸,关元在脐下三寸,用艾火灸二七壮,但手足温暖、脉至知人事,无汗要有汗,汗出即生。不暖不省者死。

蒸脐法　用麝香、半夏、皂荚各一字为末填脐中,用生姜切薄片贴脐上,放大艾火灸姜片上,蒸灸二七壮,灸关元、气海二七壮。热气通于内,寒气逼于外,阴自退而阳自复矣。

熨脐法　用葱头缚一把,切去叶,留白根,切饼二寸许,连缚四五饼,先将麝香、硫黄二字填于脐中,放葱饼于脐上,以熨斗盛火于葱饼上熨之。如饼烂,再换饼再熨,热气入腹,以

通阳气。如大小便不通,以利即止。

揉脐法 用吴茱萸二三合、麸皮一升、食盐一合,拌匀热炒,以绢包之,于腹上下热揉熨之,自然有效也。

瘟　疫

脉

瘟脉无名,随见诸经,未汗宜强,虚缓伤生。众人病一般者,乃天行时疫也。

辟邪丹

虎头骨二两　朱砂　雄黄　雌黄　鬼臼　芜荑　鬼箭 藜芦各一两

上为末,炼蜜为丸,如弹子大。囊盛一丸,男左女右,系于背上。或常病者,户内烧之,一切邪鬼不敢进。兼治妇人与鬼魅交通。

五瘟丹 治四时瘟疫流行、伤寒发热并诸疟热病。

黄连属火,戊癸之年为君　黄柏属水,丙辛之年为君　黄芩属金,乙庚之年为君　甘草属土,甲己之年为君　紫苏　香附以上各一两,以直年药为君者倍一两

上七味,皆生用,于冬至日制为末,用锦纹大黄三两浓煎汤,去滓熬成膏,和前药为丸,如弹子大,朱砂、雄黄末为衣,再贴金箔。每服一丸,冷水磨服,神效。

普济消毒散 治大头瘟病。

黄连二两　黄芩酒炒,二两　陈皮　玄参　生甘草　川芎 鼠粘子　白僵蚕　升麻　柴胡　葛根　薄荷　当归　大黄 人参各三钱　连翘各五钱　大蓝根如无,加靛花亦可。

上为细末,炼蜜为丸,每丸重二钱,每服一丸,细嚼,白熟水送下,发汗。如不及丸,用末药一钱二分,照前服。如未愈,

再进一服,以汗为度,不可透风。若透风复肿,再服药,只是去皮一层方愈。忌酸、冷、羊、鸡、鱼之物并房事。

冬应寒而反暖者,春发瘟疫也。人参败毒散主之。

二圣救苦丸　治伤寒瘟疫,不论传经、过经,可服。

锦纹大黄四两,酒拌,蒸,晒干　牙皂二两,如猪牙者

上二味,俱为末,水打稀糊为丸,绿豆大。每服五七十丸,冷绿豆汤送下,以汗为度。

人参败毒散　治四时瘟疫通用。

羌活　独活　前胡　柴胡　川芎　枳壳去穰　桔梗去芦　茯苓　人参各等分　甘草减半

上锉剂,每服一两,生姜三片,水盏半煎八分,温服。或为末,沸汤点服亦可。此药治伤寒瘟疫、风温风眩、四肢疼痛、憎寒壮热、项强睛疼,不问老人、小儿,皆可服。或岭南烟瘴之地,或瘟疫时行,或人多风痰,或处卑湿之地、脚气痿弱,此药不可缺也。连进三五服,以止为度。一方加薄荷少许。

春应温而反清凉者,夏发燥郁也,大柴胡汤。方见伤寒。

夏应热而反寒者,秋发寒郁也,五积散主之。方见中寒。

秋应凉而反淫雨者,冬发湿郁也,五苓散主之。方见中暑。

大头病者,湿热在高巅之上也。

牛蒡芩连汤　治积热在上,头顶肿起,或面肿,或从耳根上起,俗曰大头瘟,并治烟瘴。

黄芩酒炒,二钱半　黄连酒炒,一钱半　桔梗一钱半　连翘　牛蒡子另研　玄参各一钱　大黄　荆芥　防风　羌活各三分　石膏一钱半　甘草一钱

上锉一剂,生姜一片,水煎,食后细细呷温服。每一盏做二十次服,常令药在上,勿令饮食在后也。

内府仙方　治肿项大头病、虾蟆瘟病。

僵蚕二两　姜黄二钱半　蝉蜕二钱半　大黄四两

上共为细末,姜汁打糊为丸,重一钱一枚。大人服一丸,小儿半丸,蜜水调服,立愈。

又方 治大头瘟病,肿脸颈项者。

用福建靛花三钱、烧酒一钟、鸡子清一个,入内打匀吃。不时而愈,肿即消,神方也。

虾蟆瘟者,属风热也,防风通圣散。方见中风。凡人病家,须避其邪气,不受染着,亦医者之惠,不可不知。以雄黄末涂鼻孔中,或香油涂鼻孔,亦妙,然后入病家行动从容。在位而入,男子病秽气出于口,女子秽气出于阴户,其相对坐立之间,必须识其向背,既出自以纸条探鼻深入,喷嚏为佳。

太仓公辟瘟丹 凡宫舍久无人到,积湿容易侵人,预制此烧之,可远此害。极宜于暑月烧之,以却瘟疫,并散邪气。

茅术一斤 台乌 黄连 白术各半斤 羌活半斤 川芎 草乌 细辛 紫草 防风 独活 藁本 白芷 香附 当归 荆芥 天麻 官桂 甘松 三奈 干姜 麻黄 牙皂 芍药 甘草各四两 麝香三分

上为末,枣肉为丸,如弹子大,每丸烧之。

万历丙戌春,余寓大梁遇瘟疫大作,士民多毙其症,闾巷相染,甚至灭门。其症头疼、身痛、憎寒壮热、头面颈项赤肿、咽喉肿痛、昏愦等症,此乃冬应寒而反热,人受不正之气,至春发为瘟疫,至夏发为热病,名曰大头瘟,大热之症也。余发一秘方,名二圣救苦丸,用牙皂以开关窍而发其表,大黄以泻诸火而通其里。一服即汗,一汗即愈,真仙方也。日夜塞户填门,应酬不暇,全活者不能胜数矣。但人禀之稍壮者,百发百中;其虚弱者,余先以人参败毒散,轻者即愈,如未愈,用牛蒡芩连汤可收全效。

补遗方

清凉救苦散 治头面耳目鼻肿痛。

芙蓉叶　桑叶　白及　白蔹　车前　大黄　黄连　黄柏　白芷　雄黄　赤小豆　芒硝

上各等分,为细末,用蜜水调敷于肿痛处,频频扫之。

中　暑

脉

暑伤于气,所以脉虚,弦细芤迟,体状无余。夏月有四证,伤寒、伤风,脉证互见;中暑、热病,疑似难明。脉紧、恶寒谓之伤寒;脉缓,恶风谓之伤风;脉盛、壮热谓之热病,脉虚、身热谓之伤暑。

中暑、中阳,皆热症也。动而得之谓中热,静而得之谓中暑,乃夏火之气也。吐泻或呕哕躁闷,重则热极而昏不省人事,俱用香薷散加减;元气虚脱者,用生脉散加减。

香薷饮　治伏暑引饮、口燥咽干,或吐或泻并治。若卒中昏冒倒仆、角弓反张、不省人事、手足或发搐溺,此为暑风,不可作风治之,当以本方加羌活治之。

香薷　厚朴姜汁炒　白扁豆炒　加黄连姜汁炒,尤妙。

上锉剂,水煎熟以凉水沉,冷服。如有搐搦,加羌活;泻痢,加白术、茯苓;脉虚弱,加人参、五味子、麦门冬;虚汗不止,加黄芪、白术;心烦,加栀子、黄连姜汁炒,调辰砂末服;胸胀,加枳壳、桔梗;夹痰,加南星、半夏;虚,加人参、黄芪;小便不利,加赤茯苓、滑石;呕吐,加藿香、陈皮、姜汁少许;渴,加葛根、天花粉。

十味香薷饮　治伏暑身倦体困,神昏头重,吐利。

黄芪蜜水炒　人参去芦　白术去芦　茯苓去皮　陈皮　木瓜各五分　香薷一钱　厚朴姜汁炒　扁豆炒。各五分　甘草炙,五分上锉剂,水煎服。暑风,减黄芪,加羌活一钱五分。

生脉散 滋生精气,培养真元,清心润肺。

人参去芦,三分　麦门冬去心,三钱　五味子十五粒　加白术去芦,二钱

上锉剂,水煎,不拘时服,渣再煎,则可充百茶汤。

中暑者,热伤膀胱经也。其症身热、头痛、洒然毛耸、微寒、口开、前板齿燥、舌燥生苔、大烦渴者,用人参白虎汤加香薷、扁豆。有身重疼痛者,用人参败毒散加香薷、黄连主之。

人参白虎汤 治夏月中暍,即中热、舌燥生苔刺。

人参五分　石膏　知母各一钱半　甘草三分　麦门冬去心白术各七分　栀子　茯苓　芍药各一钱　陈皮七分　香薷一钱扁豆八个

上锉剂,莲肉十个、乌梅一个,水煎服。热极、小便遗尿不止,加黄柏炒;烦躁,加辰砂末、酸枣仁;若腹痛、呕哕、吐泻饱闷,切不可用石膏。

中暑,身热而烦、四肢沉困者,此热伤元气也。

清暑益气汤 治长夏湿热蒸人,人感之,四肢困倦、精神减少、懒于动作、胸满气促、肢节疼痛,或气高而喘、身热而烦、心下膨闷、小便黄而数、大便溏而频、或利或渴、不思饮食、自汗体虚。

黄芪蜜炒　苍术米泔制　升麻各一钱　人参　白术去芦陈皮　神曲炒　泽泻　黄柏酒炒　当归　青皮去穰　麦门冬去心　干葛各三分　五味子九粒　甘草三分

上锉剂,水煎,温服。

中暑,热渴、小便赤涩者,宜清利三焦也。

益元散 治中暑身热,小便不利。此药性凉,除胃脘积热,又淡能渗湿,故利小便、散湿热也。

白滑石六钱　甘草微炒,一钱

上为末,每服二三钱。加蜜少许,煎汤,冷水任下。如欲

发汗,用葱白、豆豉汤调下。

中暑,热渴、大便泄泻者,宜分利阴阳也。

五苓散 治中暑烦渴、身热头痛、霍乱泄泻、小便赤少、心神恍惚。

猪苓 泽泻各一钱 白术去芦 茯苓去皮 各钱五分 肉桂五分

上锉一剂,水煎服。若本方去桂,名四苓散。

夏月感寒者,乃取凉之过也。因暑热之时,或纳凉于深堂大厦、凉亭冷馆、大扇风车,风寒以伤其外,或饮食生冷瓜果、冰水,寒冷复伤其内。其痛或头疼身痛,发热恶寒,或恶心呕吐、泄泻腹痛,此内伤生冷、外感风寒所致也,宜藿香正气散方见霍乱治之。此非治暑也,因暑而致之病也。依本方,外感重,加苍术、羌活,去白术;内伤重,加砂仁、神曲。

疰夏者,属阴血虚、元气不足也。夏初春末,头疼脚软、食少体弱者是。其症头眩眼花、腿酸脚软、五心烦热、口苦舌干、精神困倦、无力好睡、饮食减少、胸膈不利、形如虚怯、脉数无力,是名疰夏,宜参归益元汤多服,兼服补阴丸调理。

参归益元汤 治疰夏病。

人参去芦,五分 当归 白芍 熟地黄 白茯苓去皮 麦门冬去心。各一钱 五味子十粒 陈皮 黄柏酒炒 知母酒炒。各七分 甘草一分

上锉一剂,枣一枚、乌梅一个、炒米一撮,水煎服。饱闷,加砂仁、白豆蔻;恶心,加乌梅、莲肉、炒米;哕,加竹茹;烦躁,加辰砂、酸枣仁、竹茹;泻,加炒白术、山药、砂仁、乌梅,去熟地、知母、黄柏;小水短赤,加木通、山栀;胃脘不开、不思饮食,加厚朴、白豆蔻、益智、砂仁、莲肉,去熟地、黄柏、知母;腰痛,加杜仲、故纸、茴香;腿酸无力,加牛膝、杜仲;皮焦,加地

骨皮；头目眩晕,加川芎；虚汗,加黄芪、白术、酸枣仁；梦遗,加牡蛎、辰砂、山药、椿根皮；虚惊烦热,加辰砂、酸枣仁、竹茹；口苦舌干,加山栀、乌梅、干葛。

发热恶寒、身重疼痛、小便涩、洒然毛耸、手足厥冷、小有劳身即热、口开前板齿燥、脉弦细虚迟,表里中暍也。用补中益气汤加香薷、扁豆；有热,加黄芩。

一妇人,因暑月厨房热极,遂出当风处脱衣乘凉,被风吹,即头痛发热、恶寒身痛。草医不识,误认为寒,用附子理中汤,一服下咽,立时不语,口中无气,唇口青紫,心口微温,举家哭泣求救于予。诊六脉洪大而数,此热症而误用热药。以烧酒喷胸前,将镜扑之,更将新汲水入蜜,将鸡翎沃入其口数次。少顷,患人即伸舌探水,以益元汤灌下即活。

李北川,仲夏患腹痛吐泻,两手扪之则热,按之则冷,其脉轻诊则浮大,重诊则微细。余曰：此阴寒之症也。急服附子理中汤,不应,仍服至四剂而愈。

中　湿

脉

湿则濡缓,或兼涩小。入里缓沉,浮缓在表。若缓而弦,风湿相搅。湿症者,有内中湿、有外中湿。人之体虚,苟有不谨,自然而中也。外中湿者,或感山岚瘴气,或被雨湿蒸气,或远行涉水,或久卧湿地,或汗衣湿鞋,则湿从外而中矣。其症头重、目眩、身体骨节疼痛、手足酸软、四肢倦怠麻木、腿膝肿痛、体重跗肿、筋脉拘挛、小肠疝气、偏坠浮肿吊痛、目黄、小便赤黄等症,皆外中湿也。内中湿者,皆因生冷水食,或厚味醇酒过多停滞,脾虚不能运化,停于三焦,注于肌肉,渗于皮肤,则湿从内而中矣。湿伤脾者,肿胀、泄泻、身黄、脉涩也；湿伤肺者,咳嗽喘急、身热恶寒也;湿伤肾者,腰脚重、骨节酸疼也;湿伤肝者,大筋软短、目昏胁痛也。湿入腑者,则麻木不仁也;湿入脏者,则屈伸不能也。

中湿腹胀满者,邪在里也。宜后方。

渗湿汤　治一切湿症。

苍术米泔制　白术去芦　茯苓各一钱半　陈皮一钱　泽泻一钱　猪苓一钱　香附　抚芎　砂仁　厚朴去皮。各七分　甘草三分

上锉剂,生姜一片、灯草一团,水煎服。脾虚发肿满、气急喘嗽,去白术、甘草,加腹皮、枳壳、木香、苏子、桑皮、萝卜子;面白浮肿,去抚芎、泽泻、厚朴、香附,加山药、炒芍药、倍苍术,燥热胜湿,则豁然而收;泻不止,加肉蔻、诃子、乌梅、干姜;呕哕,去厚朴、香附、抚芎,加炒山药、乌梅、炒米,甚不止加煨干姜;湿症身体重痛、手足麻木酸软肿痛,或枯细痿弱、筋脉拘挛,去香附、抚芎、厚朴、猪苓、泽泻,加当归、生地、芍药、木香、乳香、薄桂、牛膝、酒芩、羌活、防风,盖风胜湿也。

中湿而一身尽痛者,邪在表也。

除湿羌活汤　治风湿相持,一身尽痛。

苍术米泔浸　藁本各二钱　羌活七分　防风去芦　升麻　柴胡各五分

上锉一剂,水煎,温服。

中湿而偏枯冷痹者,肾气虚也。

独活寄生汤　治肾气虚弱,冷卧湿地,腰背拘急、筋挛骨痛,当风取凉过度,风邪流入脚膝,为偏枯、冷痹、缓弱疼痛、牵引脚重、行步艰难,并白虎历节风痛。

独活　桑寄生　牛膝酒洗,去芦　杜仲姜、酒炒　秦艽　细辛　桂心　川芎　白芍酒炒　茯苓去皮　人参　当归　熟地　防风去芦。各等分　甘草减半

上锉,生姜三片,水煎,空心温服。外用金凤花、柏子仁、朴硝、木瓜,煎汤洗浴,每日三次。

余尝治一人,下元虚冷,寒湿脚气,肿痛焦枯,卧床不起,步履艰辛,依本方各一两,用好酒十壶,煮一炷香取出去火毒,每日饮三次,酒尽行步如故,又服一料痊愈。

火　证

脉

虚大浮数、实大洪大,随其所见,细数为害。火症者,有君火、相火。君火者。心火也。心为君主之官,配于五行守位而不动;相火者,辅助之火也。生于虚无,寄于肝、肾之间,听命而行。凡动皆是相火。五脏皆有火,相火易起,五火相扇动矣。相火乃元气之贼,无时而不煎熬真阴。阴虚则病,阴绝则死,阴虚火动者难治。凡人发热、咳嗽、吐痰血者,午后至夜发热、面颊唇红、小便赤涩者,便是阴虚火动也。

脉数无力者,阴虚火动也,滋阴降火汤。方见劳瘵。治肾经阴虚火动。

左寸脉洪数者,心火也。

黄连汤　治心火舌上生疮,或舌上肿、燥裂,或舌尖出血,或舌硬。

黄连　山栀　生地黄　麦门冬去心　当归　芍药各一钱
薄荷　犀角　甘草各五分

上锉一剂,水煎,食后频服。

左关脉洪数者,肝火也。

柴胡汤　治肝火盛,水气实,或胁痛,或气从左边起者,或目红肿痛,俱肝火也。

柴胡　芍药　龙胆草　当归　青皮　山栀　连翘各一钱
甘草五分

上锉一剂，水煎，食后服。

右寸脉洪数者，肺火也。

黄芩汤　治肺火咳嗽，吐血、痰血、鼻血、咽喉肿痛干燥生疮，或鼻孔干燥生疮，或鼻肿痛。

黄芩　山栀　桔梗　芍药　桑白皮　麦门冬　荆芥　薄荷连翘各一钱　甘草三分

上锉一剂，水煎，食后服。

右关脉洪数者，脾火也。

芍药汤　治脾火，或消谷易饥，或胃热，口燥烦渴，或唇生疮。

芍药　栀子　黄连　石膏　连翘　薄荷各一钱　甘草三分

上锉一剂，水煎，食后服。

脉沉而实大者，实火也。

黄连解毒汤　治三焦实火，内外皆热，烦渴、小便赤、口生疮。

黄连　黄芩　栀子　黄柏　连翘　芍药　柴胡各等分

上锉一剂，水煎，食前服。

凉膈散　治三焦实火，烦渴、舌生疮、小水赤、大便结。

大黄　芒硝　桔梗　连翘　栀子　黄芩各一钱　薄荷五分　甘草三分

上锉一剂，水煎，食后服。

三黄解毒汤　治内外诸邪热毒，痈肿疮疽，筋脉拘挛，咬牙惊悸，一切热毒并五淋便浊、痔漏。

黑丑四两　滑石四两　大黄　黄芩　黄连　栀子各二两

上为末，滴水丸，如梧桐子大。每服四十丸，温水送下。

脏腑积热，三焦火盛，口舌生疮、咽痛牙疼，用六味丸加黄连、黄芩、黄柏、栀子、知母、生地黄。

通府志斋徐公，因酷好烧酒及五香，药酒过度，患吐血痰唾、气喘咳嗽。一医与参苏饮，一医以败毒散，一医以滋阴降火汤，俱无寸效。予见六脉急数，乃酒毒积热入于骨髓，不受滋补。以黄连解毒汤加知母、贝母、石膏、连翘、玄参、天花粉、葛根、瓜蒌、桔梗、酒蒸大黄，早晚而服。至百日外，以六味地黄丸加解毒药入内，与前汤药并进，又服至百日始瘳。后归田逾年，为陈酒所犯而卒。

内 伤

脉

内伤劳役，豁大不禁；若损胃气，隐而难寻；内伤饮食，滑疾浮沉；内伤饮食，数大涩侵；右关缓紧，寒湿相寻；右关数缓，湿热兼临；数又微代，伤食感淫。

外伤内伤证辨

东垣曰：人迎脉大于气口，为外伤；气口脉大于人迎，为内伤。外伤则寒热齐作而无间；内伤则寒热间作而不齐。外伤恶寒，虽近烈火不除；内伤恶寒，得就温暖则解。外伤恶风，乃不禁一切风；内伤恶风，唯恶乎些小贼风。外伤症显在鼻，故鼻气不利而壅盛有力；内伤则不然，内伤症显在口，故口不知味而腹中不和。外伤则不然，外伤则邪气有余，故发言壮厉，且先轻而后重；内伤则元气不足，出言懒怯，且先重而后轻。外伤手背热，手心不热；内伤手心热，手背不热。内伤头痛，时作时止；外伤头痛，常常有之，直须传里方罢。内伤则怠惰嗜卧、四肢不收；外伤则得病之日即着床枕，非扶不能，筋挛骨痛。外伤不能食，然口则知味而不恶食；内伤则恶食而口不知味。外伤三日以后，谷消水去，邪气传里必渴；内伤则邪气在血脉中有余，故不渴。内伤不足者，饮食劳倦是也，温之、补之、调之、养之，皆为补也；外伤有余者，风、寒、暑、湿是也，泻之、吐之、汗之、利之，皆为泻也。

内伤劳役者，元气虚损也。

补中益气汤 治形神劳役，或饮食失节、劳役虚损、身热而烦、脉洪大而虚、头痛、或恶寒而渴、自汗无力、气高而喘。

嫩黄芪蜜炙，一钱五分　棟参去芦，一钱　白术去芦、油　陈皮　甘草　当归酒洗。各一钱　柴胡　升麻各五分　少加黄柏酒炒，以救肾水，能泻阴中之伏火也；红花三分，入心养血。

上锉一剂，生姜三片、大枣一枚，水煎，空心服。如汗多出，去升麻、柴胡，加酸枣仁炒一钱，夜间不睡亦如之；如头疼，加蔓荆子五分、川芎一钱；如善嚏者，乃腠理不密，外邪所抟，加白芷、川芎；如脑痛或头顶疼，加藁本一钱、细辛五分；如口干或渴，加葛根六分；如有痰，加贝母、前胡各一钱；如泄泻，加白芍煨、泽泻、茯苓各一钱；如心胸觉痞闷，去黄芪、升麻、柴胡，加枳实六分、姜炒黄连五分；如嗽，加桑白皮一钱、五味子十五粒；如额疼，加白芷一钱、葛根、升麻各五分；如用心太过，神思不宁，或怔忡惊悸，加茯神一钱、远志七分、酸枣仁炒一钱、石菖蒲七分、柏子仁一钱；如饮食少或伤饮食，加神曲、麦芽、山楂、枳实各一钱；如心、脾二经舌干口燥，加黄连五分、山栀仁六分；如胃中湿痰，加半夏一钱；如虚火上炎，加玄参、黄柏、蜜水炒知母各一钱；如梦遗，加牡蛎、龙骨各一钱；如下部无力，加牛膝、杜仲各一钱；如脚弱，加木瓜一钱、汉防己五分；如有痰或兼脾胃不和，加半夏、麦芽各一钱；如阴虚内热有痰或上焦有火，加贝母、天花粉各一钱；如有热，加枯芩八分、黄连六分；如血热壅盛或眼赤,加龙胆草八分;如感风寒、或头痛身热,加防风、川芎、白芷各一钱、羌活七分;汗多,加黄芪一钱;眼痛,加干菊花、熟地黄;若身热,加生地黄;如大病后,元气未复而胸满气短,加橘皮、枳实、白芍。

升阳顺气汤 治因饮食劳役所伤,腹胁满闷气短,遇春则口淡无味,遇夏虽热犹寒,饥常如饱,不喜食冷。

黄芪蜜炙,一两 人参一钱 当归身一钱 半夏二钱,姜制 陈皮一钱 神曲炒,一钱 草豆蔻二钱 升麻 柴胡各一钱 黄柏酒炒,五分 甘草炙,五分

上锉,每剂一两,生姜三片,水煎服。

按:论云:脾胃不足之症,须用升麻、柴胡苦平,味之薄者,阴中之阳,引脾胃中清气行于阳道及诸经生发阴阳之气,以滋春气之和也;又引黄芪、人参、甘草甘温之气味上行,充实腠理,使阳气得卫外而为固也。凡治脾胃之药,多以升阳补气名之者也。

升阳益胃汤 治肺及脾胃虚则怠惰嗜卧、四肢不收,时值秋燥令行,湿热少退,体重节痛、口燥舌干、饮食无味、大便不调、小便频数、不欲食、食不消,兼见肺病,渐渐恶寒、惨惨不乐、面色恶而不和,乃阳气不伸故也。当升阳益气,此药主之。

黄芪一钱 人参五分 白术二分 半夏五分 橘红二分半 甘草炙,五分 白芍二分 黄连二分 茯苓二分,小便利而不渴者不用 独活三分 柴胡二分 防风三分 羌活二分 泽泻二分,不淋闭者不用

上锉作一服,生姜五片、大枣二枚,水煎,早饭后温服。服药后而小便罢,而病加增剧,是不宜利小便,当去茯苓、泽泻。如方喜食,一二日不可饱食,恐胃再伤。以药力尚少,脾胃之气不可转运、升发也。须滋胃之食,或美食助其药力,益升阳之气而滋其胃气。慎不可淡食,以损药力而助邪气之降沉也。可以少役形体,使胃与药得转运、升发。慎毋大劳役,使气复

伤。若脾胃得安静尤佳；若胃气稍强，少食佳果以助药力。经云：五果为助。是也。

补气汤 凡遇劳倦辛苦、用力过多，即服此二三剂，免生内伤发热之病。

黄芪蜜炙，一钱半　人参　白术　陈皮各一钱　麦门冬去心，一钱　五味子十个　甘草七分

上锉一剂，生姜三片、枣一枚，水煎，食前服。劳倦甚，加熟附子五分。

补血汤 凡遇劳心思虑，损伤精神，头眩目昏、心虚气短、惊悸烦热，并治。

当归一钱　川芎五分　白芍炒，一钱　生地黄五分　人参一钱二分　白茯神去木，五钱　酸枣仁炒，一钱　陈皮五分　麦门冬去心，一钱　五味子十五个　栀子炒，五分　甘草炙，五分

上锉一剂，水煎，温服。

参芪汤 治脾胃虚弱，元气不足，四肢沉重、食后昏沉。

黄芪蜜炙，二钱　人参五分　甘草炙，一钱　当归三分　柴胡三分　升麻三分　苍术米泔浸，一钱　青皮去瓤，五分　神曲炒，七分　黄柏酒炒，三分

上锉一剂，水煎，食远服。

参术调元膏 扶元气、健脾胃、进饮食、润肌肤、生精脉、补虚羸、固真气、救危急、活生命，真仙丹也。

雪白术一斤，净，去芦油，栋参四两，俱锉成片，入砂锅内，将净水十大碗，熬汁二碗，滤去渣；又熬，取汁二碗，去渣；将前汁共一处滤净，文武火熬至二碗，加蜜半斤，再煎至滴水成珠为度，埋土三日取出。每日服三四次，白米汤下。如劳瘵阴虚火动者，去人参。

白雪糕

大米一升　糯米二升　山药炒　莲肉去心　芡实各四两

为细末，入白砂糖一斤半，搅令匀，入笼蒸熟，任意食之，

其功如前。但内伤并虚劳泄泻者,宜当饭食之。

参苓白术丸 治病后元气虚弱,此药补助脾胃,进美饮食,壮健身体,充实四肢,清火化痰,解郁养元气。

人参去芦,一两 白术去芦油,土炒,二两半 白茯苓去皮,一两 山药炒,一两 莲肉去心皮,一两 陈皮一两 桔梗去芦,二两 薏苡仁炒,一两 半夏汤泡七次,姜汁炒,一两 神曲炒,一两 香附一两 黄连姜汁炒,一两 砂仁五钱 白扁豆姜汁炒,一两 甘草炙,一两 当归酒洗,一两 黄芪蜜炙,一两 远志甘草水泡,去根,一两

上为末,姜、枣煎汤,打神曲糊为丸,如梧桐子大。每服百丸,食后白汤送下,忌生冷之物。

补真膏

人参去芦,四两 山药蒸熟,去皮,一斤 芡实水浸三日,去壳、皮,蒸熟,一斤 莲肉水浸去心、皮,一斤 红枣蒸熟去皮、核,一斤 杏仁水泡去皮、尖,蒸熟,一斤 核桃肉水浸去皮、壳,一斤 真沉香三钱,另研为末。以上俱捣烂 蜂蜜六斤,用锡盆分作三分,入盆内滚水炼蜜如硬白糖为度,只有三斤干净 真酥油一斤和蜜蒸化,将前八味和成一处,磨极细末,入酥油、蜜内搅匀如膏,入新瓷罐内,以盛一斤为度,用纸封固,勿令透风。每日清晨用白滚水调服数匙,临卧时又一服,忌铁器。大补真元,其功不能尽述。

云林润身丸 治肌肉怯弱,精神短少,饮食不甘。此药服后,饱则即饥,饥则即饱,可以当劳,可以耐饥。久服,四肢充实,身体肥健,清火化痰开郁,健脾理胃,养血和气,宜常服。

当归酒洗,六两 白术去芦,六两 白茯苓去皮,三两 香附米童便浸炒,三两 陈皮三两 枳实麸炒,三两 黄连姜汁炒,三两 白芍药酒炒,三两 山楂肉三两 神曲炒,三两 人参二两 山药炒,二两 莲肉去心,二两 甘草炙,五钱

上为细末,荷叶煎汤,煮饭为丸,如梧桐子大。每服百

余丸,米汤送下或酒下,百无所忌。劳役之士,不可一日无此药也。

九仙王道糕 寻常用养精神、扶元气、健脾胃、进饮食、补虚损、生肌肉、除湿热。

莲肉去皮,心 山药炒 白茯苓去皮 薏苡仁各四两 大麦芽炒 白扁豆 芡实去壳,各二两 柿霜一两 白糖二十两

上为细末,入粳米粉五升,蒸糕晒干,不拘时任意食之,米汤送下。

益气丸 治语言多损气,懒语。补土益气。

麦门冬去心 人参各三钱 橘皮 桔梗 甘草炙,各五钱 五味子二十一个

上为极细末,水浸油饼为丸,如鸡头大。每服一丸,细嚼津、唾咽下,油饼和细烧饼也。

大凡大病后,谷消水去,精散卫亡,多致便利枯竭,宜当补中益气为要。盖脾为中州,浇灌四旁,与胃行其津液者也。况大肠主津,小肠主液,亦皆禀气于胃。胃气一充,津液自行矣。燥甚者,别当以辛润之,以苦泄之。

太府水仙刘公,患因劳役太过,发热憎寒、头疼身痛、口干发渴、呕恶心烦。一医以羌活汤,一医以藿香正气散,俱弗效,愈增酸困,手足无处着落,心慌神乱,昼夜不寐,坐卧不安,汤水不入,闻药亦吐。余诊六脉洪数,气口紧盛,此内伤元气也。以补中益气汤加远志、酸枣仁、竹茹、麦门冬,一服即熟睡,半夜而醒曰:云林妙哉! 药用当如通神,不知病之何所去也。次早又进一服,痊愈。

侍御及溪周公,患虚损,目不敢闭,闭则神魂飘散,无所知觉;且不敢言,言则气不接,饮食不思,昏昏沉沉。余诊六脉虚微,此元气虚弱,心神虚损也。先以朱砂丸一服,稍安;后以补中益气汤倍用参、芪,加远志、茯神、酸枣仁、白芍、生地黄、麦门冬,连前数剂,渐次寻愈。

饮　食

脉

气口脉紧盛为伤食,食不消化,浮滑而痰。一云:五味淡薄,令人神爽气清。盖酸多伤脾,咸多伤心,苦多伤肺,甘多伤肾,辛多伤肝,尤忌生冷硬物。

节调饮食说

夫脾者,阴气也。静则神藏,燥则消亡,饮食自倍,肠胃乃伤。谓食物无务于多,贵在能节,所以保和而遂颐养也。若贪多务饱,饮塞难消,徒损暗伤,以招疾患。盖食物饱甚,耗气非一,或食不下而上涌呕吐以耗灵源;或饮不消而作痰咯唾以耗神水;大便频数而泄,耗谷气之化生;溲便滑利而浊,耗源泉之浸润。至于精清冷而下漏,汗淋沥而下泄,莫不由食物之过伤,滋味之太厚。如能节满意之食,省爽口之味,常不至于饱甚者,即顿顿必无伤物,物皆为益,糟粕变化,早晚溲便,按时精华,和凝上下,津液含蓄,神气内守,荣卫外固,邪毒不能犯,疾病无由作。故圣人立言垂教为养生之大经也。

伤食者,只因多餐饮食,脾虚运化不及,停于胸腹,饱闷恶心、恶食不食、嗳气作酸、下泄臭屁,或腹痛吐泻,重则发热头疼,左手关脉平和、右手关脉紧盛,是伤食也。初起一吐即宽;若郁久不化,成食积也。

脾胃俱实,能食而肥,过时不饥,多食不伤也;脾胃俱虚,不食而瘦,与食则减食,不与食则不思,饥饱不知也。食少而肥者,虽肥则四肢不举,盖脾因邪胜也;食多而瘦者,胃伏火邪于气分则能食,虽多食而不能生肌肉也。

伤食夹气感寒者,宜消食顺气表寒也。

行气香苏散　治内伤生冷,饮食厚味坚硬之物,肚腹胀满疼痛,外感风寒湿气,头疼身热憎寒,遍身骨节麻木而痛,七情恼怒相冲,饮食不下,心腹气痛。

紫苏　陈皮　香附　乌药　川芎　羌活　枳壳麸炒　麻黄甘草　因湿加苍术。

上锉,生姜三片,水煎,温服。外感风寒,加葱白三根;内伤饮食,加山楂、神曲炒。

饮食停积,痞胀作痛者,宜消导也。属热积者,宜:

枳实大黄汤　治胸腹有食积,大便不通者。

枳实　厚朴去皮　大黄　槟榔　甘草　腹痛甚加木香。

上锉一剂,水煎,空心热服。以利为度,不可再服。

消滞丸　消酒、消食、消水、消气、消痞、消胀、消肿、消积、消痛。此药消而不见,响而不动,药本寻常,其功甚捷。

黑牵牛煅,取头末,二两　香附米炒　五灵脂各一两

上为细末,醋糊为丸,如绿豆大。每服二三十丸,食后生姜汤下。

属冷积者,宜:

内消散　治过食寒硬之物,食伤太阴,或呕吐、痞满、胀痛。

陈皮　半夏姜制　白茯苓去皮　枳实去瓤,麸炒　山楂肉　神曲炒　砂仁　香附　三棱　莪术　干生姜

上锉一剂,水煎,温服。

沉香化滞丸　消积滞,化痰饮,去恶气,解酒积、中满、呕哕、恶心。

沉香五钱　蓬术醋炒,三两　香附炒　陈皮各一两　木香　砂仁　藿香　麦芽炒　神曲炒　甘草炙。各一两

上为细末,酒糊为丸,如绿豆大。每服五十丸,空心沸汤下。

饮食不思、痞闷者,胃寒也。

香砂养胃汤　治脾胃不和,不思饮食、口不知味、痞闷

不舒。

香附炒　砂仁　苍术米泔制，炒　厚朴姜汁炒　陈皮各八分　人参五分　白术去芦，一钱　茯苓去皮，八分　木香五分　白豆蔻去壳，七分　甘草炙

上锉剂，姜、枣煎服。脾胃寒，加干姜、官桂；肉食不化，加山楂、草果；米粉、面食不化，加神曲、麦芽；生冷、瓜果不化，加槟榔、干姜；胸腹饱闷，加枳壳、萝卜子、大腹皮；伤食、胃口痛，加木香、枳实、益智；伤食、泄泻，加干姜、乌梅、白术；伤食、恶心呕吐，加藿香、丁香、半夏、乌梅、干姜。

饮食不化到饱者，脾虚也。

香砂六君子汤　治脾虚不思饮食，食后到饱。

香附一钱　砂仁五分　人参五分　白术一钱　茯苓去皮　半夏姜制　陈皮各一钱　木香五分　白豆蔻　厚朴姜汁炒。各一钱　益智仁　甘草炙。各五分

上锉一剂，姜、枣煎服。胃口恶寒、呕吐不止，去木香、益智仁，加丁香、藿香，名藿香安胃汤。

饮食自倍者，脾胃两伤也。

香砂平胃散　治伤食。

香附炒，一钱　砂仁七分　苍术米泔制，炒，一钱　陈皮一钱　甘草五分　枳实麸炒，八分　木香五分　藿香八分

上锉一剂，姜一片，水煎服。肉食不化，加山楂、草果；米粉、面食不化，加神曲、麦芽；生冷、瓜果不化，加干姜、青皮；饮酒伤者，加黄连、干葛、乌梅；吐泻不止，加茯苓、半夏、乌梅，去枳实。

酒者，大热有毒，气味俱阳，乃无形之物也。

葛花解醒汤　治饮酒太过，呕吐痰逆、心神烦乱、胸膈痞塞、手足战摇、饮食减少、小便不利。

白豆蔻　砂仁　葛花各五钱　木香五分　青皮三分　白茯苓　陈皮　猪苓　人参各一钱半　白术　神曲炒　泽泻　干

生姜各二钱

上为末,和匀,每服三钱,白汤调下。但得微汗,酒病去矣。论云:此盖不得已用之,岂可恃赖日日饮酒耶?是方气味辛温,偶因酒病,服之则不损元气,何者敌酒病故也。若频服之,损人天年也。

神仙不醉丹

白葛花　白茯苓去皮　小豆花　葛根　木香　天门冬去心　缩砂仁　牡丹皮　人参去芦　官桂　枸杞子　陈皮　泽泻　海盐　甘草各等分

上为细末,炼蜜为丸,如弹子大。每服一丸,细嚼,热酒送下。一丸可饮酒十盏,十丸可饮酒百盏。

调理脾胃者,医中之王道也。

太和丸　治元气脾胃虚损,不思饮食、肌体羸瘦、四肢无力、面色痿黄,专补气生血、健脾养胃、开胸快膈、清郁化痰、消食顺气。平和调理之剂。

人参去芦,五钱　白术去芦,土炒,四两　白茯苓去皮,半两　陈皮一两　半夏面炒,二两二钱　枳实麸炒,一两　黄连姜汁炒,一两　当归酒洗,一两　山楂蒸,去子,一两　木香五钱　白芍酒炒,一两半　香附童便炒,一两　神曲炒,一两半　麦芽炒,一两半　白豆蔻去壳,一两三钱　龙眼肉一两三钱　大粉草炙,七钱

上为末,荷叶一个煎汤,打仓米糊为丸,如梧桐子大。每服百丸,不拘时,米汤送下。

一人患因房劳后,吃红柿十数枚,又饮凉水数碗;少顷,又食热面数碗而心腹大痛。予诊六脉沉微而气口稍大,此寒热相抟而致也。以附子、干姜、肉桂、枳实、山楂、神曲、莪术、香附一服立止。后浑身发热,又以小柴胡汤一剂而安。

一人腊月赌食羊肉数斤,被羊肉冷油冻住,堵塞在胸膈不下,胀闷而死。诸医掣肘。余见六脉俱有,用黄酒一大坛,温

热入大缸内,令患人坐于中,众手轻轻乱拍胸腹背心,令二人吹其耳,及将热烧酒灌之,次服万亿丸,得吐泻而愈。

郁 证

脉

多沉伏。郁证者,郁结而不散也。人之气血冲和,百病不生。一有郁结,诸病生焉。五郁者,金、水、木、火、土,泄、折、达、发、夺之义是也。六郁者,气、血、痰、湿、热、食结聚而不得发越也。

气郁者,腹胁胀满、刺痛不舒,脉沉也。

木香调气散 治气郁证。

木香另研,五分 乌药 香附 枳壳麸炒 青皮去穰。各一钱 砂仁五分 厚朴姜炒 陈皮各一钱 官桂二分 抚芎 苍术米泔浸。各一钱 甘草三分

上锉一剂,生姜三片,水煎,磨木香同服。

血郁者,能食、便红,或暴吐紫血、病不移处,脉数涩也。

当归活血汤 治血郁证。

当归 芍药 抚芎 桃仁去皮、尖。各一钱 红花五分 牡丹皮 香附 乌药 枳壳去穰 青皮各三分 官桂 干姜炒黑 甘草各三分

上锉一剂,生姜一片,水煎服。血结硬痛,加大黄。

食郁者,暖气作酸、胸腹饱闷作痛、恶食不思,右关脉紧盛也。

香砂平胃散 治食郁证。

苍术米泔制 厚朴姜汁炒 陈皮各二钱 香附童便炒,一钱 砂仁五分 枳壳麸炒 山楂去子 麦芽炒 神曲炒 干姜各三分 木香五分 甘草三分

上锉一剂,生姜三片,萝卜子一撮,水煎,磨木香同服。食郁久成块,去干姜、加大黄。

一方　治食郁久,胃脘有瘀血作痛。

用生桃仁连皮细嚼,以生韭菜捣自然汁一盏送下,大能开提气血。

痰郁者,动则喘满气急、痰嗽不出、胸胁痛,脉沉滑也。

瓜蒌枳壳汤　治痰郁症。

瓜蒌去壳　枳实麸炒　桔梗　抚芎　苍术米泔浸　香附　杏仁去皮、尖　片芩去朽　贝母去心。各一钱　砂仁五分　陈皮一钱木香另研,五分

上锉一剂,生姜三片,水煎,入竹沥、姜汁少许,磨木香调服。

热郁者,即火郁也。小便赤涩、五心烦热、口苦舌干,脉数也。

火郁汤　治火郁症。

山栀　柴胡　干葛　抚芎　白芍　连翘　地骨皮各一钱甘草三分

上锉一剂,水煎服。

湿郁者,周身骨节走注疼痛,遇阴雨即发,脉沉细而濡也。

渗湿汤　方见湿门。

六郁越鞠者,解诸郁之总司也。

六郁汤　治诸郁,清火化痰,顺气开胸膈。

香附童便制　苍术米泔制　神曲　山栀　连翘　陈皮　川芎贝母去心　枳壳炒　苏梗　甘草各一钱

上锉一剂,水煎服。有痰,加南星、半夏;有热,加柴胡、黄芩;血郁,加桃仁、红花;湿,加白术、羌活;气,加木香、槟榔;食积,加山楂、砂仁。

越鞠丸　解诸郁火,化痰气,开胸膈。

神曲炒　香附童便浸一宿　苍术米泔浸　川芎　山栀炒。

各等分

上为细末,水丸绿豆大。每服五六十丸,空心温水送下。

补遗方

解郁调胃汤 治胃脘血液耗损,痰火内郁,水浆易下而食物难消。若噎膈之症,或气分之火壅遏于中而时作刺痛者,皆由怒、忧、思、虑、劳心所致也。

白术一钱 陈皮盐水洗,一钱 白茯苓去皮,一两 归尾酒洗,一钱二分 赤芍酒浸,八分 川芎六分 生地黄酒洗,姜汁拌,晒干,八分 香附米八分 神曲炒,七分 栀子仁盐水炒,一钱二分 麦芽炒,七分 桃仁去皮,四两 生甘草四分

上锉一剂,生姜三片,水煎,热服。若胸膈刺痛,加姜黄酒炒,八分;若胸噎闷,加枳壳麸炒,七分;胸内烦热,加黄连六分;大便不利,加酒蒸大黄二钱二分;有痰,加半夏姜汁炒,八分,去地黄;饮食不美,去地黄,加白术五分;呕吐,加藿香一钱,去地黄、川芎、桃仁。

痰 饮

脉

偏弦为饮,或沉、弦、滑,或结、芤、伏,痰饮中节;又脉多滑,有弦滑、沉滑、微滑。火痰黑色老痰胶,湿痰白色寒痰清。

王隐君曰:痰之为病难明,或头晕目眩耳鸣,或口眼蠕动、眉棱骨痛、耳轮俱痒,或四肢游风肿硬,或齿浮而痛痒,或噫气吞酸、心下嘈杂,或痛或哕,或咽嗌不利,咯之不出、咽之不下。其痰似黑,有如破絮桃胶蚬肉之状,或心下如停冰,心气冷痛,或梦寐奇怪之状,或足腕酸软,或腰肾骨节卒痛,或四肢筋骨疼痛,或手足麻痹、臂痛状若风湿,或脊上每日一条

如线红起,或浑身习习如卧芒刺,或眼粘涩痒、口噤喉痹,或绕项结核,或胸腹间如有二气结纽、噎塞烦闷,或失志癫狂、中风瘫痪,或风毒脚气,或心下怔忡如畏人捕,或喘嗽呕吐,或吐冷涎绿水黑汁,甚为肺痈疡毒者,恶心痞膈、泄泻寒热便脓,或胸间辘辘有声,或背心一点常如冰冷,皆痰所致。百病中多有兼痰者,世所不知也。诸病以化痰为先。善治痰者,兼治气,气顺则痰利。痰,脉浮滑者宜降;浮实者宜吐;沉小者不宜吐,恐虚故也。凡治痰症,不可全用利药,过使脾气虚弱,则痰反易生而多;若脾虚生痰者,用健脾燥湿,便要利补兼用,陈皮、白术为佐也。痰乃秽浊之物,宜吐不宜泻,则反加别症矣。

痰者属湿,乃津液所化也。

二陈汤　治一切痰饮化为百病,此药主之。

陈皮去白　半夏姜制　白茯苓去皮　甘草

上锉一剂,生姜三片,水煎服。

咳嗽白痰者,肺感风寒也。以后诸痰为病,悉依前方加减。风痰,加南星、桔梗、防风、枳实;寒痰,加干姜、官桂。

食积痰者,多餐饮食,郁久成痰也。小儿多有此症。加山楂、神曲、香附。

咳嗽线痰者,脾胃有湿也。加苍术、白术、山楂、砂仁。

痰气者,胸膈有痰气胀痛也。痰在咽喉间,有如绵絮,有如梅核,吐之不出,咽之不下,或升或降,塞碍不通,亦痰气也,后成膈噎病。加砂仁、香附、瓜蒌、枳实、苏子、桔梗、当归、贝母,去半夏。

痰饮者,痰在胸膈间,痛而有声也。加苍术、瓜蒌、枳实、木香、砂仁、当归、川芎、香附、青皮、白芥子,治痰饮极效。

痰涎症者,浑身胸背胁痛不可忍也。牵引钓痛、手足冷痹,是痰涎在胸膈也。加白芥子、砂仁、木香、茴香、香附、枳实、当归、酒炒黄芩。

痰湿流注者,浑身有肿块也。凡人骨体串痛,或作寒热,都是湿痰流注经络也。加瓜蒌、枳壳、苍术、酒芩、羌活、防风、连翘、当归、香附、砂仁、木香、红花、竹沥、姜汁少许;有热,加柴胡;上痛,加川芎、白芷;下痛,加黄柏、牛膝;块痛,加乳香、没药;头项痛,加威灵仙;肿块痛,外加五倍子、朴硝、大黄、南星,四味为细末,醋调敷肿块上,渐渐自消,不散则成脓矣。

痰核者,人身上下结核不散也。或发肿块者,是痰块也。大凡治痰块、流注结核,俱与湿痰流注同治法。俱加皂刺,引药至毒所。湿痰,加苍术、白术、砂仁、香附、枳壳、桔梗;热痰,加黄芩、山栀、贝母、枳实、桔梗、麦门冬、竹沥,去半夏;痰火,加炒黄连、竹沥、贝母,去半夏。

痰呃者,咳嗽气逆发痰呃也,加砂仁;酒痰,加炒黄连、砂仁、干葛、乌梅、枳实、桔梗、贝母,去半夏。

项背骨节疼痛者,皆是痰气风热也。老痰,加枳实、瓜蒌、海石、连翘、香附、黄芩、桔梗、贝母,去半夏。

咳嗽咯吐黄痰者,脾胃有热也。久不愈成肺痿,口吐痈脓,或痰血作腥臭,难治也。加瓜蒌、枳实、桔梗、片芩、山栀、天门冬、桑白皮、杏仁、苏子、竹沥。

咯吐黑痰成块者,劳伤心肾也。皆是久郁老痰,同治法。

脾虚生痰,加白术、人参、白芍、枳实、砂仁、桔梗。

痰喘气急,加苏子、砂仁、木香、茴香、白芥子、瓜蒌、枳实、酒炒枯芩、羌活、苍术、当归、竹沥、川芎、姜汁少许,去半夏。

痰症发热、咳嗽生痰,加片芩、麦门冬、五味子、贝母、知母、桑白皮、当归、桔梗、竹沥、姜汁少许,去半夏。

如饮酒呕哕吐痰,加砂仁、乌梅。前二陈汤加减止此。

不能言语者,是痰迷心窍也。咯痰不出者,是痰结也。胸膈有痰不化,元气虚弱,津液干燥,咯不得出,喘嗽身热,痛难转侧者,是痰结也。胁下有痰,作寒热咳嗽,气急作痛者,亦痰结也。喉中漉漉有声,喘急,咯痰不出者,难治也。气郁发喘不得睡者,难治也。服药后,若咯吐痰出为效;若咯痰不出者,亦难治也。以上七条,俱宜后方。

瓜蒌枳实汤 治痰结咯吐不出,胸膈作痛,不能转侧,或痰结胸膈满闷作寒热气急,并痰迷心窍不能言语者,并皆治之。

瓜蒌去壳 枳实麸炒 桔梗去芦 茯苓去皮 贝母去心 陈皮片芩去朽 山栀各一钱 当归六分 砂仁 木香各五分 甘草三分

上锉一剂,生姜煎,入竹沥、姜汁少许,同服。痰迷心窍不能言语,加石菖蒲,去木香;气喘,加桑白皮、苏子。外用姜渣揉擦痛处。

痰燥者,痰火作热烦躁也。痰话者,痰火作热惊惕不安、错语失神也。痰迷心窍,神不守舍,因思忧郁结,惊恐伤心,心不自安,神出舍空,使人烦乱,悲歌叫骂,奔走不识人也。以上诸条俱宜后方。

加减温胆汤 治痰燥、痰话、惊惕失志、神不守舍。

茯神去皮、木,一钱 半夏姜汁制,一钱 陈皮一钱 枳实麸炒,一钱 当归八分 酸枣仁炒,八分 山栀炒,一钱 竹茹八分 人参六分 白术去芦,一钱 麦门冬 辰砂五分,为末,临服调入 黄连姜汁炒,一钱 竹沥半盏,临服加入 甘草三分

上锉,姜、枣、乌梅煎,调辰砂末,温服

千般怪症者,多兼痰火也。

滚痰丸

大黄酒拌,蒸,晒干 黄芩去朽,各八两 沉香五钱 金星礞石一两,捶碎焰硝一两,和匀入砂罐内,铁线扎,盐泥封固、晒干、碳火煅过 一方加朱砂二两,研极细末为衣

上为细末,水丸如绿豆大。每服三五十丸,量虚实加减服之,各随引子送下。一切失心丧志,或癫或狂等症,每服百

丸。人壮盛气实能饮食狂甚者,服百二十丸以上三百丸,以效为度。一切中风瘫痪,痰涎壅塞、大便或通或闭者,每服八九十丸。人壮盛实者,一百丸。常服二三十丸,无大便不利之患,自然上清下润之妙。一切阳症风毒,脚气,遍身游走疼痛,每服八九十丸;未效,更加十丸。一切走刺气痛,每服七八十丸;未效,再加十丸。一切无病之人,遍身筋骨平白疼痛,不能名状者,每服七八十丸,以效为度。一切头痛非头风症,牙疼或浮或痒非风痓牙疼者,每服八九十丸。一切噫气吞酸,至于嗳逆呃气及胸闭,或从胸中气块冲上,呕吐涎饮状如翻胃者,每服七八十丸;未效再服。一切心中怔忡如畏人捕,怵惕不安,阴阳关格,变生怪症,每服七八十丸。一切失饥伤饱,忧思过虑至于心下嘈杂,或呕或哕,昼夜饮食无度,或只虚饱,腹中稍饥,并不喜食,每服七八十丸。一切新久痰气喘嗽,或呕吐涎沫,或痰结实热,或头目眩晕,每服八九十丸;虚老羸瘦者,五六十丸;未便再加十丸。一切急慢喉闭赤眼,每服八九十丸;腮颔肿硬,绕项结核若瘰疬者,正宜服之;若年深,多次服之;口糜舌烂、咽喉生疮者,每服五六十丸,用蜜少许,口嚼碎噙睡,徐徐咽下些小。口疮如此,噙三四夜即瘥也。一切遍身无故游走疼痛,或肿或挛,或无常处,痛无定所,不肿在一处及酸软沉滞者,每服七八十丸,量大小轻重加减服之。一切心气疼痛如停冰块,或动身散入腹中绞痛,上攻头面肿硬,遍身四肢去处肿起软浮,或痛或痒,或穿或不穿,或穿而复闭,或消或长,渐成笃疾,皆系痰毒内攻,或使烂痰臭,或作肠痈内疽,服之,打下恶物。日浅脓近者,克日全安。一切男妇,久患心疼下连小腹,面黄羸瘦,痛阵日发,必呕绿水、黑汁,冷涩、乃致气绝,心下温暖者,每服八九十丸,立见生意。然后陆续服之,以瘥为度。兼服生津化痰,温中理脾之药,唯豁痰汤加减为妙。一切痢疾,不问杂色,或带血块恶物者,不问曾经推挨,但是新久不已者,或热、或不进饮食,每服八九十丸。次日热退,再进三二十丸,即服止痢药,万无一失。若兼寒热痰涎者,并用仓廪散。一切荏苒之疾日久,男妇之患,非伤寒内外之症,或酒色吐血,或月水过期,心烦志乱,或腹胀胁痛劳痛、耳瞆鼻窒、骨节酸痛、干呕哕恶心,百药无效,痛者不能喻其状,方书未尝载其疾,医者不能辨其症,并依前法加减服之,无不效之理也。

大凡服药必须临睡卧床之时,用熟水一口只送过咽喉即便仰卧,令药在咽膈之间徐徐而下,要半日不可饮食汤水及不可起身行坐言语。直候药丸徐逐上焦,痰滞恶物过膈入腹,然后动作,方能中病。每次须当连进两夜,先夜所服,次日痰物既下三五次者,次夜减十丸。上两次者,仍服前数;下五七次或只二三次而疾势顿已者,次夜减二十丸,头夜所服,并不下恶物者,次夜加十丸,壮人病实者,多至百丸。唯狂疾劲实及暴卒恶候,多服无效。其或服罢卧倒,咽喉稠滞,壅塞不利者,乃痰气从上,药病相攻之故也。少顷,药力既胜,自然宁贴。又或百中有一,稍稍腹痛、腰背拘急者,盖有一种顽痰。恶物滞壅,闭气滑肠、里急后重者,状如痢病,片晌即已。若其痰涎易下者,其为快利,不可胜言,顿然满口生津,百窍爽快。间有片时倦怠者,盖连日病苦不安,一时为药所胜,肌体暂和,如醉得醒,如浴方出,如睡方起,即非虚倦。此药并不洞泻、刮肠大泻,但能取痰积恶物自胸胃次第穿凿而下,腹中嘈杂并不相伤。唯下部粘肠之粪,乃药力不到之处,是故先去其余。余不备述耳。

竹沥化痰丸　上可取上之湿痰,下可取肠胃之积痰。一名导痰小胃丹。

南星　半夏二药用皂矾、姜水浸煮,干。各二两　陈皮　枳实二药用皂矾水泡半日,炒。各二两　白术去芦,二两　苍术用米泔、皂矾水浸一宿,去黑皮,切,晒干,炒,二两　桃仁去皮　杏仁用皂矾水泡去皮、尖。各一两　红花酒蒸,一两　白芥子炒,一两

大戟长流水煮一时,晒干,一两　芫花醋拌湿,过一宿,炒黑,一两
甘遂面裹煨过,一两　黄柏炒褐色,一两　大黄酒湿纸包煨过,再
以酒炒,一两半

上为末,姜汁、竹沥打蒸饼糊为丸,如绿豆大。每服
三二十丸。极甚者,五七十丸。量人虚实加减,再不可多,恐
伤胃气也。一切痰饮,临卧时,白汤送下,一日一服,最能化
痰、化痞、化积,治中风喉痹,极有神效。

中风不语、瘫痪初起,用浓姜汤送下三五十丸,少时即能
说话。

头风、头痛,多是湿痰上攻,临卧时,姜汤下二十丸。

眩晕,多属痰火,食后,姜汤下二十五丸;然后以二陈汤
合四物汤加柴胡、黄芩、苍术、白芷,倍用川芎;热多,加石膏、
知母。

痰痞积块,临卧,白汤送下三十丸,一日一服,虽数十年,
只五七服见效。

哮吼,乃痰火在膈上,临卧,姜汤下二十五丸,每夜服一
次,久服自效。

喉痹肿痛,食后,白汤送下。

调理痰火之疾者,宜消补兼济也。

清气化痰丸　化痰顺气、开郁清火、宁嗽止喘,妙不
可言。

橘红盐水洗,去白,二两　香附米盐水浸,炒,三两　青黛
四钱　半夏温水洗七次,姜汁浸,炒,二两　片芩酒炒,一两　贝母
去心,二两　天门冬水泡,去心,二两　瓜蒌去壳,微炒,另研,二两
桔梗去芦,二两　杏仁水泡,去皮、尖,微炒,二两　枳实去瓤,麸
炒,二两　山楂肉蒸,去核,二两　黄连去毛,姜汁炒,二两　白茯
苓去皮,二两　白术不油者二两　苏子微炒,二两　连翘去梗,一
两　海石一两,另研　皂角火炮,去皮、弦、子,一两,熬膏

上为细末,用神曲、竹沥打糊为丸,如梧桐子大。每服

五十丸,食后,白汤下,清茶亦可。

千金化痰丸 健脾理胃、清火化痰,顽痰能软、结痰能开、疏风养血,清上焦之火,除胸膈之痰,清头目、止眩晕,如神。

胆星四两 半夏姜矾同煮半日,四两 陈皮去白,二两 白茯苓去皮,二两 枳实去瓤,麸炒,一两 海石火煅,一两 天花粉二两 片芩酒炒,二两 黄柏酒炒,一两 知母酒炒,一两 当归酒洗,一两 天麻火煅,二两 防风去芦,二两 白附子煨,二两 白术米泔浸,炒,二两 大黄酒拌,蒸九次,五两 甘草生,三钱 气虚加人参八钱

上为细末,神曲二两打糊为丸,如梧桐子大。每服六、七十丸,清茶任下。

法制半夏 化痰如神。若不信,将半夏七八粒研入痰碗内,化为清水;有痰疾,中风不语,研七八粒用井花水送下,以手摩运腹上一炷香时,即醒能语。

用大半夏一斤、石灰一斤、滚水七八碗入盆内,搅晾冷,澄清去渣,将半夏入盆内手搅之,日晒、夜露一七日足捞出,井花水洗净三四次,泡三日,每日换水三次,捞起控干。用白矾八两、皮硝一斤、滚水七八碗,将矾、硝共入盆内,搅晾温,将半夏入内浸七日,日晒夜露,日足取出,清水洗三四次,泡三日,每日换水三次,日足取出,控干入药。

甘草 南薄荷各四两 丁香五钱 白豆蔻三钱 沉香一钱 枳实 木香 川芎各三钱 陈皮五钱 肉桂三钱 枳壳 五味子 青皮 砂仁各五钱

上共十四味,切片,滚水十五碗晾温,将半夏同药共入盆内,泡二七日,日晒、夜露搅之,日足取出药,与半夏用白布包住,放在热坑,用器皿扣住三炷香时,药与半夏分胎,半夏干收用。有痰火者,服之一日,大便出似鱼胶,一宿尽除痰根,永不生也。

按：上诸方皆治壮人痰火有余之症，宜服之。若虚人痰火，宜照后论治。若脾肺气虚，不能运化而有痰者，宜六君子汤加木香。方见补益。若脾气虚弱，不能清化而有痰者，宜六君子汤加桔梗。方见补益。若因肺经气滞而痰中有血者，宜加味归脾汤。方见补益。若因肝经血热而痰中有血者，宜加味逍遥散。方见妇人虚劳。若因肝经阴虚而痰中有血者，宜加味地黄丸。方见补益。若过服寒凉之剂而吐痰有血者，必用四君子汤之类以主之。方见补益。若中气虚而痰甚者，用补中益气汤加茯苓、半夏，如未应，加一味姜汁，尤妙。

涤痰散 此药清肺消痰、定嗽，解酒毒，除一切痰火。

广陈皮先用白水洗净，每一斤入食盐四两，同入水浸过一宿，锅内煮干，略去筋膜，切作小片炒干，每陈皮一两入粉草二钱，共为末。每日早、晚各二匙，白汤调下。

一儒者体肥，仲夏患痰喘，用二陈、芩、连、桔梗，痰喘益甚；加桑皮、杏仁、瓜蒌，盗汗气促；加贝母、枳壳，不时发热，饮食渐减，脉大而无力。余以为脾肺虚寒，用八味丸以补土母，用补中益气汤以接中气而愈。

一男子饮食素少，忽痰壅气喘、头摇目札、扬手掷足，难以候脉。视其面色黄中见青，此肝木乘脾土，如小儿慢惊之症。先用六君子、柴胡、升麻而愈；用补中益气汤加半夏而痊。

张秋官面赤作渴，痰盛头晕，此肾虚水泛为痰。用六味丸而愈。

咳　嗽

脉

咳嗽所因，浮风、紧寒、数热、细湿、房劳涩难。右关微濡，饮食伤脾；左关弦短，肝极劳疲；肺脉浮短，咳嗽与期。五脏之嗽，各视本部。浮紧虚寒，沉数实热，沉滑多痰，弦涩少血。形盛脉细不足以息，沉小伏匿，皆是危脉。唯有浮大而嗽者，生。

春是上升之气，夏是火炎上最重，秋是湿热伤肺，冬是风寒外束。四时感冒，一切咳嗽、发热、吐痰者，宜发散风邪也。

参苏饮 治四时感冒，发热头疼、咳嗽声重、涕唾稠粘、中脘痞满、呕吐痰水。宽中快膈，不致伤脾。此药大解肌热，将欲成劳，痰咳喘热，最效。

紫苏一钱 前胡二钱 桔梗 枳壳各一钱 干葛二钱 陈皮 半夏 茯苓各一钱 甘草七分 人参七分，热咳者去之 木香五分，气盛者去之

上锉一剂，生姜、枣子，煎，食后，温服。若天寒感冒，恶寒无汗，咳嗽喘促，或伤风无汗、鼻塞声重咳嗽，并加麻黄二钱、去皮杏仁二钱、金沸草一钱，以汗散之；若初感冒，肺多有热，加杏仁、黄芩、桑白皮、乌梅；肺寒咳嗽，加五味子、干姜；心下痞闷，或胸中烦热，或停酒不散，或嘈杂恶心，加黄连、枳实各一钱，干葛、陈皮倍用之；胸满、痰多，加瓜蒌仁一钱；气促、喘嗽，加知母、贝母；鼻衄，加乌梅、麦门冬、白茅根；心盛发热，加柴胡、黄芩；头痛，加川芎、细辛；咳嗽、吐血，加升麻、牡丹皮、生地黄；劳热、咳嗽久不愈，加知母、贝母、麦门冬；见血，加阿胶、生地黄、乌梅、赤芍药、牡丹皮；吐血、痰嗽，加四物汤，名茯苓补心汤；妊娠伤寒，去半夏，加香附。

感冒风寒，嗽而声哑者，是寒包热也。与久嗽声哑不同。冷风嗽者，遇风冷即发，痰多喘嗽是也。以上二条，俱宜后方。

三拗汤 治感冒风邪寒冷，鼻塞声重、语音不出、咳嗽多痰、胸满短气喘急。

甘草生 麻黄不去节 杏仁不去皮、尖。各二钱 加荆芥、桔梗，名五拗汤。

上锉剂,生姜,煎服。

痰嗽者,嗽动便有痰声,痰出嗽止是也。嗽而痰多者,是脾虚也。肺胀嗽者,嗽则喘满气急也。喘急不得眠者,难治。久嗽不止成劳,若久嗽声哑,或喉生疮者,是火伤肺金也。俱难治之。若血气衰败,声失音者,亦难治也。以上三条,俱宜后方。

清肺汤 治一切咳嗽,上焦痰盛。

黄芩去朽、心,一钱半 桔梗去芦 茯苓去皮 陈皮去白 贝母去心 桑白皮各一钱 当归 天门冬去心 山栀 杏仁去皮、尖 麦门冬去心。各七分 五味子七粒 甘草三分

上锉,生姜、枣子,煎,食后服。痰咯不出,加瓜蒌、枳实、竹沥,去五味子;咳嗽喘急,加苏子、竹沥,去桔梗;痰火咳嗽、面赤身热、咯出红痰,加芍药、生地黄、紫菀、阿胶、竹沥,去五味子、杏仁、贝母、桔梗;久嗽、虚汗多者,加白术、芍药、生地黄,去桔梗、贝母、杏仁;久嗽喉痹、声不清者,加薄荷、生地黄、紫菀、竹沥,去贝母、杏仁、五味;嗽而痰多者,加白术、金沸草,去桔梗、黄芩、杏仁;咳嗽身热,加柴胡;咳嗽,午后至晚发热者,加知母、黄柏、生地、芍药、竹沥,去黄芩、杏仁;咳嗽痰结胁痛者,加白芥子、瓜蒌、枳实、砂仁、木香、小茴、竹沥、姜汁少许,去贝母、杏仁、山栀,亦加柴胡引经。

食积嗽者,痰嗽如胶也。咳嗽胸膈结痛者,是痰结也。早晨嗽者,胃中有食积也。上半日嗽多者,胃中有伏火也。以上四条,俱宜后方。瓜蒌枳实汤加减。方见痰饮。

午后至夜嗽多者,属阴虚也。黄昏嗽多者,火气浮,少加凉药。火嗽者,有声痰少、面赤身热、脉数者是也。干咳嗽无痰者,是痰郁火邪在肺,难治也。劳嗽者,盗汗痰多作寒热、脉数大无力是也。以上四条,皆是劳力、酒色内伤、忧怒、郁结、阴虚火动而嗽者,俱宜后方。**滋阴降火汤。** 方见虚怯。

一切久嗽不止者,宜后方。

吕洞宾仙传芦吸散 治新久咳嗽,百药无功,服此立效。

款冬花蕊五钱 鹅管石二钱五分 陈皮二钱五分 年老人及虚者加人参五分 冬月加肉桂一钱五分

上忌铁器,为细末和匀,分作七帖,作七日服。每服一帖。夜仰卧将药一帖作三次入竹筒内,病者口噙竹筒,近咽喉用力一吸,将白温水一口送下。不可多吃水,忌诸般油腻盐一七日。药服完之后,亦少用些油盐,至半月后不忌。

吸药仙丹

鹅管石二两 寒水石四钱半 金星礞石七钱,焰硝煅后,用醋淬 白附子七钱 白矾七钱,枯过四钱半 孩儿茶四钱 款冬花净蕊,七钱 粉甘草四钱

上各为末,研令极细秤过,方用总箩过搀匀。如有气,加沉香五分、木香七分、官桂七分;如心下虚悸,加朱砂三分。热嗽,用茶汤下;寒,用姜汤下;咳如浮肿,用木瓜、牛膝汤下;咳而有红痰吐血,白芥子汤下。

歌　曰

仙方二两鹅管石,青礞白附款冬花,
三味各秤七钱重,四钱甘草与儿茶,
枯矾寒水四钱半,八味精研制莫差,
日进六分三次吸,寒用姜汤热用茶,
虚加五分沉木桂,咳而惊悸用朱砂,
薄荷煎汤潮热使,化痰止嗽最为佳。

鸡鸣丸 治男、妇不问老少,十八般咳嗽吐血、诸虚等症,如神。

从来咳嗽十八般,只因邪气入于肝,
胸膈咳嗽多加喘,胃嗽膈上有痰涎,
大肠咳嗽三焦热,小肠咳嗽舌上干,

伤风咳嗽喉多痒，胆嗽夜间不得安，
肝风嗽时喉多痹，三因嗽时船上滩，
气喘夜间多沉重，肺嗽痰多喘嗽难，
热嗽多血连心痛，膀胱嗽时气多寒，
暴嗽日间多出汗，伤寒嗽时冷痰酸，
此是神仙真妙诀，用心求取鸡鸣丸。

知母四两,炒　杏仁去皮、尖,二钱　桔梗去芦,五钱　阿胶麸炒,四钱　葶苈火上焙,三钱　款冬花四钱　旋覆花一两　半夏姜汁炒,三钱　甘草炙,一两　陈皮去白,一两　兜铃一两　五味子四钱　麻黄一两　人参五钱

上共为细末,炼蜜为丸,如弹子大。每服一丸,五更,乌梅、生姜、枣子汤下。

大抵久嗽者,多属肾气亏损,火炎水涸,或津液涌而为痰者,乃真脏为患也。须用六味地黄丸壮肾水、滋化源为主;以补中益气汤养脾土、生肺肾为佐。久之自愈。方见补益。

补遗方

治咳嗽肺痿、吐血气喘等症,用猪肺一个,倒悬滴尽血水,又用大萝卜十个捣烂,用新砂锅一个,水五碗,煮前萝卜,烂,滤去渣,添蜜四两、鸡子清十个,不用黄。与蜜搅匀,却装入肺内。又用款冬花、五味子、诃子去核各一钱,白矾五分,俱为末,通搅蜜入鸡清内,入肺管煮熟,空心服之,其效如神。

又方

猪肺一个,洗净血水,若病人每岁用杏仁一个去皮、尖,将肺以竹片签眼,每眼用杏仁一个,麻扎住,安瓷器内重汤煮熟,去杏仁不用,只吃此肺。轻者只用一具而已;重者制二具吃,全安。

加味上清丸 治咳嗽烦热,清声润肺,宽膈化痰,生津止渴,爽气凝神。

南薄荷叶四两 柿霜四两 玄明粉五钱 硼砂五钱 冰片五分 寒水石五钱 乌梅肉五钱 白粉八两

上为细末,甘草水熬膏为丸,如芡实大。每服一丸,噙化,茶汤送下。

杏仁煎 治老人久患喘嗽不已,睡卧不得者,服之立效。

杏仁水泡,去皮、尖,炒 胡桃仁去皮。等分

上二味,共碾为膏,入炼蜜少许为丸,如弹子大。每服一丸,细嚼,姜汤送下。

治痰火咳嗽,兼治酒痔

白矾一两,煅过 矿石灰一两半

上研匀,每服一钱,或茶,或滚水,酒亦可。如作丸,用灰面一两和合冷水为丸,如梧桐子大。每服二十五丸,前引送下。

清上噙化丸 清火化痰、止嗽定喘。

瓜蒌霜 天门冬去心 橘红 枯芩去朽,酒炒 海石煅 柿霜各一两 桔梗去芦 连翘 玄参 青黛各五钱 风化硝三钱

上为细末,炼蜜为丸,如龙眼大。食远,噙化。

周藩海阳王昆湖公,患痰嗽喘热,左足肿痛,日轻夜重。每年发一二次,已经三十年,遍治弗效。余诊左脉微数、右脉弦数,此血虚有湿痰也。以四物汤加苍术、黄柏、木瓜、槟榔、木通、泽泻,空心服以治下元;以茯苓补心汤临卧服以治上焦。各三服而愈。后以神仙飞步丸空心服,清气化痰丸临卧服,各一料,永不再发。

一儒者,每至春咳嗽,用参苏饮之类乃愈。后复发,仍用前药,反喉喑,左尺洪数而无力。余以为肾经阴火刑克肺金,以六味丸料加麦门冬、五味子、炒山栀,以补中益气汤而愈。

喘 急

脉

喘急脉沉,肺胀停水;气逆填胸,脉必伏取;沉而实滑,身温易愈;身冷脉浮,尺涩难补。又云:脉滑而手足温者,生;脉沉涩而四肢寒者,死。

喘者为恶候,因火所郁而痰在脾胃也。痰喘者,喘动便有痰声也。宜后方。瓜蒌枳实汤治痰喘。方见痰饮。

火喘者,乍进乍退,得食则减,止食则喘也。宜后方。

清肺汤 治火喘。

片黄芩一钱 山栀子 枳实 桑白皮 陈皮 白茯苓去皮 杏仁去皮、尖 苏子 麦门冬去心 贝母去心。各八分 沉香磨水 辰砂研末,一味临服调入。各五分

上锉一剂,姜一片,水煎,入竹沥同服。

气短而喘者,呼吸短促而无痰声也。

四君子汤 治短气。

人参去芦 白术去芦,各一钱三分 茯苓去皮 陈皮 厚朴姜汁炒 砂仁 苏子 桑白皮各六分 当归八分 沉香 木香各五分,另磨水 甘草炙,一钱

上锉一剂,姜一片、枣二枚,水煎,磨沉香调服。

阴虚火动而喘者,心脉数也。滋阴降火汤。方见虚症。依本方加苏子、沉香、杏仁、桑白皮、竹沥。

寒喘者,四肢逆冷,脉沉细也。

理中汤 治寒喘。

砂仁 干姜炒 苏子 厚朴姜汁炒 官桂 陈皮 甘草炙。各一钱 沉香 木香各五分,水磨入

上锉一剂,生姜三片,水煎,磨沉、木香同服。若脉细、手足冷,加附子。

伤寒喘急者,宜发表也。

五虎汤　治伤寒喘急。

麻黄三钱　杏仁去皮、尖,炒,三钱　石膏五钱　甘草一钱
细茶一撮　加桑皮一钱　有痰,加二陈汤。

上锉一剂,生姜三片、葱白三根,煎热服。后用小青龙汤
加杏仁。

虚阳上攻喘急者,宜降痰气也。

苏子降气汤　治阳虚上攻,气不升降,上盛下虚,痰涎壅
盛、喘促气满咳嗽。

苏子五钱　陈皮　厚朴姜汁炒　前胡　肉桂各二钱　半夏
姜汁浸,炒　当归　甘草　一方去桂加南星

上锉一剂,生姜三片、枣一枚,水煎服。若加川芎、细辛、
茯苓、桔梗,名大降气汤。

定西侯蒋公,患上气喘急,其脉寸口洪滑。此痰滞胸膈
也。余令先服稀涎散二钱,更以熟水频频饮之,则嗌而吐其痰
如胶,内有一长条裹韭叶一根,痊愈。

一路姓者,年近五十,身体肥大,饮食倍常,患月余。每
行动即喘,求予诊。六脉微涩,予曰:此死症也。众皆以予为
妄,后逾月,果中痰而卒。

哮　吼

专主于痰,宜用吐法,亦有虚而不可吐者。治吼必使薄滋
味,不可纯用凉药,必兼发散。哮吼者,肺窍中有痰气也。

五虎二陈汤　治哮吼喘急痰盛。

麻黄　杏仁各一钱　石膏二钱　陈皮一钱　半夏一钱,姜
汁炒　茯苓去皮,二钱　人参八分　细茶一撮　沉香　木香各五
分,另水磨入

上锉一剂,生姜三片、葱白三根,水煎服。

定喘汤　治哮吼喘急。

麻黄三钱　杏仁去皮、尖，一钱半　片芩去朽　半夏姜制　桑白皮蜜炙　苏子水洗，去土　款冬花蕊各二钱　甘草一钱　白果二十一个，去壳，切碎，炒黄

上锉一剂，水煎服。

紫金丹　凡遇天气欲作雨便发齁喘，甚至坐卧不得，饮食不进，此乃肺窍中积有冷痰，乘天阴，寒气从背、口、鼻而入，则肺胀作声。此病有苦至终身者，亦有子母相传者。每发即服，不过七八次，觉痰腥臭，吐出白色，是绝其根也。

白砒一钱，生用　枯矾三钱，另研　淡豆豉出江西者一两，水润其皮，蒸研如泥，旋加二味末合匀

上捻作丸，如绿豆大。但觉举发，用冷茶送下七丸。甚者，九丸，以不喘为愈；再不必多增丸数，慎之！慎之！小儿服一二丸，殊效。

竹沥化痰丸　治哮吼十数年不愈，宜久久服之，奏效。方见痰饮。

三白丸　治诸般咳嗽吼气。

白大半夏一两，生用　白砒三钱　白矾三钱　雄黄通明，三钱　巴豆仁去油，三钱

上将白矾熔化入砒末在矾内，焙干，取出擂烂，再炒成砂，同前药为细末，面糊为丸，如粟米大。大人服十丸，小儿三五丸。咳嗽，茶下；吼气，桑白皮汤送下。

治吼积方

用鸡子一个，略敲碎损，膜不损，浸尿缸内三四日，夜取出煮熟，食之，神效。盖鸡子能去风痰。

青金丸　治哮喘，用厚味发者用之。

萝卜子淘净、蒸熟、晒干为末，姜汁浸，蒸饼为细丸。每服二十粒，津送下。

卷之三

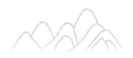

疟　疾

脉

疟脉多弦。弦而数者多热,宜汗之;弦而迟者多寒,宜温之;弦而紧实者,宜下之;弦而虚细者,宜补之;弦而实大者,宜吐之。弦短者多食;弦滑者多痰。疟脉迟缓者,病自愈,久疟不愈者,脉必虚,宜养正祛邪。

夫疟者,因外感风寒暑湿,内伤饮食劳倦,或饥饱色欲过度,以致脾胃不和,痰留中脘。然无痰不成疟。脾胃属土,有信来去,不失其时。若移时,或早或晚者,是邪无容地,疟将好也。疟疾来时,呵欠怕寒、手足冷、发寒战、大热口渴、头痛、腰胯骨节酸疼,或先寒后热,或先热后寒,或单寒单热,或寒多热少,或热多寒少,一日一发,受病浅也,容易治。间日发者,或二日连发,住一日者,皆难痊。治宜在表无汗者,散邪汤为主;有汗者,正气汤为主;在半表半里者,柴苓汤为主;分利阴阳而未已者,人参养胃汤加减,后方可截之;若用截药吐出黄胶水者,疟自愈也。不可一二日早截,早则邪气闭塞而成坏症;又不可迟截,迟则元气衰惫而成虚怯;当在三四日就截为好。须待热退身凉,方可饮食也。切不可带热饮食,恐不消而成痞,一名疟母,痞散成臌者有之矣。

大凡疟初起者,散邪正气为先也。无汗要有汗,散邪为主。

散邪汤　治疟疾初发,憎寒壮热、头疼身痛无汗。

川芎　白芷　麻黄　白芍　防风去芦　荆芥　紫苏　羌活各一钱　甘草三分

上锉一剂,生姜三片、葱白三根,水煎去渣,露一宿,次早温服。有痰,加陈皮;有湿,加苍术;夹食,加香附。

有汗要无汗,正气为主。

正气汤 治疟疾初发,憎寒壮热,头疼口干有汗。

柴胡　前胡　川芎　白芷　半夏姜炒　麦门冬去心　槟榔　草果去壳　青皮去穰　茯苓去皮。各一钱　桂枝　甘草各三分

上锉一剂,生姜三片、枣一枚,水煎,预先热服。

疟发寒热作渴者,宜分利阴阳也。

柴苓汤 治疟发寒热,病在半表半里,阴阳不分。

柴胡　黄芩　人参　半夏　猪苓　泽泻　白术　茯苓　肉桂　甘草

上锉一剂,生姜三片、枣一枚,水煎服。无汗,加麻黄;有汗,加桂枝;寒多,加官桂;热多,加黄芩。

虚人患疟者,养正邪自除也。

人参养胃汤 治暴疟初起,服二帖后,用人参截疟饮加减截之。

人参　茯苓去皮　陈皮　半夏姜汁炒　厚朴姜汁炒　苍术米泔浸　藿香　当归　川芎　草果去壳。各八分　甘草三分　乌梅一个

上锉一剂,生姜三片、大枣一枚,水煎,温服。寒多,加官桂;热多,加柴胡;汗多,去苍术、藿香、川芎,加白术、黄芪;饱闷,加青皮、砂仁,去人参;渴,加麦门冬、知母,去半夏;泻,加炒白术、芍药;泻不止,加肉豆蔻,去厚朴、草果;呕哕,加白术、山药、炒砂仁、炒米,去草果、厚朴、苍术;痰多,加贝母、竹沥,去半夏、草果;内热盛,加炒黄芩,去半夏;长夏暑热盛,加香薷、扁豆,去半夏、藿香。

人参竹沥饮 治虚疟昏倦,汗多痰盛,舌大,语言混杂不清,脉虚大无力。

人参去芦　白术去芦　茯苓去皮　当归　生地黄　酸枣仁炒　麦门冬去心　知母　陈皮　芍药各一钱　乌梅一个　甘草三分

上锉一剂,生姜三片、枣一枚,水煎,入竹沥半盏、姜汁少许同服。

风暑入阴在脏者,瘟疟也。

柴胡芎归汤　治夜间阴疟,引出阳分则散,后服人参截疟饮止之。

柴胡　桔梗去芦　当归　川芎　芍药　人参　厚朴姜汁炒　白术去芦　干葛　茯苓去皮　陈皮各一钱　红花　甘草各三分

上锉一剂,生姜一片、枣二枚、乌梅一个,水煎,食远服。

人虚者,截补兼用也。

人参截疟饮　治虚人截疟,一切疟疾并可截之。

人参　白术去芦　茯苓去皮　当归　青皮去穰,麸炒　厚朴姜汁炒　柴胡　黄芩　知母去毛。各八分　桂枝三分　常山酒浸　草果去壳。各八分　鳖甲醋炙,八分　乌梅一个　甘草三分

上锉一剂,生姜一片、枣二枚、桃脑七个,水煎,露一宿。临发日五更,空心,温服。渣待日午再煎服,糖拌乌梅下药。切忌鸡、鱼、豆腐、面食及房劳、怒气,戒之即痊。此方俱照前人参养胃汤后开治,加减法相同,截疟饮加酒少许,尤妙。

人壮盛者,宜单截也。

不二饮　治一切新久寒热疟疾,一剂截住,神效。

常山　槟榔要一雄一雌者,重二钱,余药各二钱　知母　贝母各等分

上锉,每八钱酒一钟,煎至八分,不可过熟,熟则不效。露一宿,临服日五更,温服,勿令妇人煎药。

常山七宝饮　治壮健人疟疾,可截之。

常山　草果去壳　槟榔　青皮去瓤　厚朴姜汁炒　知母　苍术米泔制。各一钱　鳖甲一钱　乌梅一个　甘草三分

上锉一剂,生姜一片、桃脑七个,水煎,入酒少许,露一宿,临发日五更,温服;午间,渣再煎服。汗多,加白术,去苍术;热多,加柴胡、黄芩;寒多,加桂枝;口渴,加麦门冬、天花粉;痰多,加贝母。

疟久不止者,先截而后补也。

如圣散

人参三钱　常山三钱　丁香二十四个　甘草二分

上为细末,用好酒一钟、乌梅一个,煎熟,露一宿。临发日五更,温服,用糖拌乌梅下药,时时可食之。

雄黄截疟丸

人言一钱　雄黄三钱　辰砂三钱　甘草二钱　绿豆粉一两五钱

上药,各为细末,用绿豆粉打糊为丸,如白豆大,外用朱砂为衣。临发日五更,井花水吞服二丸,小儿一丸,勿多服。

疟已后者,须调养血气也。

参归养荣丸　治疟疾截住后,用此汤药调养血气。

人参　当归　茯苓去皮　白术去芦　陈皮　砂仁　厚朴姜汁炒　山药炒　莲肉炒　芍药酒炒　熟地黄　甘草炙。各等分

上锉一剂,大枣二枚,水煎,温服。疟热虚汗,加黄芪,去砂仁。

腹中有块者,疟母也。凡疟发时,切不可带热饮食,恐不消而成痞块,痞散成臌者有之矣。

参归鳖甲汤　治老疟,腹胁有块成疟母。

人参五分　青皮去瓤　黄芪蜜水炒　鳖甲醋炙　当归酒洗　茯苓　白术去芦　厚朴姜汁炒　香附　抚芎各八分　砂仁　山

楂去子　枳实麸炒。各五分　甘草三分

上锉一剂,生姜一片、枣二枚、乌梅一个,水煎,食前,温服。如制丸药,加阿魏醋煮化,和前药末,再用水醋少许打糊为丸,如梧桐子大。每服三十丸,空心,米汤吞下。

十将军丸　治久疟不瘥,有疟母者。

三棱炮　莪术生　青皮去穰　陈皮去白　草果去壳　砂仁　槟榔　乌梅肉　半夏泡七次。各一两　常山酒蒸,二两

上先将常山、草果二味锉,用好酒、醋各一碗入瓦器内,先浸一宿,后入八味药同浸至晚,入瓦铫内炭火煮,取出晒干。若无日色,用火焙干为末,半酒半醋打糊为丸,如梧桐子大。每服三四十丸,白汤吞下,日进三服。忌生冷、鱼腥、酸咸、油腻、面食、炙煿、诸死毒物。服至四两至八两即除根。凡有积聚及烟瘴湿地方,更宜服之。一方加苍术、香附醋炒各一两。

平素虚弱,兼以劳役内伤夹感寒暑,以致疟疾寒热交作、肢体倦怠、乏力少气,用补中益气汤加黄芩、芍药、半夏。有汗及寒重,加桂枝,倍黄芪;热盛,倍柴胡、黄芩;渴,加麦门冬、天花粉。

大凡久疟多属元气虚寒。盖气虚则寒,血虚则热。胃虚则恶寒,脾虚则发热。阴火下流则寒热交作,或吐涎不食、战慄泄泻、手足厥冷,皆脾胃虚弱,但服补中益气汤,其诸证悉愈。方见补益。

大抵久疟,气血俱虚而三日一发者,用十全大补汤。盖邪气在阳分者,浅而易治;邪气在阴分者,深而难治。方见补益。

一妇人,疟后形体骨立、发热恶寒、自汗盗汗、胸膈痞满,日饮米汤少许,服参术药益胀,卧床半年矣。余以为阳气虚寒,用大剂补中益气加附子一钱。二剂,诸症渐退,饮食渐进;又二剂,痊愈。方见补益。

痢 疾

脉

痢脉多滑,按之虚绝,尺微无阴,涩则少血,沉细者生,洪弦者死。

痢疾不分赤白,俱作湿热治之明矣。赤属血,白属气;赤白相兼,脓血杂痢,皆因脾胃失调,饮食停滞,积于肠胃之间多。其暑湿伤脾,故作痢疾。起于肚腹疼痛,大便里急后重,小水短赤不长,身凉、脉缓者,易治;身热、脉弦急者,难治。痢疾初起一二日,元气壮实者,先用玄白散;虚弱者,用芍药汤疏通积滞。三四日以后,元气渐弱,调和饮食加减治之。如不止,服参归芍药汤调理脾胃、补益元气。久不愈,方可服人参养脏汤加减治之。切不可骤用粟壳等药,止塞太早,恐内积气未尽,成休息痢;亦恐毒攻上,胸腹饱闷作疼,恶心呕哕发呃,难治,因毒气攻胃故也。先水泻,后脓血者,是肾传脾,难愈;先脓血,后水泻者,是脾传肾,易愈。又有痢下鲜血者,如尘腐色者,如屋漏水者,大孔如竹筒者,呕哕发呃、烦躁身热者,俱难治也。如鱼脑髓者,身热脉数大,半生半死也。大抵治痢疾一二日,元气未虚,治宜疏通积滞,此通因通用之法;三四日后,不可疏通,恐元气虚也,当清热解毒、调养脾胃为主。《经》云:行血则便脓自愈,调气则后重自除。若大肠积滞壅实而后重,法当疏导之;若大肠气虚下陷而后重,法当升补之。

初下痢者,不分赤白,皆湿热也。壮盛人初痢,宜利之。

玄白散　治痢疾初起,里急后重,腹痛脓血窘迫,壮盛人一剂即愈。

牵牛赤痢用黑、白痢用白,赤白相杂,黑白兼用,半生半炒,捣碎　生地黄　赤芍　归尾　槟榔　枳壳去瓤,麸炒　莪术煨黄连各一钱　大黄二钱　暑月加香薷一钱,炒上锉一剂,水煎,空心,温服,以利二三次为度。

虚弱人初痢,宜清之。

芍药汤

芍药二钱　木香一钱　当归一钱　枳壳去穰,一钱　黄芩去朽,一钱　槟榔一钱　黄连二钱　甘草五分

上锉一剂,水煎,温服。

下痢稍久者,宜调和也。

调和饮

白芍三钱　当归一钱　川芎二钱　黄连二钱　黄芩二钱　桃仁一钱　升麻五分

上锉一剂,水煎,空心服。如红痢,依本方;如白痢,用吴茱萸一钱,芩连用酒炒;赤白痢,加白术、茯苓、陈皮、香附各一钱。

痢因热积而气滞者,宜清热顺气也。

立效散　治赤白痢疾,脓血相兼,里急后重,疼痛,一服立止。

净黄连四两,酒洗,吴茱萸三两同炒,去茱萸不用　陈枳壳二两,去穰,麸炒

上二味,为细末,每服三钱,空心,黄酒调下。泄泻,米汤下;噤口痢疾,陈仓米汤送下。

下痢发热不退者,肠胃中有风邪也。

仓廪散　治痢疾赤白,发热不退,肠胃中有风邪热毒及时行瘟疫,沿门阖境,皆下痢噤口者,服之神效。即人参败毒散加黄连、陈仓米三百粒,姜、枣煎服。如痢后手足痛,加槟榔、木瓜;噤口痢,加陈仓米一撮、石莲肉七枚。

下痢发热,便闭者,表里有实热也。六一顺气汤。方见伤寒。治痢不问赤白相杂,肚痛,里急后重,浑身发热,口干发渴,用此通利即止。

下痢噤口不食者,脾虚胃热甚也。

参连汤

人参五钱　黄连一两

上锉一剂，水煎，终日时呷之。如吐，再强饮，但得一口呷下咽喉，即好；加石莲肉三钱，尤效。外以田螺捣烂盦脐中，引药下行故也。

开噤汤　治噤口痢疾。徐元济传。

砂仁一钱,研　砂糖七钱　细茶五钱　生姜五片

上锉一剂，水二钟，煎至八分，露一宿，次早面北，温服。外用木鳖子二钱去壳、麝香二分，共捣，置脐中，即思食。

一方　治噤口痢、米谷不下者,神效。

用石莲肉为末，每服二三钱，用陈仓米汤调下，即效。呕，加生姜汁二三匙。

下痢久不止者,宜调养气血兼升涩也。

参归芍药汤　治痢久一二十日,痢多不止,用此调养气血,自愈。

人参一钱　当归酒洗,二钱　茯苓　白术各一钱　砂仁七分　山药炒　陈皮各一钱　甘草五分

上锉一剂，乌梅一个、灯草一团、莲肉七个，水煎，温服，照后加减。噤口痢不食者，胃口热极故也，加炒黄连、莲肉、人参、炒米、乌梅，清热开胃为主；下痢腹痛、里急后重者，是热极气滞也。又云：里急者，腹中不宽快也；亦有虚坐而大便不行者，皆血虚也。血虚则里急后重，如四物汤之类治之，加木香、槟榔，和消积气，则后重自除。

久痢后重不除者，虚气坠下也。治痢用下药挨积仍后重者，乃阳不升也，用升麻为君，加人参、当归、芍药为君，升麻少许提气。

大凡痢作痛者，热流下也，加炒芩、芍药清之。

痢后发热不止，或积少但虚坐努力者，俱是血虚故也，倍加当归、芍药、地黄，滋养阴血，其热自安。

积中有紫血者,是瘀血也,加芍药、红花,生血和血,则便血自愈。

痢下如绿豆汁者,是湿也,加苍术、白术,渗湿、利小便。

实肠散 治久痢去多,不分赤白,用此末药换出黄粪来。

干山药炒黄色,一两 好莲肉炒,去心,一两 炒黄米一合

上共为细末,用砂糖调热汤和匀前药末,不干不稀,渐渐调服,后用清米汤漱口,常服之,最效。

汤泡饮 治久痢不愈,无分赤白,俱可服。

粟壳蜜水炒,三钱 乌梅一个,去核 甘草三分 蜜三匙

上锉碎,用滚水一钟,泡浸一时,去渣,三次服之。

真人养脏汤 治大人、小儿冷热不调,下痢赤白,或如脓血鱼脑,里急后重,脐腹疼痛,或脱肛下坠、酒毒便血,并皆治之。

肉桂五分 人参去芦 当归 诃子煨,去核 木香 甘草炙 肉豆蔻面裹煨。各一钱 芍药 白术各一钱 枳壳蜜炙,一钱

上锉一剂,水煎,食前,温服。脏寒者,加附子一钱,制。

痢疾日久不愈,不能起床,不思饮食,瘦弱之甚者,用补中益气汤去柴胡,加炒芍、泽泻、木香、砂仁、白蔻、地榆、米壳醋炒。

大抵久痢不止,多属血气虚弱,宜用八珍汤。若脾气虚而血弱者,用四君子汤;若胃气虚而血弱者,用补中益气汤。大凡此症久而不愈,或变症百出,但守前法,久之自愈。血痢及下血久不止,用六味丸加地榆、阿胶、黄连、黄芩、生地黄。以上四方,俱见补益。

补遗方

狗皮膏 贴泻痢如神。

乳香五钱　没药五钱　木鳖子十个　杏仁四十九个　桃枝四十九节，二指长　柳枝四十九节，如箸大

上用香油七两，将木鳖子以下四味入油炸，浮捞起渣，下好黄丹飞过三两，熬将成膏，用槐枝不住手搅，滴水成珠退火，再入乳香、没药，加麝香一分搅匀。退火毒，以狗皮摊膏，贴脐上。

泻痢膏

赤石脂四两　诃子四两　罂粟壳四两　干姜五两

以上为细末，用真麻油二斤四两，熬去四两，止吊二斤，再熬滚入上好飞黄丹一斤，熬黑色，滴水成珠，方入后四味药：龙骨二两、乳香五钱、没药五钱、麝香一钱，俱为细末，入内搅匀退火。出火毒，摊贴脐上，每一个重三钱。冬月，可加肉蔻五钱。

秘方　治痢久不愈者。

用白萝卜取汁一钟，蜜一钟，共煎滚调匀，温服，立止。

又方

用阴干陈久萝卜缨煎汤服之，止痢如神。

又方

用大团鱼一个，水煮去肠甲，加生姜七片、砂糖一小块，不用盐酱，少入米粉作羹吃一二碗，其痢立止。

大司寇春冈刘公，年近古稀，患痢脓血腹痛，诸医弗效。余诊六脉微数，此肥甘太过，内有积热，当服酒蒸大黄一两清利之。公曰：吾衰老恐不能，唯滋补、平和之剂可也。余再四宽释，公意始从，遂服之，逾日而愈。

通府竹峰何公，患痢赤白，昼夜无度，遍身瘙痒，心中烦躁。予诊六脉大数，人迎偏盛，此风邪热毒也。以人参败毒散加防风、荆芥、黄连，去人参，二服即愈。又诊六脉仍前大数，余曰：数则心烦，大则病进，将来必有痰喘之患不起。后逾月，果如其言。

一人痢后两足浮肿、胸膈胀满、小便短少。用分利之剂，遍身肿兼气喘。余曰：两足浮肿，脾气下陷也；胸膈胀满，脾虚作痞也；小便短少，肺不能生肾也；身肿气喘，脾不能生肺也。用补中益气加附子而愈。半载后，因酒食劳倦，两目浮肿、小便短少，仍服前药，顿愈。方见补益。

泄　泻

脉

泻脉自沉。沉迟寒侵，沉数火热，沉虚滑脱，暑湿缓弱，多在夏月。

泄泻之症，只因脾胃虚弱，饥寒饮食过度，或为风寒暑湿所伤，皆令泄泻。治须分利小便，健脾燥湿为主。若泻太多而不止者，当用补住为要。若泻不止，手足寒、脉虚脱、烦躁发呃、气短、目直视、昏冒不识人者，皆死症也。若泄泻初起，不可就用补塞，恐积气未尽而成腹疼饱闷、恶心烦躁发呃而死。直待泻去四五次，方可补住。此大法也。

泄泻清浊不分者，湿多成五泻也。

胃苓汤　治脾胃不和，腹痛泄泻，水谷不化，阴阳不分。

苍术米泔制　厚朴姜汁炒　陈皮　猪苓　泽泻　白术去芦　茯苓去皮　白芍煨。各一钱　肉桂　甘草炙。各二分

上锉一剂，生姜、枣子、煎，空心，温服。水泻，加滑石；暴痢赤白相杂，腹痛里急后重，去桂，加木香、槟榔、黄连，水煎服；久泻，加升麻；胜湿，加防风、升麻；食积，加神曲、麦芽、山楂；气虚，加参、术。

寒泄者，悠悠腹痛，泻无休止，色青，脉沉迟是也。

理中汤　治寒泻症。

人参　白术去芦　干姜炒。各一钱　官桂　甘草炙。各

五分　陈皮　藿香　茯苓去皮　良姜各七分　乌梅一个

　　上锉一剂,生姜三片、枣二枚、灯草一团,水煎,温服。寒极手足冷,脉沉细,加附子,去良姜、官桂;腹痛,加厚朴、砂仁、木香,去人参;呕哕恶心,加丁香、半夏,去良姜、官桂;泻不止,加苍术、山药;泻多不止,加肉蔻、诃子、附子,去良姜、官桂;虚汗,加黄芪,去藿香、官桂;饱闷,加厚朴、砂仁,去人参、良姜、官桂。

　　火泻者,腹中痛一阵,泻一阵,后去如汤,后重如滞,泻下赤色,小水短赤,烦渴,脉数是也。即火泻也。

　　四苓散　治火泻、热泻。

　　茯苓　白术　猪苓　泽泻　苍术炒　山药　芍药　山栀炒　陈皮各一钱　甘草五分　乌梅一个

　　上锉一剂,灯草一团,水煎,温服。饱闷,加厚朴、砂仁,去山药;腹痛,加厚朴、砂仁、木香、茴香,去白术;呕哕、恶心,加藿香、乌梅、莲肉、砂仁、人参;小水短赤,加木通、车前,去泽泻;口燥、烦渴,加黄连、麦芽、莲肉、乌梅、干葛,去泽泻、苍术;泻多、元气虚脱、昏倦,加人参、黄芪,去泽泻、苍术;夏月暑泻,加香藿、扁豆;泻多烦躁,加炒黄连、人参、辰砂、乌梅,去苍术、泽泻;泻多不止,加肉蔻、乌梅、人参,去泽泻、山栀;发热、脉数,加柴胡、炒黄芩、乌梅。

　　暑泻者,夏月暴泻如水,面垢、脉虚、烦渴、自汗是也。香薷饮。方见中暑。依本方加人参、白术、茯苓、白芍、陈皮、甘草,炒米一撮、乌梅一个、灯芯一团,煎服。

　　湿泻者,泻水多而腹不痛,腹响雷鸣,脉细是也。

　　五苓散　治湿泻症。

　　茯苓去皮　白术去芦　猪苓　泽泻　山药　陈皮　苍术米泔制　砂仁炒　肉蔻面包煨,捶去油　诃子煨,去核。各八分　官桂甘草炙。各五分

　　上锉一剂,生姜一片、乌梅一个、灯芯一团,水煎,温服。

照前理中汤加减同前。

风泻者,泻而便带清血,脉浮弦是也。

胃风汤　治风冷乘虚客于肠胃,水谷不化,泄泻注下,腹肠虚满,肠鸣疼痛及肠胃湿毒,下如豆汁,或下瘀血,并治,有效。

当归　川芎　白芍炒　人参　白术去芦　茯苓去皮　肉桂各等分

上锉一剂,入粟米一撮,水煎,温服。

食积泻者,腹疼甚而泻,泻后痛减,脉弦是也。香砂平胃散,依本方去枳壳,加白术、茯苓。

痰泻者,或多或少,或泻或不泻,脉沉滑是也。

二陈汤　治痰泻症。

陈皮　半夏姜汁炒　茯苓去皮　白术去芦　苍术米泔制　砂仁　山药炒　车前　木通　厚朴姜汁炒　甘草各等分

上锉一剂,生姜三片、乌梅一个、灯草一团,水煎,温服。泻不止,加肉蔻、诃子,去厚朴,照香砂六君子汤加减相同;滑泻不止,灸百会一穴、天枢二穴、中脘一穴、气海一穴。

虚泻者,饮食入胃即泻,水谷不化,脉微弱是也。

参苓白术散　治气虚泄泻。

人参　白术去芦　茯苓去皮　山药炒　砂仁研　藿香　陈皮　干姜炒　莲肉去心、皮　诃子煨　肉蔻煨,去油　甘草炙。各等分

上锉一剂,生姜一片、灯芯一团,水煎服。呕哕、恶心,加半夏、乌梅;若元气虚脱、昏倦,加黄芪、升麻少许,去砂仁、藿香;饱闷,加厚朴,去肉蔻、诃子;小水短涩,加木通、车前,去干姜;泻甚不止,加炒苍术、乌梅、熟附子少许。

脾泻者,食后到饱,泻后即宽,脉细是也。

香附六君子汤　治脾泻症。

香附炒　砂仁　厚朴姜汁炒　陈皮　人参　白术去芦

芍药炒　苍术炒　山药炒　甘草炙。各等分

上锉一剂,姜一片、乌梅一个,水煎,温服。腹痛,加木香、茴香,去人参、山药;渴,加干葛、乌梅;小水赤短,加木通、车前;呕哕、恶心,加藿香、乌梅、半夏;夏月,加炒黄连、白扁豆;冬月,加煨干姜,去芍药。

滑泻者,日夜无度,肠胃虚寒不禁,脉沉细是也。即滑泻也。

八柱汤　治肠胃虚寒滑泻不禁。

人参去芦　白术去芦　肉蔻煨　干姜炒　诃子煨　附子面裹煨,去皮、脐　粟壳蜜炒　甘草炙。各等分

上锉一剂,生姜一片、乌梅一个、灯草一团,水煎,温服。照前理中汤加减相同。

温脾散　治久泻米谷不化,水谷入口即时直下,下元虚冷滑脱。

黄芪蜜炒　人参去芦　白术土炒　白茯苓去皮　山药炒干姜炒　诃子煨,去核　肉蔻煨,去油　粟壳蜜炒　草果去皮丁香肉桂　大附子制　黄连姜汁炒　砂仁　陈皮　厚朴姜汁炒　甘草炙。各等分

上锉一剂,姜、枣、煎,空心服。

八仙糕　治脾胃虚损,泄泻不止,理脾胃、消饮食,最益老人、小儿。

枳实去穰,麸炒,四两　白术陈壁土炒,四两　白茯苓去皮,二两　陈皮炒,二两　干山药四两　莲肉去心、皮,二两　山楂肉去核,二两　楝参一两。气盛者,砂仁一两代之

上,为末,用白粳米五升、糯米一升半打粉,用蜜三斤入药末和匀,如做糕法。先就笼中划小块蒸熟,取出火烘干,瓦罐收贮封固。取三五片食之,以白汤漱口。

因内伤劳倦,饮食化迟作泻及脾胃素蕴湿热,但遇饮食劳倦即发,而肢体酸软沉困泄泻者,用补中益气汤去当归,加芍

药、茯苓、苍术、猪苓、泽泻，姜、枣，煎服。方见补益。

凡泄泻病误服参、芪等甘温之药，能生湿热，故反助病邪；久则湿热甚而为疸矣。唯用苦寒泻湿热、苦温泻湿寒则愈。泻止后，脾胃虚弱，方可用参、芪等药以补之。湿热宜用茵陈五苓散。方见中暑。

肾虚久泻不止，用六味丸加五味子、破故纸、肉豆蔻、吴茱萸。若久泻，脾胃虚寒不禁者，用六君子汤加炮干姜、肉桂方见补益；若命门火衰而脾土虚寒者，用八味丸方见补益；若脾肾气血俱虚者，用十全大补汤送四神丸；若大便滑利、小便闭涩，或肢体渐肿、喘嗽唾痰，为脾肾气血俱虚，用十全大补汤送四神丸；若大便滑利、小便闭涩，或肢体渐肿、喘嗽唾痰，为脾胃亏损，用金匮加减肾气丸。方见补益。

大抵久泻多因泛用消食利水之剂，损其真阴，元气不能自持，遂成久泄。若非补中益气汤、四神丸滋其本源，后必胸痞腹胀、小便淋沥，多致不起。

四神丸 治脾胃虚弱，大便不实，饮食不思，或泻痢腹痛等症，兼治肾泄，清晨溏泄一二次，经年弗止者。

破故纸四两，酒浸，炒　吴茱萸一两，泡过，炒　肉豆蔻二两，面裹煨　五味子二两

上为细末，用生姜八两切片，同枣一百枚煮烂，去姜取枣肉为丸，如梧桐子大。每服一钱半，淡盐汤送下。一方去吴茱萸、五味子，加木香、茴香炒各一两。

治泄泻三、五年不愈者，唯灸百会穴五七壮即愈。

补遗方

治水泻痢疾，神效。

石莲肉为末，二钱　细茶五钱　生姜三钱

上茶、姜二味，煎汤调莲肉末服。

又方 治泻痢。

莲肉二两，为末

五更空心，无根水调服。忌半日勿饮食，仍忌荤腥生冷一切。

除湿健脾汤 久泻色苍而齿疏倦怠，食减下坠。

白术去芦，炒，一钱半 苍术米泔浸，炒，一钱 白茯苓去皮，一钱 白芍醋炒，一钱 当归八分 厚朴去皮，姜炒，六分 陈皮八分 猪苓 泽泻各七分 柴胡 升麻各五分 防风去芦，六分 甘草炙，四分 久泻加南星面包煨，七分

上锉一剂，生姜三片、枣一枚，水煎，早、晚热服。

参术健脾丸 滋养元气、补理脾胃、益肾水、温下元、进饮食、调中下气、脐腹冷痛、泄泻年久不止，此药补温脾肾、除寒湿、大补诸虚。

苍术八两，二两盐水浸，二两米泔浸，二两醋浸，二两葱白炒 人参 白术去芦 白茯苓去皮 干山药炒 破故纸酒炒 枸杞子去梗 菟丝子酒制，焙 莲肉去心。各二两 川楝子取肉 五味子川牛膝去芦。各一两半 川椒去目，炒 小茴香盐炒 陈皮 木香不见火 远志甘草水泡，去心。各五钱

上为细末，酒糊为丸，如梧桐子大。每服八十丸，空心，盐汤送下，以干物压之。

霍　乱

脉

霍乱吐泻，滑而不匀，或微而涩，代伏惊人，热多洪滑，弦滑食论。

夫霍乱者，有湿霍乱、有干霍乱，皆是内伤饮食生冷、外感风寒暑湿而成。湿霍乱，忽时心腹疼痛，或上吐、或下泻，或吐泻齐作，搅乱不安，四肢厥冷，六脉沉欲绝，此名

湿霍乱，俗云虎狼病。因风，则怕风有汗；因寒，则怕寒无汗；因暑，则热烦躁闷；因湿，则身体重著；因食，则胸腹饱闷。治用正气散加减。若吐泻烦渴躁不止、厥冷痛甚、转筋入腹者，死。夏月因伏暑热，伏暑霍乱吐泻者甚多，手足虽厥冷，脉虽虚小，切不可用姜、附热药治，在暑症香薷饮内治之。有干霍乱者，最难治，死在须臾，俗云搅肠痧。忽然心腹绞痛、手足厥冷、脉沉细或沉伏、欲吐不得吐、欲泻不得泻，阴阳乖隔，升降不通，急用盐汤探吐及刺委中穴出血，治用理中汤加减。慎勿用米汤补住邪气，难治；直待吐泻后，方可用清米汤补接元气。若吐泻不出，胸腹胀硬，面唇青，手足冷过肘膝，六脉伏绝，气喘急，舌短囊缩者，死症也。

湿霍乱者，吐泻腹痛，脉沉伏欲绝也。

藿香正气散 治四时不正之气、寒疫时气、山岚瘴气、雨湿蒸气，或中寒腹痛吐利，中暑冒风吐泻，中湿身重泄泻，或不服水土，脾胃不和，饮食停滞，复感外寒，头痛憎寒，或呕逆恶心、胸膈痞闷，或发热无汗者，并皆治之。

藿香二钱 紫苏 陈皮 厚朴姜汁炒 半夏姜汁炒 白术去芦 茯苓去皮 桔梗 大腹皮 白芷 甘草炙。各一钱

上锉一剂，生姜、枣、煎，温服。霍乱转筋，加木瓜；腹痛，加炒芍药，寒痛，加官桂；冷甚，加干姜；饮食不化、心下痞闷，加香附、砂仁；米谷不化，加神曲、麦芽；肉食不化，加山楂；心下痞，加枳实、青皮；中暑冒风，加香薷、扁豆；时气憎寒壮热，加柴胡、干葛；发热，加麦门冬、淡竹叶；口渴作泄、小便不利，合五苓散；湿热相拌、霍乱转筋、烦渴闷乱，合黄连香薷散；心腹绞痛，加木香；若频欲登厕不通利者，加枳壳。

夏月暑热霍乱者，吐泻烦渴、自汗、脉浮也。香薷饮。方见暑症。夏月暑热明知，多食生冷、瓜果、面食，却于风凉处坐

卧,以致饮食停滞,胸腹饱胀作痛,或吐或泻,手足冷,脉沉细,或伏暑,是湿霍乱。用前正气散内加减治之,不可作夏月伏暑。霍乱吐泻腹痛、口渴烦躁、自汗面垢、脉虚、躁乱不宁者,此是伏暑霍乱也,香薷饮加减治之。

干霍乱者,心腹饱胀绞痛,不吐不泻,脉沉欲绝也。先用盐汤探吐,急用此方。

理中汤 治干霍乱,心腹饱胀、绞痛、不吐不泻,脉沉欲绝。

藿香　苍术米泔制　厚朴姜汁炒　砂仁　香附　木香　枳壳麸炒　陈皮各一钱　甘草炙　干姜　官桂各五分

上锉一剂,生姜三片,水煎,磨木香调服。夏月干霍乱不吐不泻、胸腹绞痛、烦渴自汗,不可用姜、桂;心腹绞痛、面唇青、手足冷、脉伏欲绝,加附子、茴香,去苍术;心腹饱闷硬痛结实者,加槟榔、枳实、山楂、栝蒌、萝卜子,去甘草、枳壳、苍术;胃寒呕哕发呃,加丁香、茴香、香附、良姜,去官桂、甘草、苍术;虚汗,加附子,去苍术;外用炒生姜渣揉法,急用盐汤探吐,得物出为好,及刺委中穴,血出甚妙。

霍乱吐泻止后,发热、头疼、身痛、口干、脉数者:

参胡三白汤

人参五分　柴胡　白术去芦　白茯苓去皮　白芍炒　当归　陈皮　麦门冬去心　五味子十粒　山栀子　甘草各五分　乌梅一个

上锉一剂,枣一枚、灯草一团,水煎,温服。

有异乡人初到地方不服水土,或吐或泻、胸腹饱闷,或肿胀不吐泻者,宜服:

加减正气散

藿香　苍术米泔浸,炒　厚朴姜汁炒　陈皮　砂仁　香附　半夏姜汁炒　甘草各等分上锉一剂,姜三片、枣一枚、灯芯一团,水煎,温服。泻,加白术炒、山药、乌梅、炒米;呕吐,同上;腹痛,加木香、茴香;饱闷,加益智仁、大腹皮;发肿气喘,加苏子、桑白皮、木通、猪苓、大腹皮、木香,去甘草;小水短赤,加木通、猪苓、山栀、车前,去半夏、甘草;胸腹饱胀,或四肢浮肿,如不吐泻者,加萝卜子、枳壳、大腹皮、木通,去半夏、甘草;内热烦渴,加葛根、黄连、山栀、乌梅,去半夏、甘草;内寒手足冷、脉沉细,加干姜、官桂。

补遗方

治霍乱吐泻,用绿豆粉和白砂糖少许,服之即愈。

干霍乱不得吐者,用淡汤一碗,入皂角末三分,盐一撮调服探吐之。慎勿与米汤吃,反动邪气则难治矣。

治霍乱吐泻

干姜　胡椒　胡黄连各三分　绿豆粉五分

上为末,每服三分,沸汤点服。

阴阳汤

用井水和百沸汤各半碗,同服,神效。

洗法　治霍乱转筋。

蓼一把,去两头,水煎,熏洗。

灸法　治霍乱已死,腹中有暖气者。

用盐纳脐中,灸七壮。

呕　吐

脉

呕吐无他,寸紧滑数,微数血虚,单浮胃薄,芤则有瘀,最忌涩弱。

呕吐者,有声有物,胃气有所伤也。

保中汤 治呕吐不止,饮食不下。

藿香梗　白术去芦。各一钱　陈皮　半夏姜制　白茯苓去皮。各八分　黄连土炒　黄芩去朽,土炒　山栀姜汁炒。各一钱　砂仁三分　甘草二分

上锉一剂,生姜三片,长流水和胶泥澄清二钟,煎至一钟,稍冷顿服。

呕哕清水冷涎,脉沉迟者,是寒吐也。

理中汤 治胃寒呕吐清水冷涎。

人参　茯苓去皮　白术去芦　干姜炒　陈皮　藿香　丁香　半夏姜汁炒　砂仁炒　官桂各二分

上锉一剂,生姜三片、乌梅一个,水煎,徐徐温服。寒极,手足冷、脉微、吐不出者,加附子,去官桂;烦躁,加辰砂、炒米。

烦渴脉数呕哕者,是热吐也。

黄连竹茹汤 治胃热烦渴呕吐。

黄连姜汁炒　山栀炒黑　竹茹各一钱　人参五分　白术去芦　茯苓去皮　陈皮　白芍炒　麦门冬去心　甘草各三分　炒米一撮　发热加柴胡。

上锉一剂,乌梅一个、枣一枚,水煎,徐徐温服。

呕哕痰涎者,是痰火也。

二陈汤 治痰火呕吐也。

陈皮　半夏姜炒　茯苓去皮　甘草　人参　白术　竹茹　砂仁　山栀炒　麦门冬去心。各等分　乌梅一个

上锉一剂,姜三片、枣一枚,水煎,不拘时徐徐温服。

水寒停胃呕吐者,宜燥湿也。

茯苓半夏汤 治水寒停胃呕吐。

茯苓去皮　半夏姜汁炒　陈皮　苍术米泔浸,炒　厚朴姜汁炒。各一钱　砂仁五分　藿香八分　干姜炒,三分　乌梅

一个　甘草三分

上锉一剂,水一钟、生姜三片,煎至六分,不拘时徐徐温服。

饱闷作酸呕吐者,是停食吐也。香砂平胃散,治停食呕吐。方见伤寒。

水寒停胃呕吐者,宜燥湿也。

茯苓半夏汤　治水寒停胃呕吐。

茯苓去皮　半夏姜汁炒　陈皮　苍术米泔浸,炒　厚朴姜汁炒。各一钱　砂仁五分　藿香八分　干姜炒,三分　乌梅一个　甘草三分

上锉一剂,水一钟、生姜三片,煎至六分,不拘时徐徐温服。

久病呕吐者,脾胃不纳谷也。

六君子汤　治久病胃虚呕吐。

人参去芦　白术去芦　茯苓去皮　白芍炒　山药炒　当归各一钱　藿香　砂仁各五分　莲肉十粒　乌梅一个　半夏姜汁炒　陈皮各八分　甘草三分　炒米百粒

上锉一剂,生姜三片、枣一枚,水煎,徐徐温服。

恶心者,心中兀兀然无奈,欲吐不吐,欲呕不呕,此为恶心,非心经病。胃口有寒、有热、有痰火、有胃虚、有停食、有水饮,与呕吐同治法。

梁太府乃因患头晕呕吐,闻药即呕。诸医措手。余以伏龙肝为末,水丸,塞两鼻孔,用保中汤以长流水入胶泥搅、澄,煎,稍冷,频服之而安。

信陵府桂台殿下夫人,患因性气不好,一怒即便呕吐、胸膈不利、烦躁不睡、腹痛便闭、食下即吐,已经八日,心慌喘急垂危,后事已备,举家哭泣。召余诊,六脉虚微,此血虚胃弱,气郁痰火也。以二陈汤加姜连、酒芩、炒栀、当归、酒芍、香附、竹茹、白术,入竹沥、姜汁,二服而安。

翻　胃

脉

反胃噎膈，寸紧尺涩，紧芤或弦，虚寒之厄；关沉有痰，浮涩脾积；浮弱虚气，涩小血弱。若涩而沉，七情所抟。

夫膈噎翻胃之症，皆由七情太过而动五脏之火，熏蒸津液而痰益盛，脾胃渐衰，饮食不得流行，为膈、为噎、为翻胃也。丹溪云：年高者不治。盖年少之人，气血未虚，用药劫去痰，虽得暂愈，其病立复。所以然者，气虚则不能运化而生痰，血虚则不能滋润而生火也。又云：此症切不可用香燥之药而厚滋味。盖症属热燥，故不可用香燥之药。香能散气，燥能耗血，厚滋味能助火而生痰也。粗工不识病源，但见斯疾，便以峻剂拨之而取刻效，以图厚贿。不思病危，复而不救，可不叹哉！

大凡膈噎翻胃，不可服辛热香燥，最能耗血。粪如羊屎者不治，大肠无血故也。口吐白沫者不治，气血俱惫故也。

翻胃者，胃虚吐食而不纳也。

安胃汤

人参五分　白术三分　茯苓去皮　山药炒　当归　陈皮　半夏姜汁炒　藿香各一钱　砂仁五分　黄连姜汁炒　莲肉各八分　甘草三分

上锉一剂，生姜三片、枣一枚、乌梅一个，水煎，温服。

顺气和中汤　治呕吐翻胃、嘈杂吞酸、痞闷噫气、噎膈、心腹刺痛、恶心吐痰水。

陈皮盐水浸，炒，一钱　半夏姜汁炒，七分　白茯苓去皮，七分　白术去芦，土炒，八分　枳实麸炒，五分　香附醋浸，炒，一钱　砂仁炒，三分　黄连姜汁和猪胆汁拌炒，六分　山栀姜汁炒

黑,一钱　神曲炒,六分　甘草炙,三分

上锉一剂,生姜三片,长流水入胶泥搅,澄清水一钟,煎至七分,入竹沥、童便、姜汁,不拘时细细温服。如气虚,加黄芪、人参各八分;如血虚,加当归七分、川芎五分;如气恼或气不舒畅,加乌药五分、木香三分;如胸膈饱闷,加萝卜子炒六分;如心下嘈杂醋心,加吴茱萸四分,倍黄连、白术;如呕吐不吐,加藿香梗七分。

太仓丸　治噎膈翻胃,脾胃虚弱,不思饮食。

白豆蔻二两　砂仁二两　陈仓米一升,黄土炒熟

上为细末,姜汁为丸,如梧桐子大。每服百丸,淡姜汤送下。

气血虚而翻胃者,宜攻补兼济也。

王道无忧散　治翻胃膈噎。

当归　白芍炒　川芎　生地黄各八分　赤芍五分　白术土炒　白茯苓去皮。各一钱二分　赤茯苓　砂仁　枳实麸炒香附　乌药　陈皮　半夏姜汁炒　藿香　槟榔　猪苓　木通　天门冬去心　麦门冬去心　黄柏人乳炒　知母人乳炒　黄芩炒。各八分　粉甘草三分

上锉一剂,水煎,温服。

年老之人,阴血枯槁,痰火气结,升而不降,饮食不下者,乃成膈噎之病也。

当归养血汤

当归　白芍炒　熟地黄　茯苓去皮。各一钱　贝母去心　瓜蒌去壳　枳实麸炒　陈皮　厚朴姜汁炒　香附　抚芎　苏子炒。各七分　沉香五分　黄连用吴茱萸同炒,去茱萸,用连八分

上锉一剂,生姜一片、枣一枚,水煎,竹沥磨沉香调服。

年少之人,有患膈噎者,胃脘血燥不润,便闭塞而食不下也。

生津补血汤 治年少胃脘血燥,故塞。

当归 白芍炒 熟地黄 生地黄 茯苓去皮。各一钱 枳实麸炒 陈皮 黄连炒 苏子 贝母去心。各七分 砂仁 沉香各五分

上锉一剂,姜一片、枣一枚,水煎,竹沥、沉香同服。

翻胃因气恼者,宜顺气化痰清火也。

四子调中汤 治翻胃,或小便赤、大便闭及痰气壅盛者。

青皮五分,去瓤,麸炒 陈皮五分 枳实麸炒,一钱 香附炒,一钱 黄连姜汁炒,七分 半夏姜汁炒,二钱 瓜蒌仁炒,一钱 苏子炒 白芥子炒 桃仁去皮、尖。各一钱五分 茯苓去皮 木通各一钱 沉香 芒硝各五分

上锉一剂,生姜五片,水煎,稍热服。

五子散 治气膈鼓胀噎食。

白萝卜子 紫苏子 白芥子各五钱 山楂子去核 香附子去毛。各一钱

上各为末,合一处,作芥末用。

秘方神妙不测者,有起死回生之功也。

夺命丹

裘一个 麝香一分 孩儿茶二分 金丝黄矾三分 朱砂春二分,夏四分,秋六分,冬八分

上,裘乃土糖裘,即蜣螂所滚之弹丸,粪土之下皆有。用弹中有白虫者如指大与大蛴螬一样,将弹少破一点,盖住,火煅过大黄色,存性,不要烧焦了。入前药内,并弹共为末,烧酒调,空心服。如觉饥,用大、小米煮粥,渐渐少进,一日二三次,不可多吃,一日徐徐进一碗半足矣。慎不可多服,多则病复不可治矣。忌生冷酱炒、厚味葱蒜、酒面炙煿等物,及气恼五十以后,一二服即效。

二豆回生丹 治翻胃噎食。

硼砂二钱　雄黄二钱　乳香一钱　朱砂二钱　黑豆四十九粒　绿豆四十丸粒　百草霜五钱,微火炒过用

上共为细末,用乌梅三十个,取肉和丸,如指顶大,朱砂为衣。每嚼化一丸,良久,将面饼一个茶泡烂与食之。不吐乃药之效。若吐,再嚼化一丸。忌油腻、盐醋、怒气、房劳。

神灸翻胃法

以男左女右手拿棍一条,伸手拄棍在地与肩一般高,肩上有窝名肩井穴,灸三炷,即效。

灸法　治翻胃神效。

膏肓二穴,令病人两手交在两膊上,则脾骨开,以手揣摩第四椎骨下,两旁各开二寸,四肋三间之中,按之酸痛是穴。灸时手搭两膊上不可放下,灸至百壮为佳　膻中一穴,在膺部中行两乳中同陷中,仰卧取之,灸七壮,禁针　三里二穴,在膝下三寸,骱外廉两筋间,灸七壮

收功保后者,宜调养血气也。

养血助胃丸　治呕吐翻胃愈后,用此养元气、健脾胃、生血脉、调荣卫、清郁气,收功保后。

当归酒洗,一两　川芎一两　白芍盐、酒炒,一两　人参去芦,五钱　扁豆姜汁炒,六钱　白术　山药炒。各一两　蓬肉去心、皮,一两　甘草炙,三钱

上为细末,姜汁打神曲糊为丸,如梧桐子大。每服六七十丸,空心,白滚水送下。

补遗秘方

七伤通气散　治十膈五噎、腹内久积、气块伤力、呕吐膨胀,此散诸病皆治。

牙皂二两,火煅　大黄二两,面包烧熟　硇砂二钱　巴豆六钱,去油,二钱　当归二钱半

上为末,每服一分或二分,量人大小虚实加减用之。引用好酒一口调服,不饮酒者,滚白水亦可。引不许多,引多动一二行。此药服之,不吐则泻,不泻则吐。兼治小儿惊风痰响、上窜天吊,吐痰即愈。又治中风不语。

刘海田治翻胃方

用马蛇儿即野地蝎虎,用公鸡一只,笼住饿一日,只与水吃,换净肚肠,把蛇儿切烂,与鸡食之,取粪焙干为末。每服一钱,烧酒送下。

治噎食效方

用醋蛾晒干为末,每服一钱,用酒空心下,即愈,永不再发。

治噎食秘方

用活蝎虎一个入烧酒内,浸七日,将酒炖熟,去蝎虎,只饮酒,即愈。治虫亦同。

治噎食病并回食病回食者,食下即吐也。

用初出窑石灰矿投入锅中滚水内化开去渣,止用清水煮干,炒黄色为度,黄色难得,牙色即可。用罐收贮,黄蜡封口,勿令泄气,过一二年的无用。凡人四十内外,身体壮健者用四分;如年老体弱者,止用二分或二分半、三分为止。以好烧酒一二钟,能饮者三四钟调服。此方专治回食病,哽咽年深,或吐出虫,或下虫,其疾即愈。如不吐不下,遇发再服一次,不发不必服,自然痊好。

治噎食方

皮硝二钱,飞过　孩儿茶一钱　麝香半分

上为细末,作三服,黄酒送下,永除根不发。

治噎膈方

新石灰三钱　大黄一钱

上用黄酒一钟煎,去渣,服酒。

八仙膏　专治噎食。

生藕汁　生姜汁　梨汁　萝卜汁　甘蔗汁　白果汁　竹

沥　蜂蜜

上各汁一盏,加一处,盛饭甑蒸熟,任意食之。

呃　逆

脉

呃逆甚危,浮缓乃宜;弦急必死,结代促微。

发呃者,气逆上冲而作声也。呃,一名咳逆。若胃火上冲而逆,随口应起于上膈,病者知之,易治也;自脐下上冲,直出于口者,阴火上冲,难治。俗名谓之打呃是也。

胃口虚寒、手足冷、脉沉细,是寒呃也。

丁香柿蒂汤

丁香　柿蒂　良姜　官桂　半夏姜汁炒　陈皮　木香另磨　沉香另磨　茴香　藿香　厚朴姜汁炒　砂仁各等分　甘草减半　乳香为末

上锉一剂,姜三片,水煎,磨沉、木香,调乳香末同服。寒极,手足冷、脉沉细,加附子、干姜,去良姜、官桂。

发热烦渴脉数者,是热呃也。

小柴胡汤　治身热、烦渴、发呃。

柴胡　黄芩　山栀　柿蒂　陈皮　砂仁　半夏姜汁炒竹茹各一钱　藿香八分　沉香　木香各三分　茴香五分　甘草三分

上锉一剂,姜一片、乌梅一个,水煎,磨沉、木香温服。

一切发呃,用柿蒂、沉香、木香、乳香、砂仁为细末,每服一钱,淡姜汤调服,最效。如口燥渴、身热,不可服。

胃中痰火发呃者:

黄连竹茹汤　治胃中痰火发呃。

黄连　竹茹　麦门冬去心　山栀　陈皮　半夏各一钱

砂仁　沉香　木香　茴香各五分　苏子八分　甘草二分

上锉一剂,姜一片、乌梅一个,水煎,磨沉香、木香调服。

水寒停胃发呃者:

茯苓半夏汤　治水寒停胃发呃。

茯苓　半夏姜汁炒　厚朴姜汁炒。各一钱　干姜炒　丁香
官桂　砂仁各五分　陈皮一钱　藿香八分　柿蒂一钱　茴香
七分　沉香　木香　甘草各三分

上锉一剂,姜三片,水煎,磨沉香、木香同服。

脐下气上升发呃者,阴火也。滋阴降火汤,治阴火上升发
呃。方见虚症。依本方加砂仁、茴香、沉香、木香、山栀、柿蒂、
辰砂。

中气不足,脉虚微,气不相续而发呃者,补中益气汤加生
脉散、黄柏,以降阴火,或少加附子。方见内伤。

阳明内实失下而发呃者,六一顺气汤下之。方见伤寒。

伤寒传经热症,医者误用姜、桂等热药助其火邪,痰火相
抟而为咳逆者,黄连解毒、白虎汤及竹沥之类治之。方见伤寒。

凡泻痢发呃与伤寒结胸发黄又发呃者,俱难治也。

大抵发呃不止,将乳香纸卷烧烟熏鼻中及灸中脘、膻中、
期门三处,即效。

咳逆丸

花椒微炒出汗,去目为末,醋糊丸,如梧桐子大。每服
十五丸,醋汤下。

伤寒发热而呃逆者,用黄荆子不拘多少,炒,水煎服,
立止。

嗅法　治咳逆服药无效者。

硫黄　乳香

上,各等分,为细末,以酒煎,急令患人嗅之,即止。

又方

用雄黄二钱、酒一盏,煎七分,急令患人嗅之,愈。

灸咳逆法

乳根二穴,直乳一寸六分,妇人在乳房下起肉处陷中,灸七壮,效如神。

又方

灸气海三五壮,亦效。气海在脐下一寸半。

嗳 气

脉

嗳气嘈杂,审右寸关,紧滑可治,弦急则难;两寸弦滑,留饮胸间;脉横在寸,有积上栏。

嗳气者,乃嗳胸膈之气上升也。

嗳气有胃中有火、有痰者,宜二陈汤。方见痰饮。依本方加炒山栀、砂仁、白豆蔻、木香、益智仁、枳实、黄连、炒厚朴、姜炒香附米。

星半汤 治症同前。

南星 半夏 软石膏 香附 炒栀子

上锉,生姜三片,水煎服。或作丸亦可。盖胃中有郁火,膈上有稠痰故也。

嗳气有胃寒者,宜理中汤。方见中寒。依本方加木香、茴香、益智仁、陈皮、厚朴、香附,去人参、茯苓。

破郁丹 治妇人嗳气胸紧,连十余声不尽,嗳出气心头略宽,不嗳即紧,宜服。

香附米醋煮,四两 栀子仁炒,四两 黄连姜汁炒,二两 枳实麸炒,二两 槟榔一两 莪术一两 青皮去穰,一两 瓜蒌仁一两 苏子一两

上共为末,水丸,如梧桐子大。每服三十丸,食后,滚水送下。

吞　酸

脉

吞酸脉形，多弦而滑；或沉而迟，胸有寒饮；或数而洪，膈有痰热。

吞酸与吐酸不同，吞酸，水刺心也；吐酸者，吐出酸水也。俱是饮食入胃，气虚不能运化，郁积已久，湿中生热，湿热相蒸，故作酸也。用香砂平胃散加减治之。譬如谷肉在器，湿热则易为酸也。若是吞酸吐酸、嘈杂心烦，久而不治，成膈噎翻胃症也。

吞酸者，湿热在胃口，上为酸也。

清郁二陈汤　治酸水刺心及吞酸嘈杂。

陈皮　半夏姜汁炒　茯苓各一钱　苍术制，八分　川芎八分　香附一钱　神曲炒，五钱　枳实麸炒，八分　黄连炒　栀子炒。各一钱　白芍炒，七分　甘草三分

上锉一剂，生姜三片，水煎服。

香砂平胃散　治吞酸吐酸。方见伤食。依本方加炒黄连、山栀、吴茱萸，去枳壳、木香；有因心痛服热药过多，后患吞酸病，本方加炒黄连；有因热药过多，涌出酸苦黑水如烂木耳汁者，心痛既愈，乃频作酸，块痞自胸筑上咽喉甚恶，炒黄连煎浓汁，常服一二匙自安。

平肝顺气保中丸　治郁火伤脾，中气不运，胃中伏火，郁积生痰，致令呕吐吞酸嘈杂、心腹闷。常服顺气和中、开胃健脾、进食化痰消痞。

香附米童便浸三日，炒，三两　小川芎二两　陈皮去白，三两　白术土炒，四两　枳实麸炒，二两　黄连姜汁炒，二两　吴茱萸汤泡，一两　神曲炒，一两　麦芽炒，七钱　木香三钱　栀子姜汁炒，一两　莱菔子炒，一两　半夏姜汁炒，一两半　白茯苓去皮，一两　砂仁炒，四钱　干生姜一两　竹茹一两　甘草

炙，四钱　一方加山楂去核，一两、青皮清油炒，六钱，去吴茱萸、竹茹。

上为细末，竹沥打神曲糊为丸，如梧桐子大。每服八九十丸，白汤送下，一日进二次。

吐酸者，吐出酸水，肝木之味也。

苍连汤

苍术米泔制　黄连姜汁炒　陈皮　半夏姜汁炒　茯苓去皮神曲炒。各一钱　吴茱萸炒　砂仁各五分　甘草三分

上锉一剂，生姜三片，水煎，温服。

治吐清水

苍术壁土炒　白术炒　陈皮　白茯苓去皮　滑石炒

上锉，水煎服。

嘈　杂

嘈杂者，俗谓之心嘈也。有胃中痰因火动而嘈者，用二陈汤加减；有心血少而嘈者，用当归补血汤加减；有因食郁而嘈者，用香砂平胃散治之。

嘈杂有痰因火动者，多也。

化痰清火汤

南星姜汁炒　半夏姜汁炒　陈皮　黄连　黄芩　栀子　知母　石膏　苍术米泔浸　白术去芦　白芍各等分　甘草一钱半

上锉一剂，生姜三片，水煎服。

二陈汤　治痰火而嘈。方见痰症。依本方加炒山栀、黄连、竹茹、人参、当归、白术、酸枣仁、辰砂、乌梅、大枣、生姜一片，水煎，竹沥调辰砂末同服。

心血虚而嘈杂者，宜养血以清火也。

当归补血汤　治心血少而嘈，兼治惊悸怔忡。

当归　芍药　生地黄　熟地黄各三钱　人参五分　白术去芦　茯苓去皮　麦门冬去心　山栀仁炒　陈皮各八分　甘草三分　辰砂研末,临服入二分　乌梅一个,去核　炒米百粒

上锉一剂,枣二枚,水煎,温服。

食郁而作嘈者,宜消食以开郁也。香砂平胃散治食郁而嘈。方见伤食。依本方加炒黄连、山栀、川芎、白芍、辰砂,去枳壳、藿香。

交泰丸　治胸中痞闷嘈杂,大便稀则胸中颇快,大便坚则胸中痞闷难当,不思饮食。

黄连一两,姜汁浸,黄土炒　枳实一两,麸炒　白术去芦,土炒,一两　吴茱萸汤泡,微炒,二两　归尾酒洗,一两三钱　大黄用当归、红花、吴茱萸、干膝各一两煎水,洗大黄一昼夜,切碎晒干,仍以酒拌晒之,九蒸九晒,用四两

上为细末,姜汁打神曲糊为丸,如绿豆大。每服七八十丸,不拘时,白滚水送下。

消食清郁汤　治嘈杂闷乱、恶心、发热、头痛。

陈皮　半夏姜汁炒　白茯苓去皮　神曲炒　山楂去核　香附米　川芎　麦芽炒　枳壳麸炒　栀子炒　黄连姜汁炒　苍术米泔浸　藿香　甘草

上锉,生姜三片,水煎服。

诸　气

脉

下手脉沉,便知是气。沉极则伏,涩弱难治;其或沉滑,气兼痰饮。

人身之气,一身之主也,要在周流顺行而无病矣;逆则诸病生焉。男子宜养其气,以全其神;妇人宜平气,以调其经。

若内伤七情者，喜、怒、忧、思、悲、恐、惊是也。喜则气散，怒则气逆，忧则气陷，思则气结，悲则气消，恐则气怯，惊则气耗也。外感六淫者，风、寒、暑、湿、燥、火也。风伤气者为疼痛，寒伤气者为战栗，暑伤气者为热闷，湿伤气者为肿满，燥伤气者为闭结。有虚气、有实气。虚者，正气虚，用四君子汤；实者，邪气实，用分心气饮。丹溪有云：气实不宜补，气虚宜补之。虽云气无补法，若痞满壅塞实胀，似难于补；若正气虚而不补，则气何由而行。故经云：壮者，气行而愈；怯者，著而成病。此气之确论也。

一切七情之气为病者，宜顺气饮。

分心气饮 治男子、妇人诸气不和，多因忧愁思虑、忿怒伤神，或临食忧戚，或事不遂意，使抑郁之气留滞不散，停于胸膈之间，不能流畅，致心胸痞闷，胁肋虚胀，噎塞不通，吞酸嗳气，呕哕恶心，头目昏眩，四肢倦怠，面色痿黄，口苦舌干，饮食减少，日见羸瘦，或大肠虚闭，或因病之后胸中虚痞，不思饮食，并皆治之。

木通　官桂　茯苓去皮　半夏姜制。各三钱半　桑白皮　大腹皮水洗　青皮去穰　陈皮各五钱　紫苏二两　羌活五钱　甘草二钱半　赤芍三钱

上锉一剂，生姜三片、枣一枚、灯芯一团，水煎，温服。

又方 加枳壳、槟榔、香附，治气百病，最能升降阴阳，调顺三焦，屡用屡验，其功难以尽述。又随症加减法于后。一方治忧思郁闷、怒气痞满，去芍药、羌活，加枳壳、桔梗、木香、槟榔、香附、藿香、莪术；水气面目浮肿，加猪苓、泽泻、车前、木瓜、葶苈、麦门冬；气块，加莪术；性急，加柴胡；多怒，加黄芩；食少，加砂仁、神曲；咳嗽，加桔梗、半夏；胸膈紧，加枳实、香附；三焦不和，加乌药；气闭，加萝卜子、枳壳；气滞腰疼，加木瓜、枳壳；上焦热盛，加黄芩；下焦热甚，加山栀；翻胃，加沉香磨服。

上下分消导气汤 功胜分心气饮,常患气恼之人,可用此作丸,常服甚妙。

黄连姜汁炒,二两 半夏水泡,姜汁浸,炒 瓜蒌去壳。各一两 枳壳麸炒 桔梗各二两 桑白皮蜜炙 川芎 茯苓去皮 厚朴姜汁炒 青皮去穰 香附童便浸,炒。各二两 泽泻 木通 槟榔 麦芽炒。各一两 甘草三钱

上锉作剂,生姜三片,水煎服。或作丸,以神曲糊为丸,每服七八十丸,空心,白汤送下,淡姜汤亦可,名分消丸。

一切气滞食积腹胀痛者,宜消导也。

利气丸 治一切滞气,心腹胀闷疼痛、胁肋胀满难消、呕吐酸水痰涎、头目眩晕,并食积酒毒及米谷不化,或下利脓血、大小便结滞不快,气壅积热、口苦咽干,烦躁、涕唾稠粘。此药最能流湿润燥,推陈致新,滋阴抑阳,败郁破结,活血通经,治气分之圣药也。

大黄生,四两 黑牵牛头,末,四两 香附米炒 木香 槟榔 枳壳麸炒 青皮去穰 陈皮 莪术煨 黄连各二两 黄柏三两

上为细末,水丸,如梧桐子大。每服五十丸,或一百丸,临卧时淡姜汤送下,以利为度;如不利,再加丸数。一方加黄芩、当归各一两,尤妙。

神仙一块气 治诸气食积及噎塞痞满、胸胁刺痛、癥瘕疝气,并皆治之。

青皮 陈皮 三棱炒 莪术 香附童便炒。各一两 神曲 麦芽炒 萝卜子炒 白丑头,末 槟榔 郁金 黄连各五钱 枳实三钱 皂角 百草霜各二钱半

上为细末,面糊为丸,如绿豆大。每服三十丸,视疾之上下为食之先后,热酒、姜汤送下。

一切气虚为病者,宜补气也。

四君子汤 治气虚症。

人参去芦　白术去芦　砂仁　茯苓去皮　陈皮　厚朴姜汁炒
当归　甘草各等分

上锉一剂,生姜一片,枣二枚,水煎,不拘时服。气虚甚,加黄芪。

调理气郁之病者,此药虽平易而有殊效也。

交感丹　治一切诸气,公私拂情,名利失志,抑郁烦恼,七情所伤,不思饮食,面黄形羸,胸膈诸症,极有神效。

香附米一斤,长流水浸三日,捞起炒干,忌铁器　白茯苓去皮、术,为净末,四两

上二味,为末搅匀,炼蜜为丸,如弹子大。每清晨细嚼一丸,白滚汤送下,或陈皮汤亦可,抑气汤,尤妙。

补遗秘方

一粒金丹

鸦片二钱半,即哑芙蓉　阿魏一钱　木香九分　沉香五分
牛黄二分半

上将沉香、木香、牛黄为末,以鸦片放碗内滴水溶化,阿魏溶化,和蜜为丸,如绿豆大,金箔为衣。每一粒,热气痛,凉水下;冷气痛,滚水下。忌酒、醋、青菜一旦夕,神效。

管藩相夫人,患因气郁生火,每至夜半不睡,口干烦渴吐粘痰,必欲茶水漱口,舌上赤黑皮厚,胸闷嘈杂,饮食少思。余诊两寸脉洪数,两尺脉空虚,右气口盛。此上盛下虚、血虚气郁有火也。以四物汤加生地黄、黄连、麦门冬、知母、贝母、天花粉、玄参、栀子、桔梗、枳实、青皮、甘草,数剂奏效。又以六味地黄丸加生地黄、麦门冬、知母、玄参、天花粉、贝母、五味子、黄连,一料全安。

周宾崇亲家,患因气恼得咽喉噎塞如有所碍,胸膈痞闷,时吐痰唾,耳若蝉鸣,头目不清。予诊六脉沉数。丹溪云:下手脉沉,便知是气。以清火豁痰丸服之而安。

青 筋

夫青筋之症，原气逆而血不行，并恶血上攻于心也。多由一切怒气相冲，或忧郁气结不散，或恼怒复伤生冷，或房劳后受寒湿，以致精神恍惚、心慌气喘、噎塞上壅、呕哕恶心、头目昏眩、胸膈痞满、心腹刺痛、胁肋腰背痛、头痛脑疼、口苦舌干、面青唇黑、四肢沉困、百节酸痛，或憎寒壮热、遍身麻痹不仁、手足厥冷颤掉、默默不语、不思饮食等症，皆恶血攻心而致之也。自古以来，无人论此，但有患此疾者，无方可治。唯以砭针于两手曲池青筋上刺之，出瘀血不胜其数。而疾有即愈者，有不愈者，而变为大患者，常惯病此者，或有一月一次，或二三次者，屡患屡刺，莫之能愈。愚唯虑人之生命以气血为主，故丹溪曰：气血和，一疾不生；亏则百病生焉。况此病先伤于风而后复损其血，不致于夭枉者，盖亦鲜矣。虽然未有退血之法，又不得不刺，不刺则恶血攻心，须臾不救。余制一方，屡获效验，名曰白虎丸。白虎者，西方肺金之谓也；青筋者，东方肝木之谓也。以白虎而治青筋，是金能克木故耳，何病之不愈哉？此方之妙，不唯代刺青筋之苦，愈青筋之病，而亦免后日之患。其惠也不亦大乎？此方兼治男子久患痢疾便血，妇人崩漏带下，并一切打扑内损，血不能散，心腹痛欲死者服之，其效不啻桴鼓之影响也。按此青筋之症，北人多患之，南人有此即痧症也。

白虎丸 白虎仙丹古石灰，谷神子制救人灾，柏中为末水飞过，手上成丸日晒来，引宜烧酒一二盏，每服须吞五十枚，保全男妇青筋症，广积阴功遍九垓。

千年石灰不拘多少，刮去杂色、泥土，为末，水飞过

上晒干量可，丸如梧桐子大。每服五十丸，看轻重加减，烧酒送下。此药能顺气散血、化痰消滞，治青筋初觉、头疼恶

心,或腹痛,或腰疼,或遍身作痛、不思饮食。即进一服,当时血散。若过三五日,青筋已老者,多服取效。又治心腹痛及妇人崩漏带下,或因气恼致病,或久患赤白痢疾,或打扑内伤血不能散,服之大效。

断痧散 治青筋。

甘草 干姜 川乌炮 枯矾 炒盐各等分

上为末,每服二钱,白水送下。

灸断青筋法

于打青筋出血眼上,用新黑驴粪些许涂破眼上,艾灸一壮,永不再发。

治男妇惯打青筋王春元传

五灵脂 蒲黄各一钱半

上为细末,黄酒调下,永不再犯。

痞　满

脉

痞满滑大,痰火作孽;弦伏中虚,微涩衰劣。

夫痞满者,非痞块之痞也,乃胸腹饱闷而不舒畅也。有气虚中满,有血虚中满,有食积中满,有脾泄中满,有痰膈中满,皆是七情内伤、六淫外侵,或醉饱饥饿失节、房劳过度,则脾土虚而受伤,转输之官失职,胃虽受谷,不能运化,故阳自升而阴自降而成天地不交之痞不通泰也。盖阴伏阳蓄,治用香砂养胃汤、加减枳壳丸,调养脾胃,使心肺之阳下降,肝肾之阴上升而成天地交泰,是无病也。

痞者,心下痞满而不能食也。仲景云:满而不痛为痞,满而痛为结。

养胃汤 治胸腹痞满。

香附　砂仁　木香　枳实麸炒。各七分　白术去芦　茯苓去皮　半夏姜汁炒　陈皮各一钱　白豆蔻去壳,七分　藿香　厚朴姜汁炒。各七分　甘草炙,二分

上锉一剂,生姜三片、枣一枚,水煎,食后服。瘦人心下痞闷,加炒黄连,去半夏;血虚中满,加当归、白芍,去半夏;食积中满,加炒神曲、山楂、麦芽,去白术、半夏;肥人心下痞闷,加苍术;气虚中满,加人参,去半夏;痰膈中满,加瓜蒌仁、贝母、桔梗、竹沥、姜汁少许,去白术、半夏;脾泄中满,加炒苍术、炒白芍,去半夏。

内伤元气而痞满者,宜大补气也。加减补中益气汤,治内伤心下痞满。方见内伤。脉缓有痰而痞,加半夏、黄连;脉弦、四肢满闷、便难而心下痞,加黄连、甘草、柴胡;大便闭燥,加黄连、桃仁,少加大黄、当归身;心下痞饱闷,加白芍、黄连;心下痞腹胀,加白芍、砂仁、五味子,如天寒少加干姜、官桂;心下痞或中寒者,加附子、黄连;心下痞呕逆者,加陈皮、生姜、黄连,冬月加黄连,少加丁香、藿香;能食而心下痞,加枳实三钱、黄连五分,如不能食心下痞者勿加之,只依本方;食已后心下痞者,则服橘皮枳实丸。

大消痞丸　治一切心下痞及年久不愈者。

黄连去芦须,土炒　黄芩去朽,土炒。各六钱　枳实麸炒,五钱　半夏泡　陈皮　厚朴姜汁炒。各四钱　白术去芦　姜黄各一两　猪苓　泽泻　砂仁各三钱　干生姜二钱　人参四钱　神曲炒　甘草炙。各二钱

上为末,蒸饼为丸,如梧桐子大。每服五十丸至百丸,空心,白汤送下。

解郁和中汤　治胸膈痞满,内热夜不安卧,卧则愈闷。

陈皮去白,一钱二分　赤茯苓一钱　半夏八分　青皮去瓤,醋炒,五分　香附米童便炒,一钱　枳壳麸炒,一钱　栀子一钱　黄连姜汁炒,七分　神曲炒,七分　厚朴姜汁炒,七分　前胡八分

苏子研碎,七分　生甘草四分

　　上锉一剂,姜五片,水煎,热服。

鼓　胀

脉

　　胀满脉弦,脾制于肝;洪数热胀,迟弱阴寒;浮为虚胀,紧则中实;浮大者生,虚小危急。

　　夫胀者,由脾胃之气虚弱,不能运化精微而致水谷聚而不散,故成胀也。然饮食失节,不能调养则清气下降,浊气填满胸腹,湿热相蒸,遂成胀满。经曰鼓胀是也。中空无物有似于鼓,小便短涩不利,其病胶固难以治疗。用分消汤加减治之,健脾顺水宽中为主也。不可大用猛烈之药反伤脾胃,病再复来不可治也。若脐凸肉硬、肚大青筋、足背手掌俱浮,男从脚下肿上,女从头上肿下,并皆不治。

　　腹胀者,肚腹胀起、中空似鼓是也。

　　分消汤　治中满成鼓胀,兼治脾虚发肿满饱闷。

　　苍术米泔浸,炒　白术去芦　陈皮　厚朴姜汁炒　枳实麸炒。各一钱　砂仁七分　木香三分　香附　猪苓　泽泻　大腹皮各八分　茯苓一钱

　　上锉一剂,生姜一片、灯草一团,水煎服。气急,加沉香;肿胀,加萝卜子;胁痛面黑是气鼓,加青皮,去白术;胁满、小肠胀痛、身上有血丝缕是血鼓,加当归、芍药、红花、牡丹皮,去白术、茯苓;嗳气作酸、饱闷腹胀是食鼓,加山楂、神曲、麦芽、萝卜子,去白术、茯苓;恶寒手足厥冷、泻去清水是水鼓,加官桂;胸腹胀满有块如鼓者,是痞散成鼓,加山楂、神曲、半夏、青皮、归尾、玄胡、鳖甲,去白术、茯苓、猪苓、泽泻。

腹胀脾胃气血俱虚者,宜半补而半消也。

行湿补气养血汤 治气血虚弱,单腹鼓胀浮肿。

人参 白术去芦 茯苓 当归 川芎 白芍敛胀。各
一钱 苏梗 陈皮泄满 厚朴姜汁炒 大腹皮敛气 萝卜子炒
海金沙 木通利水。各八分 木香运气 甘草生。各三分

上锉一剂,生姜三片、枣一枚,水煎服。气虚,倍人参、白
术、茯苓;血虚,倍当归、川芎、白芍;小便短少,再加猪苓、泽
泻、滑石;服后肿胀俱退,唯面、足不消,此阳明经气虚,倍用
白术、茯苓。

和荣顺气汤 治脾弱血虚,心腹胀闷,两足虚肿。

当归酒洗,一钱 川芎六分 白芍酒浸 白术土炒。各一钱
茯苓 乌药 苍术米泔浸 陈皮去白 枳实炒 神曲炒
香附醋炒 木瓜 牛膝酒洗 独活酒洗 泽泻 薏苡仁炒 木
通各一钱 甘草三分

上锉一剂,生姜,煎服。

腹胀元气脾胃两虚者,宜补多而消少也。

调中健脾丸 治单腹胀及脾虚肿满、膈中闭塞及胃口作
痛,并皆治之,神效。

黄芪蜜炒 人参去芦。各二两 白术六两,黄土拌炒 茯苓
二两 陈皮二两,盐水炒 苏子二两半,微炒 萝卜子一两半,炒
山楂肉三两,炒 草豆蔻二两半,酒拌炒 泽泻三两半 薏苡仁
三两,炒 沉香六钱,另为末 五加皮三两,炒 瓜蒌一两,用大瓜
蒌二个,钻一孔,每个入川椒三钱,多年粪礁二钱敲米粒大,俱纳入
瓜内,外以绵纸糊完,再用纸筋、盐泥封固,炭火内煅红为度,取出择
去盐泥,其黑色一并入药

上锉,为细末,煎荷叶、大腹皮汤,打黄米糊为丸,如梧桐
子大。每服百丸,日进三次,白汤下。此药不伤元气,大有补
益,勿轻视之。

热胀腹有积聚者,宜分消也。

广茂溃坚汤 治中满腹胀有积聚如石坚硬,令人坐卧不宁,二便涩滞,上气喘促,或通身虚肿。

厚朴姜汁制　黄连　黄芩　益智仁　草豆蔻　当归各五分　半夏七分　广茂　升麻　红花　吴茱萸各三分　生甘草　柴胡　泽泻　神曲炒　青皮　陈皮各三分　口干加干葛四分

上锉一剂,生姜,煎,食远服。忌酒醋湿面。

中满分消丸 治中满鼓胀、气胀、水胀、大热胀,不治寒胀。

人参　白术　姜黄　猪苓去黑皮　炙甘草各一钱　白芍　砂仁　干生姜各二钱　泽泻　陈皮各三钱　知母炒,四钱　枳实麸炒　半夏泡　黄连炒。各五钱　黄芩炒,一两二钱　厚朴姜炒,一两

上为细末,水浸蒸饼为丸,如梧桐子大,每服百丸,熟白汤下,食远服。

寒胀不喜饮食,宜温散也。

香朴汤 治老人中寒下虚,心腹膨胀,不喜饮食,脉浮迟而弱,此名寒胀。

厚朴姜炒,一两　大附子炮,去皮、脐,七钱半　木香三钱

上锉一剂,姜七片、枣一枚,水煎服。

血气凝结积聚而成腹胀者,宜专攻也。

四炒枳壳丸 治气血凝滞,腹内鼓胀积聚,此药宽中快膈快气,消导饮食。

枳壳四两,米泔浸,去瓤切片,分四处炒之:一分,苍术一两同煮干,炒黄色,去苍术;一分,萝卜子一两,水,同煮干,炒黄色,去萝卜子;一分,小茴香一两,水,同煮干,炒黄色,去茴香;一分,干漆一两,水,同煮干,炒黄色,去干漆　香附二两　槟榔一两　玄胡索一两,微炒　三棱二两,同莪术法制　莪术一两,棱、莪二味用童便一钟,浸一宿,次日用完巴豆仁去壳三十粒同水煮干,炒黄色,去豆

不用

上为细末，用苍术、茴香、萝卜子、干漆煮汁，好醋一碗，同面糊为丸，如梧桐子大。每服七十丸，清米汤下。

腹胀因于气者，宜顺气也。分心气饮。方见诸气。依本方，如水气浮肿因于气者，加猪苓、泽泻、车前、葶苈、木瓜、麦门冬。

金陵酒丸　治鼓肿。

真沉香一两　牙皂一两　广木香二两半　槟榔一两

上为末，用南京烧酒为丸。每服三钱，重者四钱，五更，烧酒下。水肿，水自小便而出，气鼓放屁；水鼓，加苦葶苈五钱，煎，酒送下，再服。

金蟾散　治气鼓如神。

大虾膜一个，以砂仁推入其口内，使吞入腹，以满为度，用泥罐封固，炭火锻，令红透烟净取出，候冷去泥，研末为一服，或酒，或陈皮汤送下。候撒屁多，乃见其效。

宽中养胃汤　治胸膈胀满，饮食少用。

苍术炒，四分　香附七分　枳壳麸炒，五分　厚朴姜汁炒，五分　藿香五分　山楂三分　陈皮一钱　砂仁三分，细　神曲炒，四分　槟榔三分　麦芽炒，四分　青皮去瓤，三分　枳实麸炒，四分　半夏五分　茯苓五分　甘草炙，三分

上锉一剂，生姜三片、枣一枚，水煎，食远服。

春元李河山，患腹左一块，数年不愈。后食肉饼过多，得腹胀满闷。余诊六脉洪数，气口紧盛。以藿香正气散加山楂、神曲，二剂而愈。逾月又因饮食失节，腹胀如初，而仍以前正气散数剂弗效，又易行湿补气养血汤二十余剂始安。余嘱曰：病虽愈而体未复原，务要谨守，勿犯禁戒。逾数月，过余曰：凡有病，皆天与也，不在服药，不在谨守。若当时颜子亚圣岂不能保养，何短命死矣。我今保养半年，未见何如，岂在保养服药者哉？予不能对，渠遂放肆无忌。未经数旬，忽患痢赤

白，里急后重，痛不可忍，昼夜无度。渠自制大黄一剂，数下勿效，复求予。诊六脉洪数，先以调中理气汤二剂，又以补中益气汤加白芍、黄连，微效。渠欲速效，遂易他医。其医不审病原，数患内伤鼓胀之疾，辄用下药。不愈，又易一医，又下之。前后约三十余度，将元气愈急而下脱，肛门痛如刀割，腹胀如鼓。然医不知元气下陷，陷深则痛愈深，当大补元气升提为主，非百剂不可。今以素损元气者，欲速效，岂可得也。嗟夫！医者不补而反泻，病者不慎而欲速，安得不死也？信两误耳。

补遗方

化龙丹　治单腹胀。

用大鲤鱼一个、巴豆四十粒，将鱼犀了，将鱼脊割开两刀，将巴豆下在两刀路合住，用纸包裹，慢火烧熟，去豆食鱼，米汤下。

水　肿

脉

水肿之病，有阴有阳。阴脉沉迟，其色青白，不渴而泻，小便清涩；脉或沉数，色赤而黄，燥粪赤溺，兼渴为阳。沉细必死，浮大无妨。

水肿者，通身浮肿，皮薄而光，手按成窟，举手即满者，是水肿也。初起眼胞上下微肿如裹水。上则喘咳气急，下则足膝浮肿，大、小便短涩不利，或大便溏泄，皆因脾虚不能运化水谷，停于三焦，注于肌肉，渗于皮肤而发肿也。治用健脾利水以为上策。久则肌肉溃烂，阴囊、足胫水出，唇黑，缺盆平，脐口肉硬，足背、手掌俱平者，是脾气急也。

水肿气急而小便涩,血肿气满而四肢寒。朝宽暮急是血虚,暮宽朝急是气虚,朝暮急气血俱虚。大凡水肿者,宜健脾去湿利水也。

实脾饮 治水肿。

苍术米泔制 白术土炒 厚朴姜汁炒 茯苓连皮用 猪苓 泽泻 香附 砂仁 枳壳麸炒 陈皮 大腹皮 木香各等分

上锉一剂,灯芯一团,水煎,磨木香调服。气急,加苏子、葶苈、桑白皮,去白术;发热,加炒山栀、黄连,去香附;泻,加炒芍药,去枳壳;小水不通,加木通、滑石,去白术;饮食停滞,加山楂、神曲,去白术;恶寒手足厥冷、脉沉细,加官桂少许;腰上肿,加藿香;腰以下,加牛膝、黄柏,去香附;胸腹肿胀饱闷,加萝卜子,去白术。

加减胃苓汤 治水肿。

苍术米泔制,一钱半 陈皮去白,一钱 厚朴姜制,八分 猪苓去皮 赤茯苓去皮 泽泻 白术去芦。各一钱 大腹皮六分 神曲炒,八分 甘草炙,三分 山楂去核,七分 香附姜炒,六分 木瓜一钱 槟榔八分 砂仁七分

上锉一剂,水二钟、生姜三片、灯芯一团,煎至一钟,食远,温服,渣再煎服。

水肿腹有积块者,宜半消而半补也。

木香流气饮 调顺荣卫、流通血脉、快利三焦、安和五脏,治诸气痞滞不通,胸膈膨闷、口苦咽干、呕吐食少、肩背腰胁走注则痛、喘急痰嗽、面目虚浮、四肢肿胀、大便闭结、小便赤涩;又治忧思太过,怔忡郁积、脚气风湿、结聚肿痛、胀满喘急、水肿等症,并皆治之。

陈皮一钱四分 青皮去瓤 香附 紫苏各一钱二分 赤茯苓 木瓜 白术去芦 麦门冬 大黄各二钱五分 白芷 枳壳麸炒。各三分 草果 人参去芦。各一钱半 官桂 蓬

术　大腹皮　丁皮　槟榔　木香　沉香各四分半　木通六分
甘草　半夏姜汁炒　厚朴姜汁炒。各一钱二分

上锉一剂，生姜三片、枣一枚，水煎，不拘时热服。

消肿调脾顺气汤　治水肿，消胀满，顺气和脾，除湿利水。

苍术米泔浸　陈皮　厚朴去皮，姜炒　草果　砂仁　猪苓泽泻　木香　槟榔男雌女雄　香附　枳壳麸炒　桔梗　三棱　莪术　官桂　大茴香　木通　人参　木瓜　桑白皮　牵牛男用白，女用黑　大腹皮　大黄　甘草

上锉剂，生姜，煎服。

水肿因气恼者，宜顺气也，分心气饮。方见气症。依本方加猪苓、泽泻、车前、葶苈、木瓜、麦门冬。

湿热作肿胀滑泄者，宜清热除湿利水也。

葶苈木香散　治湿热内外甚，水肿腹胀、小便赤涩、大便滑泄，此药下水湿、消肿胀、止泻、利小便之圣药也。

猪苓一钱半　泽泻五分　白术二钱半　茯苓二钱半　官桂二钱半　葶苈二钱半　木通五钱　木香五钱　滑石三两　甘草五钱

上为细末，每服三钱，白汤调下，食前服。若小便不得通利而反泄者，此乃湿热痞闷深而攻之不开，是反为注泄，乃正气已衰，多难救也。

水肿元气壮盛者，宜消导也。

三消丸　治肿胀。

甘遂　木香　巴豆去壳。各一钱

上共研为末，寒粟米饭为丸，如梧桐子大，量人虚实用之。实者，每服二分；虚者，每服分半。先服五苓散加瞿麦、车前、木通、滑石，煎服；后服此三消丸。消上用陈皮汤下，消下用葱白汤下。隔一日进一服，三服止。若动三五次，以冷粥补之。消完后用白术三两、陈皮三两、甘草炙，三两、厚朴姜炒，二

两、皂矾三两,用面炒尽烟,或用醋炒皂矾三五次,同前药研为末,醋糊丸,梧桐子大。每服五十丸,米汤送下。每日进三服,忌恼怒,戒煎炒及无鳞鱼诸般发物,连服四十九日而安。

积　聚

脉

五积属阴,沉伏附骨;肝弦、心芤、肾沉急滑、脾实且长、肺浮喘卒。六聚结沉,痼则浮结。又有癥瘕,其脉多弦。弦结瘕积,弦细癥坚,沉重中散,食成癖疢。左转沉重,气癥胸前,若是肉癥,右转横旋。积聚癥瘕,紧则痛缠。虚弱者死,实强者痊。

痞块者,一名癥瘕。不能移动者,是癥块;能移动,或左或右者,是瘕块。五脏五积,六腑六聚。积在本位,聚无定处。气不能作块成聚,块乃是有形之物,痰与食积死血而成,此理晓然。且中为痰饮,左为血块,右为食积,俱用溃坚汤、丸加减,消痰活血、顺气健脾为主也。积者有常所,有形之血也;聚者无定位,无形之气也;积块者,痰与食积死血也。

溃坚汤　治五积六聚、诸般癥瘕、痃癖血块之总司也。

当归　白术去芦　半夏姜汁炒　陈皮　枳实麸炒　山楂肉　香附　厚朴姜汁炒　砂仁　木香各等分

上锉一剂,姜一片,水煎,磨木香调服。左胁有块,加川芎;右胁有块,加青皮;肉食成块,加姜炒黄连;粉面成积,加神曲;血块,加桃仁、红花、官桂,去半夏、山楂;痰块,加海石、瓜蒌、枳实,去山楂;饱胀,加萝卜子、槟榔,去白术;壮健人,加蓬术;瘦弱人,加人参少许。

溃坚丸

依本方加海石、龚子、鳖甲,各为细末,将阿魏用醋煮化和前药末,姜汁糊为丸,如梧桐子大。每服五十丸,不拘时服,黄酒送下,清米汤亦可。

真人化铁汤 治五积六聚、癖疝癥瘕,不论新久、上下、左右。

三棱 莪术 青皮 陈皮 神曲炒 山楂肉 香附 枳实麸炒 厚朴姜制 黄连姜汁炒 当归 川芎 桃仁去皮 红花 木香各三分 槟榔八分 甘草二分

上锉一剂,生姜一片、枣一枚,水煎服。

积块属热者,宜清化也。

柴胡汤

柴胡 黄芩 半夏姜汁炒 苍术米泔浸 厚朴姜炒 陈皮 青皮去瓤 枳壳麸炒 神曲炒 山楂肉 三棱 莪术各等分 甘草减半

上锉一剂,姜一片、枣一枚,水煎服

化痞丹 消积块专攻之剂。

大黄四两,米醋浸一七,日晒夜露一七 木鳖子去油,一两 穿山甲土炒,三两 香附米童便浸,炒,一两 桃仁去皮,研,一两 红花三钱,生 青黛五分

上为细末,将大黄、醋煮成糊为丸,如豆大。每服五十丸或六十丸,茅根、葛根煎汤送下。忌花椒、胡椒、煎炙、糯米等物。

化铁金丹 化一切积块如神。

黄芪 人参 白术 当归 川芎 陈皮 青皮去瓤 香附 乌药 槟榔 枳壳麸炒 枳实麸炒 木香 沉香 苍术米泔浸 山楂肉 神曲炒 草果 麦芽炒 草豆蔻 萝卜子 苏子 白芥子 三棱 莪术 厚朴姜汁炒 小茴香 白矾 牙皂 黄连 赤芍 柴胡 龙胆草 甘草以上各五钱 大黄生用,六钱 牵牛用头,末,八钱 乳香 没药 阿魏 硇砂用瓷罐煅过。各五钱 皮硝一两

上为细末,醙醋打稀糊为丸,如梧桐子大。每服五十丸,空心,米汤送下;午间,白水下;夜,白水下,日进三服。

积块属寒者,宜温散也。

大化气汤 治五积六聚,状如癥瘕,随气上下,发作有时,心腹疼痛,上气窒塞,小腹胀满,大小便不利。

三棱 莪术 青皮去瓤 陈皮 桔梗 藿香 香附 益智仁 肉桂 甘草 一方加大黄、槟榔,治诸般痞积,面黄肌瘦,四肢无力,皆缘内有虫积,或好食生米、壁泥、茶炭、咸辣等物。用水煎,露一宿,空心温服,不得些少饮食,则虫积不行矣。

上锉,生姜三片、枣一枚,水煎服。心脾痛,加乌药、枳壳;脾滞,合四圣散。

胜红丸 治脾积气隔满闷、气促不安、呕吐酸水,丈夫酒积,妇人血积气滞,小儿食积,并皆治之。

陈皮 莪术二味同醋煮 青皮去瓤 三棱醋煮 干姜炮 良姜各一两 香附炒,去皮、毛,二两

上为末,醋糊丸,如梧桐子大。每服五十丸,姜汤下,食前服。

男子积块痛者,宜化气也。

千金化气汤 治男子腹中气块疼痛。

青皮 陈皮 枳壳去瓤 香附 砂仁 白豆蔻各一两 木香五钱 丁香三钱 半夏姜制 草果 干姜各七钱 槟榔一两五钱 川芎 白芷 三棱醋炒 莪术 玄胡索各一两 小茴香五钱 厚朴姜汁炒 大腹皮 白芍各一两 甘草三钱

上锉一剂,生姜三片,水煎,半空心服。

女子积块痛者,宜导气也。

千金导气汤 治妇人满腹气块,游走不定,漉漉有声,攻作疼痛,久年不愈者,神效。

丁香 木香 砂仁 白豆蔻 香附 乌药 枳实焙 当

归　川芎　白芷　白芍　白术去芦　青皮去瓤　陈皮　桔梗　肉桂　厚朴姜炒　干姜炒　三棱醋炒　莪术醋炒　角茴　小茴　牛膝去芦　红花　杜仲姜炒　干漆醋炒,净烟　乳香　没药　甘草

上锉,半水半酒,姜、葱,煎,热服。饱闷不食,加山楂、神曲、麦芽;有热,加柴胡、黄芩。

积块兼虚者,宜半消半补也。

消积保中丸　顺气化痞,理脾消滞,散痞结、除积块、进饮食、清郁热。

陈皮去白,二两　青皮清油炒,四钱　白茯苓去皮,一两半　白术土炒,三两　香附醋炒,二两　半夏一两,泡七次,姜汁炒　木香三钱,不见火　槟榔七钱　莪术醋浸,炒,八钱　三棱醋浸,炒,八钱　莱菔子微炒,一两　砂仁四钱　神曲炒,一两　麦芽炒,六钱　白芥子炒,一两　黄连姜汁炒,一两　真阿魏醋浸,三钱　山栀仁姜汁炒,一两　干漆炒,净烟,五钱　加人参五钱,尤效。

上为细末,姜汁、酒打糊丸,如梧桐子大。每服八十丸,食后,白汤送下。

血积块者,宜专攻也。

神化丹　消癖积、破血块、下鬼胎、通经脉及诸痞积血气块。

硇砂　干漆炒　血竭各三钱　红娘二十个,去翅　乳香一钱半　斑蝥二十个,去翅、足

上为末,枣肉丸,如豌豆大。每服一丸至三五丸,临卧,或枣汤、姜汤,或红花苏木汤下。

凡积块内服药而外贴者,乃兼济也。

五仙膏　治一切痞块积气、癖疾肚大青筋、气喘上壅,或发热咳嗽、吐血衄血。

大黄　肥皂角　生姜半斤　生葱半斤　大蒜半斤

上共捣烂,用水煎,取出汁去渣,再煎汁熬成膏,黑色为

度,摊绢帛上,先用针刺患处,后贴膏药。

神仙化痞膏 专治一切积聚痞块,一贴即消,应验如神。

当归　川芎　赤芍　黄连　黄芩　黄柏　栀子各一钱
红花　肉桂　丁香　生地黄　草乌　巴豆去壳。各五钱　大
黄二两　苏木　川乌各一两　穿山甲二十片　蜈蚣六条　白花
蛇一条或一两　桃枝　柳枝　枣枝各二寸

上锉细,香油二斤浸五七日,桑柴慢火熬至焦黑色,去
渣,起白光为度。放冷,滤净澄清,取一斤半再入锅,桑柴火
熬至油滚,陆续下飞过黄丹炒黑色一两、烧过官粉一两,水飞
过炒褐色密陀僧一两,仍慢火熬,极沸止,再加嫩松香四两、
黄蜡半斤,熬至滴水成珠,用厚绵纸时时摊药贴,贴自己皮上
试之,老嫩得所,方住手离火,待微温下后细药:松香先以油少
许入锅溶成汁入膏内方佳　乳香一两,箬叶炙过　没药一两,炙
血竭五钱,咀之如蜡,嗅之作栀子味方佳、天竺黄三钱　轻粉三钱
硇砂一钱半　胡黄连三钱　阿魏五钱,取一豆大,火化滴铜器上,
上头变白者佳　麝香一钱　上九味,共为细末,陆续入膏内,不
住手搅匀,以冷为度。铲出以温水洗去浮腻,埋在阴地二十一
日,去火毒,狗皮摊膏,先以白酒煮朴硝洗患处,良久方贴药。
时时炭火烤热,手摩熨之,一贴可愈。贴时尤当戒厚味、生冷
及房欲、怒气。又以多服药饵,不可专恃贴药也。

五积六聚,癥瘕痞块,元气虚弱,肌体瘦怯,饮食不进,四
肢沉困,用补中益气汤加三棱、莪术、青皮、香附、桔梗、藿香、
益智、肉桂。

五　疸

脉

五疸实热,脉必洪数;其或微涩,症属虚弱。

黄疸症者,虽有五疸,俱是脾胃水谷湿热相蒸,故发黄也。胸腹饱闷、面目俱黄、小水短赤如皂荚汁者,就如盦曲相似,湿热而生黄也,用茵陈四苓散加减。发黄口渴、大便实者,用茵陈大黄汤下之,黄自退也。小水清白为愈。疸散成臌者,多矣。

五疸者,湿热郁蒸于脾也。

茵陈散　治湿热发黄。

茵陈　栀子　赤苓　猪苓　泽泻　苍术　枳实　黄连　厚朴　滑石各等分

上锉一剂,灯草一团,水煎服。身热,加柴胡;小水短赤,加黄柏;胸膈饱闷,加萝卜子、茯苓;饮酒人,加瓜蒌仁、干葛、砂仁,去滑石。此成酒疸者多。

茵陈大黄汤　治黄疸大便结实。

茵陈　大黄　枳实　山栀　厚朴　滑石各等分　甘草减半

上锉一剂,灯草一团,水煎服。

枣子绿矾丸　治黄疸胖病。

针砂　绿矾炒　苍术米泔制　厚朴姜炒　陈皮　神曲炒。各一两　甘草五钱

上为细末,枣肉为丸,或醋糊为丸,如梧桐子大。每服五十丸,食后,米汤送下。切忌荞麦、羊肉、母猪肉,食之急死无医。

四宝丹　治黄病吃生米、茶叶、黄泥、黑炭者,宜服。

生米:用麦芽一斤炒　使君子肉二两　槟榔　南星各二两,姜汁制

茶叶:用茶叶一斤炒　使君子肉二两　槟榔　南星各一两,姜汁制

黄泥:用壁土一斤炒　使君子肉二两　槟榔　南星各一两,姜汁制

黑炭：用黑炭一斤炒　使君子肉二两　槟榔　南星各一两,姜汁制

上为末,炼蜜为丸,如梧桐子大。每服五十丸,清早砂糖水送下,大效。

治黄病方

黑矾不拘多少,日晒夜露二十一日为末,枣肉为丸,如绿豆大。每服九丸,早、午、晚各进一服,日进三服,二十一日即止。小儿服三丸。

治黄肿病方

七月七日采水花干为末,每服一钱,黄酒下,效。

治气黄病方

以蛇蜕用棍子挑于灯上点火着,滴成珠,多年陈麻楷圃烧灰各等分为末,黄酒调服,效。

痼　冷

凡阴症身静而重,语言无声,气少难以喘息,目睛不了了,口鼻冷气,水浆不入,大小便不禁,面上恶寒有如刀刮,先用葱熨法,次服四逆汤。方见中寒。

痼冷者,寒之甚也。

加味理中汤

大附子面包煨,去皮、壳　人参去芦　白术去芦　干姜炒肉桂　陈皮　茯苓去皮。各等分　甘草炙,减半

上锉一剂,生姜一片、枣二枚,水煎,热服。

固阳汤　治阳症归阴,阴囊缩入,手足厥冷,腹痛胀,汗冷出,脉或反洪弦。

黄芪　人参各二钱　白术去芦　茯苓各四钱　干姜八钱良姜三钱,腹痛倍用　白姜八钱　厚朴三钱,姜汁炒　大附子炮,

四钱

上锉一剂,水煎,热服。

治阴症方

胡椒三十粒　黄丹一两　干姜一块

上三味为末,用醋调涂放男左女右手心内,合在小便上一时,盖被出汗即已。

治阴症腹痛

灸小指外侧上纹尖,艾炷如小豆大,灸三壮,男灸左,女灸右。

治阴症冷极,热药救不回者,手足冰冷、肾囊缩入、牙关紧急,死在须臾。用大艾炷灸脐中,预将蒜捣汁擦脐上,后放艾,多灸之。其脐上下左右各开八分、四分,用小艾炷灸至五壮为度。如玉茎缩入于内,速令人捉定,急将蕲艾丸如绿豆大,在龟头马口灸二壮,其茎即出,仍服附子理中汤即效。

治阴症方

老桑树皮烧存性　牡蛎火煅　干姜　胡椒各二钱　胆矾一钱　麝香少许

上为细末,用阴阳唾调涂于两手心内夹腿腋,不时遍身汗出,即瘥。

治冷阴方

枯白矾　百草霜各一钱

共为细末,炼蜜为丸。每服一丸,黄酒送下。

治阴症腹痛面青甚者

鸽子粪一大抄,研末,极热酒一盏冲入,搅匀少澄饮之,去渣,顿愈。

三仙散:治阴症。

干姜　大附子炮,去皮、脐　官桂

上共为细末,每服三钱,滚酒调服,神效。

斑　疹

凡斑既出,须得脉洪数有力,身温足温者,易治;若脉沉小,足冷元气虚弱者,难治。

发斑红赤为胃热,若紫不赤为热甚,紫黑为胃烂,故赤斑半生半死,黑斑者九死一生。大抵鲜红起发稀朗者,吉;紫黑者,难治;杂黑斑烂者,死也。

凡斑欲出未出之际,且与升麻汤先透其毒。脉虚,加人参;食少而大便不实,加白术。

斑见已出,不宜再发也。斑不可汗,斑烂不宜下。如脉洪数,热甚烦渴者,人参化斑汤;若消斑毒,犀角玄参汤。

凡发斑疹,先将红纸点灯照看病人面部、胸膛、背上、四肢,有红点起者,乃发斑也。若大红点发于皮肤之上,谓之斑;小红𪕏行于皮肤不出起者,谓之疹。盖疹轻而斑重也。先将姜汁喷于斑上,以后照阴阳虚实寒热而用药。

凡丹疹,皆是恶毒热血蕴蓄于命门,遇君、相二火合起即发也。如遇热时,以防风通圣散辛凉之剂解之;寒月,以升麻葛根汤等辛温之剂解之。凡丹疹先从四肢起而后入腹者,死。

发斑者,热毒蕴于胸中也。

升麻汤　治阳毒赤斑,出狂言吐脓血。

升麻二钱　犀角屑　射干　人参　生甘草各一钱

上锉一剂,水二盏,煎至一盏,去渣,温服。

人参化斑汤

人参一钱　石膏二钱　知母三钱　甘草五分　粳米一撮

上锉一剂,水煎服。斑盛,加大青。

犀角玄参汤

犀角一钱　升麻二钱　香附一钱　黄芩一钱半　人参五分

玄参一钱　甘草三分

上锉一剂,加大青,水煎服。

隐疹者,红点如蚤螯之状也。防风通圣散。 方见中风。

升麻葛根汤

升麻二钱　葛根二钱　芍药二钱　甘草三分

上锉一剂,水煎服。

犀角消毒汤

牛蒡子　荆芥穗　防风　甘草　犀角一钱半,镑为细末,不入汤煎

上锉一剂,水二盏,煎至一盏,调犀角末服。

发　　热

《脉经》曰:脉大无力为阳虚,脉数无力为阴虚。无力曰虚,有力曰实。

夫发热者,谓怫怫然发于皮肤之间,则成热也,与潮热、寒热若同而异。潮热者,有时而热,不失其时;寒热者,寒已而热,相继而发;至于发热,则无时而发也。

血虚有汗潮热者:

人参养荣汤　治积劳虚损,四肢倦怠,肌肉消瘦而少颜色,吸呼气短,饮食无味也。

人参去芦　当归　陈皮　黄芪蜜炙　桂心　白术去芦　甘草炙。各一钱　白芍酒炒,二钱　熟地黄酒浸　茯苓去皮　五味子各七分半　远志去心,炒,五分

上锉一剂,生姜三片,枣二枚,水二钟,煎至一钟,食远服。

气虚有汗潮热者,补中益气汤。 方见内伤。

乌鸡丸　治童男室女身发潮热、吐血痰、出盗汗、饮食少进、四肢无力。

黄芪蜜炙　人参去芦　白术去芦　当归酒洗　白芍酒炒

生地　陈皮　秦艽　柴胡　银柴胡　前胡　黄芩　胡黄连　黄柏去粗皮　知母去毛　贝母去心　桑白皮　地骨皮　麦门冬去心　五味子各一两

上锉细片，用乌骨白鸡一只，耳有绿色、脑有金色者佳，重一斤者，以麻子喂七日，缢死，去毛并内肠杂，纳药于内，用绿豆一斗五升浸润，放入小瓶内三寸厚，又将青蒿四两衬之放鸡在上，仍以绿豆盖之，蒸极熟，将鸡折碎，同药晒干为末，汤浸，蒸饼为丸，如梧桐子大。每服七十丸，空心，清米汤下。

血虚无汗潮热者，茯苓补心汤。方见妇人虚劳门。

气虚无汗潮热者：

人参清肌散　治男、妇气虚无汗潮热。

人参　白术　茯苓　当归　赤芍　柴胡　半夏　葛粉　甘草

上锉一剂，姜、枣，煎服。

女子血虚有汗潮热者，茯苓补心汤。方见妇人虚劳门。

气血两虚，无汗潮热者，逍遥散。方见妇人虚劳门。

男、妇四肢发热，筋骨间如火烙手者，郁遏阳气于脾胃之中也。

升阳散火汤　治男、妇四肢发热，肌表热如火烙，扪之烙手。此病多因血气而得之，或胃虚过食冷物，郁遏阳气于脾土之中，即火郁则发之。

火郁汤

升麻　葛根　白芍　羌活　独活　人参各五钱　柴胡八钱　防风三钱半　生甘草二钱　炙甘草三钱

上锉一剂，生姜，煎服。忌寒凉生冷之物月余。

伤寒发热者，是外之寒邪伤卫也。九味羌活汤。方见伤寒。

伤暑发热者，是外之热邪伤荣也。清暑益气汤。方见中暑。

内伤发热者，是阳气自伤，属脾肺也。其脉大而无力，补中益气汤。方见内伤。

阴虚发热者，是阴血自伤，属心肾也。其脉数而无力，滋阴降火汤。方见虚劳。

夜则静，昼则发热者，此热在气分也。小柴胡汤加栀子、黄连、知母、地骨皮。

昼则静，夜则发热者，此热在血分也。四物汤加知母、黄柏、黄连、栀子、牡丹皮、柴胡。

昼夜俱发热者，此热在血气之分也。四物汤合小柴胡汤加黄连、栀子。

子午潮热者，加减逍遥散加黄芩、胡黄连、麦门冬、地骨皮、秦艽、木通、车前子、灯芯，水煎服。

一切发热憎寒者，邪在半表半里也。柴苓汤，即小柴胡汤合五苓散。

当归饮 治劳心生热，鼻少见血，五心烦热。

当归一钱二分 芍药一钱 川芎五分 生地黄一钱 牡丹皮一钱 黄连酒炒，七分 麦门冬去心，二钱 地骨皮七分 酒黄芩七分 炒栀子六分 柴胡六分 生甘草三分

上锉一剂，水煎，食远，热服。

一仆人，五月间病热口渴、唇干谵语。诊其脉细而迟，用四君子加黄芪、当归、芍药、熟附子，进一服，热愈甚，狂言狂走。或曰附子差矣。诊其脉如旧，仍增附子进一大服，遂汗出而热退，脉还四至矣。

一妇人，夏间病热，初用平调气血兼清热和解之剂，服二三剂不应，热愈甚，舌上焦黑，膈间有火，漱水不咽。诊其脉，两手皆虚微而右手微甚，六、七日内谵语撮空、循衣摸床，恶症俱见。后用四物汤加黄芩、人参、白术、陈皮、麦门冬、知母、熟附子。服之一二时，汗出而热退。次日复热，再

服仍退。又次日复发,知其虚汗也,遂连进十服,皆加附子而安。

一男子,发热烦渴头痛,误行发汗,喘急腹痛,自汗谵语。用十全大补汤加附子治之,熟睡唤而不醒,及觉诸症顿退,再剂而痊。

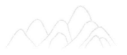

补　益

脉

平脉弦大,劳损而虚。大而无力,阳衰易扶;数而无力,阴火难除。寸弱上损,浮大里枯;尺寸俱微,五劳之躯。血羸左濡,气怯右推;左右微小,血气无余。劳瘵脉数,或涩细如潮汗咳血、肉脱者殂。

《内经》曰:久视伤血,久卧伤气,久坐伤肉,久立伤骨,久行伤筋。若夫七情五心之火飞越,男女声色之欲过淫,是皆虚损之所由也。《机要》曰:虚损之疾,寒热因虚而感也。感寒则损阳,阳虚则阴盛。凡损自上而下,一损损于肺,皮聚而毛落;二损损于心,血脉虚少,不能荣于脏腑,妇人则月水不通;三损损于胃,饮食不为肌肤。治宜以辛甘淡,过于胃则不可治矣。感热则损于阴,阴虚则阳盛。若损自下而上,一损损于肾,骨痿不能起于床;二损损于肝,筋缓不能自收持;三损损于脾,饮食不能消克。治宜以苦酸咸,过于脾则不可治矣。又曰:心肺损而色惫,肾肝损而形痿。《难经》曰:治损之法,损其肺者益其气;损其心者补其荣血;损其脾者调其饮食,适其寒温;损其肝者缓其中;损其肾者益其精。皆是虚损病因治法之大要也。

四君子汤　治脾胃虚弱、饮食少思,或大便不实、体瘦面黄,或胸膈虚痞、痰嗽吞酸,或脾胃虚弱、善患疟痢等症。

人参去芦　白术去芦　茯苓去皮。各二钱　甘草炙,一钱

上锉一剂,生姜三片、枣一枚,水煎,温服。加陈皮,名异功散。

六君子汤 治脾胃虚弱、饮食少思,或久患疟痢。若觉内热,或饮食难化作酸,属虚火,须加炮姜,其功甚速。即前方加半夏、陈皮。

香砂六君子汤 即六君子加香附、藿香、砂仁。

四物汤 治血虚发热,或寒热往来,或日晡发热、头目不清,或烦躁不寐、胸膈作胀,或胁作痛,尤当服之。

当归酒浸 熟地黄各三钱 白芍二钱 川芎一钱五分

上锉一剂,水煎,温服。

加味四物汤 即前方加山栀、柴胡、牡丹皮。

八珍汤 治肝脾伤损,血气虚弱,恶寒发热,或烦躁作渴,或寒热昏愦,或胸膈不利、大便不实,或饮食少思、小腹胀满等症。

人参 白术 茯苓 当归 川芎 白芍 熟地黄各一钱
甘草炙,五分

上锉一剂,姜、枣,煎服。加黄芪、肉桂各一钱,名十全大补汤。

十全大补汤 治气血俱虚,发热恶寒,自汗盗汗,肢体倦怠;或头痛眩晕,口干作渴。又治久病虚损,口干少食,咳而下利,惊悸发热;或寒热往来,盗汗自汗,晡热内热,遗精白浊;或二便见血,小腹作痛,小便短少,大便干涩;或大便滑泄,肛门下坠,小便频数,阴茎痒痛等症。

补中益气汤 治中气不足,或误服克伐,四肢倦怠,口干发热,饮食无味;或饮食失节,劳倦身热,脉洪大而无力;或头痛恶寒自汗;或气高而喘,身热而烦,脉微细软弱,自汗,体倦少食;或中气虚弱而不能摄血;或饮食劳倦而患疟痢等症,因脾胃虚而不能愈者;或元气虚弱,感冒风寒,不胜发表,宜用此代之;或入房而后,劳役感冒;或劳役感冒而后入房者,急加附子。愚谓人之一身,以脾胃为主。脾胃气实,则肺得其所养,肺气既盛,水自生焉。水升则火降,水火既济而令天地交泰之会矣。脾胃既虚，四脏俱无生气，故东垣先生著《脾胃》《内外伤》等论，谆谆然皆以固脾胃为本，所制补中益气汤又冠诸方之首。观其立方本旨可知矣。故曰补肾不若补脾，正此谓也。前所言治症概举其略，余当仿此而类推之。是方之妙，并注以表明之。

人参　黄芪蜜炒　白术炒　甘草炙，各一钱半　当归一钱
陈皮五分　柴胡　升麻各二分

上锉一剂，姜、枣，水煎，空心，午前服。

六味丸　一名地黄丸，一名肾气丸。治肾虚作渴、小便淋闭、气壅痰涩、头目眩晕、眼花耳聋、咽燥舌痛、腰腿痿软等症，及肾虚发热、自汗盗汗、便血诸血、失喑、水泛为痰之圣药，血虚发热之神剂。又治肾阴虚弱、津液不降、败浊为痿，或治咳逆。又治小便不禁。收精气之虚脱，为养血滋肾、制火导水，使机关利而脾土健实。

熟地黄八两，杵膏，忌铁器　山茱萸酒蒸，去核　干山药各四两　牡丹皮　白茯苓去皮　泽泻各三两

上各另为末，和地黄膏加炼蜜为丸，如梧桐子大。每服一百丸，空心，滚水送下。

八味丸　治命门火衰，不能生土，以致脾胃虚寒，饮食少思、大便不实；或下元冷惫，脐腹疼痛，夜多溲溺。即前方加肉桂、附子各一两。而经云益火之源，以消阴翳，即此药也。

加减八味丸　治肾水不足，虚火上炎，发热作渴，口舌生疮，或牙龈溃蚀，咽喉作痛，或身体憔悴，寝汗发汗，五脏齐损。即六味丸加肉桂一两、五味子四两。

加减金匮肾气丸　治脾肾虚，腰重脚肿、小便不利，或肚腹胀痛、四肢浮肿，或喘急痰盛，已成蛊症，其效如神。此症多因脾胃虚弱，治失其宜，元气复伤而变症者，非此药不能救。

白茯苓三两　川牛膝酒洗，去芦　肉桂　泽泻　车前子　山茱萸酒蒸，去核　山药　牡丹皮　附子制，各五钱　熟地

黄四两,拍碎,酒浸,杵膏

上为细末,和地黄加炼蜜为丸,如梧桐子大。每服七八十丸,空心,米饮送下。

加味八珍丸 大补血气、壮脾胃、益虚损。

当归酒洗,二两 南芎一两二钱 白芍酒炒,一两半 熟地黄酒蒸,晒干,二两 人参去芦,二两 白术去芦,炒,二两 白茯苓去皮,二两 粉草蜜炙,七钱 陈皮二两 惊悸、怔忡,加远志甘草水泡,去骨,二两 酸枣仁炒,一两 阴虚火动,属虚劳者,去人参一两,加黄柏、知母俱酒炒。各一两。

上为细末,用首男胎衣一具,长流水洗净;次入麝香二三分,再揉洗,用布绞干;以好酒二升,煮极烂如泥,和前药如干,再入酒糊为丸,如梧桐子大。每服百丸,空心,盐汤送下,或酒亦可;晚上,米汤下。

天真丸 治一切虚损,形容枯槁,四肢羸弱,饮食不进,肠胃溏泻,津液枯竭。久服,生血补气,暖胃和脾,驻颜延寿。

羊肉二斤五两四钱,去筋膜、皮,用竹刀劈开 肉苁蓉三两四钱 鲜山药三两四钱 当归酒洗,四两 天门冬去心,三两四钱 无灰好酒十壶

上四味,为末,入放羊肉内,裹定线缚,入酒内煮,令肉烂如泥取出;再入嫩黄芪蜜炒,为末,一两六钱四分 人参末,一两 白术末,六钱四分 糯米炒熟,为末,三两四钱,共一处捣匀为丸,如梧桐子大。每服百余丸,温酒送下,盐汤亦可,早、晚各进一服。并治一切亡血过多、虚弱等疾,大有其功效。

补天大造丸 滋养元气,延年益寿,壮阳元,滋坎水,为天地交泰。若虚烦之人,房室过度,五心烦热,服之神效。平常之人,年过四十以来,服之接补,以跻期颐仙地。

紫河车一具,此乃浑沌皮也。取男胎首生者,佳;如无,得壮盛妇人产者亦好。先用米泔水将紫河车浸,轻轻摆开,换洗令净,不动筋膜,此乃初结之真气也。将竹器全盛,长流水浸一刻以生气提

回,以小瓦盆全盛木甑内蒸,文武火蒸极熟如糊取出,先倾自然汁在药末内,略和匀,此天元正气汁也。将河车放石臼内,木杵擂千余下如糊样,通将药汁同和匀,捣千余杵,集众手为丸。此全天元真气,以人补人最妙,世所少知。医用火焙、酒煮及去筋膜,又入龟板,大误。故特出之。**怀生地黄**酒浸,一两五钱　**怀熟地黄**酒蒸,二两　**麦门冬**泡去心,一两五钱　**天门冬**泡去心,一两五钱　**牛膝**去芦,酒洗,一两　**枸杞子**七钱　**五味子**七钱　**当归**酒洗,一两　**杜仲**去皮,酥炙,一两半　**小茴香**酒炒,一两　**川黄柏**去皮,酒炒,一两　**白术**去芦,炒,一两　**陈皮**去白,八钱　**干姜**泡,二钱　**侧柏叶**采向东嫩枝条,隔纸焙干,二两　如血虚,加当归、地黄倍之;如气虚,加人参、黄芪蜜炙。各一两;如肾虚,加覆盆子炒、小茴香、巴戟去心、山茱萸去核;如腰痛,加苍术盐水炒、草薢、锁阳酥炙、续断酒洗;如有骨蒸,加地骨皮、知母酒炒;如妇人,去黄柏,加川芎、香附、条芩俱酒炒。各一两。

上为细末,用蒸紫河车汁并河车共捣为末,丸如梧桐子大。凡药必秤净末。忌铁器,俱用石臼椿杵,或石磨磨之,不耗散为妙,且远铁器。若河车肥大,量加些药末,不必用蜜。每日空心米汤送下一百丸,有病者,一日二服。

延龄固本丹　治五劳七伤、诸虚百损,颜色衰朽,形体羸瘦,中年阳事不举,精神短少;未至五旬须发先白,并左瘫右痪、步履艰辛、脚膝疼痛,小肠疝气,妇人久无子息,下元虚冷。

天门冬水泡,去心　**麦门冬**水泡,去心　**生地黄**酒洗　**熟地黄**酒蒸　**山药**　**牛膝**去芦,酒洗　**杜仲**去皮,姜酒炒　**巴戟**酒浸,去心　**五味子**　**枸杞子**　**山茱萸**酒蒸,去核　**白茯苓**去皮　**人参**　**木香**　**柏子仁**各二两　**老川椒**　**石菖蒲**　**远志**甘草水泡,去心　**泽泻**各一两　**肉苁蓉**酒洗,四两　**覆盆子**　**车前子**　**菟丝子**酒炒烂,捣成饼,焙干　**地骨皮**各一两半　妇人,加当归酒洗、赤石脂煅。各一两。

上为细末,好酒打稀面糊为丸,如梧桐子大。每服八十丸,空心,温酒送下。服至半月,阳事雄壮;至一月,颜如童子,目视十里,小便清滑;服至三月,白发返黑;久服,神气不衰,身轻体健,可升仙位。

秘传经验药酒方

八珍酒 和气血,养脏腑,调脾胃,解宿醒,强精神,悦颜色,助劳倦,补诸虚,久服百病消除。比他香燥药酒大不同也。

当归全用,酒洗,三两　南芎一两　白芍煨,二两　生地黄酒洗,四两　人参去芦,一两　白术去芦,炒,三两　白茯苓去皮,二两　粉草炙,一两半　五加皮酒洗,晒干,八两　小肥红枣去核,四两　核桃肉四两

上药,咀片,共装入绢袋内,用好糯米酒四十斤,煮二炷香,埋净土中五日夜,取出过三七日,每晨、午、夕温饮一二小盏。

神仙延寿酒 治症同前,虚人有热者,宜此。

生地黄二两　熟地黄二两　天门冬去心,二两　麦门冬去心,二两　当归二两　牛膝去芦,酒洗,二两　杜仲去皮,酒和姜汁炒,二两　小茴盐、酒炒,二两　巴戟水泡,去心,二两　枸杞子二两　肉苁蓉二两　破故纸炒,一两　木香五钱　砂仁一两　南芎二两　白芍煨,二两　人参五钱　白术去芦,油,一两　白茯苓去皮,二两　黄柏酒炒,三两　知母去毛,酒炒,二两　石菖蒲五钱　柏子仁五钱　远志甘草水泡,去心,一两

上锉,用绢袋盛药入坛内,用酒六十斤煮三炷香为度,取出埋土中三日夜,去火毒,每随量饮之。

固本遐令酒 治症同前。虚人无热者,宜此。

当归酒洗　巴戟酒浸,去心　肉苁蓉酒洗　杜仲酒炒,去丝　人参去芦　沉香　小茴酒炒　破故纸酒炒　石菖蒲去毛　青盐　木通　山茱萸酒蒸,去核　石斛　天门冬去心　熟地黄　陈皮　狗脊　菟丝子酒浸,蒸　牛膝去芦　酸枣仁炒　覆

盆子炒,各一两　枸杞子二两　川椒去子,七钱　神曲炒,二两
白豆蔻　木香各三钱　砂仁　大茴　益智去壳　乳香各五钱
虎胫骨酥炙,二两　淫羊藿四两,要新者　糯米一升　大枣一升
生姜二两,捣汁　远志甘草水泡,去心,一两　新山药四两,捣汁
用小黄米明流烧酒七十斤。

上各依制为末,糯米、枣肉、粘饭同姜汁、山药汁、炼蜜四两和成块,分为四块,四绢袋盛之,入酒坛内浸二十一日取出,热服,早晚各饮一二盏,数日见效。

仙酒方　用小麦六十四斤,一半炒熟,入新布口袋内悬井中浸七日,取出晒干,再入生麦一半,磨面听用;用黄精,九蒸九晒,八两,为末听用;用怀庆熟地黄八两、生地黄八两、枸杞子八两,同为末听用;用淡秋石八两听用;用红铅六钱四分,为末听用;用精壮女子乳汁十六碗,同面药末添长流水调合成块,或五月五日、六月六日用纸包裹紧密,另放在冷静空房阴干七日。造仙酒每用百花蕊一十六斤即蜂蜜,同河水十六斤、井水十六斤,此阴阳水,一同入银锅内煎熟,好净铁锅亦可,待冷听用。亦用酒娘三斤即新酒糟未入水者,同面二斤打烂,同入瓷缸内,用香椿枝搅二三遍,用纸封口,三四日开口,用椿枝每日搅二三遍,前后十日,酒熟,细袋滤过澄清,名为仙酒。

扶衰仙凤酒　治男、妇、小儿诸虚百损、五劳七伤、瘦怯无力及妇人赤白带下,神效。

用肥线鸡一只,将绳吊死,退去毛屎不用,将鸡切四大块,再切入生姜四两、胶枣半斤,用好酒五、六壶,共三味装入一大坛内,将泥封固坛口,重汤煮一日,凉水拔出火毒。每服以空心将鸡、酒连姜、枣,随意食之,其效如神。

徐国公仙酒方张尚书传于龚豫源

头酽好烧酒一坛,龙眼去壳二三斤入酒内浸之。日久则颜色娇红,滋味香美。专补心血,善壮元阳,疗怔忡、惊悸、不

寐等症。早、晚各随量饮数杯。悦颜色,助精神,大有补益,故名仙酒。

红颜酒 一名不老汤

胡桃仁泡,去皮,四两　小红枣四两　白蜜四两　酥油二两
杏仁泡去皮、尖,不用双仁,煮四、五沸,晒干,一两

上用自造好烧酒一金华坛,先以蜜油溶开入酒,随将三药入酒内浸三七日,每早服二三杯,甚妙。

仙茅酒

仙茅四两,出四川,用米泔水浸,去赤水尽,日晒　淫羊藿洗尽,四两　南五加皮四两,酒洗净

上锉剂,用黄绢袋盛,悬入无灰酒一中坛内,三七日后取,早、晚饮一二杯,殊效。

驻世珍馐　常用补虚。

当归酒洗　南芎　白芍酒炒　熟地黄　菟丝子酒制　巴戟酒浸,去心　肉苁蓉酒洗　益智仁酒炒　牛膝去芦,酒洗　杜仲姜、酒炒,去丝　山药　青盐　大茴　山茱萸酒蒸,去核　枸杞子酒洗　川椒炒　干姜　甘草炙

上各等分,为细末,用犍猪肉不拘多少,切片,酒炒熟,入药再炒,不可用水,磁器收贮。空心食之,好酒送下。忌生冷。

取龙虎水法　龙属水,虎属金,即童男童女。

取之时谨择有五种不用。男五种者,生、逮、半、变、渎也。生者,外肾不举;逮者,声雄皮粗;变者,腥膻狐臭;半者,黄肥多病;渎者,疥癞疮疽。女五种者,罗、纹、服、交、脉也。罗者,阴户上有横骨;纹者,狐臭体气;服者,实女也;交者,声雄发粗,皮肤粗糙无颜色;脉者,疮痍病患残疾。二鼎器务宜择眉清目秀,满月之相,三停相等,唇红齿白,发黑声清,肤肥细腻,年方十三四、十五六未破者,用黍稷稻粱、红豆、红枣、豮猪肉、鲫鱼等味,与彼食之。忌葱蒜韭薤、五荤三厌、秽汗二水,戒喧哗、手舞足蹈,耗散精华。未取之时,先调百日,十月起、三月止,置瓷缸、

磁坛于僻处收贮以盖之。积至二三石，听候炼用。

阴炼龙虎石 将前积二水，置瓷缸三四口或五六口于静僻通沟去处，每缸置于五六分龙虎水，加井水五分，下白矾、白术各二两，松、柏叶各二两；取杨柳根三四茎一扎，顺搅千余下，盖之勿动；看待水澄清去盖，逼去清水，又加井水满缸，以绢滤去渣，又搅二三百转，盖之澄清；又尽逼去清水，仍加井水，又搅又逼又滤，如此十余次，直待水香为止；逼去尽，用米筛三四个，内铺白绵纸，将浑龙虎石取入筛内，候水干移在日色内处，以竹刀划成骨牌路晒干，如粉之白，即是阴炼龙虎石。瓷盒收贮，合药用。此药能补心生精，养血之至药也。

阳炼龙虎石 择露天空地砌灶二眼，坐东朝西，安三尺二寸、二尺四寸大锅两口，锅近处安缸四口，先积下龙虎水二缸或三缸，方洗净锅锈；先于大锅内入五瓢，慢火熬至起沫，以罩滤去滓，撤去油末，直待熬至不起沫方起锅于小锅内，细火熬；大锅内仍添二三瓢，又熬去沫，又起小锅内；如此少少渐添渐起，以尽为度。大锅住火，小锅慢慢火熬，用铲子不住手铲；待水干成膏，上用一小盆合住锅口，周围用泥封固严密，止留一孔出水气；看水气尽，孔内飞出金星青气，急以泥封孔眼，缸底用湿布一方，不可水大，多只以水润之，小火烧至锅底紫色退火，冷定至第二日；先去口上泥净揭开，升在缸上的已汞灵药红、黑、白各色，另收听候用；另打黄芽将锅底内黑膏子铲起，另入一小锅内，砖支起，大火烧；待黑烟尽，连锅通红，退火晾冷；酌量下井水或露水尤妙。烧滚，先置净缸一口于室内，上安竹筛，内铺绵纸，滤沥清水入缸筛内，黑滓不用，将滤下清水看如水清碧就磁盆煎出净石来。如略有些黄色，还用前小锅煎干，再煅一火晾冷，仍下水煎滚，照前滤入缸内，直看滤下水如井水一般清碧，以瓷盆用砖去支起，徐徐添炭火煎前淋沥的清水，滚，以竹铲不住手铲，只待煎铲焙干略待潮取出，倾在纸上，移于日色处晒干，似雪之白，即是阳炼龙虎石。

取红铅法 择十三、四岁美鼎，谨防他五种破败不用。五种者，罗、纹、服、交、脉也。罗者，阴户上有大横骨，不便采择，一也；纹者，体气发黄，癸水腥臊，不堪制用，二也；服者，实女无经，三也；交者，声雄皮粗，气血不清，四也；脉者，多病疮疽，经中带毒，五也。有此五种，非为补益之妙丹。务择眉清目秀，齿白唇红，发黑面光，肌肤细腻，不瘦不肥，三停相等好鼎，算他生年月日起约至五千四十八日之先后，先看他两腮如桃红花，额上有光，身热气喘，腰膝酸痛，困倦呻吟，即是癸将降矣。先预备绢帛儿槌洗，或羊胞做橐籥，或用金银打就的偃月器，或候他花开，与他系合阴门，令他于椅凳上平坐，不可斜倚，如觉有红，取下再换一副，多余处用绢帛来展，更换收入瓷盆内。待经尽，同制上法五千四十八日。近有十三岁而来，十六七而至何也？皆因禀受父精母血厚薄不同，亦有长成因受乳食致令气血各有不平，故难以期定。惟在观他动静，察他形色是其期也。如得年月应期，乃是真正首经至宝，实为接命上品之药。如前后不等，只作首铅初至，金铅二次，红铅三次，以后皆属后天红铅。只堪制配合药，不宜单作服食。既明采取之法，听后制服。三腥五膻浊气必须仔细修炼，方成至药者焉。

制红铅法 先将乌梅一斤，煎水一桶，去梅核冷定。如取得有红铅，或器或帛俱入梅缸内洗下。用乌梅水时，先看红铅，有一个止用梅水三碗，或多或少，随意加减，不可太过不及。梅水洗下来铅再加井水或河水，用大瓷盆令满，以木棍搅数十转，用盖盖之，勿动。待水清，轻轻逼去清水，将澄下铅仍加水，又打又搅又澄，如此七次或九次，数足，逼去水尽，止剩得红浆一碗或半碗。取净灰用盆盛，贮中剜一孔，量容多少，以软绢铺纸，把铅浆倾入纸上，荫水尽，方取，于日色处晒干。此即制服腥膻、秽垢之法，方合入药配合服。专主助血养神，其功甚大,收贮听用。

制金乳粉法 择美鼎先看婴童肥白有精神者,即是气血盛而乳可用矣。亦用头生二八、三七才可摘取,过期血弱不可用也。取下一碗或半碗,对露水均平,搅百遭,过夜,其乳自分。逼去水,将乳入瓷盆内,晒干碾细成粉,渐取渐制,积得半斤四两,听候配红铅成丹也。

三元丹 治诸虚百损,补气生精,安魂定魄,益寿延年。

红铅 娇乳各一两 辰砂 乳香各一钱 虚无秋石一钱,
用便盆或新砖自生者,方可

上俱为细末,用鸡子一个,磕一孔将青黄倾出,用纸展浮装前药入内,纸糊严密,放群蛋内与鸡抱之三七,取出,乳和为丸,如梧桐子大。每服三丸,五更时人乳送下。稍有汗出,不可见风。

神仙小圣药

红铅半盏,真女首经更佳,二三次出者次之;其色红黄为上,纯红者为中,紫黑者不用 朱砂五钱,用辰州豆片者佳,有精神为最

先将红铅取来,拌入朱砂,放瓷盆内,日晒月照四十九日毕,飞仙池文武火升三炷香,其药透,蔑过一边冷定,开看与金箔相似,用鸡翎扫下约一分八厘为上等;其次一分二厘以乌金纸包,入小眼药罐内,以黄蜡封口,外尿胞皮通身包裹,仍放大瓶内,以绵絮塞紧,仍用竹叶尿脬紧扎,用络以长绳引入井中去火毒,四十九日取出,择吉日将药置于桌上南向,香纸供献俱南向。用好乳香末半分研细末,以人乳二三滴将圣药和匀作三丸。服者对天南向跪拜祝毕,举药入口,将人乳送下,即归室中静养三七日,然后方许出门动作。须发如银俱皆变黑。服药一度,可延寿一纪。

彭祖小接命熏脐秘方 夫人禀天地之灵气,赖精血而化生。阴阳交媾,胚胎始凝,如太极之未判,似混沌之未分。男子之左肾先具,外精裹血,而阴焉中处;女子之右肾先具,外

血裹精,而阳焉内存。肾乃生脾,脾次生乎肝,肝乃生肺,肺复生乎其心。凡在其内,四门皆闭,九窍不通,唯有其脐则与母气相通。母呼则呼,母吸则吸。十月胎定,百神具备而与母分离。剪脐落地,犹恐脐窍不闭有伤婴儿之真气,随用艾火熏蒸,外固脐蒂之坚牢,内保真气而不漏。渐长成人,四门皆开,九窍俱启,因七情六欲之牵诱,五味五音之感通,真元丧失,真气破倾。人之幼年,血气衰败,精神赢弱,渐觉有患,或生冷厚味伤其六腑,喜怒哀乐损于五脏,致使心肾不交,阴阳偏盛,五劳七伤,渐进着体,七癥八瘕,陆续沾身,染患日久,殒躯丧命,良可叹也!譬诸草木,皆禀天地而生,根壮枝盛,本弱木衰;若水灌、土培,根润而复生矣。人至中年,气血渐衰,疾病易起,止知疗患,不知壮根固本之法,人生尘世,反不如草木而能回生也。凡人生育之时,脐带一落,用艾火以熏蒸即得坚固。人之中年以后,患临其身,如草木复其浇培,以法熏蒸其脐,岂不去恶除疾而保生也。余哀悯后人不终天年而夭丧,特传济世之方,普授延年之妙药。壮固根蒂、保护形躯,熏蒸本原,却除百病,蠲五脏之痛患,保一身之康宁。其中药品禀性忠良,采阴阳之正气,配君臣之辅佐,其效如神,其应如响,复有回生济世之功,保命延年之妙。此方遇高尚贤士可传,勿示匪人,恐遭天谴,保而敬之。每年中秋日熏蒸一次,却疾延年,彻上部之火邪,去心肠之宿疾,妇人月信不调,赤白带下,男子下元亏损,遗精白浊,阳事不举,并皆熏之。如熏蒸之时,令人饱食,舒身仰卧;用荍麦面水和捏一圈径过寸余,如脐大者三二寸,内入药末;用槐皮一块,去粗皮,止用半分厚覆圈药之上。如豆大艾壮灸之,百脉和畅,毛窍皆通,上至泥丸,下至涌泉,冷汗如雨,久之觉饥,再食再灸。不可令痛,痛则反泄真气。灸至行年数岁为止,无病者连日灸之,有病者三日一次,灸至腹内作声作痛,大便有涎沫等物出为止。只服米汤,兼食白肉、黄酒,以助药力。若患风气,有郁热在腠理者,加女子红

铅拌药,则易汗出而疾随愈。槐皮如觉焦色,即易新的。凡灸之后,容颜不同,效应可验。今将制药品味开列于后:

乳香　没药　猳鼠粪一头有尖者是　青盐　两头尖　川续断各一钱　麝香二分

上共为细末用。

益寿比天膏　此药最能添精补髓,保固真精不泄;善助元阳,滋润皮肤,壮筋骨、理腰膝;下元虚冷,五劳七伤,半身不遂,或下部虚冷,膀胱病症,脚膝酸麻,阳事不举。男子贴之,行步康健,气力倍添,奔走如飞;女子贴之,能除赤白带下、沙淋血崩,兼下生疮疖,能通二十四道血脉,坚固身体,返老还童。专治喘咳,遇鼎气不泄真精,大臻灵验,非至仁不可轻泄,其妙如神。

鹿茸　附子去皮、脐　牛膝去芦　虎胫骨酥炙　蛇床子　菟丝子　川续断　远志肉　肉苁蓉　天门冬去心　麦门冬去心　杏仁　生地　熟地　官桂　川楝子去核　山茱萸去核　巴戟去心　破故纸　杜仲去皮　木鳖子去壳　肉豆蔻　紫梢花　谷精草　穿山甲　大麻子去壳,各一两　甘草二两,净末,看众药焦枯,方下　桑、槐、柳枝各七寸

上锉细,用真香油一斤四两浸一昼夜,慢火熬至黑色;用飞过好黄丹八两、黄香四两入内,柳棍搅,不住手;再下雄黄、倭硫、龙骨、赤石脂各二两,将铜匙挑药滴水成珠不散为度;又下母丁香、沉香、木香、乳香、没药、阳起石、煅蟾酥、哑芙蓉各二钱,麝香一钱为末,共搅入内;又下黄蜡五钱。将膏贮磁罐内,封口严密,入水中浸五日,去火毒。每一个重七钱。红绢摊开,贴脐上或两腰眼上。每一个贴六十日方换。其功不可尽述。

九天灵应散　治男子阴湿阳痿,每逢不举。

黑附子　蛇床子　紫梢花　远志　菖蒲　海螵蛸　木鳖子　丁香各二钱　朝脑一钱五分

上为末。每用五钱,水三碗,煎至一碗半。温洗阴囊并湿处,日洗二次。留水温洗,多洗更好。

虚　劳

脉

骨蒸劳热,脉数而虚;热而涩小,必殒其躯。加汗加嗽,非药可除。

虚怯症者,皆因元气不足,心肾有亏,或劳伤气血,或酒色过度,渐至真阴亏损,相火随旺。火旺则消灼真阴,而为嗽、为喘、为痰、为热、为吐血衄血、为盗汗遗精、为上盛下虚。脚手心热、皮焦、午后怕寒、夜间发热,或日夜不退,或嘈杂怔忡、呕哕烦躁、胸腹作痛、饱闷作泻、痞块虚惊、面白唇红、头目眩晕、腰背酸疼、四肢困倦无力、小水赤色、脉来数大或虚细弦急,怪症多端,犯此难治;虚劳不受补者,难治;咽喉声哑生疮者,难治;久卧生眠疮者,难治。皆是阴虚火动,俱用滋阴降火汤加减,或清离滋坎汤,后服滋阴清化膏、六味地黄丸之类;愈后用坎离既济丸,乃收功保后之药也。劳症者,原是虚损之极,痰与血病。先起于阴怯,已后成劳,治药一同。劳脉数大而虚,又有传尸劳瘵之症,乃脏中有虫嚼心肺者,名曰瘵。此是传尸痓骨劳。痓者,注也。自上痓下,骨肉相传,乃至灭门者,亦有之矣。

虚劳者,阴虚而相火动也。阴虚火动者,难治;虚劳不受补者,难治。

滋阴降火汤　治阴虚火动,发热咳嗽,吐痰喘急,盗汗口干。此方与六味地黄丸相兼服之,大补虚劳,神效。

当归酒洗,一钱二分　白芍酒洗,二钱三分　生地黄八分　熟地黄姜汁炒　天门冬去心　麦门冬去心　白术去芦。各一钱

陈皮七分　黄柏去皮,蜜水炒　知母各五分　甘草炙,五分

　　上锉一剂,生姜三片、大枣一枚,水煎。临服入竹沥、童便、姜汁少许,同服。骨蒸劳热者,阴虚火动也,加地骨皮、柴胡;如服药数剂热不退,加炒黑干姜三分;盗汗不止者,气血衰也,加黄芪、酸枣仁炒;痰火咳嗽、气急生痰,加桑白皮、紫菀、片芩、竹沥;咳嗽痰中带血者,难治也,加片芩、牡丹皮、阿胶、栀子、紫菀、犀角、竹沥;干咳嗽无痰及喉痛生疮、声哑者,难治也,加片芩、瓜蒌仁、贝母、五味子、杏仁、桑白皮、紫菀、栀子;咳嗽痰多,津液生痰不生血也,加贝母、款冬花、桑白皮;喉痛生疮,声音不清,或咽干燥,虚火盛也,用山豆根磨水噙之,再用吹喉散、噙化丸;若见咽喉痰火壅喉热肿下者,同治;痰火作热,烦躁不安,气随火升也,并痰火怔忡嘈杂,加酸枣仁、黄芩、炒黄连、竹茹、辰砂、竹沥;痰火惊惕,同治;血虚腰痛,加牛膝、杜仲;血虚,脚腿枯细无力、痿弱,加黄芪、牛膝、防己、杜仲,去天门冬;梦遗泄精者,虚火动也,加山药、牡蛎、杜仲、故纸、牛膝,去天门冬;小便淋浊,加车前、瞿麦、萆薢、萹蓄、牛膝、山栀,去芍药;阴虚火动,小腹痛者,加茴香、木香少许,去麦门冬。

　　论阴虚火盛,脾虚者,宜滋阴降火健脾也。

　　清离滋坎汤　治阴虚火动,咳嗽发热、盗汗痰喘心慌,肾虚脾弱等症。

　　生地黄　熟地黄　天门冬　麦门冬俱去心　当归酒洗白芍酒炒　干山药　山茱萸酒蒸,去核　白茯苓去皮　牡丹皮　白术去芦　泽泻　黄柏　知母　甘草炙　盗汗,加酸枣仁、牡蛎;嗽盛,加五味子、款冬花;痰盛,加贝母、瓜蒌仁;热盛,加地骨皮、玄参;心慌,加远志、酸枣仁;遗精,加龙骨、牡蛎煅;胸中不快,加陈皮;泄泻,加莲肉、陈皮,去知母、黄柏。

　　上锉剂,水一碗半,煎至一碗,空心,温服。痰盛,加竹沥一盏,姜汁一二匙;热,加童便一盏,入药同服;如吐血咳血,

加鲜生地黄捣汁一盏同服。此病阴血太虚,每日五更饮人乳汁一钟,甚妙;与汤药相间服之,久久奏效。

阴虚火动为诸症者,宜丸药兼而济之也。

六味地黄丸 治形骸瘦弱,无力多困,肾气久虚,寝汗发热,五脏齐损,遗精便血,消渴淋浊等症。此药不燥不温,专补左尺肾水,兼理脾胃。少年水亏火旺阴虚之症,最宜服之。

怀熟地黄姜汁浸,焙干,八两 干山药四两 山茱萸酒浸,去核,四两 白茯苓去皮,三两 牡丹皮三两 泽泻三两 治心肾不交,消渴引饮,加五味子二两、麦门冬三两,名肾气八味丸;虚劳,加紫河车一具;兼补右尺相火,加附子、官桂各二两,名八味丸;如遇伤于阴致相火盛者,加黄柏酒炒三两、知母盐水炒三两。

上为细末,炼蜜为丸,如梧桐子大。每服七八十丸,空心,淡盐汤下。肾水不能摄脾土,多吐痰唾,姜汤下。凡年幼被诱欲太早者,根本受伤及禀赋薄者,又斵丧之过,隐讳不敢实告,以致元气虚惫,或遗精盗汗,神疲力怯,饮食不生肌肉,面白,五心发热,夏先畏热,冬先怕寒,腰疼膝重,头晕目眩,故曰水一亏则火必胜,火旺则肺金受克而痰嗽矣。或劳汗当风,面出粉刺。已上症见,虚损成矣。宜以此药服之,可保无虞矣。

咳嗽痰喘不绝声者,急则治其标也。

玄霜雪梨膏 生津止渴,除咯血、吐血、嗽血久不止及治劳心动火、劳嗽久不愈。消痰止嗽,清血归经。

雪梨六十个,去心、皮,取汁二十钟,酸者不用 藕汁十钟 鲜生地黄捣,取汁十钟 麦门冬捣烂,煎汁,五钟 萝卜汁五钟 茅根汁十钟

上六汁,再重滤去滓,将清汁再入火熬炼,入蜜十六两、饴糖八两、姜汁半酒盏,入火再熬如稀糊,则成膏矣。如血不止、咳嗽,加侧柏叶捣汁一钟,韭白汁半钟,茜根汁半钟,俱去滓,入前汁内煎成膏服之。

阴虚火动而后嗽者,缓则治其本也。

滋阴清化膏 清痰火、滋化源。肺肾乃人身之化源。

生地黄酒洗 熟地黄酒浸 天门冬去心 麦门冬去心。各一两 白茯苓去皮,一两 山药炒,一两 枸杞子 白芍药酒炒。各一两 五味子七钱 黄柏盐、酒炒,一两 知母盐水炒 玄参 薏苡仁炒。各一两 甘草生,五钱

上为细末,炼蜜为丸,如弹子大。每服一丸,空心,津液噙化咽下。有盗汗,加黄芪蜜炙七钱;痰嗽甚,加陈皮、贝母各一两。

阴虚发热、嗽血、大便结者,此虚火盛也。

坎离膏 治劳瘵发热,阴虚火动,咳嗽吐血、唾血、咯血、咳血、衄血、心慌、喘急、盗汗。

黄柏 知母各四两 生地黄 熟地黄 天门冬去心 麦门冬去心。各二两 杏仁去皮,七钱 胡桃仁去皮、尖,净仁,四两 蜂蜜四两

先将黄柏、知母、童便三碗,侧柏叶一把,煎至四碗去渣;又将天、麦门冬,生、熟地黄入汁内,添水二碗,煎汁去渣,再捣烂如泥;另用水一二碗熬熟,绞汁,入前汁;将杏仁、桃仁用水擂烂再滤,勿留渣,同蜜入前汁内;用文武火熬成膏,瓷罐收贮封口,入水内去火毒。每服三五匙,侧柏叶汤调,空心服。忌铜、铁器。

咳嗽吐血,喘急不能食者,脾肺虚损也。

宁嗽膏 治阴虚咳嗽,火动发热,咯血吐血,大敛肺气。

天门冬去心,八两 杏仁去皮 贝母去心 百部 百合各四两 款冬花蕊五两 紫菀三两 雪白术去芦、油,八两

上俱为粗末,长流水煎三次,取汁三次,去渣;入饴糖八两,蜜十六两,再熬;又入阿胶四两,白茯苓四两为末,水飞过,晒干;三味入前汁内,和匀如糊,成膏。每服三五匙。

痰嗽喘热而泄泻者,此脾惫也。参苓白术散主之。方见泄泻。

瑞莲丸 治元气大虚,脾胃怯弱,泄泻不止,不思饮食。

干山药炒 莲肉去心、皮 白术去芦、油,土炒 芡实去壳。各二两 棘参去芦,五钱 白茯苓去皮 橘红 白芍酒炒。各一两 甘草炙,五钱

上为末,用羖猪肚一个,洗令净煮烂,捣和药末为丸,如梧桐子大。每服百丸,空心,米汤送下,再兼服白雪膏。方见内伤。

咳嗽喘热而痢疾者,脾肾俱惫也。

和中汤 治虚劳赤白痢疾,或腹痛里急后重。

当归身酒洗,上 白芍酒炒,上 白术去芦,上 茯苓去皮,中 陈皮中 黄连有红多者,加 黄芩炒,中 甘草 木香少许 红痢,加阿胶炒,上;白痢,加干姜炒黑,下

上锉一剂,水煎,食前温服。如久不止,再兼服实肠散。方见痢疾。

驻车丸 治下利赤白,腹痛甚者及休息痢。驻者,止也,言药止痢如车之驻也。予每用此治阴虚劳嗽而为痢者,殊效。

川黄连炒,三两 真阿胶蛤粉炒,一两半 当归一两半 干姜炒黑,一两 赤茯苓去皮,一两

上为细末,醋打稀面糊为丸,如梧桐子大。每服三五十丸,米汤送下。

痰嗽喘热,脾虚饱闷发肿者,难治也。分消汤主之。方见臌胀。

病后调理者,乃收功保后之剂也。

坎离既济丸 治阴虚火动、劳瘵之疾。

当归酒洗,六两 南川芎一两 白芍酒炒,三两 熟地黄酒蒸 生地黄酒洗 天门冬去心 麦门冬去心。各四两 五味

子三两　山药二两　山茱萸酒蒸,去核,四两　牛膝去芦,酒洗,四两　黄柏去粗皮,九两,酒炒三两,蜜水炒三两,盐水炒三两　知母去毛,酒浸二两,盐水浸二两　龟板去边,酥炙脆,微黄色,三两,用卜者钻过多

上为末,忌铁器,炼蜜为丸,如梧桐子大。每服五六十丸,空心,盐汤送下。

补遗方

噙化仙方　治五劳七伤,吐脓吐血吐痰,咳嗽喘急。

甜梨汁　白萝卜汁　生姜汁　白糖各二两　辽五味子去梗,一两　款冬花二两　紫菀二两　桔梗二两

上共熬成膏,后人人参一钱为末,入前汁内和匀为丸,如弹子大。至晚噙化一丸,不过十丸,其病可痊。

世人唯知百病生于心,而不知百病生于肾。饮酒食肉,醉饱入房,不节欲,恣意妄为,伤其精,肾水空虚,不能平其心火;心火纵炎,伤其肺金,是绝肾水之源。金水衰亏,不能胜其肝木,肝木盛则克脾土而反生火;火独旺而不生化,故阳有余而阴不足。其病独热而不久矣。

警世二绝

酒色财气伤人贼,多少英雄被他惑;
若能摆脱这尘凡,便是九霄云外客。
浮生何事多偏性,酷贪花酒伤生命;
一朝卧病悔噬脐,使尽黄金药不应。

太学刘诚庵乃郎,年十八岁,患虚劳热嗽痰喘,面赤自汗,昼夜不能倒卧,痰不绝口。如此旬日,命在须臾,一家彷徨,诸医措手。召予诊视,六脉微数,乃阴虚火动之症。予令其五更将壮盛妇人乳汁一钟,重汤煮温,作三四十口服

之,至天明服河车地黄丸一服,少顷,将大、小米入山药、莲肉、红枣、核桃仁数个,煮稀粥食之;半晌,又煎清离滋坎汤二剂,加竹沥、童便、姜汁少许,频频服之。服至午,又进前粥碗许,加白雪糕食之;过半晌,又照前药二剂频服至尽;将晚,又进前粥碗许,又煎前药二剂,夜间睡则药止,醒则即服。如此三昼夜,药不住口,火乃渐息,方得卧倒。以后减却前药一半,过半月,病减十之六七。每日止服汤药一剂,调理数月而愈。此症危急至甚,非予用此法救之。若照寻常,日服一二剂者,几乎不起。夫一杯之水,不能救舆薪之火,正此之谓也。令后患此症者,当照此服药;医者当照此治之,未有不愈者也。其有脾胃弱而作泻者,不在此限。

失 血

脉

诸症见血,皆见芤脉。随其上下,以验所出。大凡失血,脉贵沉细;设见洪大,后必难治。

吐血、衄血、咳血、咯血、唾血、溺血、便血、肠风、脏毒。

血症者,人身之血,血为荣,气为卫;心主血,肝藏血,脾为总管;血随气行,气逆则血逆;脏得血而能津,腑得血而能润,目得血而能视,舌得血而能言,手得血而能握,足得血而能摄。荣卫昼夜循环,运行不息。若是劳伤火动,皆令失血。一切血症,皆属于热,药用清凉。俱是阳盛阴虚,火载血上,错经妄行而为逆也,用犀角地黄汤随症加减。鲜血者,新血也,用止之;紫黑成块者,瘀血也,宜去之;已后俱用补荣汤加减调理。失血脉沉细和缓,不宜浮大实大。血得热则行,得冷则凝,赤属火而黑属水也。见黑必止,理之自然。如或暴吐紫血,多者无事,是平昔热伤死血在胃口,吐出为好。若止早,吐不尽,后成血结块痛,难治,用活血汤加减方见腹痛;若先吐血后见痰者,是阴虚火动,用滋阴降火汤加减;若先痰后见血者,是积热,清肺汤加减治之。

吐血者,出于胃,吐出全是血也。

犀角地黄汤　治一切吐血、衄血、咳血、咯血、唾血,并皆治之。

犀角一钱,镑　牡丹皮一钱半　生地黄二钱　赤芍药一钱半　当归一钱　黄连一钱　黄芩一钱

上锉一剂,水煎熟,入茅根汁,磨京墨调服。吐血,加天门冬、山栀子、阿胶、蛤粉炒;衄血,加山栀、阿胶;咯血,加山栀、麦门冬、黄柏、知母、熟地;唾血,加山栀、麦门冬、黄柏、知母、熟地;凡吐紫黑血块,胸中气塞,加桃仁、大黄。

治诸血上攻,不问男女并治

皮硝二钱,为末,用童便一钟、好酒一钟,炖热化硝,调匀,温服。

治吐血不止方　将本人血,闻不臭,可治;若臭,不可治也。

将本人吐的血取来,用砂锅焙干为细末。每服一钱或一钱二分,麦门冬去心煎汤调服。

七生汤　治血向口鼻中出如涌泉者,诸药止之不效。

生地黄　生荷叶　生藕汁　生韭叶　生茅根各一两　生姜五钱

俱捣自然汁一碗,磨京墨与汁同服。

贯仲汤　治吐血成斗,命在须臾。

贯仲二钱,净末　血余五钱,烧灰　侧柏叶捣汁,一碗

上将药末二味,入柏汁内搅匀,于大碗内盛之;重汤煮一炷香时取出,待温,入童便一小钟,黄酒少许,频频温服。

先吐痰而后见血者,是积热也。

清肺汤

茯苓去皮　陈皮　当归　生地黄　芍药　天门冬去心
麦门冬去心　黄芩　山栀　紫菀　阿胶蛤粉炒　桑白皮各
等分　甘草减半　乌梅一个

上锉一剂,枣二枚,水煎,温服。喘急,加苏子,去天门冬。

先吐血而后见痰者,是阴虚也。

滋阴降火汤　治吐血后见痰,乃是阴虚火动。方见虚劳。

清火滋阴汤　治吐血、咳血、嗽血、唾血、呕血。

天门冬去心　麦门冬去心　生地黄　牡丹皮　赤芍　栀
子仁　黄连去毛　山药　山茱萸酒蒸,去核　泽泻　赤茯苓
去皮　甘草

上锉,水煎,入童便同服。

若吐血、衄血、咳血、唾血,用六味丸加犀角、阿胶炒。各
二两。方见补益。

人气上奔,吐血、心膈痛。枳壳三钱　青皮二钱　桔梗
生地黄　木通　牡丹皮各二钱半　桃仁二十八个　川芎
黄芩　黄连各一钱　甘草少许　生干姜分四剂,水煎服。

暴吐紫血一碗者,无事,吐出好。此热伤血死肝中,宜服
四物汤、解毒之类,不宜早止。

吐血觉胸中气塞,吐紫血,桃仁承气汤下之。方见伤寒。

一男子吐血,遇劳即作。余以为劳伤肺气,血不归元,与
补中益气汤加麦门、五味、山药、熟地、茯神、远志,服之而愈。
方见补益。

一男子咳嗽吐血,热渴痰盛,盗汗遗精。余以为肾水亏
损,用六味丸料加麦门、五味,以壮水而愈。后因劳怒,忽紫血
成块上涌。先用花蕊石火煅存性,为末三钱,童便、黄酒温热调
服以化之;又用独参汤以补之;仍用前药调理,遂愈。后每劳
则咳嗽,有痰,吐血,脾肺肾三脉皆洪数。用补中益气汤加贝

母、茯苓、山茱萸、山药、麦门冬、五味子,与前药间服之而愈。方见补益。

衄血者,出于肺,鼻中出血也。

清衄汤

当归 芍药 生地 香附炒 黄芩各一钱 栀子炒,一钱 黄连七分 赤芍 桔梗各五分 生甘草三分 柏叶七枚 藕节五个

上锉一剂,水煎,入童便共服。

一方用人乳一半,好酒、童便一半,合一碗,重汤煮温,随服随止。

一方治鼻衄久不止,驴粪焙干,为末 血余烧灰。等分,每用少许,吹鼻,立止。

一方用白龙骨末,吹入鼻中,立应。

一方用烧纸七层,水湿,于顶门上,以熨斗熨之,即止。

一方用大蒜去壳捣如泥,左鼻出,敷左脚心;右鼻出,敷右脚心;两鼻出,左右俱敷。

咳血者,出于肺,咳嗽痰中带血也。

清咳汤

当归 白芍 桃仁去皮 贝母各一钱 白术去皮 牡丹皮 黄芩 栀子炒黑。各八分 青皮去瓤 桔梗各五分 甘草三分

上锉一剂,水煎,温服。潮热,加柴胡、赤茯苓。

咯血者,出于肾,咯出血屑也。

清咯汤

陈皮 半夏姜制 茯苓去皮 知母 贝母去心 生地各一钱 桔梗 栀子炒黑。各七分 杏仁去皮 阿胶各五分 桑皮二钱半 甘草五分 柳桂二分

上锉一剂,生姜三片,水煎,温服。

唾血者,出于肾,鲜血随唾而出也。

清唾汤

知母去毛　贝母去心　桔梗　黄柏　熟地　玄参　远志去心　天门冬去心　麦门冬去心。各等分　干姜炮,炒黑,减半

上锉一剂,水煎,温服。

诸失血者,止后宜调理也。

补荣汤　治吐血、衄血、咯、咳血、唾血,用此调理。

当归　芍药　生地　熟地　人参减半　茯苓去皮　栀子　麦门冬去心　陈皮各等分　甘草减半　乌梅一个

上锉一剂,枣二枚,水煎,温服。

溺血者,小便出血,心移热于小肠也。

清肠汤

当归　生地焙　栀子炒黑　黄连　芍药　黄柏　瞿麦　赤茯苓　木通　萹蓄　知母　麦门冬去心。各一钱　甘草减半

上锉一剂,灯芯一团、乌梅一个,水煎,空心服。溺血,茎中痛,加滑石、枳壳,去芍药、茯苓。

便血者,大便出血,脏腑蕴积湿热也。

清脏汤　治大便下血,不问粪前粪后,并肠风下血。

当归酒洗,八分　川芎五分　生地二钱　白芍炒　黄连炒。各六分　黄芩炒　栀子炒黑　黄柏炒。各七分　地榆八分　槐角炒,五分　柏叶炒　阿胶炒。各六分

上锉一剂,水煎,空心服。腹胀,加陈皮六分;气虚,加人参、白术、木香各三分;肠风,加荆芥五分;气下陷,加升麻五分;心血不足,加茯苓六分;虚寒,加炒黑干姜五分;一方去阿胶,加苦参七分。

滋阴脏连丸　治大便下血去多,心虚,四肢无力,面色痿黄。

怀生地　熟地各四两　山茱萸酒蒸,去核　牡丹皮　泽泻　白茯苓去皮。以上各三两　山药四两　川黄连酒炒　槐花

人乳拌,蒸　川大黄酒蒸九次。以上各三两

上俱为细末,装入雄猪大肠内,两头用线扎住;糯米三升,水浸透米去水,即将药肠藏糯米甑内,蒸一炷香时为度,捣药肠为丸,如梧桐子大。每服八十丸,空心,盐汤送下。

虚人大便下血,用补中益气汤加炒阿胶、酒炒椿根皮、地榆、槐花之类。方见补益。

肠风下血者,必在粪前,名近血也。

柏叶汤

侧柏叶　当归　生地　黄连　枳壳　槐花　地榆　荆芥各等分　甘草炙,减半

上锉一剂,乌梅一个、生姜三片,水煎,空心服。

地榆散

乌梅一两,焙干,去核　五倍子炒,五钱　槐花　枳壳麸炒。各一钱　黄连三钱,炒　地榆二钱　荆芥穗三钱　白芷一钱

上为细末,每服三钱,空心,酒调下。远年者,服至断根为度。

脏毒下血者,必在粪后,名远血也。

解毒汤一名八宝汤　治脏下血。

黄连　黄芩　黄柏　栀子　连翘　槐花各二钱半　细辛　甘草各四分

上锉一剂,水煎,空心服。

槐花散　治粪后红。

当归　地榆各一钱　生地　芍药　黄芩　升麻各七分枳壳槐花　阿胶各八分　防风　侧柏叶各五分

上锉一剂,水煎,空心服。

灸法　治下血无度。

灸脊中对脐一穴五壮或七壮,永不再发。

补遗方

清荣槐花饮 治便血不拘新久。

当归一钱,酒洗 白芍一钱 生地黄一钱 川芎盐酒制,六分 槐花一钱 槐角八分 黄连酒炒,八分 枳壳麸炒,七分 黄芩酒炒,七分 苍术八分 防风六分 升麻四分 荆芥穗八分 生甘草四分

上锉一剂,水煎,空心,热服。渣,再煎服。

地榆槐角丸

当归酒洗,二两 川芎一两 白芍酒炒,一两 生地黄二两 黄连酒炒,一两 条芩酒洗,一两 黄柏酒炒,一两 栀子炒,一两 连翘一两 地榆二两 槐角一两半 防风一两 荆芥五钱 枳壳去穰,二两 茜根五钱 侧柏叶五钱 茯神五钱 陈皮五钱

上为细末,酒糊为丸,如梧桐子大。每服七十丸,空心,白滚水送下。或加细茶亦可。

实肠化毒丸 治肠风下血、赤白痢疾。

黄连一斤,摘去须芦 猪大肠一条,洗净,将黄连入内煮一日,晒干 当归酒洗 川芎酒浸 芍药 生地黄酒洗。各二两 猪蹄甲一副,洗净,酥油炙

上各为细末,炼蜜为丸,如梧桐子大。每服百丸,空心,滚水下。

一儒者,素善饮,不时便血,或在粪前,或在粪后,食少体倦,面色痿黄。此乃脾气虚而不能统血。以补中益气汤加吴茱萸、黄连,三十余剂,而永不再发。方见补益。

恶　热

恶热非热,明是虚证。经曰:阴虚则发热。阳在外,为阴

之卫;阴在内,为阳之守。精神外弛,淫欲无节,阴气耗散,阳无所附,遂致浮散于肌表之间而恶热也。当作阴虚火动治之。

恶　寒

恶寒非寒,明是热证。亦有久服热药而得者。河间谓火极似水,热甚而反觉自冷,实非寒也。有用热药而少愈者,卒能发散郁遏暂开耳。又曰:火热内炽,寒必荡外,故恶寒实非寒症。

凡背恶寒甚者,脉浮而无力者,阳虚也,用参、芪之类,加附子少许。妇人六月恶寒之极,怕风,虽穿棉袄亦不觉热,此火极似水也。六脉洪数,小水赤少。余以皮硝五钱,温水化服而愈。

汗　证

脉

汗脉浮虚,或濡或涩。自汗在寸,盗汗在尺。自汗大忌生姜,以其开腠理故也。

盗汗者,属阴虚,睡中而出,醒则止也。

当归六黄汤　治盗汗之圣药也。

当归　黄芪各一钱　生地黄　熟地黄　黄柏　黄芩　黄连各七分

上锉一剂,水煎,通日服。

当归地黄汤　治盗汗属气血两虚者。

当归　熟地　生地　白芍酒炒。各一钱　人参五分　白术去芦,一钱　茯苓去皮　黄芪蜜炙。各一钱　黄柏蜜水炒　知母

蜜水炒　陈皮各八分　甘草三分

上锉一剂,枣一枚、浮小麦一撮,水煎,温服。

自汗者,属阳虚,时常而出也。

参芪汤　治自汗。

人参去芦　黄芪蜜炒　白术去芦　茯苓去皮　当归酒洗　熟地各一钱　甘草炙,二分　白芍酒炒　酸枣仁　牡蛎煅。各一钱　陈皮七分　乌梅一个

上锉一剂,枣二枚、浮小麦一撮,水煎,温服。

盗汗、自汗者,宜实腠理也。

白龙汤　治男子失精,女子梦交,自汗、盗汗等症。

桂枝　白芍酒炒　龙骨煅　牡蛎煅。各三钱　甘草炙,三钱

上锉一剂,枣二枚,水煎服。

四制白术散

白术四两　黄芪炒,一两　石斛炒,一两　牡蛎炒,一两　麦麸炒,一两

止用白术,为末,每服三钱,粟米汤调服。

文蛤散　治自汗盗汗。

五倍子为末,用津唾调,填满脐中,以绢帛系缚,一宿即止。加白枯矾末,尤妙。

又方　用何首乌末津唾调,填脐中,即止。

心汗者,心孔有汗,别处无也,名曰心汗。因忧思悲恐惊、劳伤、郁结而成。

茯苓补心汤　治心汗症。

茯苓　人参　白术　当归　生地黄　酸枣仁　白芍　麦门冬　陈皮　黄连炒。各等分　辰砂研末,临服调入,五分　甘草三分

上锉一剂,枣二枚、乌梅一个、浮小麦一撮,水煎,食远服。

头汗者,邪抟诸阳之首也。其症渴饮浆水、小便不利,此温热也,必发黄。用茵陈汤或五苓散,二药之分,为有虚实

故也。

大汗发润,喘而不止者,死也。

黄汗者,汗出染衣,黄如柏汁是也。问曰:黄汗之为病,身体肿,发热汗出而渴,状如风水,汗染衣色正黄如柏汁,脉沉,何从得之? 师曰:以汗出时入水中,浴水从汗孔入得之。宜服二仙酒。

二仙酒

黄芪蜜炒　白芍酒炒。各五钱　桂枝三钱

上锉一剂,水煎,温服。

《原病式》曰:心热则汗出,亦有火气上蒸胃中之湿,亦作汗,凉膈散主之。方见火证。

自汗不休,因内伤及一切虚损之症所得者,用补中益气汤,柴胡、升麻俱用蜜水炒,少加制附子、麻黄根、浮小麦。方见补益。

若阳盛阴虚盗汗者,用当归六黄汤。方见前。

若阳气虚弱,汗出不止、肢体倦怠,用参附汤。方见眩晕。

若上热喘急、盗汗气短头晕者,用参附汤。方见眩晕。

若肾气虚弱,盗汗发热者,用六味丸。方见补益。

若肾气虚乏盗汗恶寒者,用八味丸。方见补益。

若气血俱虚而盗汗者,用十全大补汤。方见补益。

治脚汗方

白矾五钱　干葛五钱

为末,水煎,逐日洗,连五日,自然无汗。

眩　晕

脉

风寒暑湿,气郁生涎;下虚上实,皆头晕眩。风浮寒紧;

湿细暑虚;痰弦而滑;瘀芤而涩;数大火邪;虚大久极。先理气痰,次随症脉。

眩者,言其黑运旋转,其状目闭眼暗、身转耳聋,如立舟车之上,起则欲倒。盖虚极乘寒得之,亦不可一途而取轨也。

大凡头眩者,痰也。

清晕化痰汤　治头目眩晕。

陈皮去白　半夏姜汁炒　茯苓去皮。各一钱半　甘草三分　川芎八分　白芷　羌活各七分　枳实麸炒,一钱　南星姜汁炒　防风细辛各六分　黄芩酒炒,八分　气虚,加人参七分、白术;有热,加黄连六分;血虚,加川芎、当归各一钱。

上锉一剂,生姜三片,水煎,温服。以此作丸,亦可。

肥人头眩者,属气虚湿痰也。

四君子汤　治气虚湿痰头眩。

人参去芦　白术去芦　茯苓去皮　黄芪蜜炒　川芎　陈皮　半夏姜制　天麻　桔梗去芦　白芷　当归各等分　甘草减半

上锉一剂,生姜三片、枣一枚,水煎,温服。

瘦人头眩者,属血虚痰火也。

四物汤加减　治血虚痰火头眩。

当归　川芎　白芍酒炒　熟地　人参减半　陈皮　片芩　山栀　茯苓去皮　天麻各等分　甘草减半

上锉一剂,生姜三片、枣一枚,水煎,温服。

忽时眩晕倒者,是风痰,脉浮滑也。

二陈汤加减

茯苓　陈皮　羌活　防风　人参　当归　白术去芦　枳实麸炒　南星姜制　川芎　桔梗　瓜蒌仁各等分　甘草少许

上锉一剂,水煎,入竹沥、姜汁同服。

劳役之人,饥寒眩晕者,脉虚弱也。补中益气汤加减。方见内伤。依本方加半夏、熟地黄、白芍、天麻。

阴虚火动眩晕者,脉必数也。滋阴降火汤加减。方见虚劳。依本方加川芎、天麻、山栀、竹沥少许。

虚极欲倒,如坐舟车,手足冷者,脉沉细也。

参附汤 治真阳不足,上气喘急、气短、自汗、眩晕。

人参五钱 大附子炮,三钱

上锉一剂,生姜十片,水煎,温服。

若泄泻多而眩晕,时时自冒者,难治也。头旋眼黑如在风云中者,乃胃气虚停痰而致也。半夏白术天麻汤。方见头痛。

头目昏眩者,乃风热上攻也。防风通圣散,治风热上攻,头目昏眩闷痛、痰喘咳嗽。依本方去麻黄、芒硝,加菊花、人参、砂仁、寒水石。方见中风。

临事不宁,眩晕嘈杂者,此心脾虚怯也。

滋阴健脾汤 此治气血虚损,有痰作眩晕之仙剂也。

当归酒洗,一钱 川芎五分 白芍 生地黄酒洗,各八分 人参七分 白术一钱五分 白茯苓去皮,一钱 陈皮盐水洗,去白,一钱 半夏姜制 白茯神去皮、木 麦门冬去心 远志去心。各七分 甘草炙,四分

上锉一剂,姜、枣,水煎,早晚服。

大学士中玄高公,患头目眩晕,耳鸣眼黑如在风云中,目中溜火。一医以清火化痰,一医以滋补气血,俱罔效。余诊六脉洪数,此火动生痰。以酒蒸大黄末三钱,茶下。一服而愈。盖火降则痰自消矣。

一熊槐二官,年六十余,身体胖大。余诊其脉,下手即得五至一止,余乃惊曰:君休矣! 渠曰:连日微觉头晕,别无恙也,何故出此,愿实教焉。予曰:越十日用药,相晒而退。少顷间中痰,求救于余。见其必不可治,令以香油灌之,即醒。逾十日,果卒。

脉

脉浮而濡,属气血虚;关前得之,麻在上体;关后得之,麻在下也。

麻是浑身气虚也。

加味益气汤

黄芪蜜炒　人参　白术去芦　陈皮　当归各一钱　升麻　柴胡　木香各五分　香附　青皮去穰　川芎各八分　桂枝少许　甘草三分

上锉一剂,姜、枣,煎服。

治十指尽麻,并面目皆麻,此亦气虚也。以补中益气汤加木香、麦门冬、香附、羌活、防风、乌药,立愈。

加味八仙汤　治手足麻木。

当归酒浸　川芎各七分　白芍八分　熟地酒浸,七分　人参六分　白术酒浸,四钱　茯苓去皮,一钱　陈皮八分　半夏姜制,七分　桂枝三分　柴胡四分　羌活五分　防风五分　秦艽六分　牛膝六分　甘草炙,四分

上锉一剂,姜、枣,煎,食远服。

木是湿痰死血也。

双合汤

当归　川芎　白芍　生地黄　陈皮　半夏姜汁炒　茯苓去皮。各一钱　桃仁去皮,八分　红花三分　白芥子一钱　甘草三分

上锉一剂,生姜三片,水煎熟,入竹沥、姜汁同服。

凡人遍身麻痹,谓之不仁,皆因气虚受风湿所致也。

祛风散

生川乌　白术　白芷各三钱　甘草三钱

上为末,酒调吞下五补丸。

五补丸

黄芪一两,蜜炒 人参 白芍酒炒。各五钱 当归二钱 大附子一个,面包裹煨,去皮、脐

上为末,炼蜜为丸,用祛风散送下。

妇人手足麻痹者,七情六郁滞经络也。

开结舒经汤

紫苏 陈皮 香附 乌药 川芎 苍术米泔制 羌活 南星姜制 半夏 当归各八分 桂枝 甘草各四分

上锉一剂,生姜三片,水煎,临服入竹沥、姜汁少许同服。

麻骨方 自头麻至心窝而死者,或自足心麻至膝盖而死者。

用人粪烧灰,用豆腐浆调饮,即止。

又方 治症同前。

用楝子烧灰研细末,每服三五钱,黄酒调下,即止。

加减天麻汤 治头目四肢麻木,饮食少用,不时眼黑。

半夏姜汤泡七次,八分 白术用腿白色不油者,微炒,七分 天麻用坚实者,纸包,水湿煨熟,五分 神曲炒,五分 南川芎七分,西芎不用 泽泻五分 陈皮一钱 防风一分 茯苓五分 苍术米泔制,三分 白芷二分 黄芪三分 人参去芦,三分 甘草炙,三分

上锉一剂,生姜三片、黑枣二枚,煎至八分,食远服。

癫 狂

脉

癫痫之脉,阳浮阴沉。数热滑痰,狂发于心;惊风肝痫,弦急可寻;浮病腑浅,沉病脏深。癫脉搏大滑者生,沉小紧

急者不治。热狂脉实大者生,沉小者死。癫脉虚可治,实则死。

狂者,大开目与人语所未尝见之事,为狂也。谵语者,合目自言日用常行之事,为谵语。又蓄血证则重复语之。郑声者,声颤无力,不相接续,造字出于喉中,为郑声也。阴附阳则狂,阳附阴则癫;脱阳者见鬼,脱阴者目盲。癫者,心血不足也。又云癫者,喜笑不常,颠倒错乱之谓也。

养血清心汤

人参去芦　白术去芦　茯苓去皮　远志去心　酸枣仁炒
川芎　生地黄　石菖蒲各一钱　当归一钱半　甘草五分

上锉一剂,水煎服。

遂心丹　治癫痫风疾,妇人心风血邪。

甘遂一钱,坚实者

为末,用猪血心取管血三条和遂末,将心刀批作两边,以遂末入在内;将线缚定,外用绵纸裹湿,慢火煨熟,不可焦了;取末研细,入辰砂末一钱和匀,分作四丸。每服一丸,将煨猪心煎汤化下。大便下出恶物,取效。

狂者,痰火实盛也。又云狂者,狂乱而无正定也。防风通圣散,治一切大风癫狂之疾。方见中风。依本方加牡丹皮、生地黄、桃仁。

清心丸　治心受邪热,精神恍惚,狂言叫呼,睡卧不宁。

胆星　全蝎梢　天麻　人参　郁金　生地黄各等分

上为末,汤泡蒸为丸,如梧桐子大。每服三十丸,人参汤下。

喜笑不休者,心火之盛也。以食盐二两,火烧令红赤,研细;以河水一大碗,煎至三、五沸。待温,分三次啜之,以钗探于喉中,吐出热痰。次服黄连解毒汤。方见伤寒。依本方加半夏、竹沥、竹叶、姜汁少许,而笑即止。

妇人癫疾,歌唱无时,逾墙上屋者,乃营血迷于心包所致也。

加味逍遥散

当归　白芍炒　白术去芦　茯苓去皮　柴胡　生地　远志去心　桃仁去皮、尖　苏木　红花　甘草

上锉一剂,煨姜一片,水煎,温服。有热者,加入小柴胡汤、生地、辰砂,用水煎服。

牛黄膏　治妇人热入血室,发狂不认人者。

牛黄二钱半　朱砂　郁金各三钱　脑子　甘草各一钱　牡丹皮三钱

上为细末,炼蜜为丸,如皂子大。每服一丸,新水化下。

治失心风,用紫河车煮烂,杂于猪牛肚内吃,神效。河车不必拘首生,但无病妇人者佳。

邪祟之症,似癫而非癫,有时明,有时昏。但心者,一身之主,清净之腑,外有包络以罗之;其中精华之聚萃者,名之曰神。通阴阳,察纤毫,无所紊乱。稍有浊痰沉入其中,以主宰,故昧其明,言语交错;或精气赤汁流通,逐去浊物,其言犹复旧也。此名为痰迷心窍之患,非邪祟也。若以符水治邪祟,用密其肤以客其外,不治。此乃上膈之痰,理宜先用吐法,后当清痰顺气安神之药调之,病即安矣。痰多者,口有声有沫;火者,有热、面赤、脉数是也。痫乃痰疾,病似马羊鸡犬猪,故有五痫应五脏,不必多配,大率主痰也。重阳者狂,骂詈不避亲疏;重阴者癫,语言交错不常。二病虽分阴阳,多主于热与痰耳。

一妇人发狂,弃衣而走,逾屋上垣,不识亲疏,狂言妄语,人拿不住。诸医措手。余令家人将凉水乱泼不计其数,须臾倒仆。诊其脉,六部俱弦数有力,此乃热极则生风也。用防风通圣散加生地黄、黄连、桃仁、红花、牡丹皮,三剂而安。后服祛风至宝丹痊愈。

痫　证

脉

脉虚弦为惊、为风痫。

痫病者，卒时晕倒，身软咬牙吐涎沫，遂不省人事，随后醒者，是痫病也。有羊痫、猪痫、牛痫、马痫、犬痫，皆惊风热痰，俱用二陈汤加减、安神丸。又有癫病者，狂叫奔走而不知人也，专主于痰，治在痰症，二陈汤加减。

诸痫者，痰涎壅并然也。

二陈汤　治一切痫病。

茯苓去皮　南星姜制　陈皮各一钱　瓜蒌仁　枳实麸炒桔梗　栀子　半夏　黄芩各一钱　甘草三分　木香五分，研辰砂为末，五分

上锉一剂，姜三片，水煎，临服入竹沥、姜汁，磨木香，调辰砂末调服。

痫属气血虚而兼痰火者，宜攻补兼施也。

清心抑胆汤　平肝解郁，清火化痰，除眩晕诸痫之疾。

当归酒浸　白芍酒浸　白术去芦，炒　茯苓去皮　黄连姜汁炒　香附炒　半夏姜汁炒　枳实麸炒　竹茹　石菖蒲　陈皮各一钱　麦门冬去心　川芎　人参　远志去心　甘草各四分

上锉剂，水煎服。

安神丸　治痫病，常服。

当归酒洗　人参去芦　茯苓去皮　酸枣仁炒　生地黄酒洗黄连酒炒　陈皮去白　南星姜制。各一两　天竺黄五钱牛黄二钱　珍珠二钱　琥珀二钱　朱砂五钱，为衣

上为极细末，炼蜜为丸，如梧桐子大。每服五十丸，清米汤下。忌母猪肉、牛羊犬马等肉、胡椒、葱、蒜。

痫属风痰者，宜追风祛痰也。

追风祛痰丸　治诸风痫暗风。世之患此病者甚多，余用

此得效者甚广,幸试之。

防风去芦　天麻　僵蚕洗,去丝,炒　白附子面包煨。各一两　全蝎去毒,微炒　木香各五钱　牙皂炒,一两　白矾枯,五钱　南星三两,一半白矾水浸,一半皂角水浸,皆浸一宿　半夏汤泡七次,研为细末,秤六两,分作二分,一分用皂角浸浆作曲,一分用生姜汁作曲

上为细末,姜汁打稀糊为丸,如梧桐子大,朱砂为衣。每服七八十丸,食远、临卧,用淡姜汤送下,或薄荷汤下。病人气血虚者,加人参、当归;胃虚,加白术;有火,加姜汁、炒黄连各一两。

痫属痰者,宜化痰清火也。

清心滚痰丸　治癫痫惊狂,一切怪症,神效。

大黄酒蒸,四两　黄芩四两　青礞石硝煅,五钱　沉香二钱半　犀角五钱　皂角五钱　麝香五分　朱砂五钱

上为细末,水丸如梧桐子大,朱砂为衣。每服七十丸,温水下。

虎睛丸　治痫疾发作,涎潮搐搦,精神恍惚,将作谵语。

犀角剉屑,一两　虎睛一对,微炒　大黄一两　栀子五钱远志甘草水泡,去心,一两

上为细末,炼蜜为丸,绿豆大。每服二十丸,食后,温酒送下。

痫属风热者,宜祛风清热也。

祛风至宝丹　治癫痫。

防风　薄荷　荆芥　羌活　独活　连翘　黄芩　黄柏　黄连　栀子　全蝎　天麻　细辛　枳实　桔梗　大黄　芒硝　生地　石膏　甘草各一两　盐梅五十个,去核　干葛　赤芍　细茶各一两半　麻黄三钱,临症详审,或用或不用

上药,均用温水洗,火焙干为末,炼蜜为丸,弹子大,朱砂为衣。每服二丸,不时细嚼,并卧时茶酒任下。如血虚,加芎、

归各一两；气虚，加人参、白术各一两。

一小儿周岁，从桌上仆地，良久复苏，发搐吐痰沫。服定惊化痰等药，遇惊即复作，毕姻后不时发而难愈。形气俱虚，面色痿黄，服十全大补、补中益气二汤而愈。方见补益。

王大参嗣君，年十八岁，患痫，每发即仆地，吐涎，不省人事，少顷复苏。或一月一发，或两月发四五次者，七年遍医弗效。余诊六脉滑数，人迎紧盛，此气血虚而有风痰壅并也。以追风祛痰丸加人参、当归、黄连各一两，安神丸，二药兼服，未及半年而痊。后有数人，俱同此治，皆愈。

一小儿十五岁，御女后复劳役，考试失意，患痫症三年矣。遇劳则发，用十全大补汤、加味归脾汤之类，更以紫河车生研如膏，入蒸糯米饭为丸，如梧桐子大。每服百丸，日三五服而痊。后患遗精、盗汗、发热，仍用前药及六味丸而愈。此方治痫，不拘男、女、老幼，皆效。

健　忘

健忘者，为事有始无终，言发不知首尾，此是病名也，非比生成愚顽也。精神短少者，多至于痰。有因心气不足，恍惚多忘事者；有因思虑过度，劳伤心脾忘事者，用醒脾汤加减；若痰迷心窍忘事者，用瓜蒌枳实汤加减治之。方见痰饮。

健忘者，思虑伤心脾也。又云健忘者，陡然而忘其事也。

归脾汤　治脾经失血，少寐，发热盗汗；或思虑伤脾，不能摄血，以致妄行或健忘怔忡、惊悸不寐；或心脾伤痛，嗜卧少食；或忧思伤脾，血虚发热；或肢体作痛，大便不调；或经候不准，晡热内热；或瘰疬流注，不能消散溃敛。

人参　白术　黄芪炒　白茯苓去皮　龙眼肉　当归　远

志甘草泡,去心　酸枣仁炒。各一钱　木香　甘草炙。各五分

上锉一剂,生姜三片、枣一枚,水煎服。本方加柴胡、山栀,名加味归脾汤。

状元丸　专补心生血,宁神定志,清火化痰。台阁勤政,劳心灯窗,读书辛苦,并健忘、怔忡、不寐及不善记而多忘者,服之能日诵千言,胸藏万卷,神效。

人参二钱　白茯神去皮、木　当归酒洗　酸枣仁炒。各三钱　麦门冬去心　远志去心　龙眼肉　生地黄酒洗　玄参　朱砂　石菖蒲去毛,一寸九节者佳。各三钱　柏子仁去油,二钱

上为细末,獖猪心血为丸,如绿豆大,金箔为衣。每服二三十丸,糯米汤送下。

天王补心丹　宁心保神,益血固精,壮力强志,令人不忘。除怔忡,定惊悸,清三焦,化痰涎,祛烦热,疗咽干,养育精神。

人参五钱　五味子　当归酒洗　天门冬去心　麦门冬去心　柏子仁　酸枣仁炒　玄参　白茯神去皮　丹参　桔梗去芦　远志去心。各五钱　黄连去毛,酒炒,二两　生地黄酒洗,四两　石菖蒲一两

上为细末,炼蜜为丸,如梧桐子大,朱砂为衣。每服三十丸,临卧时服,灯芯、竹叶煎汤送下。

一方有熟地黄、百部、牛膝、杜仲、茯神、甘草各等分,金箔为衣,炼蜜为丸,如弹子大。临卧服一丸,细嚼,灯芯、红枣,煎汤送下。无麦冬、黄连、生地黄。

孔子大圣枕中方

龟甲即龟板自败者佳　龙骨煅　远志去心　石菖蒲去毛

上四味,等分为末,酒调方寸匕,日三服,令人聪明。

人若多忘事,用远志、石菖蒲,每日煎汤服,心通万卷书。

癫狂健忘,怔忡失志及恍惚惊怖,人心神不守舍,多言不定,一切真气虚损,用紫河车入补药内服之,大能安心养血

宁神。

健忘、惊悸、怔忡、不寐，用六味丸加远志、石菖蒲、人参、白茯神、当归、酸枣仁炒，同为丸服。

怔　忡

怔忡者，心无血养，如鱼无水，心中惕惕然而跳动也，如人将捕捉之貌。若思虑即心跳者，是血虚也。

四物安神汤　治心中无血养，故作怔忡，兼服辰砂安神丸。

当归酒洗　白芍酒炒　生地黄酒洗　熟地黄　人参去芦白术去芦　茯神去皮、木　酸枣仁炒　黄连姜炒　栀子炒　麦门冬去心　竹茹　辰砂研末，临服调入　乌梅一个

上锉一剂，枣二枚、炒米一撮，水煎，食远服。

心若时跳时止者，是痰因火动也。二陈汤治痰因火动作怔忡。方见痰症。依本方加枳实、麦冬、竹茹、炒黄连、炒山栀、人参、白术、当归、辰砂、乌梅、竹沥、姜三片、枣一枚，水煎，用辰砂末调服。

心慌神乱者，血虚火动也。

朱砂安神丸　治血虚心烦懊憹、惊悸怔忡、胸中气乱。

朱砂另研末，水飞过，二钱　当归酒洗净，二钱半　生地黄酒洗，一钱五分　黄连酒洗，炒，六钱　甘草炙，二钱半　一方加人参　白术去芦　茯苓去皮　酸枣仁炒　麦门冬去心。各等分

上为末，炼蜜为丸，如黍米大。每服五十丸，食远、空心，米汤送下。

养血清火汤　治心慌神乱，烦躁不宁。

当归　川芎各七分　白芍酒炒　生地黄酒洗　黄连酒炒。各一钱　片芩去朽，八分　栀子炒，八分　酸枣仁炒　麦门冬去

心。各一两　远志去心　辰砂五分，另研调服　甘草三分

上锉一剂，生姜三片，水煎，温服。

惊　悸

脉

惊悸、怔忡，寸动而弱；寸紧胃浮，悸病乃作；饮食痰火，伏动滑搏；浮微弦濡，忧惊过怯；健忘神亏，心虚浮薄。

惊悸者，忽然惊惕而不安也。惊悸属血虚火动者，宜养心以清火也。

养血安神汤

当归身五分，酒洗　川芎五分　白芍炒，五分　生地黄酒洗，一钱　陈皮五分　白术七分　茯神一钱　酸枣仁七分，炒　柏子仁五分，炒　黄连五分，酒炒　甘草炙，三分

上锉一剂，水煎服。

安神镇惊丸　治血虚心神不安、惊悸、怔忡、不寐等症。

当归酒洗，一两　白芍煨，一两　川芎七钱　生地酒洗，两半　白茯苓去皮、木，七钱　贝母去心，二两　远志去心，七钱　酸枣仁炒，五钱　麦门冬去心，二两　黄连姜汁炒，五钱　陈皮去白，一两　甘草二钱　朱砂一两，研末，飞过

上为细末，炼蜜丸，如绿豆大。每服五十丸，食远，枣汤送下。

惊悸属痰火而兼气虚者，宜清痰火以补虚也。

温胆汤　治痰火而惊惕不眠。

人参　白术去芦　茯神去皮、木　当归酒洗　生地黄酒洗　酸枣仁炒　麦门冬　半夏姜汁炒　枳实麸炒　黄连酒炒　竹茹　山栀炒。各等分　甘草三分　辰砂五分，临服研末调入

上锉一剂，姜一片、枣一枚、乌梅一个，竹沥调辰砂末服。

金箔镇心丸　治一切惊悸。

朱砂　琥珀　天竺黄各五钱　胆星一两　牛黄　雄黄　珍珠各二钱　麝香　心经有热,加炒黄连、当归、生地黄各二两,炙甘草五钱,人参一两,去雄黄、胆星、麝香。

上为细末,炼蜜为丸,如皂角子大,金箔为衣。每服一丸,用薄荷汤送下。

惊悸属心虚、气虚而有痰者,宜安神补虚以化痰也。

益气安神汤　治七情六淫相感而心虚,夜多梦寐,睡卧不宁,恍惚惊怖痰瘀。

当归一钱二分　茯神去皮、木,二钱一分　黄连八分　麦门冬去心　酸枣仁炒　远志去心　人参　黄芪蜜炙　胆星　淡竹叶各一钱　小草六分　生地黄一钱

上锉一剂,生姜一片、枣一枚,水煎服。

琥珀定志丸　专补心生血,定魄安魂,扶肝壮胆,管辖神魂,惊战虚弱,气乏疾并治。

南星半斤,先将地作一坑,用炭火十八斤在坑内烧红,去炭净,好酒十余斤倾入在坑内,大瓦盆盖覆周围,以炭火拥定,勿令泄气,次日取出,为末　真琥珀一两,皂角水洗去油　大辰砂二两,公猪心割开入内,用线缚住,悬胎煮酒二碗　人乳用姜汁制　楝参三两　白茯苓三两,去皮　白茯神去皮、木,三两　石菖蒲二两,猪胆汁炒　远志水泡去心,二两,猪胆汁煮过晒干,用姜汁制

上为极细末,炼蜜为丸,如梧桐子大。每夜卧时盐汤送下五七十丸。

晒干人乳法　用人乳数碗,入瓦盆内,莫搅动,四围晒干刮一处,干则再刮,乳干以姜汁拌晒用。

辰砂宁志丸　治劳神过度致伤心血,惊悸怔忡、梦寐不宁,若有人来捕捉,渐成心疾,甚至癫狂者。

辰砂二两,用无灰酒三升,煮酒将尽,留二盏用之　远志去心

石菖蒲去毛　酸枣仁炒　乳香炙　当归身酒洗。各七钱
人参五分　白茯神去皮、木,七钱　白茯苓去皮,七钱

共捣细末,用猪心一个研如泥,入前药末,并煮辰砂,酒搅匀,丸如绿豆大。每服六七十丸,临卧以枣汤送下。

虚　烦

《巢氏病源》曰:心烦不得眠者,心热也;但虚烦不得眠者,胆寒也。虚烦者,心胸烦扰而不宁也。

加味温胆汤　治病后虚烦不得卧及心胆虚怯,触事易惊,短气悸乏。

半夏泡七次,三钱半　竹茹　枳实麸炒。各一钱半　陈皮二钱二分　茯苓　甘草各一钱一分　酸枣仁炒　远志去心　五味子　人参　熟地黄各一钱

上锉一剂,姜、枣,煎服。

竹叶石膏汤　治大病后,表里俱虚,内无津液,烦渴心躁及诸虚烦热与伤寒相似,但不恶寒,身不疼痛,不可汗下,宜服之。方见伤寒。

不　寐

健忘惊悸、怔忡失志、不寐心风,皆从痰涎沃心,以致心气不足。若用凉剂太过则心火愈微、痰涎愈盛而病益深,宜理痰气。

高枕无忧散　治心胆虚怯,昼夜不睡。

陈皮　半夏姜制　白茯苓去皮　枳实麸炒　竹茹　麦门冬去心　龙眼肉　石膏各一钱半　人参五钱　甘草一钱半

上锉一剂,水煎服。

酸枣仁汤　治多睡及不睡。

酸枣仁和皮微炒　人参去芦　白茯苓去皮。各等分

上锉一剂,水煎。如不要睡,即热服;如要睡,即冷服。

胆虚不眠,寒也。用酸枣仁炒,为末,竹叶煎汤调服。胆实多睡,热也。用酸枣仁生,为末,茶、姜汁调服。

一小儿十五岁,因用心太过,少寐惊悸、怔忡恶寒。先用补中益气汤、茯苓、酸枣、远志,恶寒渐止;又用加味归脾汤,惊悸少安;又用养心汤而痊。

邪　祟

脉

乍疏乍数,乍大乍小,或促或结,皆邪脉也;脉紧而急者遁尸。

丹溪曰:俗云冲恶者,谓冲斥邪恶鬼祟而病也。如此病者,未有不因气血先亏而致者焉。血气者,心之神也。神既衰乏,邪因而入,理或有之。按此恐指山谷狐魅而言。若夫气血两虚,痰滞心胸,妨碍升降,不得运行,以致十二官各失其职,视听言动皆为虚。妄以邪治之,其人必死,可不审乎?

秦承祖灸鬼法　治一切惊狂谵妄、逾垣上屋、骂詈不避亲疏等症。

以病者两手大拇指用细麻绳扎缚定,以大艾炷置于其中两介甲及两指角肉,四处着火。一处不着即无效。灸七壮,神效。

辟邪丹　治冲恶怪疾及山谷间九尾狐狸精为患。

人参　茯苓　远志　鬼箭　九节菖蒲　白术　苍术　当

归各一两　桃奴即桃树上不落者,十二月收者,焙干,五钱　雄黄另研　辰砂另研。各三钱　牛黄另研,一钱　金箔二十片　或加麝香一钱

上并以桃奴已上诸药为细末,入雄黄、辰砂、牛黄三味末子和匀,以酒调米粉打糊为丸,如龙眼大,金箔为衣。临卧以木香汤化下一丸,诸邪不敢近体;更以绛纱囊盛五七丸悬床帐中,尤妙。

有人得病之初,便谵言或发狂,六部无脉。然切大指之下、寸口之上,却有动脉者,此谓之鬼脉,乃邪祟为之也。不用服药,但宜符咒治之,或从俗送鬼神亦可。

厥　证

脉

阳厥,脉滑而沉实;阴厥,脉细而沉伏。

厥者,其脉短也。逆者,手足厥冷也。其症不一,散之方书者甚多。今始撮其大概,且如寒热厥逆者而为阴阳二厥也。阳厥者,是热深则厥深,盖阳极则发厥也,急宜六一顺气汤治之。阴厥者,始得之,身冷脉沉,四肢厥逆,足踡卧,唇口青,或自利不渴,小便色白,此其候也,治以四逆、理中之类,仍速灸关元百壮,鼻尖有汗为度。

凡初得病,身热头痛,大小便闭,或畏热,或饮水,或扬手掷足、烦躁不得安卧、谵语昏愦而厥,此阳厥也。宜大柴胡、六一顺气汤治之。渴者,白虎汤主之。

如得病后,四肢厥冷,脉沉而细,足挛卧而恶寒,引衣盖覆不欲水,或下利清谷而厥者,阴逆也,四逆汤;厥逆脉不至者,通脉四逆汤;手足指头微寒者,谓之清,理中汤;无热症而厥,当归四逆汤加吴茱萸生姜汤;喘促脉伏而厥,五味子汤;吐利

手足厥冷,烦躁欲死,吴茱萸汤。

六一顺气汤、大柴胡汤、白虎汤已上三方,俱见伤寒。四逆汤、理中汤已上二方,俱见中寒。

浊　证

脉

两尺脉洪数,必便浊遗精。心脉短小,因心虚所致,必遗精便浊。

浊者,小便去浊也。有赤浊、有白浊,其状漩面如油光彩不定,漩脚澄下凝如膏糊,小便如米泔者,如粉糊者,如赤脓者,皆是湿热内伤,又肾经虚损而成浊也。瘦人是虚火,肥人是湿痰流下渗入膀胱,犹如天气寒则水澄清,天气热则水混浊。浊之为病,湿热之本明矣。

赤浊者,心虚有热也。

清心莲子饮　治心中烦躁,思虑忧愁抑郁,小便赤浊,或有沙漠,夜梦遗精,遗沥涩痛,便赤,如或酒色过度,上盛下虚,心火上炎,肺金受克,故口苦咽干,渐成消渴,四肢倦怠,男子五淋,妇人带下赤白,五心烦热。此药温平,清火养神秘精,大有奇效。

石莲肉　人参各二钱半　黄芪蜜炙　赤茯苓各二钱　麦门冬去心　地骨皮　黄芩　车前子各一钱半　甘草　上盛下虚,加酒　炒黄柏、知母各一钱。

又方　治心经伏暑,小便赤浊。

人参去芦,减半　白术去芦　赤茯苓去皮　猪苓　泽泻香薷　石莲肉　麦门冬去心。各等分

上锉一剂,水煎,空心,温服。

白浊者,肾虚有寒也。

萆薢饮

川萆薢　益智仁　石菖蒲　乌药各等分　一方加茯苓、甘草。

上锉一剂,水煎,入盐一捻,空心服。

滋肾散　治白浊初起或半月者,极效。

川萆薢　麦门冬去心　远志去心　黄柏酒炒　菟丝子酒炒
五味子酒炒。各等分

上锉一剂,竹叶三个、灯草一团,水煎,空心服。

赤白浊者,水火之不分也。

水火分清饮　治赤白浊。

益智　萆薢　石菖蒲　赤茯苓　车前子　猪苓　泽
泻　白术去芦　陈皮　枳壳麸炒　麻黄各等分　甘草三分

上锉一剂,半酒半水煎,空心,温服。久病,去麻黄,易
升麻。

瘦人赤白浊者,是虚火也。

滋阴降火汤　治瘦人虚火,患赤白浊。方见虚劳。依本
方加白术、萆薢、牛膝、山栀、萹蓄,去芍药。

肥人赤白浊者,是湿痰也。

二陈汤　治肥人湿痰赤白浊。方见痰症。依本方加苍
术、白术、人参、当归、生地、麦冬、山栀、黄柏、萆薢、牛膝、
萹蓄。

白浊,足三阴经主之。属厚味湿热所致者,用加味清胃
散。方见牙齿。若肝肾虚热者,用六味丸为主方见补益,佐以
逍遥散。方见妇人虚劳。若脾肾虚热者,用六味丸,佐以六君
子汤。方见补益。脾肝郁滞者,六味丸佐以归脾汤。方见健
忘。脾肺气虚者,六味丸佐以补中益气汤。方见补益。湿痰下
注者,补中益气汤佐以六味丸。方见补益。

汪少宰,头晕白浊,余用补中益气加茯苓、半夏,愈。而
后患腰痛,用山药、山茱萸、五味、萆薢、远志,顿愈。又因心

劳,盗汗白浊,以归脾汤加五味而愈。后不时眩晕,用八味丸,痊愈。

遗　精

脉

遗精白浊,当验于尺,结芤动紧,二症之的。微涩精伤,洪数火逼,亦有心虚,左寸短小。脉迟可生,急疾便夭。

邪客于阴,神不守舍,故心有所感,梦而后泄也。其后有三:年少气盛,鳏旷矜持,强制情欲,不自觉知,此泄如瓶之满溢者也。人或有之,是为无病,勿药可矣。心家气虚,不能主宰,或心受热,阳气不收,此泄如瓶之侧而出者也。人多有之,其病尤轻,合用和平之剂。脏腑积弱,真元久亏,心不摄念,肾不摄精,一泄如瓶之罅而漏者也。人少有之,其病最重,须当大作补汤。或谓梦泄尤甚于房劳,此世俗习闻其说也。独不观候之有轻重乎?外此又有一辈,神气消磨,怪异横生,风邪乘其虚,鬼气干其正,往往与鬼魅交通,是又厄运之不可晓者也。法药相助,诚哉是言。

久无色欲而精神满者,不必虑也。心有所慕而梦遗者,君火动,相火随也。夜梦与人交感而精泄者,谓之梦遗。俱用后方。

清心汤

黄连　生地黄　当归　石莲肉　远志甘草水泡,去心　茯神去皮、木　酸枣仁炒　人参去芦。各等分　甘草减半

上锉一剂,水煎服。

有不因梦而精自出者,此精道滑也。因心肾内虚,不能固守,皆相火动。

养心汤

辰砂另研末,调入服　远志去心　酸枣仁　石莲肉　芡实　莲蕊　天门冬　桔梗去芦　车前子　龙骨各等分　甘草减半　麦门冬去心

上锉一剂,灯芯二十寸,水煎服。

治阴虚火动而遗精者,宜滋阴降火也。

保精汤　治阴虚火动,夜梦遗精,或虚劳发热。

当归酒洗　川芎　白芍酒炒　生地黄姜汁炒　黄柏酒炒　知母蜜炒　黄连姜汁炒　栀子童便炒　沙参　麦门冬去心　干姜炒黑,减半　牡蛎火煅　山茱萸酒蒸,去核。各等分

上锉一剂,水煎,空心,温服。

有梦遗日久,气下陷者,宜升提肾气以归原也。

归元散

人参去芦　白术去芦　茯苓去皮　远志去心　酸枣仁炒　麦门冬去心　黄柏童便炒　知母童便炒　芡实　莲花须　枸杞子　陈皮　川芎各等分　升麻减半　甘草减半

上锉一剂,莲肉三个、枣子一枚,水煎,空心服。

固精丸

当归酒洗　熟地黄　山药炒　人参去芦　白术去芦　茯苓去皮　锁阳　牡蛎　蛤粉　黄柏酒炒　知母酒炒　杜仲酒和姜汁炒　椿根皮　破故纸酒炒。各一两

上为细末,炼蜜为丸,辰砂为衣,如梧桐子大。每服五十丸,空心,酒吞下。

有湿热而遗精者,宜健脾除湿热也。

猪肚丸　治遗精梦泄,不思饮食。健肢体及治肌瘦。气弱咳嗽,渐成劳嗽,并宜服之。

白术去芦,炒,五两　苦参去红皮,色白者,三两　牡蛎左顾者,煅,另为末,四两

上为末,用猯猪肚一具洗净,砂罐内煮得极烂,石臼内捣

半日,丸如小豆大。每服四十丸,半汤送下,日进三次或四次。久服,自觉身强体健而梦遗立止。

虚弱人患梦遗精滑者,宜补心肾也。

辰砂既济丸 治元阳虚惫,精气不固,夜梦遗精,盗汗遗精者,服此药大补元气,涩精固阳,神效。

黄芪盐水炒 人参 当归酒洗 山药 枸杞子 锁阳 败龟板酥炙 牡蛎酒浸一宿,煅。各二两 熟地酒洗,四两 牛膝去芦,酒洗 知母酒炒。各一两半 破故纸盐水炒,一两二钱 黄柏酒炒,一两

上为末,用白术八两,水八碗,煎至一半,取渣再易水煎,漉净,合煎至二碗成膏,和丸如梧桐子大,辰砂为衣。空心,盐汤下或酒下七十丸。用干物压之。

梦遗精滑,属肝肾虚热者,用四物汤加柴胡、山栀、山茱萸、山药。方见补益。脾胃气虚者,用补中益气汤加山茱萸、山药;思虑伤脾者,兼用归脾汤加山茱萸、山药。方见补益。心肾不交者,用水火分清饮。方见浊症。心气虚热者,用清心莲子饮。方见浊症。气血虚损者,用十全大补汤加山茱、山药、五味、麦门。方见补益。

补遗方

止遗精盗汗法

用短床或蒲罗,内侧身曲腿而卧,不许伸脚,病自安。

保生丹 治夜梦遗精,旬无虚夕,或经宿而再者。

嫩乌药 益智仁 朱砂另研,水飞过,留一半为衣。以上各一两 干山药二两

上各另为末,将山药打糊为丸。如不成,再加些酒糊,丸如梧桐子大。每服百丸,空心,淡盐汤送下。

倒阳法

夜半子时分,阳正兴时,仰卧瞑目闭口,舌顶上腭,将腰拱

起,用左手中指顶住尾闾穴,用右手大指顶住无名指根拳着;又将两腿俱伸,两脚十趾俱抠,提起一口气,心中存想脊背脑后,上贯至顶门,慢慢直至丹田,方将腰腿手脚从容放下。如再行照前,而阳衰矣。如阳未衰,再行两三遍。如初行时,阳未兴,勉强兴之,方可行矣。夫人之所有虚实者,因年少欲心大盛,房事过多,水火不能相济,以致此疾。若能行此法,不唯速去泄精之病,久而肾水上升,心火下降,则水火既济,永无疾病矣。

陈桂林秀才,患夜梦遗精,每月一二次或三五次,遗后神思昏沉、身体困倦。予诊六脉微涩无力,此阴虚火动之症。以辰砂既济丸加紫河车、龙骨服之,数月奏效。奈其数患于不能谨守,因口占俚语一章以戒之曰:

培养精元贵节房,更祛尘累最为良;
食唯半饱宜清淡,酒止三分勿过伤;
药饵随时应勉进,功名有分不须忙;
几行俚语君能味,便是长生不老方。

朱工部,劳则遗精,齿牙即痛。用补中益气加半夏、茯苓、芍药,并六味地黄丸,渐愈;更以十全大补加麦门、五味而痊。方见补益。

一男子遗精白浊、口干作渴,大便闭涩,午后热甚。用补中益气加芍药、玄参,并加减八味丸而愈。方见补益。

淋　证

脉

淋病之脉,细数何妨;少阴微者,气闭膀胱。女人见之,阴中生疮。大实易愈,虚涩其亡。

气淋者,小便涩,常有余沥也。沙淋者,茎中痛,努力如沙石也。血淋者,尿血结热,茎痛也。膏淋者,尿出似膏也。劳淋者,劳倦即发也。五淋者,皆膀胱蓄热也。

五淋散 治肺气不足,膀胱有热,水道不通,淋沥不出,或尿如豆汁,或如沙石,或冷淋如膏,或热淋尿血,皆效。

赤茯苓六两 赤芍十两 山栀十两 当归去芦,五两 条芩三两 生甘草五两

上锉,水煎,空心服。一方有生地、泽泻、木通、滑石、车前子。

八正散 治心经蕴热,脏腑闭结,小便赤涩,癃闭不通及热淋、血淋。如酒后恣欲而得者,则小便将出而痛,既出而痛,以此药主之。

大黄 瞿麦 木通 滑石 萹蓄 栀子 车前子 甘草各等分

上锉一剂,灯芯,水煎,空心服。

五淋者,因酒色劳力伤肾,虚中有热也。

必效散 治一切淋症,随症加减。

当归 生地黄酒洗 赤茯苓去皮 滑石 牛膝去芦 山栀 麦门冬去心 枳壳 黄柏酒炒 知母酒炒 萹蓄 木通各等分 甘草减半,生

上锉一剂,灯草一团,水煎,空心服。血淋,加菖蒲、茅根汁;膏淋,加萆薢;气淋,加青皮;劳淋,加人参;热淋,加黄连;肉淋,加连翘;石淋,加石韦;尿淋,加车前;死血淋,加桃仁、牡丹皮、玄胡索、琥珀,去黄柏、知母;老人气虚作淋,加人参、黄芪、升麻少许,去黄柏、知母、滑石、萹蓄。

海金沙散 治五淋,一服如神。

当归酒洗 大黄酒浸 川牛膝酒洗 木香 雄黄 海金沙各等分

上为细末,每服一钱半,临卧,好酒调服。两服痊愈。

酒欲过伤而成淋者,宜升补真气也。补中益气汤治五淋

有效。然淋症多是膀胱之气虚损,不能运用,水道固滞不通而成诸淋也。此方补元气,故有效焉。方见内伤。

益元固真汤 治纵欲强留不泄,淫精渗下而作淋者。

人参 白茯苓 莲蕊 巴戟 升麻 益智仁 黄柏酒炒。各二钱 山药 泽泻各一钱半 甘草梢二钱

上锉一剂,水煎,空心服。

补遗方

治淋兼红淋

当归 生地黄 熟地黄各二钱 黄柏 知母 黄芩各一钱 黄连炒 木通 桑白皮各一钱半

上锉一剂,水煎,空心服。

治小便淋沥不通,用六味丸倍茯苓、泽泻。方见补益。若小便涩滞,或茎中作痛,属肝经湿热者,用龙胆泻肝汤。方见下疳。

李司马,茎中作痛,小便如淋,口干唾痰,此思色,精降而火败。用补中益气汤、六味地黄丸而愈。方见补益。

男子茎中痛,出白津,小便闭,时作痒,用小柴胡方见伤寒。加山栀、泽泻、炒黄连、木通、胆草、茯苓,又兼六味丸而痊。方见补益。

关 格

关格病者,膈中觉有所碍,欲升不升,欲降不降,升降不通,饮食不下,此因气之横格也,乃是痰格中焦。用枳缩二陈汤加减治之,痰出为要。此病多死,寒在上而热在下也。又曰:关者,不得小便。格者,吐逆上下俱病者也。关者,甚热之气无出之由也,热在下焦填塞不便;格者,甚寒之气无人之理也,寒在胸中遏绝不入。

枳缩二陈汤 治关格上下不通。

枳实麸炒，一钱 砂仁七分 白茯苓去皮 贝母去心 陈皮 苏子炒 瓜蒌仁 厚朴姜汁炒 香附童便炒。各七分 抚芎八分 木香五分 沉香五分 甘草三分

上锉一剂，生姜三片，水煎，入竹沥，磨沉、木香服。

遗　溺

经云：膀胱不约为遗溺，小便不禁，常常出而不觉也。

人之漩溺，赖心肾二气之所传送。盖心与小肠为表里，肾与膀胱为表里。若心肾气亏，传送失度，故有此症。小便自遗失禁者，溺出而不知也。遗溺失禁者，属气虚，用参芪汤加减；老人溺多者，是虚寒，用参附汤加减；壮人溺多者，是虚热，用滋阴降火汤加减；夏月因伏暑热，溺必遗也，用人参白虎汤加减；中风症，遗尿失禁者，难治也。

参芪汤 治气虚遗溺失禁。

人参去芦 黄芪蜜水炒 茯苓去皮 当归酒洗 熟地黄 白术去芦 陈皮各一钱 升麻 肉桂各五分 益智仁八分 甘草三分

上锉一剂，姜三片、枣一枚，水煎，空心服。年老之人，虚寒遗溺者多，加附子，名参附汤。

治身体虚瘦，夜啼遗溺失禁。

人参八分 白术麸炒 山茱酒蒸，去核 黄芪蜜水炒 白芍酒炒。各一钱 山药炒 酸枣仁炒。各七分 甘草炙，四分

上锉一剂，水煎，温服。

治小水频数，此症皆下元气虚所致。

人参五钱 黄柏五钱，酒浸 益智仁六钱 甘草一钱

上为细末，炼蜜为丸，梧桐子大。五更、临卧，每服五十

丸,滚水下,酒亦可。

滋阴降火汤,治虚热尿多。<small>方见虚劳。</small>依本方加炒山栀子,去五味子。人参白虎汤,治夏月因伏暑热遗尿者。<small>方见暑症。</small>依本方加黄柏、知母,去香薷。若小便频数,或劳而益甚,属脾气虚弱,用补中益气汤加山药、五味子。<small>方见补益。</small>若小便无度,或淋沥不禁,乃阴挺痿痹也,用六味丸去泽泻,易益智仁。<small>方见补益。</small>

小便闭

脉

小便不通,浮弦而涩;芤则便红,数则黄赤;便难为癃,实见左尺。

小便不通者,多是热结也。

猪苓汤 治热结小便不通。

木通　猪苓　泽泻　滑石　枳壳<small>炒</small>　黄柏<small>酒浸</small>　牛膝<small>去芦</small>　麦门冬<small>去心</small>　瞿麦　车前子<small>各等分</small>　甘草梢<small>减半</small>　萹蓄叶<small>十片</small>

上锉一剂,灯芯一团,水煎,空心服。

不渴而小便闭者,热在下焦血分也。

通关丸 治不渴而小便闭,热在下焦血分,兼治淋癃,神效。

黄柏<small>酒洗,焙干</small>　知母<small>酒洗,焙干。各一两</small>　肉桂<small>一钱</small>

上俱为细末,熟水和丸,如梧桐子大。每服百丸,空心,白滚汤下。服后须顿两足,令药易下行也。如小便已利,茎中如刀刺痛,当有恶物下为验。

若渴而小便闭者,热在上焦气分也。

清肺饮子 治渴而小便不利者,是热邪在上焦肺之分,故不利也。肺者,金也,金合生水。若肺中有热,不能生水,是绝其水源。治宜淡渗之剂,以清肺之气,泄其火邪,滋水之上源也。

赤茯苓去皮,钱半　猪苓二钱　泽泻一钱　通草二钱　灯草一钱　车前子炒,另研,一钱　琥珀另研,五分　萹蓄七分　木通七分　瞿麦七分

上锉一剂,水煎,空心,稍热服。

虚寒小便不通者,是寒结也。

加味五苓散　治虚寒小便不通。

猪苓　泽泻　白术去芦　赤茯苓去皮　肉桂　当归　枳壳　牛膝去芦　木通各等分　甘草梢减半

上锉一剂,灯芯一团,水煎,空心服。

虚热小便不通者,是热结也。

参归升麻汤　治虚人小便不通。

人参去芦　当归　生地黄　赤茯苓去皮　猪苓　泽泻　山栀　枳壳去穰　牛膝去芦,酒洗　黄柏酒炒　知母酒炒。各等分　升麻少许　甘草减半

上锉一剂,灯芯一团,水煎,空心服。

年老之人,小便不通者,多是气短血虚也。四物汤加黄芪煎汤,送下通关丸,空心服。

咳喘小便不通者,是痰气塞也。

二陈汤　治痰气闭塞,小便不通。

陈皮　半夏姜汁炒　茯苓　枳壳麸炒　牛膝去芦　猪苓　木通　山栀　麦门冬去心　车前子　黄柏酒炒。各等分　甘草减半

上锉一剂,灯芯一团,水煎,空心服。

元气虚而不能输化者,宜补中益气汤。方见补益。阴虚而小便不通者,是火盛也,滋阴降火汤,治虚怯人阴虚火动,小便不通方见虚劳,六味丸尤效,依本方加猪苓、泽泻、木通、牛膝。

大抵小便不通,用利水药不效者,此积痰在肺。肺为上焦,膀胱为下焦,上焦闭则下焦塞,如滴水之器,上窍通而下窍之水出焉。若泻痢小便不通者,因后去多而前去少,泻止而后尿自长也。若呕哕小便不通者,难治也。若中满臌胀,病小便不通者,亦难治也。

治老人下元虚冷,转胞不得小便,膨急切痛,四五日困笃欲死者,六味丸倍泽泻,效。方见补益。

补遗秘方

治小便不通

麝香、半夏末填脐中,上用葱白、螺蛳二味捣成饼封脐上,用布帛缚定。下用皂角烟入阴中自通,女人用皂角煎汤洗阴户内。

导赤汤 治溺如米泔色,不过二服,即愈。

木通 滑石 甘草梢 黄柏 茯苓 生地黄 枳壳 白术 栀子

水煎,空心服。

治小便下坠

好麻三两,扯碎,火焙,用新盆一个盖在上,升作灰,黄酒调下,被盖出汗,即愈。

治小便不通

用皮硝一合、连须葱一根,捣为一处,用青布摊在上,似膏药样,用热瓦熨之,即出。

大便闭

脉

燥结之脉,沉伏勿疑;热结沉数;虚结沉迟;若是风燥,右尺浮肥。

身热烦渴，大便不通者，是热闭也；久病人虚，大便不通者，是虚闭也；因汗出多，大便不通者，精液枯竭而闭也；风证，大便不通者，是风闭也；老人大便不通者，是血气枯燥而闭也；虚弱并产妇及失血，大便不通者，血虚而闭也；多食辛热之物，大便不通者，实热也。并宜后方。

润肠汤 治大便闭结不通。

当归　熟地　生地　麻仁_{去壳}　桃仁_{去皮}　杏仁_{去皮}　枳壳　厚朴_{去粗皮}　黄芩　大黄_{各等分}　甘草_{减半}

上锉一剂，水煎，空心，热服。大便通即止药，不能多服。如修合润肠丸，将药加减各为末，炼蜜为丸，如梧桐子大。每服五十丸，空心，白汤吞下，切忌辛热之物。实热燥闭，依本方；发热，加柴胡；腹痛，加木香；血虚枯燥，加当归、熟地、桃仁、红花；风燥闭，加郁李仁、皂角、羌活；气虚而闭，加人参、郁李仁；气实而闭，加槟榔、木香；痰火而闭，加瓜蒌、竹沥；因汗多或小便去多，津液枯竭而闭，加人参、麦门冬；老人气血枯燥而闭，加人参、锁阳、麦门冬、郁李仁，倍加当归、熟地、生地，少用桃仁；产妇去血多，枯燥而闭，加人参、红花，倍加当归、熟地，去黄芩、桃仁。此方加槟榔，即通幽汤。

蜜导法

用火炼蜜，稠厚黄色倾入水中，急捻如指大，随用皂角末、麝香共为衣。将油涂抹大便润湿，放入谷道，大便即通。

猪胆汁导法 治自汗，小便利而大便燥硬，不可攻，以此法导之。

猪胆一枚，倾去一小半，仍入醋在内，用竹管相接，套入谷道中，以手指捻之，令胆汁直射入内，少时即通。盖酸苦益阴以润燥也。

香油导法 治大便不通，腹胀，死在须臾。

用竹管蘸葱汁深入大便内，以香油一半、温水一半同入猪尿胞内，捻入竹管。将病人倒放，脚向上，半时即顺，立通。

大便闭结，若大肠血虚火炽者，用四物汤送下润肠丸，或以猪胆汁导之；若肾虚火燥者，用六味丸；若肠胃气虚，用补中益气汤。二方俱见补益。

一男子年六十七岁，因气恼，左边上中下有三块，时动而胀痛，喜揉，揉即散去。心痞作嘈，食下胃口觉涩，夜卧不宁，小便涩，大便八日不通。一医以大承气汤，一医以化滞丸，一用猪胆导法，一用蜜导法，俱不效。余诊六脉弦数有力，此血不足气有余，积热壅实。以大黄末三钱、皮硝五钱，热烧酒调服。打下黑粪，其硬如石，数十条。如前又一服，又打下粪弹盆许，遂安。后以四物汤加桃仁、红花、酒蒸大黄、黄连、栀子、三棱、莪术、枳壳、青皮、木通、甘草，十数剂而愈。

大小便闭

大小便俱不通者，前后热结也。

颠倒散 治脏腑实热，或小便不通，或大便不通，或大小便俱不通。

大黄六钱　滑石三钱　皂角三钱

上为末，黄酒送下。如大便不通，依前分两服；如小便不通，大黄三钱、滑石六钱、皂角如前；如大小便俱不通，黄、石均分，皂角如前。

蜣螂散 治大小便不通。

六七月间寻牛粪中大蜣螂，不拘多少，用线串起，阴干收贮。用时取一个，要完全者，放净砖上，四面以灰火煨干，以刀从腰切断。如大便闭，用上半截；如小便闭，用下半截。各为末，新汲水调服。二便俱闭，则全用之。

八正散　方见淋症。

铁脚丸　治大小便不通。

皂角去皮、子，炙，不拘多少

为末，酒搅面糊为丸，如梧桐子大。每服三十丸，酒下。

蜗牛膏　治大小便不通。

用蜗牛三枚，连壳研为泥，再加麝香少许，贴脐中，以手揉按之，立通。若用田螺捣烂填脐中，亦妙。余用此方治大小便不通及热闭者，殊效。

掩脐法　治大小便不通。

连须葱一根，不洗，带土　生姜一块　淡豆豉二十粒　盐二匙

同研烂，捏饼，烘热掩脐，以帛扎定，良久透气自通。不然，再易。

一方　治大小便不通。

用蜜一钟，入皮硝二钱、滚白汤一钟，空心，调下。

大小便不通。木通为末，黄酒送下。大人多用，小人少用。

丁香散　治大小便不通，如神。

苦丁香五钱　川乌炮　草乌　香白芷　牙皂炮　细辛各三钱　胡椒一钱　麝香少许

上为细末，用竹筒将药吹入肛门内，即通。

痔　漏

肠澼为痔，如大泽中有小山突出为痔。凡人于九窍中，但

有小肉突起,皆曰痔。不特于肛门边生者名之,亦有鼻痔、眼痔、牙痔等。其状不一,方分五种:曰牡、曰牝、曰脉、曰肠、曰气。牝痔者,肛门边生疮肿突出,一日数枚,脓溃即散;牡痔者,肛门边发露肉珠,状如鼠奶,时时滴渍脓血;脉痔者,肠口颗颗发疮,且痛且痒,血出淋沥;肠痔者,肛门内结核有血,寒热往来,登溷脱肛;气痔者,遇恐、怒则发,肛门肿痛,气散则愈。又有酒痔,每遇饮酒发动,疮即肿痛而流血;血痔者,每遇大便则血出而不止,宜解热调血顺气为主。若久而不愈,必至穿穴为漏矣。

痔疮成瘤,不破也。

当归连翘汤 治痔漏。

当归　连翘　防风　黄芩　荆芥　白芷　芍药　生地　山栀　白术　人参　阿胶　地榆各等分　甘草减半

上锉一剂,乌梅一个、枣一枚,水煎,食前服。

黑白散

黑牵牛　白牵牛各一钱半

上二味,各取头末,各一钱半。用公猪腰子一个,竹刀破开,去筋膜,入药末在内,线扎纸裹水湿,灰火内煨熟,去纸。空心嚼吃至巳时,腹中打下先脓后血,毒气出尽,永不再发。必须忌半日饮食。

消毒百应丸 治痔漏疮,并脏毒神效。大梁孙都督传方。

苍术　黄柏　槐花　金银花　当归　皂角各四两

上六味,切片,分作四份。每份用水七碗,煎至四碗,去渣,留药汁浸大黄片一斤,浸一宿,次日取出,安筛内晒干;如此将四次水浸,晒尽为度;将大黄为细末,面糊为丸,如梧桐子大。每一次六十四丸,空心,熟白水送。忌厚味、胡椒、烧酒之类。

钓肠丸 治新久诸痔,肛边肿痛,或生疮痒,时有脓血;又治肠风下血及脱肛。

瓜蒌二个,烧灰,存性 刺猬二个,刺罐内烧灰,存性 白鸡冠花五两,锉,微炒 白矾枯 绿矾枯 胡桃仁十五个,不油者,烧存性 白附子生 天南星生 枳壳去穰,麸炒 大附子生,去皮、脐 诃子煨 半夏各二两

上为末,面糊为丸,如梧桐子大。每服二十丸,空心,临卧温酒送下。远年不愈者,十日见效。久服永除根。并治肠风等疾二三年者,连服十余贴,永不再发。

脏连固本丸 凡膏粱富贵之人,患痔甚多,必干于饮食、色欲所致,及有火酒犯房。若要除根,必须服此。兼戒醇酒厚味、寡欲,方可痊矣。

怀生地六两 干山药四两 茯苓三两,去皮 牡丹皮三两 泽泻二两 山茱萸四两,去核 黄连四两 黄柏三两 知母去毛,二两 人参二两 当归二两 皂角二两 槐角三两 天花粉二两

上为末,用猭猪大肠头一段去油,灌入药末,两头线扎住;用糯米一升煮饭,将半熟捞起入甑内,将药肠盘藏于饭之中如蒸饭之熟;待冷些时取出,去两头无药之肠,将药肠捣烂为丸。如硬,加些饭捣丸,如梧桐子大。每服百丸,空心,白汤送下。

洗痔漏神方
花椒 艾叶 葱白 五倍子 皮硝 马齿苋 茄根
上各等分,锉碎,水煎。先熏后洗,当时痛止,指日可愈。
又方 神效。
用随河柳条根上须一把、花椒、芥菜子三味,不拘多少,煎水。先熏后洗,其虫头黑身白,俱从痔疮而出,立愈。

敷洗药
皮硝炒燥 五倍子炒 黄柏猪胆汁炒 黄连 滑石各二钱 血竭 乳香 没药 密陀僧 荆芥各三钱
先将皮硝、五倍子煎汤,洗患处;后将药为细末,燥渗无

水出,芝油调敷。

漏者,溃出脓血也。

神雷丸 治漏。

芜荑仁五分 雷丸白者,五分 鹤虱一钱 木贼 黄芩 防风 茄子各五分 当归酒洗 龟板酒洗 鳖甲酒洗 蝉蜕 蚕蜕各三分 小枳实酒洗,三分 大黄少许 皂角刺二十个,用黄蜡三钱炒

上共作一服,水一大钟、乌梅一个、竹叶七片、无灰酒半钟,煎至八分,空心,温服。用干煎精猪肉压之。服至八服,筋根出虫,后去皂角刺、蝉蜕不用。外用生肌药:白龙骨五分、赤石脂五分,二味用鸡胚腔皮包,入猪蹄角内火煅过,去腔角不用,将二味为末,入前汤药内,每帖加二味药一钱,再服四帖除根。忌酸辣、鸡鱼、面筋、发毒、动风之物,其余不忌,酒亦少用。忌烧酒,节欲色,戒恼怒。

济生莲蕊散

莲蕊一两 锦纹大黄 黑牵牛取头末。各二两二钱 当归 五倍子 矾红各一钱 黄连三钱 乳香 没药各一钱

上为细末。欲服药,先一日勿吃晚饭,次日空心,用淡猪肉汁一盅,好酒一钟半,和猪肉汁,秤前药末一钱二分调服;午后于净黄土上疏宣时见出毒物为验,或如烂杏五色相杂,亦为验矣。如散药难服,用酒糊丸,如绿豆大,每服一钱五分。此方神效,不可轻忽。切忌烧酒、色欲、恼怒及羊、鱼、大肉、发物。

千金不易治漏仙方

芫花根 川乌 草乌 南星 半夏 血竭 乳香 没药各三钱,将上八味药用水数碗煮至二碗干后 麝香四厘 黄蜡一钱 孩儿茶二钱 片脑二厘

用黄丝线合过街蜘蛛丝,用篾作圈网之,合丝搓成线入药水煮为度。用猪鬃引线穿入漏内,俟大便后带出线来扎紧,一

日紧三遍。待八九日线落而肉平矣。如孔多者,医好一孔,外用此方,内服后平脏丸,除根。

平脏丸　治漏疮,旬日见效。

黄连酒炒　枳壳麸炒　地榆　槐角各一两　莲蕊　当归各三钱　侧柏叶一钱　京墨烧,存性,五钱　乳香　没药各二钱

上为末,水丸。每服百丸,空心,白汤送下。渐减至六十丸止。若加黑丑头末五钱共丸,尤效。

白银锭子　治漏,止有一孔者,用此药不过十日痊愈,又不作痛,神效。

白芷三两　白矾一两

上二味,共研为细末,铁杓熔成饼,再入炭火煅,令净烟取出,去火毒,为末;用面糊和为锭子成条插入漏内,直透里痛处为止。每一日上三次,至七日为止,至九日疮结痂而愈。如漏未痊,用后生肌药。

生肌药

乳香　没药　轻粉　海螵蛸用三黄汤煮过　寒水石煅龙骨煅。各等分

上为细末,掺患处。止,用太平膏。

太平膏

防风　荆芥　栀子　连翘　黄芩　大黄　羌活　独活　当归　生地　赤芍　甘草　金银花　五倍子　两头尖　头发各二钱　白及　白蔹　山慈菇各一两　香油一斤

上锉细,入油内浸一昼夜,用文火熬焦,去渣滓再熬,滴水不散;用上好黄丹水飞过,炒黑,用半斤入内再熬,滴水成珠为度;待温冷,再入乳香、没药、轻粉、血竭各二钱,为末,于内搅匀;如药色嫩,再入官粉五钱,亦佳。务要看其火色不老不嫩得所为妙。

隔矾灸法　治痔漏神效。

皂矾一斤,用瓦一片,两头用泥作一坝,再用香油置,瓦上焙

干,再着皂矾瓦上煅枯,去砂为末　穿山甲一钱,人紫粉罐煅,存性,取出为末　木鳖子去壳,火煅,二钱半,净,为末　乳香　没药各钱半,为末,临灸时加服

上药和匀一处,以冷水调,量疮大小作饼子,贴疮上,将艾炷灸三四壮。灸毕,就用熏洗药先熏后洗,日六度。三五日如前法灸妙,以瘥为度。

熏洗方　前法灸毕,以此方熏洗。

皂矾制法如前,为末,约手块二把　知母四两,焙干为末,取一两　贝母四两,为末,取三两,净　葱七茎,另煎汤

上件,先将葱用水煎三四沸,倾入瓶内,再入前药;令患者坐于上瓶口熏之;待水温,倾一半洗疮,留一半候再灸再熏洗,以瘥为度。

攻毒丸　治痔漏。

用有子蜂房焙干、存性为末,面糊为丸,如豌豆大。每服二十丸,空心,黄酒送下。

补遗秘方

治痔漏秘方

当归八分　川芎五分　芍药八分　生地黄一钱　荆芥七分乌梅一个　防风　条芩　枳壳去穰　槐角　黄连　升麻各五分

上锉一剂,水煎,空心,温服。

治痔漏效方

用极嫩木耳温水略煮,取出晒干为细末。初服一钱五分,用蜜水调服。一日加一分,加至三钱,每服倒退一分。服至一月通好。要忌口。若穿臀漏极痛者,用鱼鳔捣为泥贴之,其痛即止。

秘传神应膏　治痔漏如神。

片脑　熊胆　血竭　牛黄　乳香　没药各五分

上为细末,用蜗牛取肉捣成稀膏,每夜洗净拭干,将此膏搽上患处数遍,即愈。若蜗牛无鲜者,用干的放水碗内泡一宿去壳,内自然成肉;将前六味药研极细末,以蜗牛肉共捣,不要干了,要稀稠得所。用磁罐收贮固封,若使风尘在内,则不效矣。

熏洗痔漏却毒汤

五倍子　花椒　防风　侧柏叶　枳壳　葱白　苍术各三钱　瓦松　马齿苋　甘草各五钱　皮硝一两

上用水五碗,煎至三碗,先熏后洗,一日三次。

牛黄金花散

黄连　黄芩　黄柏各一钱,为细末　真牛黄三分

上共研细。如痔疮,用蜜水调搽上,不过四五次。如是捻成锭子晒干,量疮眼大小纳入,不过二七即好。

一男子患痔,脓血淋漓,口干作渴,晡热便血,自汗盗汗。余谓此肾肝阴虚也。不信,仍服四物汤、柏、知母之类,食少泻呕。余先用补中益气汤加伏苓、半夏、炮姜,脾胃渐醒;后用六味丸朝夕而服。两月余,诸症悉愈。二方俱见补益。

悬　痈

悬痈者,此疮生于谷道、外肾之间。初发甚痒,状如松子,四十日赤肿如桃。迟治则破,而大、小便皆从此出,不可治矣。

国老汤

用横纹大甘草一两,截作三寸许,取出山涧东流水一碗,不可用井水、河水,以甘草蘸水,文武火慢炙,不可急性,须用三时久,水尽为度。劈看草中润透,却以无灰酒二碗煮至一碗,温服半月,消尽为度。

将军散

大黄煨　贝母去心　白芷　甘草节各等分

上为细末,酒调二钱,空心服。虚弱,加当归减半。

体　气

秘传奇方　治体气。

大田螺一个,生者　巴豆去壳　胆矾一两　麝香少许

上将螺用水养三日,去泥土,揭起螺靥,入矾、豆、麝在内;以线拴定于瓷器内,次日化成水。须五更时,将药水抹在腋下,不住手抹药,直候腹中觉响,脏腑欲行住手。先要拣空地内去大便,黑粪极臭,是其验也。以厚土盖之,不可令人知之;如不尽,再以药水抹之,又去大便,以日用后药擦之,永拔病根。枯矾、蛤粉各五钱、章脑一钱,为末,每以少许擦之。

乌龙丸　治腋气。

当归酒洗　生地黄各一两　白茯苓去皮,二钱　枸杞子炒　石莲肉焙。各一两　莲芯焙,五钱　丁香三钱　木香　青木香　乳香　京墨各五钱　冰片一分　如妇人,加乌药醋炒、香附童便炒。各三钱。

上为末,陈米饭荷叶包,烧过捣烂,入药为丸,如黄豆大;麝香一分,黄酒化为衣。每服三四十丸,临卧半饥半饱,用砂仁炒,入黄酒内送下。

收功后药

人参　当归　生芪　乳香　没药　官桂　木香　麝香已上八味,酒浸过　青皮　陈皮　白芷　良姜　麻黄　米壳　甘草各一钱

上锉一剂,水煎服。出汗,外用川椒、枯矾各一两为末,擦腋下。终身忌鳜鱼、羊肉。去大小便,不可与女人同厕。

治腋臭

用自己小便洗一次，米泔洗二次，自然姜汁每日擦十次。一月之后，可以断根。

治腋气

香白芷　枯矾　花椒减半　黄丹各等分

上，共为末。擦之，不臭。

治腋气

五更时，用精猪肉二大片，以甘遂末一两拌之，挟腋下至天明；以生甘草一两煎汤饮之；良久，泻出秽物。须在荒野之处则可，恐秽气传人故也。依法三五次即愈。虚弱者，间日为之。其他密陀僧、胡粉之类皆塞窍，以治其末耳。

治狐臭方

麝香　巴豆去壳　木通去皮

上，为末，每服一钱重。醉子酒熬膏为丸，金箔为衣。空心，水酒调化一丸服之。以净桶盛腹内打下秽物，急盖闭勿闻，神效。

脱　肛

脱肛者，肺脏蕴热，肛门闭结；肺脏虚寒，肛门脱出。用参芪汤加减。凡泻痢久虚，或老人气血虚惫，或产妇用力过度，俱有脱肛也。小儿亦有脱肛症者。

脱肛症者，肛门翻出，虚寒脱出。

参芪汤

人参　黄芪蜜水炒　当归　生地黄　白术去芦　芍药炒茯苓去皮。各一钱　升麻　桔梗　陈皮各五分　甘草炙，五分
肺脏虚寒，加干姜炒，五分。

上锉一剂，姜、枣，煎，食前服。

大凡脱出肛门不收,用热尿洗后,用烘热鞋底揉进,恐迟则冷燥难进;或用冰片点上,亦收。

浮萍散

于秋暮取霜露打过浮萍,不拘多少,以净瓦摊开阴干。其瓦一日一易,不可见日,务要阴干,用纸包起。凡有前疾者,临时研为细末。先取井中新汲水洗净脱出肛,次以药末掺上,其肛徐徐即进,一时即愈。不拘男、妇、大小儿并治。

脱肛方

五倍子炒黄为末,放热鞋底上抵之,即收。

一春元素有痔,每劳役便脱肛,肿痛出水,中气下陷。用补中益气汤加茯苓、芍药十余剂,中气复而愈。后复脱作痛,误用大黄丸,腹鸣恶食几危。余用前汤加炮姜、芍药,诸症渐愈。后去姜,加熟地、五味,三十余剂而愈。

诸　虫

脉

脉沉实者,生;虚大者,死。夫脉沉而滑者,为寸白虫。匶蚀阴痛,脉虚小者,生;劲急者,死。《外台》云:虫脉当沉弱而弦,今反洪大,即知蛔虫甚也。

古云:湿热生虫,正如今人俗验禾苗,雨洒日照,禾节生虫,此说明矣。人患虫积,或饥饿调摄失宜,或过腥鲙白酒,或炙食牛羊,或啖鳖苋,中脘气虚,湿气少运,故生寸白、蛔厥诸虫。形如蚯蚓,相似团鱼曰血鳖。小儿最多,大人间有为患。嘈杂腹痛,呕吐涎沫,面色痿黄,眼眶鼻下青黑,以致饮食少进,肌肉不生,沉黑寒热。虫不早治,相生不已。古云:虫长一尺,则能杀人;虫若贯心,杀人甚急。治宜选方而用。

诸虫者,肠胃中湿热所生也。

追虫丸

木香　槟榔　芜荑　锡灰各一钱　史君子肉,二钱　大黄二钱　牵牛末,一两

先将皂角与楝树根皮二味,浓煎二大碗,煎熬成膏,和前药末为丸,如梧桐子大,将沉香末为衣,后又将雷丸末为衣子。每服五十丸,空心,砂糖汤送下。追取虫积,即愈。

追虫取积散

槟榔末,二钱　黑丑头,未,二钱　陈皮末,八分　木香末,五分

上为末,共研匀。每服五钱,小者三钱,砂糖汤送下。五更服三四次,以米汤补之。忌鱼腥、油腻之物三五日。

五仙方　治诸虫如神。

大黄四两　皂角　雷丸　苦楝根各一两　木香

上为末,酒糊丸。每服三、四十丸,茶下。

治蛔虫方

用苦楝根刮去外粗皮,取内白二两,以水三碗,煮取一碗半,去渣。用晚粳米三合煮粥,空心,先以炒肉一二片吃,引虫向上,然后进药粥一二口;少顷,又吃一二口;渐渐加一碗或二碗,其虫尽下而愈。

治腹中有寸白虫

榧子一斤,陆续去壳用。不拘男、妇、大人、小儿,如有此疾者,用此果去壳,陆续吃。用尽一斤,其虫从大便中出。用净桶接着,是雄者,自一条;是雌者,大小不等,或三五条,或六七条不止。只是还要吃一斤,此虫方绝出尽。若虫出后,其人宜好酒饮食调理,不半月,精神颜色身胖如初也。

治虫方

使君子火煨十个,去热。水送下,其虫尽出。

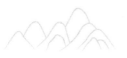

卷之五

头　痛

脉

头痛阳弦;浮风紧寒;热必洪数,湿细而坚;气虚头痛,虽弦带数;痰厥则滑;肾厥坚实。

头者,诸阳之首也。其痛有各经之不同,因而治法亦有异也。气虚头痛者,耳鸣、九窍不利也;湿热头痛者,头重如石,属湿也;风寒头痛者,身重恶寒,寒邪从外入,宜汗之也。偏头痛者,手少阳、阳明经受症;左半边属火、属风、属血虚;右半边属痰、属热也。真头痛者,脑尽而疼,手足冷至节者,不治也。少阳头痛者,往来寒热也;阳明头痛者,自汗、发热、恶寒也;太阳头痛者,有痰重或腹痛,为之痰癖也;少阴头痛者,三阴三阳经不流行而足寒,气逆为寒也;厥阴头痛者,或痰多厥冷也;血虚头痛者,夜作苦者是也。眉轮骨痛,痰火之征也;又云风热与痰也。有汗虚羞明眉眶痛者,亦痰火之征也。

肥人头痛者,多是气虚湿痰也。二陈汤。方见痰饮。依本方加人参、白术、川芎、白芷、细辛、羌活、桔梗、荆芥。

瘦人头痛者,多是血虚痰火也。二陈汤。方见痰饮。依本方加生地黄、当归、片芩、川芎、细辛、羌活、桔梗。

遇风寒恶心呕吐者,乃头风也。二陈汤。方见痰饮。

头痛偏左者,属风与血虚也。

当归补血汤　治血虚与风头痛。

当归　川芎　白芍药　生地黄　枯芩酒炒　香附酒炒
各一钱　防风　蔓荆子　柴胡各五分　荆芥　藁本各四分

上锉一剂,水煎服。

加味四物汤 治血虚阴火冲上头痛。

当归 川芎 生地黄 黄柏酒炒 知母酒炒 蔓荆子 黄芩酒炒 黄连酒炒 栀子炒。各等分

上锉一剂,水煎服。

头痛偏右者,属痰与气虚也。

黄芪益气汤 治气虚头痛。

黄芪一钱,蜜炒 人参 白术 陈皮 半夏姜汁炒 当归酒炒 川芎 藁本 甘草炙。各五分 升麻 黄柏酒炒 细辛各三分

上锉一剂,姜三片,水煎服。

头痛左右俱疼者,气血两虚也。

调中益气汤 治气血两虚头痛。

黄芪 人参 甘草炙 苍术米泔浸,炒 川芎各六分 升麻 柴胡 陈皮 黄柏酒炒 蔓荆子各三分 当归六分 细辛二分

上锉一剂,水煎服。

头旋眼黑恶心者,痰厥头痛也。

半夏白术天麻汤 治痰厥头痛、眼黑头旋、恶心烦闷、气短促、上喘无力语言、心神颠倒、目不敢开如在风云之中、头苦痛如裂、身重如山、四肢厥冷、不得安卧,此乃胃气虚损,停痰而致也。

半夏姜汁制 陈皮去白 麦芽各七分半 白茯苓去皮 黄芪蜜水炒 人参 泽泻 苍术米泔浸 天麻各三分半 神曲五分,炒 黄柏酒炒 干姜。各二分

上锉一剂,生姜三片,水煎,食前热服。

偏正头痛者,风气上攻也。

川芎茶调散 治诸风上攻,头目昏沉、偏正头痛、鼻塞声重、伤风壮热、肢体酸疼、肌肉蠕动、膈热痰盛、妇人血气攻痒、太阳穴痛,俱是外感风气,并效。

川芎 荆芥穗各二两 薄荷 香附各四两 羌活 白芷 甘草炙。各一两 防风七钱半

上为细末，每服二钱，食后茶清调下，姜、葱煎汤，亦可。一方加菊花一两，细辛五钱，僵蚕、蝉蜕各二钱半，名菊花茶调散。

热厥头痛者，见寒暂止也。

清上泻火汤 治热厥头痛，虽冬天严寒，犹喜风寒，其痛暂止。来暖处或见烟火，则痛复作。

当归 蔓荆子 苍术米泔浸 羌活 柴胡各二钱 川芎 生地黄 黄连酒炒 荆芥穗 藁本各五钱 防风 升麻 细辛 黄芪 黄柏酒炒 知母酒炒 红花 黄芩 炙甘草各一钱 生甘草五钱

上锉，每剂一两二钱，水煎，食远稍热服。

颈项强痛者，风所干也。

回首散 治颈项强急、筋痛，或挫颈、转项不得者。乌药顺气散加羌活、独活、木瓜。方见中风。

眉棱骨痛者，风热并痰也。

选奇方

羌活 防风各二钱 酒片芩一钱半，冬月不用，或少者炒用 半夏姜汁炒，二钱 甘草一钱，夏月生，冬月炙

上锉一剂，水煎，食后服。

雷头风者，头痛而起核块也。

升麻汤 治头面疙瘩、憎寒、拘急、发热，状如伤寒。

升麻 苍术 薄荷叶各等分

上锉，水煎服，或茶调散，亦效。

一切头痛，总治之药也。

六圣散 即是赤火金针，治头风牙痛、赤眼脑泻耳鸣、偏正头风头疼、鼻塞声重及蜈蚣、蛇、蝎所伤。用时口噙凉水，以药搐鼻。此药名为六圣。

乳香　没药　川芎　雄黄　白芷各二钱半,两盆硝共用

上件,研为细末,专治眼泪头风、耳鸣鼻塞脑不宁,一搐牙痛便定。

七生丸　治男、妇八般头痛及一切头痛,痰厥、肾厥,伤寒、伤风头痛,并皆治之。

川芎　川乌去皮　草乌去皮　南星去皮　半夏冷水洗,去滑白芷　石膏俱生。各等分　加细辛、全蝎。各减半

上为细末,研韭菜自然汁为丸,如梧桐子大。每服七丸或十丸,嚼生葱,茶送下。

治六经头痛,诸药不效者。

栀子炒　条芩炒　连翘三味为君　川芎　白芷　知母黄柏酒炒　薄荷　生地黄酒洗。六味俱为臣　柴胡　桔梗二味为佐　香附米　甘草二味为使　石膏二匙　细茶一撮

上锉,水煎,食后频热服。

侍御西泉杜公,患头痛如刀劈,不敢动移,惧风,怕言语,耳鸣,目中溜火,六脉紧数有力。余以酒九蒸九晒大黄为末三钱,茶调服,一剂而愈。

刘毅斋但怒则两太阳作痛,先用小柴胡汤方见伤寒。加茯苓、山栀,后用六味丸方见补益,以生肾水而不再发。

谭侍御每头痛必吐清水,不拘冬夏,吃姜便止。余作中气虚寒,用六君子汤加当归、黄芪、木香、炮姜而瘥。方见补益。

商仪部劳则头痛。余作阳虚不能上升,以补中益气汤加蔓荆子而痊。方见补益。

须　发

须属肾,禀水气,故下生也;发属心,禀火气,故上生也。

中山还童酒　人间处处有,善缘得遇者,便是蓬莱叟。

马蔺花一升,土埋三日,取出马蔺根,洗、切片一升;用黄米二斗,水煮成糜,陈曲二块为末;酒酵子二碗并前马蔺子共和一处,做酒待熟;另用马蔺子并根一升,用水煮十沸,入酒内三日。每日搅匀,去根,随量饮醉。酒饮尽,其须发尽黑。其酒之色如漆之黑。

乌须酒方

黄米三斗　淮曲十块　麦门冬去心,八两　天门冬去心,二两人参去芦,一两　生地四两　熟地二两　枸杞子二两　何首乌四两　牛膝去芦,一两　当归二两

上各为末,和入曲糜内,封缸,待酒熟,照常榨出。每日清晨饮三杯。忌白酒、萝卜、葱、蒜。

经验乌须方　能变白为黑,身轻体健,其功不能尽述。

每年冬十月壬癸日,面东采摘红肥大枸杞十二升捣破,同好无灰细酒二斤,同盛于瓷瓶内浸二十一日足开封,添生地黄汁三升搅匀,却以纸三层封其口。俱至立春前三十日开瓶,空心热饮一杯。至立春后,发须都黑。勿食芜、菁、葱、蒜。服之见效。若年年服之,耐老身轻无比也。

五老还童丹

堪嗟须鬓白如霜,要黑原来有异方;
不用擦牙并染发,都来五味配阴阳;
赤石脂与川椒炒,辰砂一味最为良;
茯神能养心中血,乳香分量要相当;
枣肉为丸梧子大,空心温酒十五双;
十服之后君休摘,管教华发黑如光;
兼能明目并延寿,老翁变作少年郎。

上方合一料,每味各一两为末,煮红枣去皮、核,用肉为

丸,空心,酒下。

旱莲丸

旱莲汁用汁,晒,半斤　生姜二斤,取汁,晒,半斤　生地黄二斤,酒泡取汁,晒,半斤　细辛一两　破故纸一斤,面炒　杜仲半斤,炒　五加皮酒浸,半斤　赤茯苓去皮,切片,乳汁浸,半斤　枸杞子四两　川芎四两　没药二两

上为细末,核桃仁半斤去皮,枣肉同和为丸,如梧桐子大。每服五十丸,黄酒送下。

彭真人还寿丹　补心生血、滋肾壮阳、黑须发、润肌肤、返老还童、延年益寿、种子。

大辰砂研细,水飞过,一两　补骨脂酒浸,炒,二两　核桃仁去皮,炒,四两,搥去油　杜仲姜酒炒,二两　牛膝去芦,酒洗,一两　天门冬去心,一两　麦门冬去心,一两　生地黄酒洗,二两　熟地黄二两　当归酒洗,一两　白茯苓去皮,为末,水飞,晒干,人乳浸,再晒　川芎一两　远志甘草水泡,去心,一两　石菖蒲去毛,盐水浸　巴戟酒浸,去梗,各一两　白茯神去皮、木,同煎,茯苓一样制,一两　青盐一两　黄柏盐水炒,二两　小茴香盐水炒,一两　知母酒炒,去毛,二两　川椒四两,微炒,去子、去白隔　乳香箸炙,一两　楝参一两　黄精米泔水煮一沸,拣去烂的,竹刀切片,晒干,却用旱莲十四两、生姜汁二两,各取自然汁,并酒三味,停兑熬膏,浸黄精半日,炒苍色,四两　何首乌瓜瓣形,内无花者足赤白二种停以搥碎,煮于黑豆水上,九蒸九晒,再用人乳浸透,晒干,四两

上二十六味为末,炼蜜为丸,如梧桐子大。每服七十丸,空心,盐汤或酒送下。一方加山茱萸、枸杞子、菟丝子、山药、柏子仁各一两,尤效。

乌须还少丹

首生童子发四两,酒煮成膏　川乌　何首乌　草乌　干漆　辰砂　针砂以上各一两半　川椒四两半　阳起石二两　胡椒五钱

以上九味共为细末,与童子发膏拌匀,入阳城罐内封固,桑柴火烧,以罐子红为度,埋在阴地之中,七日足取出听用 枸杞子三两 生地黄三两,酒浸 柏子仁三两 核桃仁三两,麸炒黄色 麝香三分,面包煨,甘草火煨,面熟为度

上为细末,共前药合一处。每服一钱,好酒送下。百日后,须发如漆,面若童颜;以后三日或七日服一次,久久服之,其功难以尽述。

加味八宝丹 李沧溪传。

旱莲膏四两 何首乌半斤,生用 没石子四两 天门冬去心,捣膏,四两 麦门冬去心,捣膏,四两 莲芯二两 菌麻子新瓦上炒香,四两 胡桃仁四两,去皮 鱼鳔四两,切断,炒,锅内炒成珠 鲜生地黄半斤,捣汁 熟地黄四两,捣成泥 槐角豆四两,黑牛胆浸透,瓦上焙干

上为细末,炼蜜为丸,如梧桐子大。每服七八十丸,空心,盐水、黄酒化下。

外染乌云膏

五倍子炒黑,一钱 铜末醋炒五次 白矾生研 盐各三分,研

上各匀用,煎酽茶汁和成稀糊,重汤煮数沸,再入烧酒少许。先将皂角水洗净须鬓,然后涂药,包裹一夜甚效。次早以茶汁轻轻洗去药,其黑如漆。连染三夜,以后或十日、半月染一次。

乌须方

官粉一两二钱半 白矾三钱 水银一钱,先将黑铅一钱熔化,后入水银,共研细 樟脑二分 麝香一分 百草霜八分 轻粉三分 石灰二钱

上八味,为细末,用咸水调和,熬滚后涂须上,烧半炷香时即洗去。

金毛狮子倒上树,乌须捻药方

用打锡灰罗细末一钱,入汞一钱研不见星,将酸石榴一个切去顶,将瓤并子搅匀,前末药再搅匀;以原顶封固,外用纸封严密,三七内俱成汁;用胞皮裹指,以汁捻之。未捻之,先将须发洗净,拭干上药。

擦牙乌须方

青盐一两　没石子一钱　细辛二钱　破故纸一两,炒芳香　地骨皮一两　熟地黄一两,酒浸三日,砂锅焙干为末　槐角子一两　百药煎一钱

上俱为细末,共八味,每早擦牙,药咽下。定要一月,莫间一日。一日常擦不拘。白须发每月按日摘去,再生必黑,永不白。又能明目固齿,神效。正月初四、十四、十七日;二月初八、十四、二十一日;三月初八、初十、十一、十三日;四月初二、十六、十八、十九日;五月十六、二十日;六月初四、十七、二十四、二十九日;七月初三、初四、十八、二十八日;八月十五、十九日;九月初二、初四、十五、二十五日;十月初七、初十、十三、二十二日;十一月初十、十五、十七、三十日;十二月初七、初十、十六、二十日。

梳头方

百药煎　诃子　针砂各一钱　石榴皮　核桃青皮　垂杨柳叶　白矾各一钱

上共为细末,先用盐、醋、茶熬水二大碗,将药同入瓶内封十日。梳发染须通黑,油核桃油润之明净。

乌须秘方

用香油一瓶,油核桃二三十个、去壳取肉,古铜钱一二十个,浸油内,埋土二尺深,一周年足取出,搽须鬂上即黑。

一儒者,因饮食劳役及恼怒,眉发脱落。余以为劳伤精血,阴火上炎所致。用补中益气加麦门、五味及六味地黄丸加五味,眉发顿生如故。

一男子,年二十,顶发脱尽。用六味地黄丸不数日,发生寸许,两月复旧。以上方,俱见补益。

面 病

面生疮者,上焦火也。

清上防风汤 清上焦火,治头面生疮疖、风热之毒。

防风一钱 荆芥五分 连翘八分 栀子五分 黄连五分 黄芩酒炒,七分 薄荷五分 川芎七分 白芷八分 桔梗八分 枳壳五分 甘草二分

上锉一剂,水煎,食后服。入竹沥一小钟,尤效。

面紫黑者,阳明病也。

升麻白芷汤 治面唇紫黑,乃阳明经不足也。

升麻 防风 白芷各一钱 芍药 苍术各三分 黄芪 人参各七分 葛根一钱半 甘草四分

上锉一剂,姜、枣,煎服。宜早后午前,取天气上升于中,使阳达于面也。

面生粉刺者,肺火也。

清肺散 治面上生谷嘴疮,俗名粉刺。

连翘 川芎 白芷 黄连 苦参 荆芥 桑白皮 黄芩 山栀 贝母 甘草各等分

上锉一剂,水煎,临卧服。

面热者,阳明经风热也。

升麻黄连汤 治面热。

升麻 葛根各一钱半 白芷七分 川芎四分 薄荷 荆芥各二分 苍术八分半 黄连酒洗,五分 酒芩六分 犀角四分半 白芷二分 甘草五分

上锉一剂,水煎,食后服。

面寒者,阳明经虚寒也。

升麻附子汤 治面寒。

升麻 葛根 白芷 黄芪各七分 黑附子炮,七分 人
参 草豆蔻各五分 益智仁三分 甘草炙,五分

上锉一剂,连须葱白二根,水煎,温服。

白附子散 治男、妇面上热疮似癣,或黑瘢点。

白附子 密陀僧 白茯苓 白芷 官粉各等分

上为末,先用萝卜煎汤洗面,后用羊乳调成膏,敷患处,早
晨洗去。

治肺毒面鼻赤疱

密陀僧不拘多少,为细末,临卧乳汁调敷面上,次日洗去。
不过三五次而已,即瘥。

治面上酒齄鼻红紫肿

半夏 硫黄 白盐炒 枯矾各二钱

上为末,水调敷患处,立消。

治赤红烂脸

用水银一钱、柏油烛一两,共捣,涂之。

治面上糟鼻酒刺

雄黄 铅粉各一钱 硫黄五分

上共为细末,乳汁调,涂患处。晚上敷,次早温水洗去。
如此三上,即已。

治酒齄鼻

轻粉 硫黄少许

上共为细末,用粗烧纸蘸擦之。

治鼻疮

用杏仁去皮、尖为末,将乳汁和之,搽患处。

治面上粉刺

枯矾一两 生硫黄二钱 白附子二钱

上共为末,唾津调搽。临晚上药,次早洗去。

皇帝涂容金面方

朱砂二钱　干胭脂二钱　官粉三钱　乌梅五个，去核　朝脑五钱　川芎少许

上为细末，临睡时津唾调，搽面上。次早温水一盆洗面。二三七日，面如童颜，乃神仙妙用之法。

耳　病

脉

耳病肾虚迟濡；其脉浮大为风；洪动火贼；沉涩气凝；数实热塞。此久聋者，专于肾责；暴病浮洪，两尺相同；或两尺数，阴火上冲。

耳者，肾之窍。肾虚，则耳聋而鸣也。

滋肾通耳汤

当归　川芎　白芍　生地黄　知母酒炒　黄柏酒炒　黄芩酒炒　柴胡　白芷　香附各等分

上锉一剂，水煎，温服。胸膈不快，加青皮、枳壳少许。

耳左聋者，忿怒动胆火也。

龙胆汤

黄连　黄芩　栀子　当归　陈皮　胆星各一钱　龙胆草　香附各八分　玄参七分　青黛　木香各五分　干姜炒黑，二分

上锉一剂，生姜三片，水煎至七分，入玄明粉三分，痰盛加至五分，食后服。如作丸药，加芦荟五分、麝香二分为末，神曲糊丸，如梧桐子大。每服五十丸，淡姜汤下。

耳右聋者，色欲动相火也。

滋阴地黄汤

熟地黄一钱六分　山药八分　山茱萸去核，八分　牡丹

皮　泽泻　白茯苓　黄柏酒炒　石菖蒲各六分　知母酒炒,六分
远志去心,六分　当归酒炒,八分　川芎八分　白芍煨,八分

　　上锉一剂,水煎,空心服。如作丸,用炼蜜为丸,如梧桐子
大。每服百丸,空心,盐汤送下,酒亦可。亦治大病后耳聋。

　　两耳俱聋者,厚味动胃火也。防风通圣散。方见中风。依
本方加酒煨大黄,再用酒炒三次,及诸药俱用酒炒。

　　两耳肿痛者,肾经有风热也。

荆芥连翘汤

荆芥　连翘　防风　当归　川芎　白芍　柴胡　枳
壳　黄芩　山栀　白芷　桔梗各等分　甘草减半

　　上锉一剂,水煎,食后服。

　　两耳出脓者,肾经亦风热也。

蔓荆子散

治上焦热,耳内生脓,或耳鸣而聋。

蔓荆子　升麻　木通　赤芍　桑白皮蜜水炒　麦门冬去心
炙甘草　生地　前胡　赤茯苓　甘菊花各等分

　　上锉一剂,生姜三片、枣二枚,水煎,食后服。

吹耳散

干胭脂　海螵蛸　龙骨　枯矾　冰片　密陀僧煅　胆
矾　青黛　硼砂　黄连　赤石脂减半　麝香少许

　　上为细末,先用绵纸条拭干脓水后,吹入末药。

　　有气闭耳聋者,候气复顺,自明也。

治耳闭不明

用真麝香为末,葱管吹入耳内,后将葱塞耳孔内,耳自
明矣。

通明利气汤

治虚火升上,痰气郁于耳中,或闭或鸣,痰
火炽盛,忧郁痞满,咽喉不利,烦躁不宁。

苍术盐水炒　白术瓦焙　香附童便炒　生地黄姜汁炒　槟
榔各一钱　抚芎八分　陈皮盐水浸,炒,一钱　贝母三钱　黄连

酒浸,猪胆汁炒　黄芩同上制。各一钱　黄柏酒炒　栀子仁炒　玄参酒洗。各一钱　木香　甘草炙。各五分

上锉作二剂,姜煎,入竹沥,同服。

清聪丸　治耳鸣及壅塞至于聋者。

橘皮盐水洗,去白,一两半　赤茯苓去皮　半夏姜制,各一两　青皮醋炒　柴胡梢　酒黄芩　玄参　蔓荆子　桔梗　全蝎去毒　菖蒲　黄连酒炒。各一两五钱　生甘草五钱

上为细末,酒糊丸,绿豆大。每服一百二十丸,临卧茶清送下。

清聪化痰丸　治耳聋耳鸣,壅闭不闻声音,乃饮食厚味,夹怒气以动肝胃之火,宜清窍也。

橘红盐水洗,去白　赤茯苓去皮　蔓荆子各一两　枯芩酒炒,八钱　黄连酒炒　白芍酒浸,煨　生地黄酒洗　柴胡　半夏姜汁炒。各七分　人参六钱　青皮醋炒,五钱　生甘草四钱

上共十二味,为细末,葱汤浸蒸饼丸,如绿豆大。每服百丸,晚用姜汤、茶清任下。

治耳聋耳鸣方

甘草　生地胭脂包　甘遂　草乌白绵包

日夜换塞两耳,常塞其耳,自通。

肾虚耳聋,用六味丸加黄柏、知母、远志肉、石菖蒲。方见补益。

耳鸣用六味丸,以全蝎二十枚,炒去毒为末。每用三钱,调酒送下百丸,空心服。

李少宰耳如蝉鸣,服四物汤耳鸣益甚。余以为足三阴虚。五更服六味丸,食前服补中益气汤,顿愈。方见补益。

黎司马因怒耳鸣吐痰,作呕不食,寒热胁痛,用小柴胡汤方见伤寒。合四物汤方见补益。加山栀、茯神、陈皮而痊。

鼻病

脉

右寸洪数,鼻衄鼻齇;左寸浮缓,鼻涕风邪。

鼻塞声重流涕者,肺感风寒也。

通窍汤 治感冒风寒,鼻塞声重流清涕。

防风 羌活 藁本 升麻 干葛 川芎 苍术 白芷各一钱 麻黄 川椒 细辛 甘草各三分

上锉一剂,姜三片、葱白三根,水煎,热服。肺有邪火,加黄芩一钱。

鼻不闻香臭者,肺经有风热也。

丽泽通气散 治鼻不闻香臭。

黄芪 苍术 羌活 独活 防风 升麻 葛根 甘草 川椒去闭目,子不用 麻黄不去节,冬月加 白芷各三分

上锉一剂,生姜三片、枣二枚、葱白三根,水煎,食远温服。忌生冷、风凉处坐卧。

鼻渊者,胆移热于脑也。

荆芥连翘汤

荆芥 柴胡 川芎 当归 生地黄 芍药 白芷 防风 薄荷 山栀 黄芩 桔梗 连翘各等分 甘草减半

上锉散,水煎,食远服。

鼻赤者,热血入肺,成酒齇鼻也。

清血四物汤

当归酒洗 川芎 白芍酒炒 生地酒洗 黄芩酒炒 红花酒洗 茯苓去皮 陈皮各等分 甘草生,减半

上锉一剂,生姜一片,水煎,调五灵脂末,同服。如气弱,加酒浸黄芪。

金花丸 治上焦一切火症鼻红。

黄连　黄芩　黄柏　栀子　大黄酒煨　桔梗各等分

上为细末，水丸梧桐子大。每服五十丸，临卧时，白汤送下。

鼻头紫黑者，属风寒血冷则凝滞而不散也。

当归活血汤　治鼻准头紫黑，血冷凝滞。

当归　川芎　荆芥　薄荷　芍药　红花　甘草　牡丹皮　桔梗　防风　山栀　黄芩　连翘　白芷各等分

上锉一剂，姜一片、细茶一撮，水煎，食后温服。

补遗方

治鼻不闻香臭

细辛　白芷　防风　羌活　当归　川芎　半夏　桔梗　陈皮　茯苓各一钱　薄荷三钱

上锉一剂，水煎，食后服。

一男子，面白鼻流清涕，不闻香臭三年矣。余以为肺气虚，用补中益气加麦门、山栀而愈。

口　舌

脉

口舌生疮，脉洪疾速。若见脉虚，中气不足。

经言：舌乃心之苗，此以窍言也。以部分言之，五脏皆有所属。以症言之，五脏皆以所主。如口舌肿痛，或状如无皮，或发热作渴，为中气虚热；或眼如烟触、体倦少食，或午后益甚，为阴血虚热；若咽痛舌疮、口干足热，日晡益甚，为肾经虚火；若四肢逆冷、恶寒饮食，或痰甚眼赤，为命门火衰；若发热作渴、饮冷便闭，为肠胃实火；若发热恶寒、口干喜汤、食少体倦，为脾经虚热；若舌本作强、腮颊肿痛，为脾经湿热；若痰甚作渴、口舌肿痛,为上焦有热;若思虑过度、口舌生疮、咽喉不利,为脾经血伤火动;若恚怒过度、寒热口苦而舌肿痛,为肝经血伤火动。病因多端,当临时制宜。凡舌肿胀甚,宜先刺舌尖或舌上或边旁,出血泄毒,以救其急。唯舌下廉泉穴,此属肾经,虽宜出血,亦当禁针,慎之。

口舌生疮、咽喉肿痛、燥渴便闭,此三焦实热也。用凉膈散加减,频频噙咽,不可频服,恐上热未除,中寒复生,变症莫测也。方见火证。

口舌生疮,发热恶寒,劳则体倦,不思饮食,此中焦虚热也。用补中益气汤加麦门、五味。方见补益。

口舌生疮,口干饮汤不食,乃胃气虚而不能化生津液也。用七味白术散。方见小儿吐泻。

口舌生疮,饮食不思、大便不实,中气虚也,人参理中汤;若手足逆冷腹痛,中气虚寒也,加附子。方见中寒。

口舌生疮糜烂,或晡热内热,脉数无力,此血虚而有火也。用四物汤加白术、茯苓、麦门、五味、牡丹、黄柏、知母。方见补益。

口舌生疮、食少便滑、面黄肢冷,火衰土虚也,用八味丸。方见补益。

口舌生疮,日晡发热、作渴、唾痰、小便频数,肾水亏损,下焦阴火也,加减八味丸;若热来复去,昼见夜伏、夜见昼伏,不时而动,或无定处,或从脚下起,乃无根之火也,亦宜此丸;更以附子末,唾津调,搽涌泉穴。若概用寒凉,损伤生气,为疾匪轻。

口臭牙龈赤烂、腿肢痿软,或口咸,此肾经虚热,用六味丸。方见补益。

口疮者,三焦火盛也。口舌肿大,或痛裂生疮者,治相同也。

凉膈散加减　治三焦火盛,口舌生疮。

连翘　黄芩　山栀　桔梗　黄连　薄荷　当归　生地黄　枳壳去穰　芍药　甘草各等分

上锉一剂,水煎,食远服。

一方　治口舌疮,亦治赤眼。

用黄连为末二三钱,好酒煎一、二沸,候冷噙漱或咽下,即愈。

赴宴散　治三焦实热,口舌生疮糜烂,痛不可忍者。

黄连　黄柏　黄芩　栀子　细辛　干姜各等分

上为细末,先用米泔水漱口,后搽药于患处,或吐或咽不拘。

绿袍散　治口疮。

黄柏一两　青黛三钱

上为细末,搽患处噙之,吐出涎,立愈。一方加密陀僧一钱。

二皂散　治口舌生疮,牙宣出血。

大皂角烧灰,存性　牙皂烧灰,存性　铜绿　胆矾　雄黄　孩儿茶　百草霜　枯矾。

上各等分,为细末,先将米泔水漱口、洗口疮后,搽药。

黄白散　治口疮如神,并口中疳疮。

黄柏　孩儿茶　枯白矾各等分。为细末

上研匀一处。凡患人先用陈仓小米熬汤,候冷漱口洁净,次将药末掺患处不拘。三五年诸治不愈者,此药敷三五次即愈。

郑秋官过饮,舌本强肿,言语不清,此脾虚湿热。用补中益气加神曲、麦芽、干葛、泽泻而愈。方见补益。

一膏粱之人患舌痛,敷、服皆消肿之药,舌肿势急。余刺舌尖及两旁出紫血杯许,肿消一二;更服犀角地黄汤一剂,翌早复肿胀,仍刺出紫血杯许,亦消一二;仍服前汤良久,舌大肿;又刺出黑血二杯许,肿渐消。忽寒热作呕、头痛作晕、脉洪浮而数,此邪虽去而真气愈伤。以补中益气倍用参、芪、归、术,四剂而安,又数剂而愈。方见补益。

口苦者,心热也。

黄连泻心汤 治心经蕴热。

黄连去须

为末,水调服。

口甘者,脾热也。

三黄汤 治脾热口甜。

黄连 黄芩 山栀 石膏 芍药 白术去芦,减半 桔梗 陈皮 茯苓去皮。各等分 甘草减半 乌梅一个

上锉一剂,水煎,食后服。

口辣者,肺热也。

泻白汤 治口辣肺热。

桑白皮 地骨皮各二钱 甘草一钱

上锉一剂,水煎,食远温服。

口咸者,肾热也。

滋肾丸

黄柏二两,用酒拌湿,阴干 知母二两,酒浸湿,阴干 肉桂一钱

上知、柏气味俱阴,以固肾气,故能补肾以泻下焦火也。桂与火邪同体,故以寒因热用。凡诸病在下焦,皆不渴也。用三味俱为末,以热水丸,百沸汤送下。

口酸而苦者,肝胆有实热也。小柴胡汤。依本方加草龙胆、甘草、青皮,并怒则口苦,或胁胀,或发热,俱可服。

胆热而口苦者,乃谋虑不决也。小柴胡汤。依本方加麦门冬、酸枣仁、远志、地骨皮。

补遗方

清热如圣散 治舌下肿如核大,取破出黄痰,已愈又

复发。

枳壳五分　天花粉五分　黄连八分　连翘一钱　荆芥　薄荷各五分　牛蒡子八分　山栀六分　柴胡四分　甘草三分

上锉一剂，灯草十根，水煎，食后稍冷服。忌鱼腥、厚味。

又方　治舌下肿结如核，或重舌、木舌及满口生疮，以清火化痰为主。

陈皮去白，八分　半夏姜制，一钱三分　茯苓去皮，一钱　桔梗去芦，五分　黄连酒炒，一钱　当归酒洗，八分　青竹茹一钱　生地酒洗，一钱五分　甘草梢二分

上锉一剂，生姜三片，水煎，食后服。

碧雪膏　治一切积热，口舌生疮，心烦喉闭，燥渴肿痛。

碧雪　芒硝　马牙硝　朴硝各一斤　青黛　石膏　寒水石滑石水飞。各六两

上为细末，甘草一斤煎水，和诸药匀；再入火煎，用柳木搅匀；入青黛又搅匀；倾出盆内，候冷结成块，研为细末。每用少许噙化。如喉闭，每用少许吹入喉中。

牙　齿

脉

齿痛肾虚，尺濡而大；火炎尺洪，疏摇豁坏；右寸关数，或洪而弦，此属肠胃，风热多涎。

牙痛者，胃火盛也。

清胃散　治上、下牙齿疼痛不可忍，牵引头脑、满面发热大痛。此因服补肾热药及食辛热厚味之物所致也。

当归身　生地黄酒洗　黄连夏月倍用　牡丹皮各三钱　升麻一两　如痛甚，加石膏二钱　细辛三钱　黄芩三钱　细茶三钱　大黄酒蒸，一钱

上锉一剂,水煎,稍冷,食后服。

治胃有实热齿痛,或上牙痛尤甚者,用凉膈散,以酒蒸大黄为君,加知母、石膏、升麻为佐。频频噙咽即愈。

治牙痛 干姜一两 雄黄三钱

上为细末,搽之立止。

一方

用绿豆十一个、胡椒七粒,共合一处。略捣碎不至成泥,用绵裹如黄豆大,用一粒咬于疼处牙上,即止其疼,永绝其根。如疼极不可忍者,先以烧酒漱口,吐去烧酒,用药咬于疼牙上,立止。

泻胃汤 治牙痛如神。

当归 川芎 赤芍 生地黄 黄连 牡丹皮 栀子 防风 荆芥 薄荷 甘草各等分

上锉一剂,水煎,食远频服。

开口呵风则痛甚者,肠胃中有风邪也;开口则臭不可闻者,肠胃中有积热也。

当归连翘饮

当归 生地黄 川芎 连翘 防风 荆芥 白芷 羌活 黄芩 山栀 枳壳 甘草各等分 细辛减半

上锉一剂,水煎,食远服。

虫食而痛者,肠胃中有湿热也。

定痛散 治虫牙痛甚。

当归 生地黄 细辛 干姜 白芷 连翘 苦参 黄连 花椒 桔梗 乌梅 甘草各等分

上锉一剂,水煎,先噙漱,后咽下。

蜂窝散 治牙痛或肿,风牙、虫牙、牙痛、牙长,痛不可忍。

马蜂窝 白蒺藜 花椒 艾叶 葱头 荆芥 细辛 白芷

上等分锉碎,醋煎,口噙漱良久,吐出,再噙。

牙龈宣露者,胃中客热也。

甘露饮子 治男、妇胃中客热口气,齿龈肿闷宣露,心中多烦,饥不欲食,善睡卧及咽中生疮,口疮肿烂,并治,良验。

天门冬去心 麦门冬去心 生地黄 熟地黄 黄芩去朽 枳壳去瓤 山茵陈 石斛 枇杷叶 甘草各等分 一方以上各一两,加犀角三钱,有殊效。

上锉一剂,水煎,食后温服。若齿龈宣露肿闷,煎药漱之,冷、热皆可。

苏东坡 治热极齿缝出血成条者。

人参 茯苓 麦门冬去心。各二钱

上锉一剂,水一钟,煎五分,温服,神效。

护齿膏 治牙龈宣露。

防风 独活 槐枝 当归 川芎 白芷 细辛 藁本各等分

上锉碎,入香油半斤,浸三日,熬焦去渣,入后药:白蜡黄蜡各一两 官粉 乳香 没药龙骨 白石脂 石膏 白芷各五钱。俱为末 麝香五分,为末。上,先将二蜡溶化成膏,方下八味药末,搅匀收瓷器内。好皮纸摊贴在宣处即愈。

走马牙疳者,上焦湿热也。当归连翘饮方见前。

消疳散

花椒 细辛 硼砂 枯矾 铜绿 黄连 青黛各等分
上为细末,先用凉水漱口,后将药末擦在牙齿缝处。

芦荟散 治走马牙疳。

黄柏五钱 人言五分,用红枣破去核,每用人言一分,烧,存性 芦荟一钱

上为末,先将米泔漱净疳毒,却掺上此药,即愈。

蟾蜍散 治走马疳、龈溃侵蚀唇鼻。

干蛤蟆黄泥裹,烧焦,一分 黄连一分 青黛一钱

上为末,入麝香少许,掺敷,干则油调搽。

齿动摇者,肾元虚也。

固齿丹

生地黄二两　白蒺藜炒,去刺,二两　香附四两,炒　青盐一两半　破故纸一两,炒　没石子大者四个

上为细末,早晨擦牙,津液咽下。久用,自然能固齿乌须。

牢牙固齿明目散

用槐枝叶、柳枝叶不拘多少,切碎,水浸三日,熬出浓汁,去条、叶、渣、梗,入青盐二斤、白盐二斤,同汁熬干,研末。擦牙漱口吐出洗眼,神效。

固齿牢牙散

虎骨一两,火煅　青盐用嫩槐枝等分,同炒黄色,一两　细辛五钱,末

上三味,合匀,擦牙。

擦牙止痛固齿方

石膏一斤,煅　青盐四两　白芷二两　细辛一两

上为细末,擦牙。

牙宣膏　治牙齿动摇不牢、疼痛不止,龈肉出血。

麝香一字　白龙骨二钱半　官粉二钱半,另研

上先将二味为末,后入麝香研匀;用黄蜡一两,瓷器化开,入药于内,又搅匀;用无灰窨呈纸裁作方片,于药内度过剪作条。临卧于齿患处、龈肉门封贴一宿。治疳蚀、去风邪、牢牙齿,大效。

斗齿方

点椒五钱　天灵盖　红内硝　白芷各二钱

上为末,齿动掺上,即安。或已落有血丝未断者,亦可掺药于齿龈间,斗之即稳。

擦牙石盐散　用此药久擦牙,永久坚固,再无牙疰牙疼之症。

白软石膏一斤　　辽细辛十二两五钱　　川升麻二两五钱　　川芎一两　　白芷三两　　馒头炒成黑炭半斤　　白盐十二两，入炭火煅红半日

上为极细末，用绢罗筛过，擦牙，甚妙。

滋阴清胃丸　　治阳明经血热，上、下牙床红烂，肉缩齿龈露者。

当归酒洗　　生地黄酒洗　　牡丹皮去骨　　栀子仁盐水炒。各一两　　软石膏煅，醋淬，二两　　黄连酒炒　　知母　　葛粉　　防风各七钱　　升麻　　白芷各五钱　　生甘草节四钱

上为细末，汤泡蒸饼，搅糊为丸，如绿豆大。每服百丸，临晚米汤送下。

灸

牙痛，百药不效，用艾炷如麦大，灸两耳当三壮，立止。

固齿散

鼠骨一副，将鼠一个，不用毒死，只用打死者，面裹，炮熟去肉，将面身等骨放新瓦上焙干，以黄色为度，研为末，全用　　花椒炒，二两　　乳香二两，以竹叶焙　　香附一两，炒　　白蒺藜仁微炒，一两　　青盐一两，面包煅

上为末，每日擦牙，咽吐任意。不唯乌须发、固牙齿，且终身绝无齿痛矣。

清胃汤　　治牙床肿痛、动摇、黑烂、脱落，皆属二阳明大肠与胃二经之火。

山栀炒　　连翘去心　　牡丹皮　　条芩各一钱　　石膏二匙　　生地黄酒洗　　黄连炒，各八分　　升麻　　白芍煅　　桔梗各七分　　藿香五分　　甘草二分

上锉一剂，水煎，食远服。

毛宗伯，胃经虚热，齿牙作痛。用补中益气加熟地、丹皮、茯苓、芍药，寻愈。方见补益。

杨考功，齿动作痛，属脾胃虚弱，阴火炽甚。用补中益气

加酒炒黑黄柏四剂，又服加减八味丸，诸症顿愈。又用补中益气而痊愈。

王侍御，齿摇龈露，喜冷饮食，此胃经湿热。先用承气汤以退火，又用清胃散以调理而齿固；继用六味丸以补肾而痊。方见补益。

一男子，晡热内热，牙痛龈溃，常取小虫，此足三阴虚火、足阳明经湿热。先用桃核承气汤方见伤寒。二剂，又用六味丸而愈。方见补益。

眼　目

脉

眼本火病，心肝数洪；右寸关见，相火上冲。

夫人之有两眼，犹天之有日月也。视万物、察纤毫，何莫而不至？日月有一时晦者，风云雷雨之所致也。目之失明者，四气七情之所害也。大抵眼目为五脏之精华，一身之至要也，故五脏分五轮，八卦名八廓。五轮者，肝属木，曰风轮，在眼为乌睛；心属火，曰火轮，在眼为二眦；脾属土，曰肉轮，在眼为上下胞；肺属金，曰气轮，在眼为白睛；肾属水，曰水轮，在眼为瞳子。至若八廓，无位有名。胆之腑为天廓；膀胱之腑为地廓；命门之腑为水廓；小肠之腑为火廓；肾之腑为风廓；脾之腑为雷廓；大肠之腑为山廓；三焦之腑为泽廓。此虽为眼目之根本，而面为包络五脏。或蕴积风热，或七情之气郁结不散，上攻眼目，各随五脏所属，或肿赤而痛，羞明怕日，隐涩难开，或云翳内障、白膜遮睛，共症七十有二。治之须究其所因。风则驱散之，热则清凉之，气结则调顺之，翳障则点退之，肿痛则消止之，此治疗之大略耳。切不可用针刀割取，偶得其愈，出乎侥幸。唯此万明膏药，该内外之五行，合表里而一致，因虚实之异用,论新久之浅深,分老幼而不拘一定,尽变通而随疾加减。目疾之名虽多,而药品之治无遗。且不可过用凉剂冰其面目,而血不流畅,恐成痼疾矣。又肾虚者,令人眼目昏花,当补暖下元,以益肾水。虽然亦有南北之分。北方之人患眼者甚多,皆是日冒风沙、夜卧热炕,二气交蒸使然。治之宜用凉药,与南方不同故也。然小儿痘疹之后,毒气流于心肝二经,不能自已,以致上攻眼目,视物不明,常见黑花,当风多泪,隐涩难开,久生翳障;或妇人面风时发,眼目暴赤。或因气恼伤于心肺二经,日久生翳,白膜遮晴;因循不治,云翳渐厚,视物不明,而为终身之害矣。用此万明膏一点,如风吹云散,日显光明,何物不照也?世人谚语,以为动土者,有犯鬼神作祟,甘心祷祝,此乃愚人之谬,非明医之至论也。所以自纳于盲瞽之地有由然也。高明者宜详辩之。予著点服二药,诸列于后方,亲试屡有奇效,广传与人,以为人济世之宝也。得之者,最宜珍重。

眼者,五脏六腑之精华也。大眦赤、红肉堆起者,心经实热也;小眦赤、红丝血胀者,心经虚热也;乌晴红白翳障者,肝病也;白珠红筋翳膜者,肺病也;上下眼胞如桃者,脾病也;迎风出泪、坐起生花者,肾病。赤而痛者,肝实热也;羞明怕日者,脾实也;视物不真者,脾虚也;眵多结硬者,肺实也;眵稀不结者,肺虚也;拳毛倒睫者,脾风也;攀晴胬肉者,心热也。雀目者,昼则明而夜则不见也;青盲者,瞳子黑白分明,直物而不见也。

眼科秘传经验者,天下第一方也。

千金不易万明膏

黄连泻心火　当归活血明目　木贼治拳毛倒睫　羌活治攀睛而发散　防风去风气　天麻治羞明怕日　白蒺藜治隐涩难开　甘菊花治内障风,明目　青葙子治内障气　荆芥治血注瞳仁　楮实子治攀睛、补虚　赤芍药养血止痛　龙胆草泻肝火

大黄泻胃火　蝉蜕除风去翳　枸杞子去风明目　草决明治云翳　密蒙花退翳除昏　知母滋肾水而明目　防己治风邪而去热　白芍药生血退热而理肝经　茯苓和中养心血　桑白皮泻肺火　牛蒡子明目去翳　麦门冬去翳而除心肺之热　贝母理肺经而消痰　苦葶苈通肺经，消肿痛，明目　青盐滋肾水而明目　旋覆花治膀胱之水，亦能除风　蕤仁除赤热　槐花消肿毒而去热　五味子滋肾补虚，生津明目　连翘除心火，泻诸经热，消肿　艾叶去风　石菖蒲开心窍而明目　白芷去面风　夜明砂去昏花而明目　赤石脂有理胃之功，亦能止痛　车前子明目退翳。以上各一两　黄芩除湿热，枯则泻肝火　黄柏降火滋阴　栀子三味，去目膜消热　独活治眼黑花　川芎治障风头痛　白附子治迎风冷泪　生地黄清血　熟地黄养血　藁本去湿，治目中生疮　远志明目退昏　薄荷去邪，清风，消毒　细辛去风，明目　柴胡发散而治目内诸疾　桔梗下气，亦理肺经　胡黄连降火去热　谷精草去云翳，益目　苍术平胃而去风湿　天门冬止血而补虚　石膏去风热，清胃火　百部去肺火　杏仁通肠，润肺　枳壳消滞气而理肠胃　朴硝降火而开郁　玄参去胃火　黄芪益元气而理肺经　青藤去热　大枫子去诸风。以上各五钱，净　槟榔杀虫，去翳　蔓荆子治弦烂赤红　石决明泻肝火，亦去肺经风　苦参去大肠风。以上各七钱　木通泻小肠之邪火，六钱　甘草解诸药之毒，调和众味，一两

　　上七十二味，俱切为细片，用童便一桶将水澄，盛瓷盆中；入炉甘石三斤，浸之一日夜，澄清再浸，澄出；将炉甘石入混元球内煅红，入药水浸。如此十数次，冷定，取出炉甘石，入阳城罐内封固打火，每罐打三炷香升盏。轻清者，合后药可治瞎目；坠底者，可治火眼。诸药加减于后。如不入罐打火，将甘石研细用水飞过，分清、浊两用亦可。如制甘石十两，加琥珀五钱、珍珠八钱，俱各用混元球煅过，为极细，冰片三钱，官硼三两，铜器上飞过，海螵蛸六钱生用，胆矾二两、用铜瓦片煅

过,白翠二两煅红入童便内,不拘遍数,以成腻粉为止,鹰粪三钱,用竹叶上焙过,研细,熊胆三钱,用缸瓦上煅过存性为末,真正者人退一两,洗净,炒黄色存性为细末,木贼一两,焙过为细末,枯矾五钱,轻粉三钱,神砂三钱,皮硝三钱。此乃全料分两,亦当随其目疾而治之,无不取效矣。

眼害日久,有宿沙翳者,加螵蛸、珊瑚、曾青、珍珠,各研极细加入。

病疮抱住黑睛者,加飞过灵砂少许,与白丁香研一处,用乌鸦翎搅匀。

血灌瞳仁,加官硼、曾青即胆矾是也。琥珀、朴硝少许研细入。

束睛云翳者,加白翠、螵蛸、珊瑚、珍珠。

有青红筋者,加轻粉、枯矾。

内障气,加曾青、熊胆、珊瑚、琥珀、珍珠、神砂少许。

胬肉攀睛者,加硇砂少许、鹰粪、人退。

多年老眼云翳遮睛至厚者,全料点之。

迎风冷泪,眼昏花者,用主方治之自愈,不必加别药,唯少加冰片。

拳毛倒睫,加珍珠、冰片、琥珀。

赤烂风弦者,加硼砂、珍珠,再用铜绿一两、用天茄汁和艾熏透洗之妙。外用点药,因疾加减已尽。而内服汤药亦随症用药,所谓表里互治之,补其母以及其子也。

暴发赤肿者,肝经风热之甚也。如暴赤失明、昏涩翳膜、眵泪入眼者,皆风热也。

洗肝明目散 治一切风热赤肿疼痛。

当归尾 川芎 赤芍 生地黄 黄连 黄芩 栀子 石膏 连翘 防风 荆芥 薄荷 羌活 蔓荆子 菊花 白蒺藜 草决明 桔梗 甘草各等分。

上锉一剂,水煎,食后服。如痛不可忍,加光圆小川乌火煨,痛不甚不用;如有翳障,加蒺藜、木贼,去芍药;风热肝火甚,加胆草、柴胡,去薄荷;大便实,加大黄、川芎、桔梗。

清上明目丸　治一切肿痛,风热眼疾。

归尾　川芎各六钱　生地黄　黄连　黄芩　大黄　黄柏酒炒　连翘　桔梗　薄荷　防风　荆芥　羌活　独活　白芷　菊花　草决明　木贼　甘草各五钱

上为末,炼蜜为丸,如绿豆大。每服三十五丸,白汤早、晚服。

久病昏暗者,肾经真阴之微也。如昏弱不欲视物、内障见黑花、瞳子散,皆血少劳神、肾虚也。

滋肾明目汤　治劳神肾虚,血少眼痛。

当归　川芎　白芍　生地　熟地　桔梗　人参　山栀　黄连　白芷　蔓荆子　菊花　甘草以上减半

上锉剂,细茶一撮、灯芯一团,水煎,食后服。热甚,加龙胆草、柴胡;肾虚,加黄柏、知母;风热壅盛,加防风、荆芥;风热红肿,加连翘、黄芩。

明目散

薄荷甘草共天麻,荆芥防风甘菊花;
当归连翘枸杞子,川芎白芷密蒙花;
等分各研为细末,每服三钱只用茶;
劝君每日进一服,瞳仁咫尺见天涯。

明目地黄丸　生精养血,补肾益肝,退翳膜遮睛,除羞涩多泪,并治暴赤热眼,祛风明目。

怀生地酒洗　熟地各四两　知母盐水炒　黄柏酒炒。各二两　菟丝子酒制　独活一两　甘枸杞二两　川牛膝酒洗,三两沙苑蒺藜三两,炒上为细末,炼蜜为丸,如梧桐子大。每服八十丸,夏月用淡盐汤下,余月酒下。

内障者,肝病也。

保肝散

当归　川芎　枸杞　苍术米泔制　白术去芦　密蒙花　羌活　天麻　薄荷　柴胡　藁本　石膏　木贼　连翘　细辛　桔梗　防风　荆芥各一钱　栀子　白芷各五分　甘草一钱

上锉一剂,水煎,先食干饭后服药。

拨云退翳还睛丸　此药常服,终身眼不昏花。

密蒙花　木贼　白蒺藜　蝉蜕　青盐各一两　薄荷　香白芷　防风　生甘草　川芎雀脑者　知母　荆芥穗　枸杞子　白芍各五钱　黑芝麻五两　当归酒洗,晒干,三钱　甘菊花六钱

上为细末,炼蜜为丸,如弹子大。每饭后细嚼一丸,苦茶送下。

外障者,肺病也。

四明饮　治一切眼目肿。

大黄　葛花　泽泻　石决明各等分

上锉一剂,水煎服。

退云散　治翳蒙瞳子。

当归　生地　白菊花　谷精草　木贼　羌活　石决明　大黄酒炒　蔓荆子　白芷　黄柏　连翘　龙胆草　蝉蜕以上各一钱

上锉一剂,水煎,食远服。

退翳丸　治眼疾诸般翳障昏暗,如神。

当归　川芎　白蒺藜各一两　地骨皮　川椒去子,七钱　菊花　羌活　密蒙花　蔓荆子　荆芥各一两　薄荷　蛇蜕　瓜蒌根　楮实子　黄连　甘草各三钱　木贼二两,童便浸一宿

上十七味,共为末,用蜜为丸,每一两作十丸,食后服,日服二次。有翳者,米泔水下;睛暗,当归汤下;气障者,木香汤

下；妇人血晕，当归薄荷汤下。忌荤腥面食等物。

目能远视、不能近视者，火盛而水亏也。六味地黄丸加牡蛎。方见补益。

目能近视、不能远视者，有水而无火也。

定志丸

远志甘草水泡，去心　人参去芦　白茯苓去皮、木。各一两
石菖蒲二两

上为细末，炼蜜为丸，朱砂为衣。每服二三十丸，临卧，白汤下。

家传大明膏　专治翳膜攀睛、烂弦赤障胬肉、血贯瞳仁、迎风冷泪、怕日羞明、视物昏花、疼痛不止。不动刀针，用药点眼，三日见效，十日痊愈。

大黄　苍术　柴胡　龙胆草　藁本　细辛　赤芍　菊花倍
红花　黄柏　黄芩　连翘　栀子　荆芥　防风　木贼　黄
连　蒺藜　薄荷　羌活　独活　麻黄　川芎　白芷　天
麻　蔓荆子　元参　苦参　归尾　木通　生地黄　桑白
皮　车前子　枳壳　皮硝　甘草

上锉，十大帖，用童便五碗煎熟，用炉甘石一斤净入炭火烧红淬入药中十次，研烂去粗滓，将药入水铜盆内重汤煮干，成饼晒干，研千余下。每一两入焰硝八钱、黄丹五分，又研千余下。收入瓷罐内，点眼。如胬肉云翳、昏蒙烂弦风眼，入冰片少许，点之。

拨云散　治一切眼目风热肿痛、昏暗不明、生花障翳，或热极红赤，痛不可忍，治之最效。

炉甘石火煅，童便淬，五钱　珍珠　胆矾各五分　大片脑半分
石蟹一钱　石燕醋煅　琥珀　玛瑙各五分　宫硼砂飞过　辰
砂　黄连各一钱　乳香　血竭各五分

上为极细末，用瓷器盛贮。先将凉水洗净眼后，用银簪挑药点眼，良久则效。如作膏子，用蜜调和点之。

眼病之后，尚有微热、白睛红、多眵泪、无疼痛而隐涩难开，此苦寒药太过，而真气不能通九窍也，故眼目昏花不明。用补中益气汤去陈皮、人参、白术，加防风、白芷、蔓荆子。方见补益。

眼目昏暗，用六味丸加枸杞子、当归、甘菊花。方见补益。

一儒者，日晡两目紧涩不能瞻视，此元气下陷。用补中益气倍加参、芪，数剂痊愈。方见补益。

给事张禹功，目赤不明，服祛风散热药，反畏明重听，脉大而虚，此因劳心过度，饮食失节。以补中益气汤加茯神、酸枣仁、山药、山茱萸、五味，顿愈。又劳役复甚，用十全大补汤兼以前药渐愈；却用补中益气汤加前药而痊。方俱见补益。

凡医者，不理脾胃及养血安神，治标不治本，是不明正理也。若概用辛凉苦寒之剂，损伤血气，促成内障之症矣。

人两眼角出烟雾，此肝火也。以柴胡、黄连等分，大剂水煎，临卧频频服之，数剂乃瘥。

咽　喉

脉

咽喉之脉，两寸洪溢；上盛下虚，脉忌微伏。

咽喉肿痛者，或喉痛生疮者，或咽痛闭塞者，或红肿结核胀痛者，或喉闭塞不能言语者，俱是风热痰火，皆用清凉散加减。或喉闭急症，急刺少商穴，在大指甲外侧，用三棱针放出毒血，并豁吐痰涎为要。若迟缓不救即死，速用吹喉散，或用好醋噙漱，吐痰要紧。大抵咽喉之症，俱属风、痰、火，明者治之。

喉痹者，火分虚实也。实火宜：

清凉散　治一切实火咽喉肿痛。

山栀　连翘　黄芩　防风　枳壳　黄连　当归　生地　甘草各等分　桔梗　薄荷减半　白芷减半，或不用亦可上锉一剂,灯芯一团、细茶一撮,水煎,磨山豆根调服。咽喉干燥,加人参、麦门冬、天花粉,去白芷;咽喉发热,加柴胡;咽喉肿痛,加牛蒡子、玄参,去白芷;痰火盛,加射干、瓜蒌、竹沥,去白芷;喉痛生疮,加牛蒡子、玄参,去白芷;极热、大便实,加大黄,去桔梗;虚火泛上,咽喉生疮、喉不清者,加黄柏、知母,去白芷。

开关神应散 治一切喉风,有起死回生之功。

蜈蚣焙,存性,二钱 胆矾 全蝎去毒,焙,存性 僵蚕去丝、嘴。各一钱 蝉蜕焙,存性,一钱 蟾酥三钱 穿山甲麸炒,三钱 川乌尖一钱 乳香五分

上为末,每服一钱半或三钱。小儿每服一分或七厘。同葱头捣烂和酒药送下,出汗为度。如口不能开,灌服。忌猪、羊、鸡、鱼、油、面诸般热毒等物二七日。

冰梅丸 治喉痹十八种俱效。

大南星鲜者三十五个 大半夏鲜者三十五个 皂角去弦,净,四两 白矾四两 好白盐四两 桔梗二两,去芦 防风 朴硝各四两 甘草一两

上拣七分熟大梅子一百个,先将硝、盐水浸一周时,然后将各药碾碎,入水拌匀,方将梅子置于水中。其水淹过梅子三指为度。浸七日后取出,晒干,又入水中浸透,晒干,俟药水干为度;方将梅子入瓷罐内封密,如霜衣白愈佳。如要用时,薄绵裹噙在口中,令津液徐徐咽下,痰出即愈。每一梅足可治三人,不可轻弃。

吹喉散 治一切咽喉肿痛,并喉舌垂下肿痛者。

胆矾 白矾 朴硝 片脑 山豆根 辰砂

先将鸡膆内黄皮焙燥,共前药研为极细末,用鹅毛管吹药入喉即效。

大凡咽喉肿痛,或喉闭急症,用山豆根磨水噙漱,立愈。

治喉痹双乳蛾

用壁上蜘蛛白窝,取下。患者脑后发拔一根缠定蛛窝,灯

上以银簪挑而烧之存性，为末，吹入患处，立消。

乳鹅喉闭方

急将病人面朝上睡于地下，两手采住头发脚踏肩，其毒自散。或打破鼻，血出毒亦散之。

救急方 治喉风口噤不语，死在须臾。

胆矾五分，半生半枯 熊胆 木香各三分

上为细末，用番木鳖磨井水调和，以鸡翎蘸扫患处。如势急口噤，以箸启之用药，扫下即消。

喉痹方 并治口疮、牙疳、喉痹、牙关紧急，如神效。

火硝五钱 片脑一分半 硼砂一钱半 蒲黄一钱 孩儿茶一钱二分半

上共为细末，用笔管拨开芦管吹入，大吐其痰，不数次，立愈。

治乳鹅喉痹 孔弘周传。

蚕蛾末，三钱 儿茶一钱 生白矾三分 辰砂一钱

上为细末，吹入喉口，即愈。

破棺丹 治咽喉肿痛，水谷不下。

青盐 白矾 硇砂各等分

上为末，吹患处，有痰吐出，立效。

陈藏器每治脏寒、吞吐不利，用附子去皮脐、炮裂，以蜜涂，炙，蜜入内，含之，勿咽。

虚火宜：

加味四物汤 治虚火上升喉痛，并生喉疮、喉痹热毒，最能降火，甚效。

当归 川芎 黄柏盐水浸 知母去毛 天花粉各一钱 熟地 白芍各一钱二分 桔梗 甘草各三钱

上锉一剂，水煎，入竹沥一钟，同服。

噙化丸 治咽喉肿痛，或声不清，或声哑、咽喉干燥，或生疮者，并治。

南薄荷叶　楝参五钱　怀生地一两　生甘草二两　白桔梗三钱　山豆根八钱　片脑三分

上为细末,炼蜜为丸,如龙眼大。每一丸,分三次,临卧将丸噙入口中,津液渐渐化下。

疰腮者,肿痛,风热也。

驱风解毒散　治疰腮肿痛者。

防风　荆芥　羌活　连翘　牛蒡子　甘草各等分

上锉一剂,水煎,食后服。

又方　治疰腮肿痛者,用此敷上。

用赤小豆研为细末,酽醋调敷肿处,即消。

又方　用矿石灰不拘数,炒七次,地上窨七次,酽醋调敷肿处,立愈。

讴歌失音者,火动也。

响声破笛丸

连翘二两半　桔梗二两半　川芎一两半　砂仁一两　诃子一两,炒　百药二两　薄荷四两　大黄一两　甘草二两半

上为细末,鸡子清为丸,如弹子大。每服一丸,临卧时噙化,徐徐咽下。

声音不出者,肾虚也。

滋肾汤　夫心为声音之主,肺为声音之门,肾为声音之根。风寒暑湿、气血痰热邪气有干于心肺,病在上脘,随症解之,邪气散则天籁鸣矣。唯夫肾虚,不能纳诸气以归元,故气奔而上升。咳嗽痰壅,或喘或胀,髓虚多唾,足冷骨痿,胸腹百骸俱为之牵制,其嗽愈重,其气愈乏,其保身君子必当于受病之处,图之可也。按钱氏方,小儿吐泻,利其小便过多,以致脾虚不食。钱用益黄散作效。数日以后,忽尔不语,钱知其脾气已复,肾气尚虚。投以地黄丸益肾,相继数剂,见于能言。子益信声音之根,出于肾也,不诬矣。

当归　川芎　白芍　熟地　人参各五钱　白术二钱半

茯苓去皮　陈皮　半夏姜制。各五钱　牛膝酒洗,二钱半　杜仲　菟丝子酒洗,制　五味子各五钱　益智仁二钱半　破故纸二钱半　胡芦巴炒,二钱半　石菖蒲一钱半　甘草炙,二钱半　巴戟去心,五钱

上锉作剂,生姜三片、枣一枚,水煎,于五更初、肾气开时,不许咳唾言语,默默服之,奏效。

嘹亮丸　治久失音声哑。

人乳四两　白蜜四两　梨汁四两　香椿芽汁四两,如无,用浅香椿芽为末四两,入放上三味内

上共一处,和匀,重汤煮热,不拘时服,白滚水送下。

治声哑方

甘草　桔梗　乌梅　乌药

上,各等分,水煎,食后频频服。

孙押班治都知潘元从喉闭,孙以药半钱吹入喉中,少顷,吐出脓血,立愈。潘诣孙谢曰:大急之患,非明公不能救,救人之急,非药不能疗。赠金百两,愿求方以济非常之急。曰:用猪牙、皂角、白矾、黄连各等分,置新瓦上焙干为末,即授以方,不受所赠。

一儒者,三场毕,忽咽喉肿闭、不省人事、喘促痰涌、汗出如水、肢体痿软、脉浮大而数。此饮食劳役,无根虚火上炎。用补中益气加肉桂,一剂顿苏。方见补益。

李判府,咽喉肿痛,口舌生疮。此上焦风热。先用荆防败毒散二剂,喉痛渐愈;又以玄参升麻汤,口舌遂愈。方见伤寒。

结　核

结核,或生项侧,在颈、在臂、在身,如肿痛者,多在皮里膜外,多是痰注不散。问其平日好食何物,吐、下后用药散核。

又云结核,火气热甚则郁结,核硬如果中核也。不须溃发,但热气散则自消矣。

结核者,风痰郁结也。又云,火因痰注而不散也。

消风化痰汤

南星　半夏　赤芍　连翘　天麻　青藤　僵蚕洗,去丝　苍耳子　金银花　天门冬　桔梗各七分　白芷　防风　羌活　皂角各五分　全蝎去毒　陈皮各四分　白附子　淮木通各一钱　甘草二分

上锉一剂,生姜五片,水煎,食后服。忌煎、炒热物。

消毒散　治咽喉结核,肿块如桃,坚硬疼痛,颈项不回转,四腋下或有块硬如石。

南星姜制　半夏姜制　陈皮　枳实　桔梗　柴胡　前胡　黄连　连翘　赤芍　防风　独活　白附子　苏子　莪术　蔓荆子　木通　甘草。

上锉一剂,生姜二片、灯草一团,水煎服。

化风膏　治咽喉、颈项结核成形及瘰疬。

用蓖麻子七枚,去壳捻烂,用薄纸卷于中,插入鸡子内,纸封固,水浸湿,火煨熟,去壳,去内纸条,只食鸡子,以酒一杯送下。每早晨服一枚,十日奏效。

内消散　治梅核、痰核、马刀瘰疬。

归尾　连翘　羌活　独活　薄荷　桂枝　赤芍　白芷梢各一两　防风一两半　荆芥　细辛各八钱　藁本七钱半　小川芎　甘草节各六钱

上为细末,每服二钱,食后,酒调下。

内托白蔹散　治腋下痰核,因酒、怒气发肿痛,溃脓久不合口。

当归一钱　赤芍一钱　川芎七分　白芷八分　连翘一钱　白蒺藜四分　白蔹八分　片芩酒炒,八分　防风　桔梗各五分　天花粉七分　瓜蒌仁八分,另研　柴胡五分　乳香七分,另研

上锉一剂，水煎，晚间热服。忌一切发物并怒气、房劳。

消核丸 治颈项、耳后结核，三五成簇，不红、不肿、不痛、不成脓者。

橘红盐水洗，略去白，一两 赤茯苓一两，去皮 生甘草节去皮，四钱 半夏曲姜汁拌焙，七钱 片芩酒拌炒，八钱 僵蚕水洗，炒黄，六钱 玄参酒拌，焙，七钱 牡蛎粉火煨，童便淬，另研，七钱 山栀仁连壳炒焦，八钱 天花粉七钱 瓜蒌仁七钱，另研 大黄煨，一两 桔梗去芦，七钱 连翘去枝、梗，一两

上为末，汤泡蒸饼为丸，如绿豆大，晒干。每服八九十丸，白汤送下。

一妇人项结核，寒热头痛，胁乳胀痛，内热口苦，小便频数，证属肝火血虚。用四物加柴胡、山栀、胆草而愈。又用加味逍遥散而安。

梅核气

梅核为病，大抵因七情之气郁结而成。或因饮食之时，触犯恼怒，遂成此症。唯妇人、女子，患此最多。治宜开郁顺气、利膈化痰清肺为主。

加味四七汤 治七情之气结成痰气，状如梅核；或如破絮在咽喉之间，咯不出、咽不下；或中脘痞满，气不舒快；或痰涎壅盛，上气喘急；或因痰饮，恶心呕吐。此药最妙，功不尽述。

白茯苓去皮 川厚朴去皮，姜炒 苏梗 半夏姜汁炒 广橘红 青皮 枳实 砂仁 南星姜汁炒 神曲炒。各一钱 白豆蔻 槟榔 益智仁各五分

上锉一剂，生姜五片，水煎，临卧服。

瘿 瘤

瘿多著于肩项,瘤则随气凝结。此等年数深远,侵大侵长,坚硬不可移者,名曰石瘿;皮色不变者,名曰肉瘿;筋脉露结者,名曰筋瘿;赤脉交结者,名曰血瘿;随忧愁消长者,名曰气瘿。五瘿者,不可决破。决破则脓血崩溃,多致夭枉难治。瘤则有六种,骨瘤、脂瘤、肉瘤、脓瘤、血瘤、筋瘤。亦不可决破。决破则亦难医。肉瘤尤不可治,治则杀人。唯脂瘤破而去其脂粉则愈。

瘿瘤,气血凝滞也。

消瘤五海散

海带 海藻 海布 海蛤 海螵蛸各二两半 木香二两 三棱 莪术 桔梗 细辛 香附米 猪琰子七个,陈壁土炒,去油,焙干

上为末,每服七分半,食远米汤下。

消肿溃坚汤 方见瘰疬。 治瘿瘤结核,通用。

内府秘传方 治瘿气,神效。

海藻热水洗净 昆布洗净 海带 海螵蛸 海粉飞过 海螺醋炙 甘草少许 如颈下摇者,用长螺;颈不摇,用圆螺。

上,各等分,为末,炼蜜为丸,如圆眼大,每夜临卧,口中噙化一丸,功效不可言也。

肺 痈

脉

寸口脉数而实者,肺痈也。若脉微紧而数者,未有脓也;若紧甚而数者,已有脓也。又脉短而涩者,自痊;浮大者,难治。

肺痈之候,口干喘满、咽燥而渴,甚则四肢浮肿、咳唾脓

血,或腥臭浊味,胸中隐隐而微痛者,肺痈也。大凡肺痈,当咳嗽短气、胸满时唾脓血,久久如粳米粥者,难治。若呕脓而不止者,亦不可治也;其呕而脓自止者,自愈;其面色当白而反赤者,此火克金,不可治也。

肺痈者,咳唾有脓血也。

桔梗汤 治肺痈,咳唾脓血、咽喉多渴、大小便不利。

桔梗 贝母 当归 瓜蒌仁 桑白皮 防风 杏仁去皮、尖 百合 黄芪蜜炒 枳壳麸炒 薏苡仁 甘草各等分

上锉剂,生姜,煎,食后服。大便闭,加大黄;小便闭,加木通;喘急,加葶苈;口燥,加片芩;一方加玄参、地骨皮。

治肺痈方

用薏苡仁略炒为末,糯米饮调服;或入粥煮吃,亦可;或水煎服。当下脓血自安。

焊肺丹 凡治肺痈,必以此药间而服之,以护膈膜,不致溃透心肺,最为切当。即蜡矾丸,用蜜水送下。方见痈疽。

一男子,咳吐痰脓,胸腹膨胀,两寸及右关脉皆洪数,此火不能生土,而土不能生金也。用桔梗汤为主,佐以补中益气汤而愈。方见补益。

肺 痿

脉

寸口脉数而虚,肺痿也。

肺痿之候,久嗽不已,汗出过度,重亡津液,便如烂瓜,下如豕脂,小便数而不渴。渴者自愈,欲饮水者欲瘥。此由肺多唾涎沫而无脓血者,肺痿也。有汗出恶风、咳嗽短气、鼻塞项强、胸胀胁满,久而不瘥,已成肺痿也。

肺痿者,久嗽不已,无脓血也。

薏苡散 治肺痿咳嗽,其症辟辟燥咳,胸隐隐而痛,肺弱无力。

当归　白芍酒炒　黄芩　人参去芦　五味子　黄芪蜜炙
麦门冬去心　桑白皮　百部　薏苡仁各等分

上锉一剂,生姜三片,水煎服。

胸前有孔,常出血水者,谓之心漏也。

鹿茸丸 治胸前有孔,兼治腰痛。

嫩鹿茸去毛,酥炙微黄　大附子泡去皮、脐　盐花各等分
上为末,枣肉为丸。每服三十丸,空心,好酒送下。

心痛 即胃脘痛

脉

心痛微急,痛甚伏入,阳微阴弦,或短又数。紧实便难,滑实痰积;心痹引背,脉微而大,寸沉而迟,关紧数锐。

心痛初起者,胃中有寒也。

姜桂汤 治初起胃脘寒痛。

干姜　良姜　官桂各七分　藿香　苍术米泔制　厚朴姜汁
炒　陈皮　甘草炙　木香　茴香酒炒　枳壳麸炒　砂仁　香附
炒。各等分

上锉一剂,姜三片,水煎,磨木香服。痛甚,加乳香;手足厥冷,脉沉伏,加附子,去良姜。

心痛稍久者,胃中有郁热也。

清热解郁汤

栀子炒黑,二钱　枳壳麸炒　西芎　黄连炒　香附炒。
各一钱　陈皮　干姜炒黑。各五分　苍术米泔浸,七分　甘草
三分

上锉一剂,生姜三片,水煎,热服。服后戒饮食半日。渣

再煎服。

清膈散　治心胃刺痛,憎寒壮热,口干烦躁不卧,时痛时止。

柴胡二钱　黄芩一钱半　黄连　枳实　栀子酒炒　竹茹　赤芍各一钱　甘草三分

上锉一剂,生姜一片,水煎服。痛甚,加姜汁三匙。

心痛大便实者,宜利,则痛随利减也。

枳实大黄汤　治大便结实不通,胃中痛者。方见腹痛。

利气丸　方见诸气。

心痛因素喜食热物者,死血留于胃口也。

活血汤　治热伤胃口,死血作痛。方见腹痛症。

韭菜丸　治胸膈背后死血积滞疼痛,或吐血后,或劳后饮酒,怒气过多,俱胸背作痛。

当归　川芎　人参　牡丹皮　桃仁　大黄　黄芩　姜黄　三棱　莪术　桔梗　枳壳　半夏　防风　羌活各等分,俱要生用

上用韭菜根共一处,酒浸、晒干,又浸。如此三五次,共为末,水丸,绿豆大。每服三五十丸或百丸,茶清下。

心膈大痛,攻走腰背,厥冷呕吐者,是痰涎在心膈也。以先用鹅管探吐,痰涎出后用。

枳缩二陈汤　治痰涎在心膈上,攻走腰背,呕哕大痛。

枳实麸炒　砂仁　半夏姜汁制　陈皮　香附各二钱　木香　草豆蔻　干姜炒。各五分　厚朴姜汁炒　茴香酒炒　玄胡索各八分　甘草三分

上锉一剂,姜三片,水煎,入竹沥,磨木香,同服。

心痛胃口有虫作痛者,时痛时止,面白唇红是也。

椒梅汤　方见腹痛证。

治虫咬心痛

凤眼草即椿树枯用子　乳香各等分

上为末,面糊丸,如樱桃大。每服一丸,黄酒送下。

苦楝汤 治虫咬心痛。用苦楝根皮,煎汤服之。

灸心痛神法 两手肘后陷处酸痛是穴。先用香油半钟,重汤煮,温服;即用艾入水粉揉烂为炷。每处灸五壮,其痛立止。

补遗秘方

九气汤 治膈气、风气、寒气、忧气、惊气、喜气、怒气、山岚瘴气、积聚痞气,心腹刺痛,不能饮食,时止时发,攻则欲死,并治,神效。

香附米 郁金 甘草

上锉,生姜三片,煎服。

红白散 治心疼神效。

官粉二钱 红碱一钱半

上二味,为极细末,用极辣葱捣汁和一处,烧酒调下,立止。

神效散 治心痛作酸;又治水停心下,作声如雷;又治口眼㖞斜,不省人事。用胆矾一分为末,温黄酒调下,以吐痰尽为度。

桃灵丹 治心腹疼痛及阴症,或绞肠痧等症。

玄胡索一两 桃仁去皮,五钱,另研 五灵脂五钱 乳香五钱 没药七钱

上各为细末,醋糊为丸。每服二三十丸。心疼,淡醋汤下;腹痛,干姜汤下,或用黄酒下。

三仙丹 治心疼至危,将此即起。

白信煨 巴豆去皮、油 黄蜡各等分

上共为末,熔黄蜡为丸,如黍米大。每服三丸,烧酒下。忌醋。

芎术姜栀二陈汤 治素有痰火,胃脘急痛不可忍者,食

不能消。

川芎一钱　干姜炮，一钱　苍术米泔制，一钱　栀子炒，一钱　陈皮去白，二钱二分　半夏姜汁炒，一钱　茯苓去皮，一钱　甘草五分

上锉一剂，生姜五片，水煎。正痛时温服，痛止，待半日，方可饮食。

沉香化滞定痛丸　专治胃脘痛、胸中满闷、停痰积块、滞气壅塞，不拘远年，心胃痛，服之即效，屡屡有验。

沉香三钱　没药五钱　大黄五钱，炒　瓦楞子一个，火煅红，醋一日　莪术三钱　玄胡索二钱，酒炒　乳香二钱

上为细末，醋糊为丸，如绿豆大。每服九丸，壮实者十一丸，白滚水送下。行二次，米汤补之即安。

心疼、肚腹痛、小肠气积块冷气等症，属虚寒者宜服。

当归　川芎　陈皮　茯苓　砂仁　官桂　玄胡索各一钱　丁香五分　三棱一钱半　莪术二钱　槟榔二钱　甘草五分

上锉一剂，水煎，温服，神效。忌房劳。

破积散　治心气痛、食积肚腹痛、饮热积块痛，症属实热者，宜服。

香附米四两，醋浸，煮干　栀子仁炒黑，二两　三棱　莪术　郁金　枳壳　黄连　大黄各一两

上，共为细末，水丸如梧桐子大。每服三二十丸，淡姜汤送下。

进士中寰何公夫人，患经行胃口作痛，憎寒发热。一医以四物汤加官桂、香附服之，即吐血而痛愈甚。余见六脉洪数，乃郁火也。以山栀二两姜汁炒黑色，一服立愈。

一教谕，年五十一岁，因酒食过饱，胃脘作痛。每食后，其气自两肩下及胸，次至胃口，痛不可忍。令人将手重按痛处，逾时忽响动一声痛遂止。如此八年，肌瘦如柴。余诊六脉微数，气口稍大有力。以神祐丸一服下之，其痛如失。后以参苓白术散调理复原。

腹　痛

脉

腹痛,关脉紧小急速,或动而弦,甚则沉伏;弦实,滑痰;尺紧,脐腹、心腹痛;脉沉细,是福;浮大弦长,命不可复。

腹痛者,有寒、热、食、血、湿、痰、虫、虚、实九般也。

开郁导气汤　治一切腹痛之总司也。

苍术米泔浸　香附童便浸　川芎　白芷　茯苓去皮　滑石　栀子炒黑　神曲炒,各一钱　陈皮五分　干姜炒黑,五分　甘草少许

上锉一剂,水煎,温服。

绵绵痛无增减,脉沉迟者,寒痛也。

姜桂汤　治寒腹痛。

干姜　肉桂　良姜各七分　枳壳去穰,麸炒　陈皮　砂仁　厚朴姜汁炒　吴茱萸炒。各一钱　香附一钱半　木香五分,另研入服　甘草二分

上锉一剂,姜一片,水煎服。痛不止,加玄胡索、茴香、乳香;寒极手足冷,加附子,去茱萸、良姜;泄泻,去枳壳。

乍痛乍止,脉数者,火痛也。 即热痛。

散火汤　治热痛。

黄连炒　芍药炒　栀子炒　枳壳去穰　陈皮　厚朴去皮　香附　抚芎各一钱　木香另研　砂仁　茴香各五分　甘草三分

上锉一剂,生姜一片,水煎服。痛甚不止,加玄胡索、乳香。

腹痛而泻,泻后痛减者,食积也。

香砂平胃散　治食积痛。

香附炒　砂仁　厚朴姜汁炒　苍术米泔浸　陈皮　枳壳去穰,面炒　山楂去子　神曲炒。各三钱　木香另研,调入　干姜　甘草各三分

上锉一剂,生姜三片,水煎服。

痛不移处者,是死血也。

活血汤 治死血痛,并治血结痛。

归尾　赤芍　桃仁去皮　官桂各五分　玄胡索　乌药　香附　枳壳去穰。各一钱　红花五分　牡丹皮　川芎七分　木香五分,另磨　甘草二分

上锉一剂,姜一片,水煎服。

小便不利而痛者,是湿痰也。腹中引钓,胁下有声,是痰饮也。二陈汤加减。方见痰饮。

时痛时止,面白唇红者,是虫痛也。

椒梅汤 治虫痛。

乌梅　花椒　槟榔　枳实　木香另研　香附　砂仁　川楝子去核　肉桂　厚朴　干姜　甘草各等分

上锉一剂,生姜一片,水煎服。

退虫丸 方见诸虫积痛。

怒气伤肝,胁刺痛者,是刺风痛也。

木香顺气散 方见诸气,治气痛。

以手按之,腹软痛止者,虚痛也。

温中汤 治虚痛。

良姜　官桂　益智仁　砂仁　木香另研　香附　厚朴　陈皮　茴香　当归　玄胡索　甘草各等分

上锉一剂,生姜一片,水煎服。

腹满硬,手不敢按者,是实痛也。腹中积热,痛久不止,大便实,脉数、烦渴者,枳实大黄汤下之。痛随利减之法。

枳实大黄汤 治食积痛,并积热痛,大便不通者。

枳实　大黄　槟榔　厚朴各二钱　木香五分,另研　甘草三分

上锉一剂,水煎服。

秘方 治一切腹痛,不论虚、实、寒、热皆效。

用小麦秆烧灰,地上去火毒,将麻布包了,滚水淋汁,一服立止。

肚腹作痛,或大便不通,按之痛甚,瘀血在内也。加味承气汤下之。既下而痛不止,按之仍痛,瘀血未尽也。加味四物汤,补而行之。方见补益。

加味承气汤 治瘀血内停,胸腹胀痛,或大便不通等症。

大黄 朴硝各二钱 枳实 厚朴 当归 红花各一钱甘草五分,病急者不用

上锉一剂,酒、水各二钟,煎至一钟,温服。仍量虚实加减。

腰 痛

脉

腰痛之脉,必沉而弦。沉微气滞,弦损肾元。或浮而紧,风寒所缠;湿伤濡细,实闪挫然;涩为瘀血,滑痰火煎;或引背痛,沉滑等症。

大抵腰痛新久,总属肾虚。新痛,宜疏外邪、清湿热;久,则补肾,兼补气血。

常常腰痛者,肾虚也。

补阴汤 治肾虚腰痛。

当归 白芍酒炒 生地黄 熟地黄 陈皮 茴香盐、酒炒故纸酒炒 牛膝去芦,酒洗 杜仲去粗皮,酒炒 茯苓去皮。各一钱 人参五分 黄柏去粗皮,酒炒 知母酒炒。各七分 甘草炙,三分

上锉一剂,枣二枚,水煎,不拘时服。痛甚大者,加乳香、砂仁、沉香,去芍药、生地、陈皮。如常服,合丸药,俱为细末,炼蜜为丸,如梧桐子大。每服五十丸,清心米汤下,酒亦可。

养血汤 治腰痛、腿痛、筋骨疼痛。

当归　生地黄　秦艽　肉桂　牛膝去芦,酒洗　杜仲盐、酒炒　茯苓去皮　防风去芦。各一钱　土茯苓一钱半　川芎五分　甘草三分

上锉一剂,水煎,临熟入酒少许,同服。

青娥丸　治肾虚腰痛。

大茴香　杜仲酒炒　破故纸酒炒。各一两

加熟地黄二两,酒洗,用胡桃去壳取肉四两,汤泡,去皮,纸包,捶去油。共五味为末,炼蜜为丸,如梧桐子大。每服五十丸,空心,酒下;或木香汤下,亦可。

日轻夜重者,瘀血也。治瘀血腰痛。方见郁症。依本方加木香、沉香、茴香、乳香、牛膝,去乌药、官桂、青皮、牡丹皮。

调荣活络汤　治失力腰闪,或跌扑瘀血凝滞及大便不通而腰痛者。

当归　桃仁　大黄　牛膝各二钱　川芎一钱　赤芍　红花　生地黄　羌活各一钱　桂枝三分

上锉一剂,水煎服。

过街笑　治闪腰痛。

木香一钱　麝香三厘

上为末,吹鼻。右边吹左鼻,左边吹右鼻。令病人手上下和之。

遇阴雨久坐而发者,是湿也。渗湿汤治湿伤腰痛。方见湿症。依本方加破故纸、杜仲、茴香、木香、乳香,去厚朴、抚芎。

腰背重注走串痛者,是痰也。二陈汤治湿痰腰痛。方见痰症。依本方加木香、茴香、乳香、玄胡索、砂仁、苍术、羌活、酒芩、当归、杜仲酒炒。

肾虚腰痛补遗方

续断丸　治腰痛并脚酸腿软。

续断二两　破故纸酒炒　牛膝去芦,酒洗　木瓜酒洗　杜

仲去粗皮,酒洗　萆薢酒浸。各一两

上为细末,炼蜜为丸,如梧桐子大。空心,无灰酒送下
五六十丸。

又方

大胡桃二个,炮焦、去壳、细嚼,烧酒送下,腰痛立止。

滋阴补肾丸　滋肾养血,除湿热,止腰疼、腿酸痛。

熟地黄酒洗,一两五钱　白芍酒炒,一两　当归酒洗,一两
五钱　川芎八钱　破故纸盐、酒炒,二钱　杜仲姜汁炒,一两五钱
小茴香盐、酒浸、炒,六钱　甘枸杞盐、酒浸、炒,一两　黄柏盐、酒
浸、炒,一两二钱　桃仁去皮、炒,五钱　川楝子一两二钱

上为细末,炼蜜为丸,如梧桐子大。每服八九十丸,空心,
热酒送下。

胡桃丸　治腰痛。

乳香　沉香　木香　母丁香　大茴香　干姜　杜仲姜汁
炒,去丝　没药　菟丝子酒制　破故纸酒炒。各等分　胡桃四
个,去壳

上为细末,炼蜜为丸,如绿豆大,黄酒送下。

肾虚腰痛,用六味丸加鹿茸、当归、木瓜。续断。方见
补益。

一人跌腰作痛,用定痛等药不愈,气血日衰,面耳黧色。
余曰:腰为肾之府。虽曰闪伤,实肾经虚弱所致。遂用杜仲、
补骨脂、五味、山茱、苁蓉、山药,空心服。又以六君、当归、白
术、神曲各二钱,食远服,不月而瘥。方见补益。

胁　痛

脉

两胁疼痛,脉必双弦;紧细弦者,多怒气;偏沉涩而急,痰

瘀之患。

左胁痛者,肝经受邪也。

疏肝散 治左胁下痛,肝积属血,或因怒气所伤,或跌扑闪挫所致,或为痛。

黄连吴茱萸煎汁炒,二钱 柴胡 当归各一钱 青皮、桃仁研如泥 枳壳麸炒。各一钱 川芎 白芍各七分 红花五分

上锉一剂,水煎,食远服。

右胁痛者,肝邪入肺也。

推气散 治肝邪入肺,右胁痛甚,胀满不食。

片姜黄 枳壳麸炒。各二钱 桂心少许 炙甘草五分 一方加陈皮一钱半 半夏一钱

上锉一剂,生姜三片,水煎,食远服。

左右胁俱痛者,肝火盛而木气实也。

柴胡芎归汤 治肝火盛而木气实,胁下痛。

柴胡 川芎 白芍 青皮去穰 枳壳麸炒。各一钱半 香附 当归 龙胆草 木香另研 砂仁 甘草各五分

上锉一剂,姜一片,水煎,不拘时服。

当归龙荟丸 泻肝火盛之要药。因内有湿热,两胁痛甚,伐肝木之气。

当归 龙胆草 山栀仁 黄连 大黄酒浸湿,火煅 芦荟 柴胡 青黛各五钱 木香二钱半 麝香五分,另研 青皮一两,去穰,醋炒

上为细末,神曲糊为丸,如梧桐子大。每服二十丸,姜汤送下。

两胁走注痛而有声者,是痰饮也。二陈汤治痰饮胁下痛。方见痰症。依本方加枳壳、砂仁、木香、川芎、青皮、苍术、香附、茴香,去甘草。

劳伤身热胁痛者,脉必虚也。补中益气汤治内伤劳役胁下痛。方见内伤。依本方加川芎、白芍、青皮、木香、砂仁、枳

壳、茴香,去黄芪、白术、升麻。

咳嗽气急作热,脉滑数者,是痰结痛也。久而不治成胁痛。瓜蒌枳实汤治痰结胁下痛。方见痰症。依本方加白芥子、青皮、茴香,去桔梗、片芩;发热,加柴胡。

左胁下有块,作痛不移者,是死血也。活血汤治死血胁下痛。方见腹痛。依本方加青皮,去乌药。

右胁下有块,作痛饱闷者,是食积也。香砂平胃散治食积胁痛。方见伤食。依本方加青皮、木香、山楂肉、麦芽、干姜、槟榔,去藿香、苍术;发热,加柴胡,去半夏。

补遗方

平肝流气饮 治胁痛及小腹至绕脐并疝气内外疼者。

当归酒洗,一钱 白芍酒炒,四分 川芎六分 橘皮盐汤洗,一钱 茯苓去皮,一钱 半夏姜制 青皮醋炒,六分 黄连酒炒,八分 柴胡七分 香附童便浸,炒,八分 厚朴姜汁炒,七分 栀子盐水拌炒,八分 甘草炙,去皮,四分 吴茱萸煮三次,去水,炒,四分

上锉一剂,姜三片,水煎,空心热服。

胁肋胀痛,若大便通和、喘咳吐痰者,肝火侮肺也。用小柴胡汤加青皮、山栀清之。方见伤寒。

男子房劳兼怒,风府胀闷,两胁胀痛。余作色欲损肾,怒气伤肝。用六味丸料加柴胡、当归,一剂而安。方见补益。

臂 痛

臂痛者,因湿痰横行经络也。

二术汤 治痰饮双臂痛者,又治手臂痛,是上焦湿痰横行经络中作痛也。

苍术米泔浸，炒，一钱半　白术去芦　南星　陈皮　茯苓去皮香附　酒芩　威灵仙　羌活　甘草各一钱　半夏姜制，二钱

上锉一剂，生姜，煎服。

臂痛者，因风、寒、湿所抟也。或睡后，手在被外，为寒邪所袭，遂令臂痛及妇人以臂枕而伤于风寒而致臂痛，悉依后三方选用。

五积散　治臂痛因于寒者。方见中寒。

乌药顺气散　治臂痛因于风者。方见中风。

蠲痹汤　治臂痛因于湿者，兼治风湿相抟，身体烦疼，手足冷痹，四肢沉重。

当归　赤芍　黄芪　羌活　姜黄　防风　甘草炙。各等分

上锉一剂，生姜三片，水煎服。

滋荣调中汤　治臂痛及腰酸，或有时作疼。

陈皮盐水洗，去白，八分　白茯苓去皮　白术去芦。各一钱半夏　白芍　酒芩　酒柏　牛膝酒洗，去芦。各七分　木瓜盐水炒，七分　当归酒洗，一钱　川芎盐汤浸，五分　羌活六分　知母酒炒，六分　桂枝三分　防风去芦，五分

上锉一剂，生姜三片，水煎，食远服。

背　痛

脉

经云：洪而大脉促上紧者，肩背痛；沉而滑者，痰痛。方见后豁痰汤。

背痛者，痰气之所聚也。

参合汤　治心一点痛。

陈皮　半夏姜汁炒　茯苓去皮　乌药　枳壳麸炒　僵蚕炒

川芎　白芷　麻黄　桔梗去芦　干姜减半　紫苏　香附　苍术米泔浸　羌活各等分　甘草减半

上锉剂,生姜,煎服。

肩背痛,不能回顾者,太阳气郁而不行也。

通气防风汤　治肩背痛,用风药以散之。

藁本一钱　防风　羌活　独活各二钱　川芎一钱　蔓荆子六分　甘草六分

上锉一剂,水煎服。如身重腰沉、经中有寒湿,加酒浸防己一钱;轻者,炮附子;重者炮川乌。各五分。

豁痰汤　治肩背疼痛。

半夏制　栀子炒,各一钱　陈皮　海桐皮　枳壳各八分　桔梗　赤芍　苍术制　香附各七分　茯苓去皮,六分　川芎　姜黄各五分　甘草二分

上锉,生姜,煎,食远热服。如痛甚,头剂加朴硝二钱。

痛　风

脉

痛风沉弦,肝肾被湿;少阴弱浮,风血掣急;或涩而小,酒后风袭;风寒湿气,合而为痹,浮涩而紧,三脉乃备。

痛风者,遍身骨节走注疼痛也。谓之白虎历节风,都是血气、风湿、痰火,皆令作痛。或劳力,寒水相抟;或酒色醉卧,当风取凉;或卧卑湿之地;或雨、汗湿衣蒸体而成。痛风在上者,多属风;在下者,多属湿。治用活血疏风、消痰去湿,羌活汤加减。凡治痛风,用苍术、羌活、酒芩三味散风行湿之妙药耳。

遍身骨节疼痛者,皆是血气、风湿、痰火也。

羌活汤　治痛风症。

羌活　苍术米泔浸　黄芩酒炒　当归　芍药炒　茯苓去皮　半夏姜汁炒　香附各一钱半　木香另研　陈皮各七分　甘草三分

上锉一剂，姜三片，水煎服。风痛，加防风；湿痛，加苍术；热痰痛，倍酒芩、瓜蒌、枳实、竹沥；血虚痛，加生地黄；上痛，加白芷、威灵仙；下痛，加黄柏、牛膝；痛甚，加乳香；发热，加柴胡；小水短涩，加木通；手臂痛，加薄桂。凡骨节疼痛，如寒热发肿块者，是湿痰流注经络，与痛风同治法。若医迟不散，则成脓矣，外用敷药。一切痛风，肢节痛者，痛属火，肿属湿，不可食肉。肉属阳火，能助火，食则下有遗溺，内有痞块，虽油炒热物鱼面，切以戒之。所以膏粱之人，多食煎炒、炙煿、酒肉热物蒸脏腑，所以，患痛风、恶毒、痈疽者，最多。肥人多是湿痰，瘦人多是痰火。

遍身壮热、骨节疼痛者，是风寒也。

解表升麻汤　治遍身壮热、骨节疼痛。

柴胡　升麻　藁本　羌活　防风　麻黄　苍术　陈皮　甘草　当归

上锉一剂，姜、葱，水煎，热服，出微汗。

遍身疼痛，属虚寒者，宜温散也。

加味五积散　治四肢骨节痛，因虚寒者宜之。

当归　川芎　白芍酒炒　陈皮　半夏姜炒　苍术米泔浸　茯苓去皮　厚朴姜汁炒　羌活　独活　枳壳麸炒　桔梗　白芷各八分　干姜　肉桂　麻黄　甘草各五分　穿山甲随所痛取甲，烧灰一钱

上锉一剂，生姜三片、枣一枚、麝香少许，水煎，温服。

乳香定痛丸　治诸风，遍身骨节疼痛，或腿、膝痛及筋骨风。

苍术米泔浸，二两　川乌泡，去皮　当归　川芎各一两　乳香　没药各三钱　丁香五分

上为细末,枣肉为丸,如梧桐子大。每服五六十丸,黄酒送下。

遍身疼痛,属湿痰者,宜除湿化痰也。

清湿化痰汤 治周身、四肢骨节走注疼痛,牵引胸背,亦作寒热喘咳烦闷,或作肿块,痛难转侧,或四肢麻痹不仁,或背心一点如冰冷,脉滑,乃是湿痰流注经络、关节不利故也。

南星姜制 半夏姜制 陈皮 茯苓去皮 苍术米泔浸 羌活 片芩酒炒 白芷 白芥子各一钱 甘草三分 木香五分,另研

上锉一剂,入竹沥、姜汁同服。骨体痛甚及有肿块作痛者,名曰痰块,加乳香、没药、海石、朴硝;头项痛,加川芎、威灵仙;手臂痛,加薄桂,引南星等药至痛处;脚痛,加牛膝、黄柏、防己、龙胆草、木瓜。

遍身走痛,日轻夜重者,是血虚也。

疏经活血汤 治遍身走痛如刺,左足痛尤甚。左属血,多因酒色损伤,筋脉虚空,被风寒湿热感于内,热包于寒,则痛伤筋络,是以昼轻夜重。宜以疏经活血行湿。此非白虎历节风也。

当归酒洗,一钱二分 白芍酒炒,钱半 生地酒洗 苍术米泔浸 牛膝去芦,酒洗 陈皮去白 桃仁去皮,煎炒 威灵仙酒洗。各一钱 川芎草六分 汉防己酒洗 羌活 防风去芦 白芷各六分 龙胆草六分 茯苓去皮,七分 甘草四分

上锉一剂,生姜三片,水煎,空心温服。忌生冷湿物。有痰,加南星、半夏各一钱;如身上及臂痛,加薄桂三分;如下身并足痛,加木瓜、木通、盐炒黄柏、薏苡仁各一钱;如气虚,加人参、白术、龟板各七分;如血虚,倍四物汤,以姜汁酒浸炒,用红花一钱。

肢节肿痛者,肿是湿、痛是火也。

灵仙除痛饮　治诸节肿痛,痛属火、肿属湿,兼受风寒而发动于经络之中,湿热流注于肢节之间而无已也。

麻黄　赤芍各一钱　防风　荆芥　羌活　独活　白芷　苍术　威灵仙　片黄芩　枳实　桔梗　葛根　川芎各五钱　归尾升麻　甘草各三分

上锉一剂,水煎服。在下焦,加酒炒黄柏;妇人,加红花;肿多,加槟榔、大腹皮、泽泻、没药。一云脉涩数者,有瘀血,宜桃仁、红花、芍、归及酒大黄,微利之。

四肢百节痛,如虎咬者,名白虎历节风也。

舒筋立安散　治四肢百节疼痛。

防风　羌活　独活　茯苓去皮　川芎　白芷　生地　苍术米泔浸　红花　桃仁去皮　南星姜炒　陈皮　半夏姜炒　白芍去芦　威灵仙　牛膝去芦　木瓜　防己　酒芩　连翘　木通　龙胆草　附子少许　甘草

上锉剂,水煎,入姜汁、竹沥。腹痛甚,加乳香、没药为末调服。

独活寄生汤　治白虎历节风,神效。方见中湿门。

两手疼痛、麻痹者,是风痰也。

治两手疼痛麻木

当归　川芎　白芷　片芩酒炒　黄连　羌活　苍术米泔制　防风　桔梗　南星姜制　半夏姜汁炒　桂枝　甘草

上锉,生姜煎服。

两足疼痛麻木者,是湿热也。

治两足疼痛麻木

当归　白芍酒炒　白术去芦　苍术米泔浸　半夏姜炒　陈皮　茯苓去皮　黄柏酒炒　威灵仙　川牛膝去芦,酒洗　桃仁去皮　红花　甘草

上锉剂,生姜五片,水煎,入竹沥服。

加味二妙丸　治两足麻木疼痛,如火之热。方见脚气。

一切筋骨疼痛者,宜外贴也。

神应膏 治骨节疼痛。

乳香 没药各一两,为末 皮胶三两 生姜二斤,取自然汁

先将生姜汁以砂锅内煎数沸,入皮胶化开,将锅取下坐灰上,方入乳、没末,搅匀成膏。用不见烟的狗皮摊膏药,贴患处。仍用鞋底炙热,时时在膏药上运动熨之,神效。勿犯铁器。

一妇人,遍身作痛,筋骨尤甚,不能屈伸,口干目赤头眩,痰壅胸膈不利,小便赤短,夜间殊甚,遍身作痒如虫行,此属肝肾气虚而热也。用六味丸料加山栀、柴胡而愈。方见补益。

风湿相抟,一身尽痛者,补中益气汤加羌活、升麻、防风、藁本、苍术治之。如病去再服,以消风药损人元气而益其病也。方见补益。

太仆晴岩张公,每患天阴则遍身痛如锥刺,已经数年。予诊左脉微数,右脉洪数,乃血虚有湿热也。以当归拈痛汤加生地黄、白芍、黄柏,去人参,数剂而痊。

脚 气

脉

脉弦者,风;濡弱者,湿;洪数者,热;迟涩者,寒;微滑者,虚;牢坚者,实。结则因气;散则因忧,紧则因怒,细则因悲。

麻是风,痛是寒,肿是湿。足内踝骨红肿痛者,名曰绕踝风。足外踝骨红肿痛者,名曰穿踝风。两膝红肿痛者,名曰鹤膝风。两腿胯痛者,名曰腿胯风。

肿者,名湿脚气。湿者,筋脉弛长而软,或浮肿,或生臁

疮之类,谓之湿脚气。宜利湿疏风。不肿者,名干脚气。干,即热也。筋脉蜷缩挛痛、枯细不肿,谓之干脚气。宜润血清燥。

无汗走注为风胜。风者脉浮,汗而愈也。拘急掣痛为寒胜,寒者脉迟,温而愈也。肿满重痛为湿胜,湿者脉细,渗而愈也。燥渴便实为热胜,热者脉数,下而愈也。

脚气肿痛,初发者,宜先导其滞也。

羌活导滞汤 治脚气初发,一身尽痛,或肢节肿痛,便溺阻隔,用此导引后,服当归拈痛汤,以彻其邪。

羌活 独活 当归各二钱 防己一钱半 大黄酒炒,四钱 枳实炒,一钱

上锉一剂,水煎,空心服。

脚气肿,属湿热者,宜彻其邪也。

当归拈痛汤 治湿热脚气为病,四肢骨节烦疼、肩背沉重、胸胁不利、遍身疼痛,下注足胫,肿痛生疮、赤肿、脓水不绝,或痒或痛,并宜服之。

羌活 当归酒洗 猪苓 泽泻 知母酒炒 白术去芦,各五分 人参 苦参 升麻 葛根 防风 苍术各四分 黄芩酒炒 茵陈酒洗 甘草炙。各五分

上锉一剂,水煎,空心服。

脚气热、痛如火燎者,此湿热盛也。

加味二妙丸 治两足湿痹疼痛,或如火燎,从足跗热起,渐至腹胯,或麻痹痿软,皆是湿热为病,此药神效。

苍术米泔浸一宿,切片,晒干,四两 黄柏酒浸一宿,晒干,二两 川牛膝去芦,酒洗 汉防己酒洗 当归酒洗 川草薢酒洗。各一两 败龟板酥炙,一两,要自毙者佳,多难得,市货多以不效。不然,以怀熟地一两代之可也

上为末,酒煮面糊为丸,如梧桐子大,空心,盐汤送下。

三妙丸 治湿热脚气,或肿痛,俱可服。

苍术冬月用四两,夏月用二两,米泔浸一宿,切片,晒干　黄柏冬月用三两,夏月用四两,切片,酒浸一宿,晒干　川牛膝去芦,酒洗,晒干,二两

上为末,炼蜜为丸,如梧桐子大。每服五十丸,空心盐汤下,酒亦可。

脚气,属血虚湿热者,宜除湿润燥也。

滋荣舒筋健步丸　治痰湿手足小便,血虚注下,筋软不能行步,兼痛者。

当归酒洗,一两　白术去芦,二两　熟地黄酒洗,一两二钱　川芎七钱　白芍酒炒,一两　茅山苍术米泔浸,二两　羌活七钱　防风七钱　牛膝去芦,酒洗,一两　独活酒浸一宿,焙,七钱　桑寄生酒炒,六钱　木瓜酒浸,焙,七钱　防己酒浸,焙,七钱　肉桂厚者,四钱　一方加虎胫骨一两,酥炙　杜仲酒炒,一两

上为细末,酒打糊为丸,如梧桐子大。每服百丸,空心,淡盐汤送下。天阴,姜汤下,酒亦可。

神仙飞步丸　治脚膝疼痛。

当归酒洗,一两　川芎八钱　白芍酒炒,钱半　黄柏酒洗　生地酒洗　知母酒洗,炒　苍术米泔浸　牛膝去芦,酒洗　木瓜酒洗　杜仲去粗皮,姜酒炒　薏苡仁　黄连酒炒　黄芩酒炒　陈皮　半夏姜汁炒　茯苓去皮。各一两　防己酒炒　防风去芦　威灵仙酒洗　桃仁去皮　红花各七钱　肉桂　甘草各三钱

上为末,酒糊为丸,如梧子大。每服五七十丸,空心,盐汤下。若肝肾虚损而足无力者,用六味丸加牛膝、杜仲、木瓜、苍术、黄柏酒炒。方见补益。

脚气,焮热红肿痛者,此风热也。

人参败毒散　治三阳经脚气流注,脚踝上焮热赤肿,寒热如疟,自汗恶风。依本方各一钱,加苍术、大黄酒蒸各二钱、生姜五片,煎服。皮肤瘙痒,加蝉蜕。

脚气，属虚寒湿者，宜温下元也。

五积散 治风湿流注、两脚酸疼。方见中寒。依本方加羌活、独活、槟榔、乌药、木香。

二十四味飞步散 治下元虚损，脚膝酸软疼痛，并寒湿风气，麻木不仁，及打伤跌损，行步艰辛。

当归 白芷 赤芍 牛膝酒洗 杜仲姜汁炒 木瓜 茯苓去皮 骨碎补 乌梅 何首乌 川续断 破故纸 小茴香盐水炒 独活 桑寄生 五加皮 苍术米泔浸 陈皮 防风去芦 天麻各一两 川芎 槟榔 半夏姜汁炒。各五钱 甘草三钱

上锉，生姜三片，水煎热入酒一半，空心服。或用好酒五壶，煮前药服之，亦可。忌生冷。

青囊药酒 治男、妇风湿相抟，腰膝疼痛，或因坐卧湿地，雨露新袭，遍身骨节疼痛，寒湿气，宜服。

苍术米泔浸，炒 乌药 牛膝去芦 杜仲姜汁炒。各二两 陈皮 厚朴姜汁炒 当归 枳壳去瓤，麸炒 独活 槟榔 木瓜各一两 川芎 白芍 桔梗去芦 白芷 茯苓去皮 半夏姜汁炒 麻黄 肉桂 防己 甘草各一两

上锉，以麻布袋盛之，用酒三斗，将药悬坛内，密封坛口，锅内煮一时久，然后取出，过三日后，去药，随量饮之。渣晒干为末，酒糊为丸，如梧桐子大。每服七八十丸，空心，酒送下。

追风丹 治腰、腿、脚、膝疼痛。

苍术米泔浸，炒 草乌炮 白芷 羌活 当归 赤芍 虎胫骨各等分

上为末，每服五七分，酒调服。为丸亦可。

二术散 治脚气痛。

苍术米泔浸，炒 白术去芦 牛膝酒洗。各三钱

上锉一剂，黄酒二钟，煎至一钟，空心服，出汗即愈。

脚气肿痛，属风湿者，宜外治也。

除湿汤　治脚气疼痛，多是风湿凝注。

用人言二两，水煮滚热，再入毡片剪如底样五六片，入内同煮，令汁干为度；取出毡片晒干或焙干，裹脚板上出汗。如毡湿透，再换一片。出令汗尽即已。

洗足汤

川椒一两　独活　羌活　木瓜各五钱　白芷三钱　荆芥穗一两

上锉剂，用水一壶，煎至半壶，倾出，去渣，于避风处温浴，洗后拭干，仍用花椒炒热，绢包裹，熨患处，或炒盐熨之亦可。

脚气冲心者，最为恶候也。四物汤治脚气冲心。依本方加炒黄柏，更于涌泉穴用附子末津唾调，捏作饼子贴穴上。

脚气转筋者，属血热也。四物汤治脚气转筋。依本方加酒炒黄芩、红花。

又方　治腿转筋，用油松节酝酒，煎服。一方加乳香少许。

脚跟肿者，有痰、有血热也。脚跟热者，四物汤加黄柏、知母、牛膝之类；有痰唾者，五积散加木瓜。

两膝痛肿，脚胫枯细者，名鹤膝风也。四物汤加黄芪、人参、白术、附子、牛膝、杜仲、防风、羌活、甘草。又宜五积散加松节、杉节。

灸法　治两脚俱是青疙瘩，肿毒骨痛。用独蒜切片，铺放患处。每处一片，用艾灸二壮，去蒜，再换再灸，至愈。

补遗方

一粒金　专治风寒暑湿脚气，不问远年近日，一切走注疼痛不可忍，临发时空心服一丸。赶到脚面上赤肿痛不散，再服一丸。赶至脚心中出黑汗，乃除根。如病在上，食后临卧酒下,自然出汗,定痛为验;及中风瘫痪,麻痹不仁,手足不能屈伸,偏枯,酒下二丸,日进二服。初中风,不省人事,牙关不开,研一丸,酒调灌下,一醒是验。

白胶香另研　草乌去皮、脐　五灵脂　地龙去土　木鳖子捶去油。各二两五钱　乳香　没药　当归各七钱五分　麝香二钱二分　京墨炙烟尽,一钱五分

上为细末,糯米粉糊为丸,如芡实大,温酒研化一丸,神效。

膝风　陈艾　菊花二味作护膝内,久自除患。

立患丹　治湿气两腿作痛。

艾叶二两　葱头一根,捣烂　生姜一两五钱,捣烂

上,用布共为一包,蘸极热烧酒擦患处,以痛止为度。

寒湿脚气肿痛　花椒　陈皮各四两　同炒热,用绢袋装在火箱上,以脚底踏袋熏之最效。不可水洗。

一妇人,两足发热,两腿作痛,日晡热甚。余以为肝肾血虚,用加味逍遥散、六味丸五十余剂,诸症悉愈。加味逍遥散见妇人虚劳;六味丸方见补益。

陈大尹,两腿酸软,或赤或白,足跟患肿,或痛或痒后痛,而或如无皮,或如皲裂,日晡至夜胀痛焮热。用补中益气汤加八味丸料,补其肝肾而愈。二方俱见补益。

一儒者,脚心发热作痒,以滚汤浸渍,溃而出水,肌体骨立,作渴吐痰。此脾肾虚而水泛为痰也。服补中益气汤、六味丸年余,元气复而诸症愈。方见补益。

癞 疝

脉

疝脉弦急,积聚所酿;察其何部,肝为本脏;心滑肺沉,

风疝易荡；关浮而迟，风虚之恙；阳急为瘕，阴急疝状；沉迟浮涩，疝瘕寒痛；痛甚则伏，或细或动；牢急者生，弱急者丧。

疝气者，疝本肝经，宜通勿塞，绝与肾经无干。或无形有声，或有形如瓜，有声似蛙，是疝气病也。始初湿热在经郁久，后感寒气外束，不得疏散，所以作痛。不可执作寒论，须用寒热相兼，用神效汤加减。川乌以散寒气，山栀以清湿热，皆是下焦主药，其效速。

肠中走气作声，或痛者，是盘肠气也。小肠阴囊，手按作响声痛者，是膀胱气也。小肠脐旁一梗升上钓痛者，是小肠气也。小腹下注，上奔心腹急痛者，是肾虚也。阴子偏大、偏小者，是偏坠也。阴子虽硬，大而不痛者，是水肾气也。一切疝气者，多因热郁于中而寒束于外也。以上俱宜后方。

神效汤　治一切疝气。

木香另磨　吴茱萸各七分　茴香酒炒　玄胡索　益智仁　苍术米泔浸　香附　当归　川乌炮，去皮，减半　山栀炒。各一钱　砂仁七分　甘草三分

上锉一剂，姜三片、灯芯一团，水磨广木香调服。胀闷如痛，加乳香、枳实；有瘀血胀痛，加桃仁、川芎，去益智、山栀；肾气注上、心痛闷欲绝者，加沉香、枳实，去益智、山栀。

乌苓通气散　治一切疝气，无问远近、寒热、风湿寒气。

乌药　当归　芍药　香附　糖球　陈皮各一钱　茯苓　白术去芦　槟榔　玄胡索　泽泻各五分　木香　甘草各三分

上锉一剂，生姜三片，水煎服。如恶寒、脉沉细，加吴茱萸。

木香金铃丸　治疝气，外肾肿痛，如神。

木香　乳香　没药　大附子炮，去皮脐　小茴香盐水炒

全蝎去毒　玄胡索　川楝子去核　人参去芦。各等分

上为细末，好酒打糊为丸，如梧桐子大。每服百丸，空心黄酒送下，一服即止。

神妙丸　治小肠气、膀胱气、疝气、盘肠气、水肾气、偏坠。

硫黄熔化倾入水中，捞起研细末，二分　荔枝核一钱五分，砍碎，炒黄色　川芎盐水煮，捞起切片，五分　吴茱萸盐、酒炒，一钱　大茴香一钱半　木香　沉香　乳香　橘核各一钱

上为末，酒糊为丸。每服五十丸，空心米汤下，酒亦可。

疝气，因气恼而起者，宜顺气也。

行气香苏散　治偏坠气疼痛，初发憎寒壮热，甚效。方见伤食。依本方加茴香、青木香、三棱、莪术、木通。

香楝酒　治偏坠气。

南木香　小茴香　大茴香　川楝肉各三钱

上合作一服，锅内炒至香，入葱白连须五根，用水一碗，淬入锅内，以碗罩住，候煎至半碗取出去滓，加好酒半碗合和，入炒盐一茶匙，空心热服。极痛者，一服立愈。

疝气，因劳役而发者，此夹虚也。每遇劳役即发，其脉沉紧、豁大无力，是夹虚也。其痛亦轻，但重坠牵引耳。

和气益荣汤　治夹虚疝痛。

人参五分　当归　川芎　青皮去瓤　茴香盐、酒炒　玄胡索　苍术米泔浸。各一钱　木香另磨　沉香另磨　川乌炮，去皮。各五分　山栀　砂仁　吴茱萸炒。各七分　甘草二分

上锉一剂，姜一片，水煎，磨沉、木香调服。发热，加柴胡，去吴茱萸；腹痛，加枳实、沉香，去人参。

疝气，发于寒月者，多是寒邪入膀胱也。

加减五积散　方见中寒。

疝气，发于暑月者，多是暑入膀胱也。

加减香苓散　治偏坠气初起,憎寒壮热,发表药轻者,一服而愈。

枳壳　陈皮　香附　苍术　麻黄　香薷　猪苓　泽泻　木通　滑石　车前子　三棱　莪术　川楝子　玄胡索　甘草

上锉剂,姜、葱煎,热服。

一切疝气,年久不愈者,宜攻补兼施也。

川楝汤　治一切疝气。

川楝子去核　小茴香酒炒　破故纸酒炒　青盐　三棱煨　山茱萸酒蒸,去核　莪术煨　通草　橘核　荔枝核各等分　甘草减半

上锉一剂,水煎,空心服。立效收功,加马蔺花、苍术;如夏秋之月,暑入膀胱,疝气作痛,加黄连、香薷、扁豆、木通、滑石、车前子。

大小茴香丸　治疝气如神。

大茴香　小茴香　吴茱萸　川楝子去核　川椒各一两

上共为末,连须葱白八两,同药捣成饼子晒干;用粘米半升,同药饼捣碎,微火炒黄为末,酒糊为丸,如梧桐子大。每服八九十丸,空心,盐汤或酒送下。忌发气物。

茱萸内消丸　治肾经虚弱,膀胱为邪气所袭,结成寒疝。阴囊偏坠痛,牵引脐腹,或生疮疡时出水。

吴茱萸半酒、半醋浸一宿,焙干　山茱萸蒸,去核　马蔺花醋浸,焙　黑丑炒,取顶末　玄胡索炒　川楝子蒸,去核　海藻盐水洗,焙　青皮　官桂　舶上茴香盐水炒　陈皮各一两　桃仁去皮、尖　木香　白蒺藜炒。各五钱

上为末,酒煮稀糊为丸,如梧桐子大。每服四十丸,空心,温酒或盐汤下。

四炒楝实丸　治疝气、一切下部之疾,肿痛缩小。虽多年,服此除根。

川楝子肉一斤,净肉分作四分:一分用巴戟一两、麸一合,同炒黄色,去麸,巴戟不用;一分用斑蝥四十九个,同麸一合炒黄色,去麸,蝥不用;一分用巴豆仁四十九个,同麸炒黄色,去豆,麸不用;一分用茴香一合,盐一两,同炒黄色,去茴香,盐不用　木香　破故纸各一两

上为末,酒糊为丸,如梧桐子大。每服五十丸,空心,盐汤下。甚者,日进三服。

灸法　治偏坠气痛。

用蓖麻子,一岁一粒,去皮研烂,贴头顶囟门上,却令病人仰卧,将两脚掌相对,以带子绑住二中指,于两指合缝处,艾炷如麦粒大,灸七壮,即时止,立效。

补遗方

治疝气偏坠、肿痛不可忍　槐子一钱,炒褐色为末,入盐三分,空心,黄酒送下,立效。

秘方　治偏坠疝气,神效。

五去风即五倍子,用五六个,焙,存性

为末,以好酒调服,以醉为度。

雄黄汤　治阴肿大如斗,核痛。

雄黄一两　白矾二两　甘草五分

共煎,水洗。

治偏坠疝气、小肠气　荔枝内子焙黄色,为细末。每服三分,黄酒调下。

治疝气方　用干丝瓜穰,火烧存性。每服二钱,热黄酒下。

治疝气及心痛方

荔枝核四十九粒　陈皮连白,九钱　硫黄四钱

上为细末,盐面打糊为丸,如绿豆大。遇痛,黄酒下九丸;良久,再服九丸。遇痛,则可长服。如冷气心痛,可服;热心痛,不可服。

治外肾着惊缩上者　麝香三钱　潮脑三钱　莴苣子一茶钟
用莴苣叶捣为膏，贴脐上下。

治气胞木肾水胞偏坠　净沙土炒红，待温时入花椒、小
茴、艾叶拌匀，放一盆内，中按一窝，上盖布一片。将病胞坐在
上，遍身汗出，胞内冷血、冷水、冷气尽化汗而出；将沙土湿透
再炒，如此数遍除根。

一船家，患小肠疝气，肿痛不可忍；又病两眼肿痛，眵泪
瘾涩，两寸脉洪数，两尺脉微，此上盛下虚之症。用凉药治
眼，则疝痛愈增；用热药治疝，则眼痛愈盛。诸医措手，莫之
能愈。予以木香金铃丸，空心顿服，以治下焦之虚寒；以退血
散，卧时服，以治上焦之风热。各三服，均愈。

赵雪山，患因房劳后，五更起早，忽感其寒，作疝气肿痛
不可忍，憎寒战栗。予诊六脉微而无力，以五积散加吴茱萸、
小茴香；又以蟠葱散，俱不效。后以艾灸之，将患人两脚掌相
对，以带子绑住，两中指合缝处以艾炷麦粒大，灸七壮完，痛
止，神效。

痿　躄

脉

痿因肺燥，脉多浮弱；寸口若沉，发汗则错；足痛或软，专
审于尺；滑痰而缓，或沉而弱。

痿者，上盛下虚，能食不能行也。痿主内伤，血气虚损，
治用参归养荣汤加减、虎潜丸消痰降火，不可误作风治；且风
为外感，痿为内伤，人若足常热者，后必痿也，多年不得起者有
之矣。

参归养荣汤　治痿症。

人参　当归　熟地黄　白术去芦　茯苓去皮　白芍酒炒

陈皮　黄柏酒炒　知母酒炒　牛膝去芦,酒洗　杜仲姜、酒炒
破故纸酒炒。各等分　甘草减半

上锉,水煎服。肥人属气虚有痰,加半夏,去白芍;瘦人
属血虚有火,倍加当归、熟地黄。

症属虚热者,宜此。

虎潜丸

人参去芦　当归酒洗　黄芪蜜炙　白术去芦　白茯苓去
皮　熟地黄　山药　杜仲姜、酒炒　牛膝酒洗　破故纸酒洗
虎胫骨酒炒　知母酥炙　龟板酥炙。各等分

上为细末,炼蜜为丸,如梧子大。每服五十丸,空心好酒
送下,清米汤亦可。若梦遗,加锁阳酒洗。

症属虚寒者,宜此。

鹿角霜丸

治四时虚弱,两足痿软,不能行动,久卧床褥
之症。方见中风。

蒸法

治肾气虚弱,脾肾腑三经受风寒湿,停于腿膝,
使经脉凝滞而不行,变成脚痹,故发疼痛。此能和荣卫、通
经络。

川椒一把　葱三大茎,切　盐一把　小麦麸约四、五升　酒
一钱。

上用醋和,湿润得所,于银器炒令极热,摊卧褥上。将
所患脚、腿就卧熏蒸,薄衣被盖。将汗出匀遍,约半个时辰,
撤去炒麸,止就熏褥中,卧两个时辰,觉汗稍解,勿令见风,
立效。

补遗方

清燥汤

六七月间,湿令大行,子能令母实而热旺,湿
热相合而刑伤太阳,故寒凉以救之。燥金受湿热之邪,绝寒
水生化之源。源绝则肾亏,痿厥之病大作,腰下痿软,瘫痪不
能动。

黄芪蜜炙,一钱半　苍术米泔炒,一钱　白术去芦　陈皮　泽泻各五分　人参去芦　白茯苓　升麻各三分　麦门冬去心　当归　生地黄　神曲　猪苓各二分　黄柏酒炒　柴胡　黄连各一分　五味子九个　甘草炙,二分

上锉一剂,水煎空心服。

消　渴

脉

消渴肝病,心滑而微,或紧洪数,阳盛阴愆;血虚濡散,劳则浮迟;短浮莫治,数大难医。

消渴者,口常渴也。小便不利而渴者,知内有湿也。湿宜泻之。小便自利而渴者,知内有燥也。燥宜润之。大抵三消者,俱属内虚有热也。

缲丝汤　治三焦渴,如神。如无缲丝汤,却以原蚕茧壳丝煎汤皆可代之,无时饮之,大效。盖此物属火,有阴之用,大能泻膀胱中伏火,引阴水上潮于口而不渴也。

黄连地黄汤

黄连去须　生地黄　天花粉　五味子去梗　川当归　人参去芦　干葛　白茯苓去皮　麦门冬去心　甘草各一钱

上锉一剂,生姜一片、枣一枚、竹叶十片、水二盏,煎,去渣,温服。若上焦渴者,加山栀、桔梗;中焦渴者,加黄芩;头眩、渴不止者,加石膏;下焦渴者,加黄柏、知母。若作丸,加薄荷,炼蜜为丸,如弹子大。每服一丸,噙化咽下。

玉泉丸

黄连　干葛　天花粉　知母　麦门冬去心　人参　五味子　生地汁　莲肉　乌梅肉　当归　甘草各等分　加人乳汁、牛乳汁、甘蔗汁、梨汁、藕汁。

上，先将各汁入蜜一斤半，煎熬成膏，后将各药为末，和前膏蒸热汁数沸。每服五茶匙，食前清米汤调下。忌一切辛热之物。

上消者，肺火。饮水多而食少也。

黄芩汤 治上焦渴症。

黄芩 山栀 桔梗 麦门冬去心 当归 生地黄 干葛 人参 天花粉 白芍各等分 乌梅一个

上锉一剂，食远频服。

中消者，胃火。消谷易饥，不生肌肉，小水赤黄是也。用人参白虎汤治之。

滋阴降火汤 治下焦渴症。方见虚怯。依本方加白术、天花粉、山栀、葛粉、乌梅、焙炒黄连、知母，去白芍。

六味地黄丸 治心肾不交，消渴引饮。方见虚怯。依本方加麦门冬、五味子。

丹溪曰：三消者，多属血虚不生津液，俱宜四物汤为主治之。方见补益。上消者，加人参、五味、麦门冬、天花粉，煎熟入生藕汁、生地黄汁、人乳。饮酒之人，加生葛根汁；中消者，加知母、石膏、滑石、寒水石，以降胃火；下消者，加黄柏、知母、熟地黄、五味子，以滋肾水。又当间饮缲丝汤为上策。

秘方 总治三消，兼治吐血。

黄连 天花粉二味为末 藕汁 人乳汁 生地黄汁

上以姜、蜜和二味为膏，每次一指头大，放在舌上，徐徐白汤送下。

痉　病

脉

痉病弦直，或沉细些；汗后欲解，脉泼如蛇；伏坚尚可，伏弦伤嗟。

痉病,是难治也。多是血气内虚者,风痰而成痉病。头项强直、身热足寒、头面赤、独头摇、卒口噤、目脉赤、背反张、手挛急、脚如弓、脉弦紧,是痉病也。开目无汗是刚痉,属阳;闭目有汗为柔痉,属阴。凡治伤寒杂症,汗吐后入风亦成痉病;大发湿家汗亦成痉病;发疮家汗亦成痉;产后去血过多亦成痉;有跌磕打伤,疮口未合贯风者亦成痉,此名破伤风也。若身凉、手足冷、脉沉细者,名阴痉。若是眼牵嘴扯,手足战摇伸缩者,是风痰痉。俱宜参归养荣汤加减。若发热喘嗽生痰,脉滑数者,名痰火痉。用瓜蒌枳实汤加减,不可全用风药,以风药散气,死之速矣。若是目瞪口开,真气昏冒,不知人者,断死无医。若小儿吐泻惊风发痉者,谓之角弓反张病,与痉病用药同法也。

参归养荣汤 治一切痉病。

人参 当归 川芎 白芍 熟地黄 白术 白茯苓 陈皮 甘草

上锉一剂,生姜一片、枣一枚,水煎,温服。刚痉身热,面赤脉紧,加防风、羌活、柴胡、黄芩、干葛,去白术;身热、烦渴、脉数,加麦门冬、知母、柴胡、黄芩、葛粉,去川芎、白术;身热、饱闷、气急、生痰,加苏子、瓜蒌、枳实、黄芩、桔梗、柴胡、砂仁、竹沥、姜汁,去人参、熟地、白芍、川芎;身热、烦渴、口噤咬牙、手足挛急、卧不着席、大便不通、脉数者,加枳实、大黄、柴胡、黄芩、厚朴,去白术、人参、川芎、茯苓;柔痉身不热、手足冷、脉沉细,加熟附子、羌活;汗多,加黄芩,去川芎;风痰痉,加羌活、防风、瓜蒌、枳实、桔梗、片黄芩、竹沥、姜汁,去人参、白术、熟地黄;破伤风痉,加僵蚕、全蝎、防风、羌活、南星、瓜蒌、枳实、黄芩、桔梗、竹沥、姜汁,去白术、人参、熟地黄;汗、吐、泻多发痉者,本方倍人参、黄芪、当归、生地、荆芥、羌活、白术。

瓜蒌枳实汤　治痰火发痉。

瓜蒌仁　枳实　贝母　桔梗　片芩　陈皮　山栀　麦门冬去心　茯苓去皮　人参　当归　苏子各等分　甘草三分

上锉一剂,姜一片,入竹沥、姜汁少许,水煎同服。

卷之六

妇人科

脉

《脉经》曰：寸关脉如故，而尺脉绝不至者，月水不利，当患小腹引腰痛，气滞上攻胸臆也。寸口脉浮而弱，浮则为虚，弱则无血。尺脉来而断绝者，月水不利。尺脉滑，血气实，妇人经脉不利。肝脉沉，主月水不利，腰腹痛。少阴脉弱而微，微则血少。脉来至，状如琴弦，若小腹痛，主月水不利，孔窍生疮。胃脉涩，少阴脉微而迟，微则无精，迟则阴中寒，涩则血不来，此为居经，三月一来。少阴脉滑而数者，阴中生疮。少阴脉数，则气淋、阴中生疮。少阴脉弦者，阴中必挺核。少阴脉浮而动，浮则为虚，动则为痛，妇人则漏下。

妇人生死脉诀

《脉经》曰：妇人漏下赤、白，且下血数升，脉急数者，死；迟者，生。妇人漏下赤、白不休，脉小虚滑者，生；大紧实数者，死。妇人新生乳子，脉沉小滑者，生；实大弦急者，死。妇人痂瘕积聚，脉弦急者，生；虚弱者，死。妇人生产，因中风寒热病，喘鸣而肩息，脉实而浮缓者，生；小急者，死。妇人生产之后，寸口脉焱疾不调者，死；沉细附骨不绝者，生。金疮在阴处，出血不绝，阴脉不能至阳者，死；接阳而复出者，生。怀孕六七月，脉实大牢强弦急者，生；若沉而细者，死。

丹溪曰：产前脉细小，产后脉洪数者，死。又曰：产前当洪数，既生而洪数如故，岂得不死。此亦大概言之，亦有洪数而生者。

调　经

妇人诸病者,多是气盛而血虚也。

调气养血汤　专治妇人、室女血气不和,胎前产后诸病。盖妇人以血为主,殊不知血气先不调,然后血脉不顺,即生诸病。

香附米炒,一钱　乌药一钱　砂仁一钱　当归　川芎　熟地黄姜汁浸,炒。各一钱　白芍酒炒　甘草

上锉一剂,生姜、枣,煎服,或丸或散皆可。气痛,加吴茱萸;痰盛,加二陈汤,全服。

妇人经水,或前或后,或多或少,或逾月不来,或一月两来者,俱是不调之故也。

千金调经散　治妇人经水不调,或曾经小产,或带下三十六病,腹痛口干,或发热、小腹痛急、手足烦热、六腑不调、时时泄血、经水不调、久不怀孕。

当归　川芎　白芍酒炒。各三钱　人参　阿胶炒　牡丹皮　肉桂各一钱　吴茱萸炒,一钱　麦门冬去心　半夏姜制。各一钱五分　甘草五分

上锉一剂,生姜煎服。

经水先期而来者,血虚有热也。治当补血清热,经自准也。

当归一钱半　川芎五分　白芍酒炒,八分　生地黄一钱　阿胶炒,五分　艾叶三分　条芩一钱　黄芩姜炒,八分　黄柏五分　知母五分　香附一钱　甘草三分

上锉一剂,水煎,空心温服。

经水过期不来作痛者,血虚有寒也。治当温经养血,痛自止也。

当归一钱半　川芎五分　白芍酒炒,一钱　熟地黄一钱　桃仁二十个,去皮、尖,研　红花三分　香附一钱　肉桂五分　蓬术一钱　苏木一钱　木通八分　甘草五分

上锉一剂,水煎,空心温服。

经水将来作痛者,血实气滞也。腹中阵阵作痛,乍作乍止,气血俱实,治当行经顺气,痛自止也。

当归　川芎　白芍　生地黄　黄连　香附　桃仁去皮、尖
玄胡索　牡丹皮　莪术各等分　红花减半

上锉一剂,水煎,空心温服。发热,加柴胡、黄芩。

经行着气,作心腹腰胁疼痛者,乃瘀血也。治当顺气消瘀,痛自止也。

当归　川芎　白芍　生地黄　桃仁去皮、尖　红花　玄
胡索　莪术　青皮各等分

上锉一剂,水煎,温服。

经水过期而来,紫黑成块者,气郁血滞也。治当调经顺气,经自准也。

当归　川芎　白芍　生地黄　桃仁去皮尖　红花　牡丹皮
青皮　香附　玄胡索　甘草

上锉一剂,水煎服。

经水过期而来,色淡者,痰多也。治当活血化痰,经自调也。

当归　川芎　白芍　生地黄　陈皮　半夏姜炒　白茯苓
去皮　甘草各等分

上锉一剂,生姜三片,水煎服。

经水过期而来作痛者,血虚有热也。治当生血清热,痛自止也。

当归　川芎　白芍酒炒　生地黄　牡丹皮　桃仁去皮、尖
红花　木香　玄胡索　香附　甘草

上锉一剂,水煎,温服。

经水过多,久不止者,成血崩也。治当凉血补血,经自止也。

当归　川芎　白芍酒炒　生地黄　白术　条芩　阿胶炒
白茯苓皮不用　山栀　地榆　荆芥　香附　甘草

上锉,水煎,空心服。久不止者,加茅根汁、磨墨同服。

经水行后作痛,气血虚也。治当调养气血,痛自止也。

当归　川芎　白芍酒炒　熟地黄　人参　白术去芦　干姜炒　甘草

上锉一剂,姜、枣,煎服。

经水去多、久不止,发肿满者,是脾经血虚也。治当补血健脾、利小水,肿自消也。

当归　川芎　白芍酒炒　木香　熟地黄　茯苓　白术　砂仁　大腹皮　陈皮　厚朴姜汁炒　苏子　猪苓　木通　香附　玄胡索　牛膝去芦　甘草

上锉一剂,水煎,温服。

经水月久不行、发肿者,是瘀血渗入脾经也。治当活血健脾,行气,肿自消也。

当归　川芎　白芍　桃仁去皮　红花　牡丹皮　干姜　肉桂　厚朴　枳壳麸炒　木香　香附　牛膝去芦　玄胡索

上锉一剂,水煎服。

经水月久不行,腹胁有块作痛者,是血作结癥瘕也。治当调经止痛,块渐消也。

当归　川芎　砂仁　木香　小茴　乳香　枳实麸炒　厚朴姜炒　桃仁　红花　牡丹皮　肉桂　香附　玄胡索　牛膝去芦

上锉剂,水煎,温服。

错经妄行于口鼻者,是火载血上,气之乱也。治当滋阴降火,顺气调经,经自准也。脉必芤涩,久而不治,乃成虚怯也。

当归　川芎　白芍　生地黄　黄芩　山栀　牡丹皮　阿胶炒　犀角　白茯苓去皮　麦门冬去心　陈皮

上锉一剂,水煎服。

经行身痛麻痹、寒热头疼者,乃触经感冒也。

加减五积散　治妇人遇经行时沿身疼痛、手足痹麻,或生寒热,头痛目眩等症。依本方去干姜,加羌活、独活、牛膝、姜、枣煎服。方见中寒。

经水不调,或腹痛白带,或淋沥不止,或肌瘦者,此血气俱虚也。

大补经汤 治妇人气血虚弱,血海寒冷,经水不调,或时心腹疼痛;或下白带如鱼脑髓,或似米泔色,错乱不分信期,每月淋沥不止,面色痿黄,四肢无力,头目眩晕,肌体羸瘦。

当归酒洗 白芍 香附各六分 川芎 熟地各五分 白术去芦 白茯苓 黄芪 陈皮 玄胡索各四分 人参 砂仁 阿胶炒 沉香另研 小茴香酒炒 吴茱萸炒 肉桂 粉甘炙。各三分

上锉一剂,姜、枣,煎服。

经验调经方 治妇人经水或前或后,或多或少。

当归 熟地黄 香附各一钱二分 白芍酒炒 吴茱萸炒 大腹皮 紫荆皮 肉苁蓉各一钱 川芎 条芩各七分 粉草五分

上锉一剂,生姜三片、枣一枚,水煎,待经至之日服起,一日一剂,服至四剂而止,即经对期。

艾附暖宫丸 治妇人经水不调,小腹时痛,赤白带下,子宫虚寒。

南香附米一斤,四两醋浸,四两汤浸,四两童便浸,四两酒浸,各浸一宿,焙干 北艾叶焙干,捣烂,去灰,醋浸,炒,四两 当归川芎 白芍酒炒 熟地黄姜汁炒。各一两 玄胡索子炒,二两 甘草生用,八钱

上为细末,醋糊为丸,如梧桐子大。每服七八十丸,空心,米汤下,酒亦可。

调经八味丸 养血调经如期,除赤白带,久服立孕。

当归酒洗,二两 南芎盐汤浸,切,一两 白芍酒炒,一两半

熟地黄酒浸,二两　白茯苓去皮,一两　白术米泔浸,焙,一两　橘皮盐汤洗,晒,一两　牡丹皮一两　条芩酒炒,一两　玄胡索酒炒,一两

上为末,炼蜜为丸,如梧桐子大。每服八九十丸,空心,淡盐汤下;寒月,酒下。

一妇人,晡热,肢体瘦倦,食少无味,月经不行,或鼻衄,或血崩,半载矣。或用顺气、清热等剂不应,更加寒热,且时欲作呕。余以为郁怒,亏损脾胃,湿火错经妄行而然耳。遂朝用补中益气汤,夕用六味丸,各数剂,半载而痊。方见补益。

一妇人,经行遇怒,其经即止,甚则口噤、筋挛、鼻衄、头痛、痰气搐搦、瞳子上视。此肝火炽甚。以小柴胡汤加熟地黄、山栀、钩藤而愈。方见伤寒。

一妇人多怒,经行旬余方止,后淋沥无期,肌体倦瘦,口干内热,益汗如洗,日晡热甚。皆由肝脾亏损,无以生发元气。用补中益气汤加茯神、远志、酸枣仁、麦门、五味、牡丹皮、龙眼肉治之即痊。方见补益。

一妇人,经行感冒风邪,昼则安静,夜则谵语,此热入血室也。用小柴胡汤方见伤寒。加生地黄治之,顿安。但内热头晕,用补中益气方见补益。加蔓荆子而愈。后因怒恼,寒热谵语,胸胁胀痛,小便频数,月经先期,此肝火血热妄行,用加味逍遥加生地黄而愈。方见妇人虚劳。

经　闭

妇人壮盛经闭者,此血实气滞,宜专攻也。

通经丸　治经闭不通。

斑蝥二十个,糯米炒　大黄五钱　桃仁四十九个

上为末,酒糊为丸,如梧桐子大。空心,酒下五七丸;甚者,十五丸。如血枯经闭者,四物汤送下。

通经甘露丸 治妇人经血不通,崩漏肠风,赤白带下,血气五淋,产后积血,男女五劳七伤及小儿骨蒸劳热,夫妇阴血阳精不交诸疾,神效。

大黄四两,用头红花四两入水取汁,浸一日取出,不用红花;四两,童便入盐二钱,浸一日取出,晒干,不用童便;四两,用好酒浸一日,令软,切片如杏核大,晒干;入巴豆,去皮,三十五粒,同炒黄色,去巴豆不用;四两,用当归入淡醋浸一日,晒干,不用当归。

上四分共合一处,入南木香二两、百草霜五钱,共为细末。以当归、醋、红花水煮米糊为丸,如梧桐子大。每服三四十丸,空心,温酒下。

反经丸 治妇人经闭不通,不论新久。

乳香 没药 孩儿茶 巴豆去壳 葱白各五分 斑蝥五个

上为末,共捣为丸。绵裹三层,系放筒上,将线系住,送入阴户内三、四寸许,俟一炷香时,经水即下。

一粒仙丹 治妇人干血痨,并赤白带下,种子如神。

巴豆一百二十个,去壳,用新砖一块,将豆纸包放砖上,捶去油,令净如面白,方好用 斑蝥六十个,去翅、足,为末 穿山甲五钱,油煎过,为末 皂角一两,刮粗皮,火炮为末 苦葶苈末,一两 大黄末,一两

上合一处,以枣煮去皮、核,丸药如弹子大。用绵茧张开裹药在内,穿入三寸竹筒上头,后仍留系二三寸余,挽一转,不令药气出外。用时先以温水洗阴内,令洁净拭干;却以葱汁浸湿药头,送入子宫极深处,整一日一夜取出,药不用。此药用后,少间耳,冷气下行,发寒发热如伤寒之状不怕,饮食任意食用无妨,半日即通,或鲜血,或死血,一切恶物悉下。忌生冷发物。自此,子宫和暖而交媾则有孕矣。

妇人虚弱经闭者,此血脉枯竭,宜补,经自通也。

通经调气汤 治妇人经闭虚弱者。

当归酒洗　川芎　白芍酒炒　生地黄酒浸　香附童便炒。各一两　牡丹皮八钱　柴胡六钱　黄柏酒炒,六钱　知母酒、童便炒,八钱　黄芩酒炒,六钱　牛膝去芦,酒洗,八钱　桃仁　红花二味量入

上锉作十剂,水煎,空心一服,临卧一服。

牡丹皮汤 治室女经闭,咳嗽发热。

牡丹皮一钱半　当归一钱半　川芎八分　白芍　生地黄　陈皮　白术　香附各一钱　柴胡　黄芩各一钱　甘草四分

上锉一剂,水煎服。

养真汤 治妇人经闭不通,脐下一块,已经三载,颜色如故,百药无功。服此数剂,经行;又投数服而块消矣。

当归酒洗　川芎　白芍酒炒　益母草　香附酒、醋、米泔、童便同浸,炒　熟地黄姜汁炒　山茱萸去核　白茯苓去皮　栀子炒　小茴酒炒　陈皮各等分

上锉六剂,水煎服尽。经通后,此作丸服。

六味地黄丸 治妇女经闭发热,或咳嗽等症。依本方加桃仁、红花。方见补益。

妇人半虚半实经闭者,宜攻补兼施也。

通经汤 治妇女经闭者。

当归　川芎　白芍　生地黄　大黄　官桂　厚朴　枳壳　枳实　黄芩　苏木　红花　乌梅

上锉一剂,姜、枣煎服。

调经养血丸 治妇女经脉不行或不调,或前或后,赤白带下,久不成孕。服此有孕,住服。

香附十二两,酒、醋、盐汤、童便各浸三日,取出,炒　当归酒洗　白芍酒炒。各二两　川芎一两　生地黄酒洗,二两　茯苓去皮　白芷各一两　牡丹皮酒洗,二两　干姜炒,一两　肉桂一两　红

花一两　桃仁泡去皮,一两　玄胡索六钱　没药一两　半夏香油炒,一两　甘草炙,五钱　小茴炒,三钱　莪术煨,醋炒,五钱　阿胶蛤粉炒成珠,一两

上为末,醋糊丸。每服八十丸。空心,白汤、黄酒任下。

妇女经闭有积块者,宜养血破积也。

四物调经汤　治妇女或十五六岁经脉不行,日夜生寒热,手足麻痹,饮食少进,头痛恶心呕吐,腹中忽然结一块,冲动痛者宜。此误食生冷,伤感而致也。

当归酒洗　川芎　白芍酒炒　柴胡　枳壳去穰,麸炒。各八分　黄芩　熟地黄酒浸　陈皮　莪术醋炒　三棱醋炒　白术去芦　白芷　小茴盐水炒　玄胡索各五分　香附童便炒,一钱二分　青皮麸炒　砂仁　红花　甘草各四分

上锉一剂,生姜三片、葱白三根,水煎,温服。若有块不通,须与调经丸间服;遍身疼痛,加羌活、独活;咳嗽,加杏仁、五味子各五分;肚痛,加炒干漆七分;疟疾,加草果、常山;泄泻,去枳壳,加肉蔻。

调经丸

当归酒洗,二两　川芎　熟地黄姜汁炒　青皮麸炒　陈皮　枳壳去穰,炒　白术去芦　厚朴姜汁炒　小茴香炒　艾叶去筋。各一两　香附醋炒,五两　三棱煨,醋炒　莪术煨,醋炒　砂仁　白芷　牛膝去芦,酒洗　玄胡索各一两　粉甘草　琥珀各五钱,另研入

上为末,醋打糊为丸,如梧桐子大。每服八九十丸,米汤下,酒亦可。若肚痛,加苍术,去白术。

妇人经通之后,宜调理之剂也。加减四物汤加香附、陈皮之类。方见补益。

滋阴百补丸　治女人劳伤,气血不足,阴阳不和,乍寒乍热,心腹疼痛,不思饮食,尪羸乏力。

香附一斤,炒,去毛,分四制,酒、醋、盐汤、童便各浸四两,

俱炒、焙干　益母草八两,捣末　当归六两,酒浸　熟地黄酒洗
白术去芦。各四两　人参去芦　茯苓去皮　玄胡索各二两　白
芍三两,炒　甘草炙,一两　川芎二两

上为末,炼蜜丸,梧桐子大。每服六十丸,空心,缩砂汤
下,或酒、醋、白滚水任下。

一妇人,胃气素弱,为哭母,吐血,咳嗽,盗汗,发热,经水
三月不行。余以为悲则伤肺,思则伤脾,遂朝服补中益气汤
方见补益加桔梗、贝母、知母;夕用归脾汤方见健忘服六味丸而
愈。方见补益。

一妇人,久患疟疾,作则经不行,形虚脉大,头痛懒食,大
便泄泻,小便淋沥,口干唇裂,内热腹胀。盖由久疟,正气已
虚,阴火独旺。用补中益气汤治之,寻愈;唯不时头痛,乃加
蔓荆子而痛止;又兼六味地黄丸而经行。方见补益。

魏宪副宠夫人,患逆经吐血不止。予诊六脉微涩有力,此
血虚火盛也。以四物去熟地,用生地黄一两,加酒蒸大黄一两
同煎,入童便服之。服后,血止经通矣。

徐宪副宠夫人,患经闭,人皆疑有孕,乃七八个月渐觉黄
瘦,腹中左右有块如鼓,发热面赤,不思饮食。余诊六脉微涩,
此血枯气郁也。以四物汤加香附、牡丹皮、白术之类,十数服;
又加桃仁、红花,又数服;方与四炒枳壳丸,不三四服,打下血
块若干,始愈。

血　崩

脉

带下崩中,脉多浮动;虚迟者,生;实数者,重。

崩漏者,有新久虚实之不同也。初起属湿热者,宜解
毒也。

黄连　黄芩　黄柏　生地黄　蒲黄

上锉一剂,水煎,空心服。

治妇人血崩,年四十以上,悲哀太甚,则心闷急,肺叶举焦,而上焦不通,热气在中,故血走崩而面黄肌瘦。慎不可服燥热之药,盖血热而妄行。先以黄连解毒汤,后以凉膈散合四物汤调治,效。

稍久属虚热者,宜养血而清火也。

温清散　治妇人经水不住,或如豆汁,五色相杂,面色痿黄,脐腹刺痛,寒热往来,崩漏不止。

当归　白芍　熟地黄　川芎　黄连　黄芩　黄柏　栀子各一钱半

上锉一剂,水煎,空心服。

日久属虚寒者,宜温补也。

益母汤　治妇人血崩。

当归　川芎　白芍酒炒　熟地黄姜汁炒　条芩　陈皮　香附醋炒　阿胶蛤粉炒。各一钱　益母草　白术去芦。各一钱半　玄参　蒲黄炒。各八分　甘草四分

上锉一剂,水煎,空心服。

五灰散　治血不止成血崩。

莲蓬壳　黄绢　血余　百草霜　棕皮

上各烧灰,加山栀炒黑、蒲黄炒黑、墨、血竭共为细末,调入,煎药服之。或炼蜜为丸,每服五十丸,清米汤送下。

秘传经验治血崩杂方

一方　用干黑驴粪为粗末,入坛内烧烟,令崩妇坐其上,烟熏,久久自愈。

一方　用京墨烧烟尽为末,服二钱,黄酒送下。

一方　用管仲烧存性为末,黄酒调下。

一方　用刺刺芽汁加童便和酒服。

　　一方　用干漆三钱、五灵脂一钱,研为末,同黄酒下。

　　一方　用柿饼烧灰二钱,白熟水下。

　　一方　用棉花子仁炒黄色,甘草、黄芩等分为末,每服二钱,空心,黄酒下。

　　一方　用香附,炒,四钱;五灵脂,炒,二两;归尾一两二钱,共为末,每服二钱,空心,黄酒下。或米糊为丸,如梧桐子大。每服五十丸,空心,醋汤下。

　　一方　治漏不止。用槐子烧存性为末,空心,温熟水下三钱,即止。

　　一方　治崩漏如神。童子发焙干,小桃红子不拘多少,共为细末,黄酒送下。

　　一方　治经崩不止。狗头骨烧灰末,罗细,用好无灰黄酒一钟,用灰一分,二钟用二分,三钟用三分。如不止者,照常服酒七钟,用七分,神效。

　　一妇人崩漏,面黄或赤,时觉腰间、脐下痛,四肢困倦,烦热不安,其经行先发寒热,两胁如束。此乃脾胃亏损,元气下陷,与相火湿热下迫所致。用补中益气汤加防风、芍药、炒黑黄柏,兼服归脾汤而愈。补中益气汤方见内伤,归脾汤方见健忘。

　　一女子,漏下恶血,月经不调,或暴崩不止,多下水浆之物,或白带脱漏不止。皆因饮食不节、劳倦所伤;或素有心气不足,致令心火乘脾,必怠惰嗜卧,困倦乏力,气短气急。脾主滋荣周身者也。脾胃虚而心胞乘之,故漏下月水不调也。况脾胃为血气阴阳之根蒂也。当除湿去热,抑风气,土伸以胜其湿。又云:火郁则发之。用补中益气汤去陈皮、人参、白术,加苍术、藁本、防风、羌活、独活、蔓荆子。

补遗方

樗白汤　治崩漏不止。

樗白皮即臭椿根皮,二钱,涩血　枯芩一钱半,凉血　熟地

黄一钱,补血　当归头一钱半,止血　地榆一钱,收血　川芎一钱　白芍酒炒,八分　生地黄七分　伏龙肝一钱　艾叶炒,六分

上锉一剂,水二钟、醋一匙,煎八分,空心服。三五剂即止。

带　下

妇人赤白带下者,皆因月经不调,房色过度;或产后血虚,胃中湿痰流下,渗入膀胱而带也。腰酸,头晕眼花,小腹胀痛,四肢无力,困倦而虚。用八物汤加减,吞下止带丸。肥人多痰,有带症。瘦人多火,亦有之。带与梦遗同法。

带下属气血虚者:

加减八物汤　治妇人赤白带下。

当归　川芎　白芍酒炒　生地黄　人参去芦　白术去芦　茯苓去皮　山药　杜仲酒炒　香附各等分。炒　甘草减半　乌梅一个

上锉一剂,姜、枣煎,食前,温服。肥人,加半夏;瘦人,加黄柏;饱闷,去人参,加砂仁;腹痛,加小茴、玄胡,去人参;冬,加煨干姜少许。

止带丸

当归酒洗　川芎　白术去芦　人参去芦　山药　杜仲姜汁、酒炒,去丝　香附醋炒　青黛减半　牡蛎火煅　破故纸酒炒　续断椿根皮此药大治白带,酒炒。各等分

上为细末,炼蜜为丸,如梧桐子大,每服五十丸,空心,清米汤吞下。腹痛,加元胡索、茴香,去人参;饱闷,加砂仁,去人参;夏月,加黄柏;冬月,加煨干姜少许;肥人,加姜制半夏;瘦人,加酒炒黄柏。

带下属虚寒者,五积散治妇人赤白带下。方见中寒。依本

方加香附子、小茴香、吴茱萸。

四仙散 治妇人白带。

苍术一两,酒浸,去黑皮,炒干 白芷 川芎 大附子面包裹煨,去皮、脐。各五钱

上为末,每服五分。空心,好酒调下。

香术丸 治妇人白带,脐腹胀痛。

香附醋浸,煮干,八两 苍术米泔浸,四两 陈皮 当归酒洗 川芎 白芍酒炒 熟地黄姜汁、酒浸,焙。各二两

上为末,酒糊为丸,如梧桐子大。每服三十丸,空心,温酒送下。

带下属湿痰者,加味二陈汤。方见痰症。

带下属湿热者:

固经丸

黄柏酒浸,炒 香附炒。各一两 山栀炒黑,二两 苦参五钱 白术去芦 白芍酒炒。各七钱半 山茱萸酒蒸,去核 椿根皮酒炒。各五钱 贝母去心 干姜炒。各二钱 败龟板酒炙,二两

上为末,酒糊为丸,如梧桐子大。每服八十丸,空心,白滚水下。

加减六合汤 治妇人上有痰火,下有白带,腹痛。

当归酒洗,一钱 白芍酒炒,八分 川芎盐水浸,八分 熟地黄酒洗,焙,一钱 橘红盐水洗去白,八分 白茯苓去皮,七分 甘草炙,四分 半夏姜制,七分 贝母去心 糯米拌炒,七分 白术去芦,二钱 黄柏酒浸,七分 知母酒浸,七分 椿根皮酒炒,一钱

上锉一剂,生姜三片,水煎,空心,热服。若上痰火盛,加枯芩七分,临卧服。

收带六合丸一名益气固肠丸 治赤白带下,肚腹疼痛。和脾胃,燥中宫之湿,提下陷之气,化痰清火。

白术米泔浸,焙 苍术米泔浸,焙 白茯苓去皮 陈皮盐水

洗,去白　当归酒洗　白芍酒炒。各二两　熟地黄酒洗　半夏姜制。各一两半　椿根白皮洗,炒　牡丹皮　黄柏酒炒。各一两二钱防风九钱　甘草炙,一两　升麻八钱

上,为末,酒糊丸,如梧桐子大。每服百丸,空心,米汤下,盐汤亦可。一方加香附、枳壳。

滋荣收带丸　治崩后气下陷,或白带,小腹胀满痛甚等症。

当归酒洗　白芍酒炒　苍术米泔制　白茯苓去皮　黄柏酒炒椿根皮焙。各一两　白术二两　半夏姜制,八钱　川芎盐汤浸,切,七钱　香附米盐水浸,炒,六钱　防风　升麻　青皮醋炒。各五钱　木香　大甘草炮。各四钱

上为细末,酒打糊为丸,如梧桐子大。每服一百二十丸,空心,盐汤、米汤、白汤送下。

双白丸　治白带如神。

石灰一两　白茯苓二两

为末,水丸。每服三十丸,空心,白水送下。

专治赤白带下

荞麦面不拘多少,用鸡子清为丸。每服三、五十丸,白汤送下,即愈。

一妇人,头晕吐痰,胸满气喘,得食稍缓,苦于白带二十余年,诸药不应。此气虚而痰饮也,痰饮愈而带自愈。遂朝用六君子汤,夕用六味丸,不月而验。方见补益。

一妇人,带下,四肢无力。余曰:四肢者,土也。此脾胃虚弱,湿痰下注。以补中益气、归脾二药治之而愈。

一妇人,年逾六十,内热口干,劳则头晕,吐痰,带下。或用化痰行气,前症益甚,饮食愈少,肢体或麻;又服祛风化痰,肢体常麻,手足或冷或热,日渐消瘦。余曰:症属脾气虚弱而不能生肺,祛风之剂,复损诸经也,当滋化源。遂用补中益气加茯苓、半夏、炮姜,二十余剂,脾气渐复,饮食渐加,诸病顿愈。方见补益。

虚 劳

脉

脉来数大，或虚细弦急。

虚劳者，多因气结、忧思惊恐，或情欲动心，或经水不调，变成诸病。上盛下虚，脚手心热，或皮焦骨热，或午后怕寒，夜间发热，或日夜不退，盗汗减食，嘈杂怔忡，呕哕烦躁，胸腹作痛，饱闷作泻，痞块虚惊，面白唇红，头目眩晕，腰背酸疼，四肢困倦无力，小水赤色。重则虚火上攻，两颊颧红，骨蒸劳热，阴虚火动也。治之宜养血健脾，以治其本；降火清郁，以治其标。以逍遥散、茯苓补心汤之类，选而用之。

虚劳吐血者：

清肺饮子 治妇女虚劳发热，咳嗽吐血。先服此清热止血，后服逍遥散加减调理。

当归酒洗 川芎 黄芩 贝母去心 知母蜜水炒 阿胶珠 蒲黄炒 陈皮各八分 白芍酒炒 生地黄 麦门冬去心 天门冬去心 前胡各一钱 薄荷六分 枳壳麸炒，五分 藕节十片 甘草炙，三分

上锉一剂，水一钟半，煎至一钟，食后，徐徐温服。

虚劳热嗽有汗者：

逍遥散 治肝脾血虚发热，或潮热，或自汗、盗汗，或头痛、目眩，或怔忡不宁，颊赤口干，或月经不调，或肚腹作痛，或小腹重坠、水道涩痛，或肿痛出脓、内热作渴。

当归酒洗 白芍酒炒 白术土炒 白茯苓 柴胡酒炒，各一钱 甘草炙，五分

上锉一剂，煨姜一片、薄荷少许，水煎服。加牡丹皮、栀子炒，名加味逍遥散。

滋阴至宝汤 治妇人诸虚百损，五劳七伤，经脉不调，肢体羸瘦。此药专调经水，滋血脉，补虚劳，扶元气，健脾胃，养

心肺,润咽喉,清头目,定心慌,安神魄,退潮热,除骨蒸,止喘嗽,化痰涎,收盗汗,住泄泻,开郁气,疗腹痛,利胸膈,解烦渴,散寒热,祛体疼,甚有奇效。

当归酒洗　白术去芦　白芍酒炒　白茯苓去皮　陈皮　知母生用,最能泻虚中之火　贝母去心　香附童便炒　地骨皮去骨　麦门冬去心。各八分　薄荷　柴胡酒炒　甘草各三分

上锉一剂,用煨姜三片,水煎,温服。

虚劳热嗽无汗:

茯苓补心汤　治妇人以血旺气顺为本。心生血,肝藏血,今血衰而气盛者,由心气虚耗,不能生血,又不能制乎肺金,使肺气得以乘乎肝木;肝之亏损,则不能藏血,渐至枯涸,不荣经络,故月信不调矣。此药专补心元之虚,抑其肺气之盛,调和荣卫,滋养血脉,其疾自愈。兼治去血过多,虚劳发热及吐血咳嗽,痰喘上壅,胸膈不利。

当归　川芎　白芍酒炒　熟地　陈皮　半夏姜炒　白茯苓去皮　桔梗　枳壳麸炒　前胡去芦。各一钱　干葛　紫苏各七分　人参　木香各五分　甘草三分

上锉一剂,姜、枣煎服。

滋阴地黄丸　治妇人经水不调或不通,虚劳吐血、衄血、咳血、便血,发热咳嗽,盗汗痰喘,一切虚损瘦怯之病。

熟地黄姜汁浸,焙,四两　山药一两　山茱萸酒蒸,去核,二两　白茯苓去皮　牡丹皮去皮　泽泻去毛。各一两半　天门冬去心　生地黄酒洗　麦门冬去心　知母酒炒,去毛　贝母去心　当归酒洗　香附米童便浸,炒。各二两

上为细末,炼蜜为丸,如梧桐子大。每服百丸,空心,盐汤下。痰吐,淡姜汤下。

乌骨鸡丸　治妇人虚弱,咳嗽吐痰,或骨蒸劳热,或赤白带下,或经水不调,形体瘦倦无力,或口干舌燥。

人参去芦,五钱　当归酒洗　熟地黄姜汁浸,焙　白芍酒炒

艽　玄胡索　贝母去心　牡丹皮各七钱　甘草五钱

上俱锉成饮片听用。用黄芪为末,拌饭喂乌鸡,喂至鸡肥,眼生眵,缢死。燥去毛,破开取出肠胃,好酒洗净,入前药饮片在鸡肚内,以线缝住。用酒、醋等分,煮鸡烂如泥,捞起焙干,或晒干,为细末。将鸡汁打面糊为丸,如梧桐子大。每服五十丸,空心,清米汤吞服。

一妇人,为哭母,吐血,咳嗽,发热,盗汗,经水不行。此悲伤肺,思伤脾。朝服补中益气加桔梗、贝母、知母;夕服归脾汤方见健忘,送下六味丸而愈。

一女子,怀抱素郁,胸满食少,吐血面赤。用六味丸及归脾加山栀、贝母、芍药而愈。

一妇人,素勤苦,冬初咳嗽,发热吐血,盗汗,遍身作痛,或寒热往来。用化痰降火之药,口噤筋挛,此血本虚而药复损之耳。予用八味丸为主,佐以补中益气、麦门、五味、山药,年余而愈。

一妇人,患劳嗽,不时发热,或时寒时热。或用清热之剂,其热益甚,盗汗口干,两足如炙,遍身皆热,昏愦如醉,良久,热止方苏;或晡热至旦方止。此阴血虚而阳气弱也。余朝用六味丸一料,夕用十全大补汤,月余,诸症稍愈;更兼以补中益气,两月余而痊愈。已上方俱见补益。

求　嗣

脉

求嗣之脉,专责于尺。右尺偏旺,火动好色;左尺偏旺,阴虚非福。惟沉滑匀,易为生息。微涩精清,兼迟冷极。若见微涩,入房无力。女不好生,亦尺脉涩。

一气既生,两仪肇判,万物之中,唯人最灵。通天地之幽微,达圣贤之蕴奥,审神仙之法术,穷造化之根源,无所不知矣。自盘古及今,逮羲农之为帝,分阴阳运会之源流,有夫妇人伦之道理,故普天率土之姓,贵贱穷达之人,无子复宗绝嗣者,宁不恻然而痛哉!况夫男女之生,本阴阳自然之奥理,若非智术勉强之为也。但世情,早立嗣者,以为常;未立嗣者,以为变。滔渎鬼神,斋僧布施,以求获嗣,其愚甚矣。其实,万户之侯,无子安能有继?百亩之田,无后孰能与守,是诚可悲也!无嗣,有不动心而求者寡矣!故孟子曰:不孝有三,无后为大。诚哉是言也!求嗣者,不若求之于己,其理甚明,人所易晓。愚窃闻黄帝之论,验百家之仙方秘诀,虽乃不经之言,是或一种之道。唯取其生育立昭之理,胎月合配之妙,虚阴老阳之说,其道专生乎男,其诀不生乎疮疹,其子且寿而弗夭,胎连生女而转男。乏嗣者效之,每每经验,百无一谬。好事者,潜心于此,不唯得嗣子,凡兴阳采战,固精取药,养身之术,无不在其中矣,岂止专论事而已哉!人间大道,乃我众仙师之秘诀,诚不可轻泄而易露也。珍之!重之!轩辕曰:妇人有彻老不生男女者,何也?多因房事损动脏腑,或天癸不通,子宫挟寒,或男子事狂,阳弱精少,清寒不能射,又不能济而相胜,此所以不生长故也。或有正生产当年,便断六七年,数岁不生,何也?亦由女人尚有数疾,劳损身体,以致经脉不调,虽有亦微弱,亦难以容纳阳精。如主请客而无备,客来多而不款待,此宾主不能相欢,客何以久留,此又难以生长也。须要阳事举,经脉匀,子宫暖,精纯熟,且壮射而相济,然后可成。故足月生者,中道;不足月生者,贫薄;过月生者,其子贵重决矣!

交合月日时刻佳期论

凡女人生长,十三岁为始,至四十九岁为终。五十岁生者,四十九岁受胎来也。每年十二月,有生男生女之月不同。

按妇岁数有三十七图，交合可拣生男之月，以待妇人经水来时，有两日半净者、三日净者，亦有女人血旺气盛，六七日净者，不可拘定。但观宝田，看经水之颜色何如耳。乃以洁白之物，或绵或帛，夹之于户口，取而目之。金色者，乃佳期也；鲜红者，未净不及也；浅淡者，太过也；唯以败血去净，新血生如金者为佳期。此时交合，无不成矣。若先期而交者，纵便施精，则金水太盛，子宫瘀塞，且无受精之处，胎亦难成。后期而交者，则子宫已闭，施精亦无门而入，胎岂有成也哉？所谓败血已净，子宫空虚，新血复生，正等阳时，乃是乾道之日。以此时施精，如炉炼金，如浆点腐，立胎个个成矣。又云：经水净后，单日下种则成男，双日下种则成女，四日以后不成矣。施精亦要在子时后方可也。盖子时后，夜气清明，一阳发生。古语云：一阳动处外兴工是也。此时施精，顺则成人也；此时修炼，逆则成丹也。此时再遇天晴月朗，风日清和，又是成定吉日；又逢天月二德，合日行房，不唯成子，而子且贵，神气清秀，聪明必过人矣。或拣生女月交合却生男，拣生男月交合却生女，何也？盖阴阳运会之差，以致胎气之错。如女胎当以男名唤，男胎当以女名唤，易名呼唤，可保长生矣。

结胎交合妙诀

男子要摘金丹，先要点穴，动情结胎。若要都成，须明交合之道。要兴阳，要动情，要耐战，要采药，要顿挫，要斟酌，要谨慎，要用功，然后胎可成。未交之先，要种子，先将红印纸剪下烧灰，用无根水调，女人面东服之，然后交接。使夫妇各饮微醺，乃有兴趣，或以言语引戏，手足抚摩，挑挽皮面相猥，女人面赤，用手抱搂，可见欲动矣。如男子阳事未举，却取月华秀气，以意运下兴阳，再战蟠桃，煨炉铸剑，走马抚琴，以招凤至。然后交合，望凤而进龟。第一要藏神，只可体交，不可神交。令鼎器端睡正卧，切勿偏斜。如泄精，却用五字之诀：

钩、缩、提、吸、闭，以使神于利害怒恶之地，进退交合。以待女人乐生，果见目瞑身颤，两颊赤热，鼻口凉气，两手若紧抱，男子亦开弓，鼻口接吸女人真气，却用神交，着力深入，直撞凤凰灵台，女人肢体不收，滑精流溢，此则女子快美之极，子宫正开之际，男子亦泄精。阳先至裹阴，定生女；阴先降包阳，定生男。此所谓阴阳固济相盛，一种一子，百种百男，胎皆成也。切记泄精之时，猛咬女人上唇，令其自惊，仍用男呼女吸，如忍大小便之状，则精始混融而成胎矣。殊不知子宫有二穴，男在左穴，女在右穴。入炉偏于左，施精亦在于左。交合毕，令女人稳睡勿动，屈左足而左侧卧者，男胎多成；若屈右足而右侧卧，而女胎多成。顿时节不可动身。如交之时，令鼎器先去小便，交后不可小解，此胎定成无错矣。且若不用壮阳败阴之手段，假若阴盛之妇而遇衰老之夫，将何以使阴精之先至而必于生男哉？

胎成禁忌秘诀

胎既成矣，则阴阳之精且纯，浑融一气，已无杂气。脉精血蕊，嫩而未老，动之易克而易化，第恐风邪感入，损伤胎气。切忌复后连交，挟持重物，过险超壑，深怒、大笑、大惊、高语，是何也？盖以胎婴之结，一月如白露，二月如桃花，三月之后男女分。可当静以守之，逸以待之。故曰：静而有常故也。且如连交一次，则胎息反被动摇，感受风邪，入于子宫，譬如果木开花，若遇风寒雾露，花定不能结果，纵有结成，必定生虫风落。结胎后，若要连交，亦不能以成子耳。纵有一成，亦不能以结实完真，非小产，则脐风；非生虫落而何将产？若连交，则胎受毒秽，产后满头生疮之必然也。慎之！忌之！

未及三月转女成男妙诀

东南桃枝作斧柄，亲夫张目自作成。

孕妇床下刀向上，无人见之男孕成。

若置抱鸡巢下安，满巢尽是鸡之雄。

雄黄一块坠骑当，真阳朝上产仙郎。

宜男萱草发左簪，此花佩带产儿童。

弓弦系腰百日间，转女成男有万千。

夫发手足指甲剪，身铺席下男即转。

雄鸡长尾扯二茎，插安床下男即定。

轩辕野云传至今，此诀种种皆曾应。

人伦大道是真诀，不遇明传莫与命。

画八卦算生男女诀

父母之年上下举，生胎之月为中主。

乾坎艮震定是男，巽离坤兑决是女。

算男却是女，三六九岁死；

算女却是男，终久鬼来缠。

若是正胎者，寿考不须言。

妇人之道，始于求子。求子之法，莫先调经。每见妇人无子者，其经必或前或后，或多或少，或将行作痛，或行后作痛，或紫或黑，或淡或凝而不调。不调，则血气乖争，不能成孕矣。

妇人无子，多因血气俱虚，不能摄养精神故也。

肥人痰多，躯脂满溢，闭塞子宫，治须消痰养血顺气。四物汤加白术、茯苓、陈皮、枳实、半夏、砂仁、香附、甘草、竹沥；瘦人火多，子宫干燥无血，治宜清热补血。四物汤加人参、茯苓、黄芩、山栀、香附、生地、甘草、陈皮。

调经种玉汤　调经种子，百发百中。

当归酒洗　川芎各四钱　熟地黄六钱　香附炒，六钱　白芍酒炒，三钱　白茯苓去皮，三钱　陈皮三钱　吴茱萸炒，四钱　牡丹皮　玄胡索各三钱　若过期而经水色淡者，乃血虚有寒

也,加官桂、炒干姜、熟艾各二钱;若先期三五日,色紫者,加
条芩三钱。

上锉作四剂,每一剂用生姜三片、水一碗半,煎至一碗,空
心,温服。渣再煎,临卧服。待经至之日服起,一日一服,药尽
经止,则当交媾,即成孕矣。纵未成孕,经当对期,候经来再服
四剂,必孕无疑矣。

种子济阴丹 常服顺气养血,调经脉,益子宫,疗腹痛,
除带下,种子,屡验。

香附米四两,四制:一两醋、一两酒、一两米泔、一两童便,各
浸三日,焙干为末 益母草二两 当归酒洗,一两半 川芎一两
白芍盐、酒炒,一两三钱 熟地黄二两,姜汁炒 陈皮去白,一两
半夏姜汁浸,香油炒,一两 白术去芦,土炒,一两半 阿胶蛤粉炒
成珠,一两 艾叶醋煮,一钱 条芩酒炒,一两 麦门冬去心,一两
没药五钱 牡丹皮酒洗,一两 川续断酒洗,一两 小茴盐、酒
炒,五钱 玄胡索四钱 吴茱萸泡,炒,五钱 炙甘草二钱 白茯
苓去皮,一两

上为细末,酒糊为丸,如梧桐子大。每服百丸,空心,米
汤下。

螽斯胜宝丸 治妇人经水不调,脐腹冷痛,赤白带下,一
切虚寒之疾。久无子嗣,服之即孕,屡用屡验。

黄芪蜜炙 人参去芦 白术去芦 白茯苓去皮 当归酒洗
川芎 白芍酒炒 肉桂 大附子面裹,火煨,去皮、脐 干姜炒
胡椒 小茴香盐、酒炒 破故纸酒炒 艾叶醋炒 乌药炒。以
上各二两 吴茱萸三两,盐水炒 香附六两,醋炒 苍术四两,米
泔浸,炒 甘草炙,一两

上锉作片,用白毛乌骨鸡一只,重一斤半或二斤者,吊死,
水泡去毛、肠、屎,并头、脚、翼尖不用。将鸡放砂锅里,将前药
片盖上,入好酒,煮烂为度,取去骨,同药在锅焙干为末,将煮
鸡酒汁打稀米糊为丸,如梧桐子大。每服五十丸,空心,好酒

吞下。

女金丹　治妇人久虚无子及胎前、产后一切病患，男子积年血气衰弱，手足麻痹，半身不遂。血崩带下，产后腹中结痛，吐逆心痛，并妇人诸虚不足，心腹疼痛并治。

当归酒洗　川芎　白芍酒炒　人参去芦　白术去芦　白茯苓去皮　桂心　藁本　白薇　白芷　牡丹皮　赤石脂另研　玄胡索　没药另研　甘草各等分

上各等分，除石脂、没药另研，其余皆以醇酒浸三日，焙干，晒亦可，为末。足秤十五两，外用香附米去皮、毛，以水、醋浸三日，略炒为末，足秤十五两。上，共十六味，和合，重罗筛过，炼蜜为丸，如弹子大，瓷器收封。每服七丸，空心，鸡未鸣时服一丸。先以薄荷汤或茶灌漱咽喉后，细嚼，以温酒或白汤送下，咸物、干果压之。服至四十九丸为一剂，以癸水调平、受孕为度。孕中三日一丸，产后二日一丸，百日内，尽人事而不孕焉天矣。一方去没药，加沉香；一方去桂，用熟地黄，丸如梧桐子大。每服五十丸，空心，温酒或白汤送下，干物压之。

百子建中丸　女人服此药，调经养血，安胎顺气，不问胎前、产后，月事参差，有余不足诸症，悉皆治之。

真阿胶二两，蛤粉炒成珠　蕲艾叶二两，去筋梗，醋煮汁　香附米十二两，杵去皮毛，醋浸、炒干　熟地黄姜汁浸，焙，二两　南川芎二两　白芍药酒炒，二两　当归酒洗，二两

上为细末，炼蜜为丸，如梧桐子大。每服八十丸，空心，白沸汤点醋少许下。内寒者，温酒下。

六味地黄丸方见补益　治妇人久无孕育者，加香附二两，童便炒用，殊效。

男子无嗣必用之药：

固本健阳丹　凡人无子，多是精血清冷，或禀赋薄弱。间有壮盛者，亦是房劳过甚，以致肾水欠旺，不能直射子宫，故令无子。岂可尽归咎于血之不足与虚寒耶？

菟丝子酒煮，一两半　白茯苓去皮、木　山药酒蒸　牛膝去芦、酒洗　杜仲酒洗，去皮，醋炙　当归身酒洗　肉苁蓉酒浸　五味子去梗　益智仁盐水炒　嫩鹿茸酥炙。以上各一两　熟地酒蒸　山茱萸酒蒸，去核。各三两　川巴戟酒浸，去心，二两　续断酒浸　远志制　蛇床子炒，去壳。各一两半　人参二两　枸杞子三两

上为细末，炼蜜为丸，如梧桐子大。每服五七十丸，空心，盐汤送下，酒亦可。临卧再进一服。若妇人月候已尽，此是种子期也，一日可服三次无妨。如精不固，加龙骨、牡蛎火煅，盐、酒淬三五次，各一两二钱，更加鹿茸五钱。

刘小亭公，年四十无子嗣，阳事痿弱，精如冰冷，求治于予。曰：君留神调理，倘生子，愿当重报。因诊两寸脉洪，两尺脉沉微无力。此真元衰惫，乃斵丧过度所致也。以固本健阳丹加人参、附子、枸杞子、覆盆子各二两制一料，服尽觉下元温暖如前；又制一料，服至半料乃止。乃果孕，生一子。渠甚悦，遂成莫逆焉，后传之于刘柏亭、刘敏庵，俱服之，皆生子。

妊　娠

脉

妊孕初时，寸微五至，三部平匀，久按不晰。妊孕三月，阴抟于阳，气衰血旺，脉正相当；肝旺肺弱，心滑而洪；尺滑带散，久按益强；或关滑大，代止尤忙；洪且脉迟，其胎必伤。四月辨质，右女左男；或浮或沉，疾大实兼；左右俱盛，胎有二三；更审经脉，阴阳可参。但疾不散，五月怀耽，太急太缓，肿漏为殃。六、七月来，胎喜实长；沉迟而涩，堕胎当防；脉弦寒热，当暖子房。八月弦实，沉细非良；少阴微紧，两胎一伤；劳力惊怔，胎血难藏；冲心闭痛，色青必亡。足月脉乱，反是

吉祥。

经脉不行已经三月者,尺脉不止,则是胎也。

验胎散

川芎为末,每服一钱,空心,艾叶煎汤调下。觉腹内微动,则有胎也。若服后一日不动,非胎,必是经闭。

艾醋汤

如凭月,难明有无;如月数未足,难明。用好醋煮艾,服半盏后,腹中番大痛,是有孕;不痛,定无孕也。

安胎者,养血健脾清热也。素有热者,宜:

当归二钱　川芎一钱半　生地一钱　益母草一钱　白术二钱　条芩一钱　砂仁八分　香附米童便炒,一钱　苏梗一钱　黄连炒,八分　甘草三分

上锉一剂,生姜三片,水煎,温服。

安胎丸妊娠常宜服之

当归　川芎　白芍　条芩各一两　白术去芦,五钱

上为末,酒糊丸,如梧桐子大。每服五十丸,茶汤任下,空心服,日进三服。此方,养血清热之药也。瘦人血少有热,胎动不安,素惯半产者,皆宜服之,以清其源而后无患也。

素虚弱者,宜:

芎归补中汤　治妇人怀孕,血气虚弱,不能荣养,以致数月而堕,名半产。

黄芪蜜炙　人参　白术　当归　川芎　白芍酒炒　干姜煨,炒　阿胶炒　五味子　杜仲酒炒　木香　甘草

上锉一剂,水煎服。

千金保胎丸　凡女人受胎,经二月而胎堕者,虽气血不足,乃中冲脉有伤。中冲脉,即阳明胃脉,供应胎孕。至此时,必须节饮食,绝欲,戒怒,庶免小产之患。服此可以保全。

当归酒洗,二两　川芎一两　熟地姜汁炒,四两　阿胶蛤粉炒,二两　艾叶醋煮,一两　砂仁炒,五钱　条芩炒,二两　益母草

二两　杜仲去粗皮,姜汁、酒炒,四两　白术土炒,四两　陈皮一两
续断酒洗,一两　香附米二两,酒、醋、盐水、童便各浸二日,炒

上为细末,煮枣肉为丸,如梧桐子大。每服百丸,空心,米
汤下。

恶阻者,恶心阻其饮食也。

当归　白芍煨　陈皮　香附炒　白术去芦　半夏姜汤泡,
香油炒过,不伤胎气　白茯苓去皮　藿香　神曲炒　砂仁各等分
甘草减半

上锉剂,生姜三片、枣一枚,水煎,温服。

子烦者,心神闷乱也。

白茯苓去皮,二两　防风一钱　麦门冬去心　黄芩各一钱半

上锉一剂,竹叶五片,水煎服。

子痫者,目吊口噤也。

当归　川芎　防风　独活　茯苓　五加皮　薏苡仁　杏
仁　酸枣仁　木香　羚羊角　甘草

上锉一剂,生姜五片,水煎服。

子悬者,心胃胀痛也。胎前诸病,总宜此方加减。

当归　川芎　白芍　人参　紫苏　陈皮　大腹皮水洗
甘草

上锉一剂,生姜五片,葱白七寸,同煎服。腹痛,加香附、
木香;咳嗽,加枳壳、桑白皮;热,加条芩;呕,加砂仁;泻,加白
术、茯苓。

子肿者,面目虚浮也。

当归　川芎　白芍　地黄　茯苓　泽泻　白术　条
芩　栀子　麦门冬　厚朴　甘草

上锉剂,水煎,温服。

子气者,两足浮肿也。

天仙藤即青木香藤,洗,略炒　紫苏　陈皮　香附　乌药
木香　甘草

上锉,生姜煎服,加苍术尤良。

子淋者,小便涩少也。

麦门冬　赤茯苓　木通　淡竹叶

上锉,水煎,空心服。

转胞者,卒不得小便也。

冬葵子五钱　山栀子五钱　木通三钱　滑石五钱

上锉一剂,水煎,温服。外用山栀子、冬葵子、滑石为末,田螺肉捣膏,或生葱汁调膏,贴脐中,立通。

崩漏者,属血虚漏下也。

芎归汤　治胎漏下血不止,或心腹胀,一服立效。

当归尾　川芎各五钱

上锉一剂,酒煎,入童便一盏,同煎服。

胶艾四物汤一名安胎饮。　治胎漏下血,腹痛。

当归　川芎　白芍酒炒　熟地　阿胶炒　条芩　白术去芦
砂仁　香附炒　艾叶少许

上锉剂,加糯米一撮,水煎,空心服。

胎动者,因有所伤也。

佛手散　治妊娠五七个月,因事筑磕着胎,或子死腹中,恶露下,痛不已,口噤欲绝。用此药探之。若不损,则痛止,子母俱安;若胎损,即便遂下。

当归六钱　川芎四钱　益母草五钱

上锉一剂,水煎,入酒一盏,再煎一沸,温服。如人约行五里,再进一服。

胎逆喘急者,火动也。

条芩　香附

上,各等分,为末,每服二钱,白汤调下。

治妊娠伤寒护胎法

井底泥　青黛　伏龙肝

上,为末搅匀,涂于孕妇脐下二寸许。如干,再涂上,以保胎孕也。

一妊妇下血,服凉血之药,下血益甚,食少体倦,此脾气虚而不能摄血。余用补中益气汤而愈。后因怒而寒热,其血仍下,此肝火旺而血沸腾。用加味逍遥散血止,用补中益气汤而安。

一妊妇下血,发热作渴,食少体倦,属脾气虚而肝火所侮。用四君加柴胡、山栀,血止。因怒复作,用六君加柴胡、山栀、升麻而安。

一妊妇胎六月,体倦懒食,面黄晡热而胎不长,因劳欲坠,此脾气不足也。用八珍汤倍加参、术、茯苓,三十余剂,脾胃渐健,胎安而长矣。

一妊妇,堕胎昏愦,不时吐痰,自用养血化痰之剂,昏愦不省,自汗发搐,痰涎壅出。彼以为中风,欲用祛风化痰。予曰:此属脾气虚寒所致。遂用十全大补汤加炮姜,二十余剂,寻愈。

一妊妇,因怒吐血,两胁胀痛,小便淋涩。此怒而血蓄于上,随火出也。用小柴胡合四物,四剂血止;用六君子、安胎饮调理而安。

一妇人,经闭八月,肚腹渐大,面色或青或黄,用胎症之药不应。余诊视之曰:面青脉涩,寒热往来,肝经血病也。此郁怒伤脾肝之症,非胎也。不信,仍用治胎散,不验。余用加味归脾、逍遥二方各二十余剂,诸症稍愈。彼欲速效,别服通经丸一服,下血昏愦,自汗恶寒,手足俱冷,呕吐不食。余用人参、炮姜二剂,渐愈;又用十全大补汤五十余剂而安。以上俱见补益。

刘尚书宠夫人有孕,患恶阻呕吐不止,饮食不下,心中烦躁,头目眩晕。诸医以和脾胃之药,二陈汤、藿香正气散、保生汤之类,遍投罔效。余诊左脉微数、气口数,此血虚气盛有火也。若不养血,则火不降;火不降,则呕不止。以茯苓补心汤加姜汁、炒黄连、竹茹,二服痊愈。

一妇人,每怀孕至三个月,必堕,不肯服药。余以四五年老母鸡煮汤,入红谷、小黄米煮粥食之,不数次而胎固,至月满而生男。

产 育

脉

临产六至,脉号离经;或沉细滑,若无即生。浮大难产,寒热又顿。此时凶候,急于色征。面颊唇舌,忌黑与青。面赤母活,子命必倾。若胎在腹,子母归冥。

夫产育之难者,此由产妇不曾预闻、讲说生育道理,临事怆惶,用力失宜,遂有难产之患。是故有逆产者,则先露足;有横产者,则手先露;坐产者,则先露其臀。此皆用力太早之过。夫当脐腹疼痛之初,儿身才转而未顺,用力一逼,遂致横逆。若手、足先露者,用针刺儿手、足心一二分深,刺三四次,以盐涂其上,轻轻送入,儿得痛惊转,一缩即顺生矣!或先足下者,谓踏莲花生,急以盐涂儿脚底,又可急搔之,并以盐摩母腹上,则正生矣!

凡胎衣不下,乃母生儿讫,流血入衣中,衣为血所胀,故不得下。治之稍缓,胀满腹中,以次上冲心胸,痛疼喘急,必致危笃。若偶得此症,急系脐带急断之,以物坠住,使其子血脉不潮入胞中,则胞衣自当痿缩而下;纵淹延数日,亦不害人。只要产母心怀安泰,不可轻信稳婆,妄用手法,多因此而损者,良可叹哉!又,胞衣不下因产母元气衰薄者,用芎归倍桂以温之,自下。

凡妊妇欲产,痛阵尚疏,经三两日不生,或产母气之委顿,产道干涩,致令难产。才觉腹痛,但破水后,便可服以五积散加杏仁七粒、木香磨、顺流水,姜枣煎,调百草霜末一钱服之。未经破水者,勿服。

凡生产先知此十证,庶免子母之命折于无辜也。世之救生者,少有精良妙手,多致倾命。余因伤痛而备言之。

一曰正产。正产者,言怀胎十月,阴阳气足,忽然作阵疼痛,胎至谷道,浆破血下,儿即正产。

二曰伤产。伤产者,言怀胎未足月,有所伤动,以致忽然脐腹疼痛,或服催药过早,或产母努力太早,逼儿错路,不能正生。凡分娩,须待儿身转顺,头对产门,努力一送,儿即正生。

三曰催生。催生者,言欲产时,儿头至产门,方服药催之。或经日久,产母困倦难生,宜服药以助其血气,令儿速生。

四曰冻产。冻产者,言天气寒冷,产母血气迟滞,儿不能速生。故衣裳宜厚,产室宜暖,背心亦宜温和,庶儿易生。

五曰热产。热产者,言盛暑之月,产妇当温凉得宜。热甚,产母则头疼,面赤、昏晕。若产室人众,热气蒸逼,亦致前患,名曰血晕。若夏月,风凉阴雨,亦当谨避。

六曰横产。横产者,言儿方转身,产母用力逼之故也。凡产母,当令安然仰卧,稳婆先推儿身顺直,头对产门,以中指探其肩,不令脐带羁扳,方用药催之,继以产母努力,儿即生。

七曰倒产。倒产者,言儿未能转身,产母努力故也。当令产母仰卧,稳婆推入,候儿自顺。若良久不生,令稳婆手入产户一边,拨儿转顺近产门,却服催药并努力,即下。

八曰偏产。偏产者,言儿回身未顺生路,产母努力,逼儿头偏一边,产虽露顶,非也,乃额角耳。当令产母仰卧,稳婆轻手正其头向产门,却令产母努力,子即下。若儿顶后骨偏在谷道露额,令稳婆以绵衣炙暖裹手于谷道外旁,轻手推正,令产母努力,儿即生。

九曰碍产。碍产者,言儿身已顺,门路已正,儿头已露,因儿转身,脐带绊其肩,以致不能生。令产母仰卧,稳婆轻推儿向上,以中指按儿肩,脱脐带,仍令儿身正顺,产母努力,儿即生。

十曰坐产。坐产者,言儿之欲生,当从高处牢系手巾一条,令产母以手攀之,轻轻屈坐,令儿生下。不可坐抵儿生路。

十一曰盘肠产。赵都运恭人,每临产,则子肠先出,然后产子,其肠不收,名曰盘肠。稳婆以醋水半盏,默然噀产妇面、背方收。不可不知。

子死腹中

夫子死腹中者,多因惊动太早,或触犯禁,或抱腰太重,或频探试水,胎衣先破,血水先尽,而胎干涸故耳。其候:产母唇舌青黑者,子母俱死;若舌黑或胀闷甚者,然其子已死矣。先以平胃散一两,酒、水各半煎,却投朴硝半两即熟皮硝服;或用硝一两,以童便调下,亦妙。

平胃散

苍术米泔浸　陈皮　厚朴姜汁炒　甘草

上锉一剂,酒、水煎,加朴硝再煎一二沸,温服。

如因难产,或大寒时,急以大油纸捻,徐徐断其脐带。虽儿已死,令暖气入腹,多得复生。切不可用刀断之。

生产难者,燥涩紧敛也。催生只用芎归汤,最稳当,又捷效。

催生饮

当归　川芎　大腹皮洗　枳壳麸炒　白芷各等分

上锉一剂,水煎,温服。此五味,下胎、催生,立应。

柞木饮　催生,亦治横生逆产、死胎烂胀不下者,服之立下如神。

柞木生枝如小指大者一握,净洗锉碎,一叶一刺,处处有之

甘草五寸

上锉一大剂,水一碗半,砂锅内纸二重密封,慢火煎至一半。候产母腹痛甚时,温饮一杯,不过一二服,觉下重,即生。

催生汤 候产母腹痛、腰痛,见胞浆水下,方服。

桃仁炒,去皮 赤芍 牡丹皮净 官桂 白茯苓去皮。各一钱

上锉一剂,水煎,热服。

如神散 催生屡效、灵妙。于理固难通,于事实殊效。

临产时,令人路上寻草鞋一只,取耳烧灰,温酒调下三钱。如得左足者生男,右足者生女,覆者儿死,侧者有惊。此药委是神奇。

催生散 治难产并胞衣不下。

白芷 伏龙肝 百草霜 滑石各等分 甘草减半

上为细末,用芎归汤入酒、童便少许,调前末服之二次,立效。

脱衣散 治胞衣不下。

川牛膝三钱 归尾二钱 木通三钱 滑石四钱 冬葵子二钱半 枳壳二钱

上锉剂,水煎,热服。

有胞衣不下,因产母元气虚薄者,用芎归倍桂以温之,自下。

补遗方

治妇人难产

用蛇兑一钱,焙存性为末,黄酒调下,即生。

治横生逆产 服诸符药不下者。

灸右足小趾尖头三炷,艾炷如小麦大。

治死胎不出

麝香五分,另研 官桂末三钱

作一服,黄酒调下,须臾,如手推下,效。

治胎死腹中,疼痛不已

鹿角烧灰存性为末,每服三钱,温黄酒送下。

一孕妇,交骨不开,产门不闭。皆由元气虚弱,胎前失于调摄,以致血气不能运达而然也。交骨不开,阴气虚也,用加味芎归汤、补中益气汤;产门不闭,气血虚也,用十全大补汤。

加味芎归汤,即芎、归各一两,加自死龟板一个酥炙、妇人头发一握烧存性,为散。每服五钱,水煎服,如人行五里,即生。如胎死,亦下。灼过龟板亦可。

小　产

小产重于大产,将息当过十倍。大产乃栗熟自脱,小产如采生栗,破其皮壳,去其根蒂,非自然者。盖胎脏损伤,胞系腐烂,然后胎堕,岂不过于大产?但人多以小产为轻,以致损命。大抵小产宜补血、生肌肉、养脏气、生新血、去瘀血。

补气养血汤　治小产气虚,下血不止。

人参　黄芪蜜炙　当归　白术去芦　白芍药酒炒　艾叶　炙甘草　阿胶炒　川芎　青皮去穰　香附炒　砂仁各等分

上锉一剂,水二盏,煎至一盏,去渣,温服。

补血定痛汤

当归　川芎　熟地　白芍酒炒。各一两　玄胡索七分　桃仁去皮,研细　红花各三分　香附　青皮炒　泽兰　牡丹皮各五分

上锉一剂,用水一盏半,入童便、酒各一盏半,煎至一盏,温服。若以手按腹愈痛,此是瘀血为患,宜用此药。若按之反不痛,此是血虚,宜用四物汤、参苓白术。若痛而作泻,此是脾虚,宜六君子加破故纸炒、肉豆蔻煨、姜、枣,煎服。

产　后

脉

产后缓滑，沉细亦宜；实大弦牢，涩疾皆危。

妇人产毕，饮热酒、童便共一钟，闭目少坐，上床倚高，立膝仰卧，不时唤醒，及以醋涂鼻，或用醋烧炭及烧漆器，更以手从心撺至脐下，使恶露不滞。如此三日，以防血晕、血逆。酒虽行血，亦不可多，恐引血入四肢，且能昏晕，宜频食白粥少许。一月之后，宜食羊肉、猪蹄少许。仍慎言语、七情、寒暑、梳头、洗足，以百日为度。若气血素弱者，不计日月，否则患手足腰腿酸疼等症，名曰蓐劳，最难治疗。初产时，不可问是男是女，恐因言语而泄气，或以爱憎而动气，皆能致病。不可独宿，恐致虚惊；不可刮舌，恐伤心气；不可刷齿，恐致血逆。须血气平复，方可治事。犯时微若秋毫，或病重如山岳，可不戒哉！

产后诸疾，依法治之，大补气血为主也。

芎归补血汤　治产后一切诸病，气血虚损，脾胃怯弱，或恶露不行，或去血过多，或饮食失节，或怒气相冲，以致发热恶寒、自汗口干、心烦喘急、心腹疼痛、胁肋胀满、头晕眼花、耳鸣、口噤不语、昏愦等症。

当归　川芎　白术去芦　白茯苓去皮　熟地黄　陈皮　乌药　香附童便炒　干姜炒黑　益母草　牡丹皮　甘草

上锉一剂，生姜一片、枣一枚，水煎，温服。看病加减于后：

产后恶寒发热、头疼体痛、脉大无力者，是气血俱虚也。依本方加人参、黄芪，去川芎、牡丹皮、益母草。

产后早起劳动，发热恶寒，依本方加人参、黄芪。

产后恶露不尽，胸腹饱闷疼痛，或腹中有块，恶寒发热，有恶血也。依本方加桃仁、红花、肉桂、牛膝、枳壳、木香、玄胡索、童便、姜汁少许,去熟地黄。

恶血去后,腹不满、不硬、不痛,但虚热不退,依本方加人参,去牡丹皮、益母草。

产后恶露不尽,瘀血上冲,昏迷不醒,腹满硬痛者,当去恶血。依本方加桃仁、红花、肉桂、玄胡索、牛膝、童便、姜汁少许。

产后腹软、满,不硬痛者,不是瘀血,乃是脾虚故也。依本方加人参、砂仁、厚朴,去益母草、牡丹皮。

产后恶露不尽,败血流入肝胃二经,或腹胁刺痛,或发肿满,依本方加远志、红花、厚朴、玄胡、肉桂、青皮、木香,去熟地。久不愈,成血臌。

产后血去不止,是血虚、血热。依本方加人参、黄芪、生地黄、炒栀子、荆芥、阿胶、乌梅,去益母草、牡丹皮、乌药。血甚不止,加地榆炭、茅根汁,磨墨调。血久不止成血崩,服五灰散。方见血崩。

产后去血过多,大肠干燥无血,大便闭结不通,依本方加麻黄、生地、桃仁、杏仁、黄芩、枳壳、厚朴、红花,去川芎、白术、茯苓、乌药、干姜、益母草、陈皮。

产后气大脱,血脉极,昏晕不醒者,切不可惊哭叫动,则惊散真气,乘昏晕死。可用热米汤布按,元气复醒。依本方加人参、黄芪,去牡丹皮、益母、乌药,先将热醋熏鼻,即醒。

产后泄泻,脾虚发肿,依本方加人参、苍术、厚朴、砂仁、猪苓、木通、大腹皮、白芍炒,去熟地黄、川芎、乌药、益母草、牡丹皮。泻甚不止,加肉蔻、诃子、乌梅,去厚朴。久不愈,成产后脾泻中满。

产后食伤脾胃,饱闷泄泻,后变痢者,难治。依本方加砂仁、木香、山药、苍术、厚朴、白芍炒,去熟地、川芎、益母草、牡丹皮、乌药。泻甚不止,加肉蔻、诃子煨、乌梅,去厚朴、木通。

产后恶心，呕哕不止，若去血过多，乃是脾胃虚寒、血少之故。依本方加人参、半夏、乌梅，去益母草、牡丹皮、香附、乌药。

产后恶露去少，呕哕恶心，胸胀或胸膈疼痛，是恶血冲胃。依本方加肉桂、砂仁、厚朴、红花，去熟地、白术、茯苓。

产后因怒伤肝，胸胁刺痛，饱胀不进饮食，发热，依本方加砂仁、木香、厚朴、青皮、玄胡索、茴香，去熟地黄、白术、茯苓、益母草、牡丹皮。

产后血虚，发热、烦躁、虚惊、睡卧不宁、错语失神，依本方加人参、酸枣仁、竹茹、炒山栀、麦门冬、辰砂，去乌药、牡丹皮、益母草、干姜。

产后口眼㖞斜，手足牵引，或筋惕肉𥆧，或惊悸、战栗不止，或作寒热，脉或大无力，或虚细，皆是气血俱虚，不能荣养筋脉。依本方加人参、黄芪、辰砂，去乌药、干姜、益母草、牡丹皮。若脉来浮紧有力，恐血虚中风，本方去黄芪、辰砂，加防风、荆芥、羌活，不可全作风治，以风散气，误矣！有痰，加竹沥、姜汁少许，半夏姜炒，去黄芪。二三服药除防风、荆芥、羌活，依本方加减调理。

产后心血空虚，神无所依，或因悲思郁结，怒气忧惊。惊则神舍空，舍空则生痰，是神不守舍，使人惊狂烦乱，叫骂欲走，悲歌妄笑，头摇手战，依本方加人参、竹茹、酸枣仁、麦门冬、山栀、贝母、枳实、辰砂、竹沥、姜汁，去川芎、乌药、干姜、益母草、牡丹皮。

产后血少，脾虚生痰，痰迷心窍，使人昏迷，不能言语，依本方加瓜蒌、贝母、枳实、人参、菖蒲、桔梗、竹沥、姜汁少许，去香附、乌药、干姜、益母草、牡丹皮。

产后心血空虚，心无血养，口不能言，精神短少，依本方加人参、酸枣仁、石菖蒲、远志、茯神、生地、桔梗、麦门、竹沥、姜汁少许，去牡丹、益母、乌药、干姜、香附。

产后去血过多，血虚发肿者，依本方加砂仁、大腹皮、厚朴、猪苓、木通，去牡丹皮、益母草、乌药、干姜。

产后恶血去不止，流入脾经，发肿满者，依本方加红花、大腹皮、厚朴、砂仁、木香、猪苓、木通，去益母草、乌药、白术、茯苓。

产后脾虚，饱闷不进饮食，依本方加砂仁、白豆蔻、厚朴、益智、木香，去川芎、益母草、牡丹皮、乌药、干姜。

产后血虚，烦渴不止，津液枯竭，依本方加人参、麦门冬、五味子、天花粉、葛根、莲肉、乌梅、白芍，去川芎、干姜、牡丹皮、益母草、乌梅、香附。

产后脾虚发热，痰喘气急，依本方加沉香、木香、苏子、厚朴、白芍、砂仁、枳实、贝母、竹沥、姜汁少许，去益母草、牡丹皮、干姜、白术、香附、乌药。

产后因去血过多，遍身骨节痛难转侧，是血虚不能荣养筋骨。依本方加生地黄、白芍、红花、人参、牛膝、乳香、薄桂少许，去益母草、牡丹皮、乌药、干姜。

产后因去血过多，血虚发痉者，依本方加黄芪、人参、生地、白芍，去益母草、牡丹皮、姜汁、乌药。发热，加柴胡、黄芩少许；有痰，加瓜蒌、贝母、枳实、竹沥、姜汁少许，去熟地黄。

产后形体壮盛，手足瘫痪，遍身疼痛，难以动缩者，是血虚有风痰也。依本方加贝母、枳实、薄桂、牛膝、炒黄芩、羌活、苍术、白芍、竹沥、姜汁少许，去益母草、牡丹皮、干姜、乌药、白术。

产后初起腹中有块，升举作痛，无寒热者，俗云儿枕，七日痛自已，或腹痛、块痛、作寒热者，痛不移处，是死血痛，当去恶血，痛自止矣。

产后初起蒸乳发寒热者，依本方加枳实、通草。

益母丸 治妇人胎前产后；或难产、胎胞不下，血晕不醒,或恶露不尽,俱可服之。

五月五日午时取益母草阴干,捣为细末,炼蜜为丸,如圆眼大。每服一丸,童便、好酒各半,研化服之。不饮酒,姜汤化下。

回生丹长葛孙奎亭经验

大黄一斤,为末　苏木三两,锉,用河水五碗,煎汁三碗,去渣不用,存汁　红花三两,炒黄色,入好酒一大壶,同煮三五滚,去红花不用,存汁用　黑豆三升,煮熟,取汁三碗,去豆不用,只用豆汁

先将大黄末以好米醋三四碗搅匀,以文武火熬成膏,如此二遍;次下红花酒、苏木汤、黑豆汁,搅开,大黄膏入内,又熬成膏,取出。如有锅粑,再焙干,入后药:当归、川芎、熟地黄、白茯苓去皮、苍术米泔浸、香附米、乌药、玄胡索、桃仁另研、蒲黄、牛膝去芦。各一两、白芍酒炒、甘草、陈皮、木香、三棱、五灵脂、羌活、地榆、山萸酒浸,去核。各五钱、人参、白术去芦、青皮去穣、木瓜各三钱、良姜四钱、乳香、没药各一钱

上为细末,用大黄膏为丸,如弹子大,每服一丸,酒炖化通口服。若产后头疼,身热,有汗,谓之伤风,加桂枝末三分,姜、葱、煎汤,炖化,服之;若产后头疼、身热,无汗谓之伤寒,加麻黄末三分,姜、葱、煎汤,炖化,服之;若产后无乳,加天花粉三分、当归尾三分、穿山甲炙三分、黄连三分为末,同入酒内化开,不拘时服,令乳母将乳头揉千余转,其乳如涌泉自出。

保生论回生丹功效

养胎益血和子,治妊妇失宜、劳复胎动,或胎漏,恶露时下;脏极寒,久不成胎,痿燥不长,过期不产;日月虽满,动作无力,或致损坠;产时未至,恶露先下,胞络枯燥,至令难产;或逆瘤闷乱,连日不产,子死腹中,腹上冰冷,口唇青黑,出冷沫;恶露上攻,昏闷不省,喘促汗出及血未尽,脐腹冷痛,寒热

往来。或因产劳,虚损身羸,面黄体瘦,心怯盗汗,饮食不进,渐成劳疾。八月常服,壮气养胎顺产,滋阴养血,调和阴阳,密腠理,实脏腑,治风虚,实痼冷,闺门宝鉴经验医方,治妊妇胎前产后,崩漏带下,室女经闭,月水不调。

第一、子死腹中如何?答曰:妊母因染热病,六七日经传,脏腑热极以致子死腹中,坠脐下不分离,命在须臾,急服回生丹三丸,便生。

第二、难产如何?答曰:缘胎气已成,子食母血,临月足余,血化成块,俗呼为儿枕。临产时,儿枕先破,及将生时,枕破,血裹其子,故难产。但服此药,逐去败血,须臾自生,横生、逆产同治。

第三、产后胎衣不下如何?答曰:母子分解既讫,母受其寒,产血入胎衣中,被血所胀,故胎衣不下,令人胀闷,饮食不进。用此药逐去衣中败血,自然下矣。

第四、产后血晕,起止不得,眼见黑花如何?答曰:产后三日,血气未定,还走五脏,奔克于肝。医人不识,呼为暗风,差矣!宜此丹治之,即愈。

第五、产后口干、心闷如何?答曰:产后七日以来,血气未定,因三日食面,面与血结,积聚在心,是以烦渴。医人不识,呼为胸膈壅闷。但服此药,万无一失。

第六、产后寒热似疟如何?答曰:产后虚羸,血入于心肺,热入于脾胃,则寒热极反渴。医人不识,呼为疟疾。误伤产妇,不可胜计。若服此救之,百发百中。

第七、产后四肢浮肿如何?答曰:败血走注,五脏转满,四肢停留,回转不得,乃化为浮肿,遂致四肢俱肿。医人不识,遂呼为水肿,与血肿不同。水肿,气闭而小便涩;血肿,气竭而四肢寒。先服此丹去败血,后用利水气药。

第八、产后血邪,如见鬼神,癫狂,言语无度如何?答曰:产后败血,热极冲心,所以烦躁,言语癫狂。医人不识,呼为风邪。若以风治之,是庸医误人。若急服此丹,万无一失。

第九、产后失音不语如何?答曰:心有七孔三毛,败血冲心,流入孔中,被血所闭,言语不得。医人不识,呼为脱阳。脱阳失音,甚是为难,无方下药。若不审视产妇败血,行与不行、顺与不顺,令血气妄行,流入心孔,却反为难治。若服此药,万无一失。

第十、产后泄痢腹痛如何?答曰:妊妇未满月,误食酸冷、坚硬之物,与血相抟,流入大肠,不得克化,或泄脓血,或作污刺,不得安稳,但服此即愈。

第十一、产后百节酸疼如何?答曰:生产妊妇,百骨脂中开张,产后余血流入经络,停留日久,结聚不散,壅滞虚胀,是以百节酸疼。医不识此,呼为湿症。用药误损者,多矣!但服此丹二三服,去其滞血,即痊。

第十二、产后小便尿血如鸡肝如何?答曰:产妇月中调理失宜,饮食不得应时,兼以气怒,以致余血流入小肠,闭却水道,是以小便涩结,血似鸡肝;流入大肠,闭却肛门,遂致大便涩难。医人不识,呼为五脏淋沥,伤损心肝,以致瘀血成块,形如鸡肝。殊不知败血流入大肠,闭塞水谷,以致如此。但服此药,立痊。

第十三、产后下血似崩中如何?答曰:产后败血恶露,尽止之间,亦当服药,以调五脏,或食酸咸之物,寒热不一,因此荣卫不得调和,以致腹中便作崩漏,形如肝色,浑身潮热,背膊拘急,心中烦闷。医人不察,云为崩下。但妇人癸水将至,暴下不止,愆期过度,故曰崩下。产妇血气正行,失于保养,以成此疾。但服此丹,其病即痊。

第十四、产后胸膈气满,呕逆不止如何?答曰:产后血停于脾胃,食充气充,心气不安,胸膈胀满,呕吐偏多。医人不识,呼为翻胃,口不容受饮食,故曰翻胃。况妊妇血停于脾,心气相冲,而为呕逆,如何谓之翻胃? 但服此丹二三丸,百无一失。

第十五、产后咳嗽、寒热往来如何? 答曰:产后不能忌口,食面,结痰为块,气喘咳嗽,四肢寒热,心闷口干,浑身烦躁,睡梦多惊,体虚无力,经水不来,名曰血闭。肠痛面赤,因此难治。变作骨蒸,治须仔细。若服此丹不应,卢医不起。

第十六、产后喉中似蝉声如何? 答曰:败血冲遏于心,转入肺,气与血并,结成块,入喉中,作声似蝉鸣,人以为怪产,得此病者,十不救一。

第十七、产后面黄舌干、鼻中流血、遍身色点生斑如何? 答曰:产后败血入五脏六腑皆满,流入肌肤,败血出入,流走四肢,热结流注,传送不得,故有此疾。可畏! 可慎! 产后有此,十无一活,但此疾百中无一二,如偶或遇之,此丹可保无虞。

第十八、产后眼涩、腰痛似角弓如何? 答曰:产后百日之后,方得脱体。今在月中,七日以来食麦、爽口之物,以致烦躁,不得安宁。因循不肯服药调理,兼百日之内过伤房事,或久病或坐卧当风,取其一时快乐,殊不知产后血气亏损,倘一犯之,则不能免此患也。

第十九、产后小便涩、大便不通如何? 答曰:血入肠中谁得知,小便淋沥大便迟;乍寒乍热常多汗,如醉如痴似鬼迷;花发目前如碎锦,病缠身内总成虚;只消一粒回生药,产妇从今免困危。

产后诸疾补遗

一产妇,略闻音响,其汗如水而昏愦。诸药到口即呕。余以为脾气虚败,用参、附细末为丸,时含三五粒,随液咽下,乃渐加之,至五钱许,却服参附汤而痊。

一产后生肠不收,皆由气虚血弱,所以悬下。但养气和血,其物自收。用补中益气汤去柴胡、陈皮,加川芎升提之;用热手心常熨腰肚,气暖,其物自收。

一产妇,阴脱肿痛,脉滑数,欲作脓也。用十全大补汤而脓成,又数剂而溃。但小便频数,患处重坠,此元气虚而下陷也。用补中益气汤而寻愈。

一产妇,生门不闭,发热恶寒,用十全大补加五味,数剂而热退;用补中益气加五味,数剂而生门闭。

一产妇,血崩因怒,其血如涌,仆地,口噤目斜,手足搐搦,此肝经血耗生风。余用六味丸一料,诸症悉退。但食少、晡热,佐以四君子、柴胡、牡丹皮而愈。

一产妇,泄泻,四肢、面目浮肿,喘促恶寒。余谓脾肺虚寒,用六君子加姜、桂而泄泻愈;又补中益气而脾胃健。

一产妇,泄痢腹痛日久,形体骨立,内热晡热,自汗盗汗,口舌糜烂,吐痰,脉洪大,重按全无。此命门火衰、脾土虚寒而不能摄痰归元。用八味丸,补火以生土;用补中益气汤,兼补肺金而痊。

一产妇,牙关紧急,腰胀,背反张,四肢抽搐,两目连札。此血去过多、元气亏损、阴火炽盛。用十全大补汤加炮姜,一剂而苏,数剂而安。

一产妇,筋挛臂软,肌肉抽掣。皆属气血虚。用十全大补汤而痊。以上诸方,俱见补益。

乳　病

乳汁不通,结核成饼不散,寒热作痛者,宜速揉散,乳汁亦通,饼核自消。如不消,结成乳痈,急用连须葱捣成饼,搭乳上,用炭火一罐盖葱上,须臾汗出,立消。

乳汁不通者,有盛有虚也。盛宜:

桔梗二钱　瞿麦　柴胡　天花粉各一钱　通草七分　青皮　白芷　木通　赤芍　连翘　甘草各五分

上锉一剂,水煎,频服,更摩乳房。

虚宜:

王不留行　木通　天花粉　当归　川芎　白芍酒炒　生地各等分

上锉一剂,用猵猪蹄膀肉四两,煎汤二钟,入药同服。先将葱汤频洗乳房。

涌泉散　治乳汁不通,不问虚盛,先用木梳频刮乳房,后服药,效。

穿山甲炒　白僵蚕炒　肉豆蔻面包煨熟。各四钱　皂角五钱胡桃仁去皮,四两　芝麻炒,半斤

上为细末,每服不拘多少,温酒调下,任意食之。

治乳汁不通

王不留行　天花粉　甘草各三钱　当归　穿山甲醋炙,各五钱

上为细末,每服三钱,猪蹄汤或热酒调下,其乳即通。

乳痈发痛者,血脉凝注不散也。

天花粉　金银花　皂角刺　穿山甲土炒　当归尾　白芷梢瓜蒌仁　贝母　甘草节

上锉一剂,酒煎服。此方治吹乳、乳痈痛肿不可忍者。

瓜蒌散　治妇人乳疽、乳痈、奶劳。

黄瓜蒌子多者,不去皮,研烂　当归五钱　乳香一钱,研碎没药一钱,研　生甘草五钱

上合一剂,好酒三碗,于银、石器中,慢火熬至碗半,分为二次,食后服。如有乳劳,便服此药,杜绝病根。如毒气已成,能化脓为黄水;毒未成,即内消。疾甚者,再合一服,以愈为度。

妇人吹乳,用黍子一合,黄酒下,即散。

治妇人吹乳硬肿,身发热,憎寒,疼痛难忍,不进饮食者,服之良验。

鹿角一两,炭火煅存性,为末,分作二服。先将末药五钱入锅,次下无灰酒一碗,滚数沸,倒在碗内,乘热尽饮,临卧服,汗出即安。

治吹乳仙方

用葱一大把,捣成饼,一指厚,摊乳上,用炭火一罐覆葱上,须臾汗出,肿痛立消。

一产妇劳役,忽乳汁如涌,昏昧吐痰,此阳气虚而厥也。灌以独参汤而苏,更以十全大补汤而安。方见补益。

一妇人血气方盛,乳房作胀,或无儿饮,胀痛,憎寒发热。用麦芽二三两炒熟,水煎服,立消。其耗散气如此,何脾胃虚弱、饮食不消方中多用之?

乳　岩

妇人乳岩,始有核肿,如鳖棋子大,不痛不痒,五、七年方成疮。初便宜多服疏气行血之药,须情思如意,则可愈。如成之后,则如岩穴之凹,或如人口有唇,赤汁脓水浸淫胸腹,气攻疼痛。用五灰膏去蠹肉,生新肉,渐渐收敛。此疾多生于忧郁积忿,中年妇人。未破者,方可治;成疮者,终不可治。宜服十六味流气饮。

十六味流气散　治乳岩

当归　川芎　白芍　黄芪　人参　官桂　厚朴　桔梗　枳壳　乌药　木香　槟榔　白芷　防风　紫苏　甘草　乳痈,加青皮。亦治痘疹余毒作痈瘤。

上锉一剂,水煎,食远、临卧频服。

妇人诸病

妇人与鬼交通者,由脏腑虚,神不守舍,故鬼气得为病也。其状不欲见人,如有对晤,时独言笑,或时悲泣也。脉息迟伏,或为鸟啄,皆鬼邪为病也。又脉来绵绵,不知度数,而颜色不变,此亦是斯候也。宜灸鬼哭穴,以患人两手拇指相并,用线扎紧,当合缝处半肉半甲间,灼艾灸七壮。若果是邪祟病者,即乞求免灸,云:我自去矣!

茯神散 治妇人与鬼交通,妄有见闻,语言杂乱。

白茯神一钱半 白茯苓去皮 人参 石菖蒲各一钱 赤小豆五分

上锉一剂,水煎服。外用辟邪丹祛之。方见瘟疫。

妇人伤寒发热,经水适来,昼则明白,夜则谵语,如见鬼状,此为热入血室也。小柴胡汤。方见伤寒。依本方加生地黄。一方用四物汤去熟地黄,用生地黄,加柴胡,各等分煎服。亦治此症。

黑白散 治阴中肿痛。

小麦、朴硝、白矾、五倍子、葱白

上件,煎汤,频洗。一方用马鞭草,捣烂涂之。

妇人阴痒者,是虫蚀阴户也。治阴痒,用蛇床子、白矾,煎水淋洗,即止。一方用牛肝或猪肝三寸,纳入阴中,其虫尽入肝内,取出,立效。

妇人阴中生疮者,是湿热也。

疗女人阴中生疮

杏仁 雄黄 矾石各二分 麝香二分半

上研细,敷入阴中。一方单用硫黄敷之,亦效,研细末。

一妇人,素郁闷,阴户痛痒,不时出水,饮食少思,肢体倦怠。用归脾汤加牡丹皮、山栀、芍药、柴胡、生甘草主之而安。

一妇人，病愈后，小便出屎，此阴盛失于传送，名大小肠交也。先用五苓散二剂而愈。又用补中益气汤而安。

一妇人，阴中寒冷，小便澄清，腹中亦冷，饮食少思，大便不实，下元虚寒。治以八味丸月余，饮食渐加，大便渐实；又月余，诸症悉痊。

一妇人，每交接出血作痛，此肝火动脾而不能摄血。用补中益气、济生归脾二汤而愈。若出血过多而见他症，但用前药调补脾肝。

一妇人，阴中挺出一条五寸许，闷痛重坠，水出淋沥，小便涩滞。夕与龙胆泻肝汤，分利湿热；朝与补中益气汤，升补脾气，诸症渐愈。再与归脾加山栀、茯苓、川芎、黄柏间服，调理而愈。后因劳役或怒气，下部湿痒，小便不利，仍用前药即愈。亦有尺许者，亦有生诸虫物者，皆用此治。

一妇人，小便自遗，或时不利，日晡益甚，此肝热阴挺，不能约制。用六味丸料加白术、酒炒黑黄连七分、知母五分，数剂，诸症悉愈。若误用分利之剂，愈损真阴，必致不起。

一妇人，有孕，小便不利，小腹肿胀，几至于殒。用八味丸一服，小便淋沥；再以前丸之料加车前子一剂，即利，肚腹顿宛而安。

一妊妇，无故自悲，用大枣十枚，甘草、小麦各三两，分三剂，水煎服而愈。后复患，又以前汤佐以四君子加山栀而安。

一妇人，身颤振，口妄言，诸药不效。余以为郁怒所致，询其故，盖为素嫌其夫，而含怒久矣。投以小柴胡汤稍可，又用加味归脾汤而愈。

一妇人，惊悸怔忡，无寐，自汗盗汗，怠惰嗜卧，饮食不甘，用归脾汤而愈。至年余，怀抱郁结，患前症兼衄血、便血，仍用前汤而愈。

一妇人，忽昏愦，发谵语，自云为前生赖某人银两，其神责我,将你解往城隍理问。两脚踝膝臀处皆青肿,痛不可忍,口称苦楚,次日方苏,痛尚不止。用金银藤两许,水煎服,即愈。

一女子,年二十岁,未婚。每见男子,即咬住不放,后昏倒,阴户流出冷精,顷间即醒。其厥阴肝脉弦出寸口,乃阴盛思男子不可得也。余令其父母用棍痛责,因思痛而失欲也,后服抑阴丸而愈。

卷之七

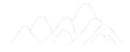

小儿科

小儿神色总断

凡小儿病,宜先观形症神色,然后察脉。假如:肝之为病,则面青;心之为病,则面赤;脾之为病,则面黄;肺之为病,则面白;肾之为病,则面黑。先要分别五脏形症,次看禀受盈亏,胎气虚实,明其标本而治之,无不可者。

入门审候歌

观形察色辨因由,阴弱阳强发硬柔;
若是伤寒双足冷,要知有热肚皮求;
鼻冷便知是疮疹,耳冷应知风热症;
浑身皆热是伤寒,上热下冷伤食病。
五指梢头冷,惊来不可当;
若逢中指热,必定是伤寒;
中指独自冷,麻痘症相传;
女右男分左,分明仔细看。

观面部五色

面赤为风热,面青惊可详;
心肝形此见,脉症辨温凉;
脾怯黄疳积,虚寒皖白光;
若逢生黑气,肾败命须亡。

面部观形察色

下颏属肾水,北;

左腮属肝木,东;

额上属心火,南;

鼻准属脾土,中;

右腮属肺金,西。

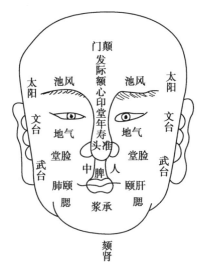

小儿三岁以下有病,须看男左女右手虎口三关。从第二指侧看,第一节名风关,第二节名气关,第三节名命关。辨其纹色,紫者属热,红者属寒,青者惊风,白者疳病,黑者中恶,黄者脾之困也。若现于风关为轻,气关为重,过于命关,则难治矣!

三关脉纹主病歌

紫黑红伤寒,青惊白是疳;

黑时因中恶,黄即困脾端。

又:

青色大小曲,人惊并四足;

赤色大小曲,水火飞禽扑;
紫色大小曲,伤米面鱼肉;
黑色大小曲,脾风微作搐。

手指脉纹八段锦

Y 鱼刺形,主惊风、痰热。

| 悬针形,主伤风、泄泻、积热。

川 水字形,主惊疳、食积、咳嗽。

乙 乙字形,主肝病、惊风。

虫形,主肝虫、大肠秽积。

环形,主疳积、吐逆。

乱纹,主虫。

珠形,主死。

虎口三关脉纹图

风关第一节,寅位;气关第二节,卯位;命关第三节,辰位;虎口叉手处是也。

凡小儿至三岁以上,乃用一指按寸、关、尺三部,常以六七至为率。添则为热,减则为寒,浮洪风盛,数则多惊,沉迟为虚,沉实为积。

小儿脉法总歌

小儿有病须凭脉,一指三关定息数;
迟冷数热古今传,浮风沉积当先识;
左手人迎主外证,右手气口主内疾;
外候风寒暑湿侵,内候乳食痰积致;

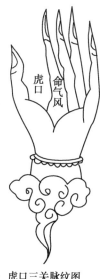

虎口三关脉纹图

洪紧无汗是伤寒，浮缓伤风有汗液；

浮洪多是风热盛，沉细原因乳食积；

沉紧腹中痛不休，弦紧喉间作气急；

紧促之时疹痘生，紧数之际惊风至；

虚软慢惊作瘛疭，紧实风痫发搐搦；

软而细者为疳虫，牢而实者因便闭；

脉芤大小便中血，虚濡有气兼惊悸；

滑主露湿冷所伤，弦急客忤君须记；

大小不匀为恶候，二至为危三至卒；

五至为虚四至损，六至平和曰无疾；

七至八至病尤轻，九至十至病热极；

十一二至死无疑，此诀万中无一失。

小儿死候歌

眼生赤脉贯瞳仁，囟门肿起又作坑；

指甲黑色鼻干燥，鸦声忽作肚青筋；

虚舌出口咬牙齿，目多直视不转睛；

鱼口气急啼不得，蛔虫既出死形真；

手足掷摇惊过节，灵丹十救一无生。

鱼目定睛夜死，面青唇黑昼亡；

啼而不哭是痛，哭而不啼是惊；

嗞煎不安是烦，嗞哇不定是燥。

急　惊

急惊风症，牙关紧急，壮热涎潮，窜视反张，搐搦颤动，唇、口、眉、眼牵引，口中热气，颊赤唇红，二便闭结，脉浮洪数紧。此内有实热，外挟风邪，当截风定搐。若痰热尚作，仍微下之；

痰热既泄,急宜调养胃气;搐定而痰热少退,即宜调补脾气,此大法也。

急惊属肝,风邪、痰热有余之症也。急惊者,阳症也。治宜解表,败毒散主之。若急惊肚腹肿痛,灵砂丸、万亿丸之类。

败毒散 治急惊风初起,发热,手足搐搦,上宫天吊,角弓反张,并一切感冒风寒,头疼发热,咳嗽喘急,鼻塞声重及疮疹欲出发搐,并宜服之。

人参 羌活 独活 柴胡 前胡 茯苓去皮 桔梗去芦 川芎 枳壳去穰,炒 天麻 全蝎去毒 僵蚕炒 白附子煨 地骨皮各等分 甘草减半

上锉一剂,生姜三片,水煎服

灵砂丸 治小儿风痰惊积至危笃者,如神。

南星泡 半夏泡 巴豆去壳,酒煮干二次。各五钱 全蝎 朱砂一半入药,一半为衣。各三钱 僵蚕炒,七分 轻粉少许

上为末,水和丸,如黍米大。每一次三丸。如惊风,金银汤下;其余,姜汤下。

龙脑安神丸 专治大人、小儿惊风癫痫,男、妇骨蒸劳热,咳嗽,语涩舌强,久不瘥者及伤寒大热不解,久无汗者。大人服一丸,井花水调雄黄四、五分送下,或细嚼或研下。小儿一岁以下者,四之一;二三岁,三之一;四、五岁者。二之一。极神效。

牛黄五分 片脑三分 乌犀角二钱 朱砂飞过,二钱 人参去芦,二钱 白茯神去皮,二钱 地骨皮二钱 麦门冬去心,二钱 桑白皮二钱 麝香三分 马牙硝三分 甘草二钱

上各为末,分两秤停,合为一处,炼蜜为丸。每两作十丸,金箔四大张为衣,阴干,瓷器内放,用黄蜡作盖,恐泄脑麝之气。此方百发百中,其功不能尽述。

千金散　治小儿一切痰喘,急、慢惊风。虽至死,但能开口灌下,无不活者。

全蝎炙　僵蚕各三分　朱砂四分　牛黄六厘　冰片　黄连　天麻各四分　胆星　甘草各二分

上为末,每用五七厘,薄荷、灯心、金银煎汤,不拘时调下。

保生锭　治小儿急、慢惊风,痰涎壅盛,胎惊内吊,多啼,夜间恍惚不宁,久患癫痫,咳嗽发热,夏月中暑发搐,皆治。常服,镇惊、安神、宁心。

牛黄三钱　天竺黄　辰砂各一两　雄黄三钱　麝香五分　片脑五分　琥珀一两　珍珠五钱　大赭石三钱,火煅七次　蛇含石三钱,火煅七次　金银箔四帖　天麻　防风　甘草　茯苓去皮　人参各三钱　僵蚕　血竭各五钱　远志去心,三钱　陈皮　牛胆　南星各一两

上为细末,用米粉糊为锭,辰砂为衣,用薄荷汤送下。

大圣夺命金丹　治小儿急、慢惊风,癫痫天吊,客忤物忤,中恶及初生脐风,撮口著噤,胎惊胎痫,牙关紧急,惊风痰热,搐搦掣颤,反弓窜视,昏闷不醒。但是一切惊风、危恶紧急之症,并皆治之,其效如神。其他惊药,俱不及此,真起死回生之良剂也。杨绳雨传

天麻泡　全蝎去毒　僵蚕炒　胆星　防风去芦　羌活　白附子炮　茯神去皮、木　川芎　远志泡,去心　桔梗去芦,炒　石菖蒲　半夏姜制　人参去芦　白术去芦　茯苓去皮　酸枣仁炒　荆穗　细辛各五钱　川乌炮,去皮、脐,一个　乌蛇尾酒浸,炙,五钱　甘草　大赤头蜈蚣一条,薄荷汁浸,焙　沉香　犀角　羚羊角　辰砂水飞　珍珠　琥珀各一钱　天竺黄一两　牛黄一钱五分　雄黄　麝香各一钱　金箔三十片　银箔四十片

上为末,姜汁打糊为丸,如芡实大,朱砂为衣。每服一丸,用金银同薄荷煎汤研化,不拘时服。

一小儿潮热发搐,痰涎上壅,手足指冷,申酉时左腮青色

隐白。用补中益气汤调补脾肺,六味丸滋养肝肾而痊。二方俱见补益。

一小儿三岁,因惊搐搦,发热痰盛,久服抱龙丸等药,面色或赤或青。此心肝二经血虚,风热生痰也。用六味丸滋肾生血,用六君、柴胡、升麻调补脾胃而安。三方俱见补益。

慢　惊

慢惊症,因病后或吐泻或药饵,伤损脾胃,肢体逆冷,口鼻气微,手足瘛疭,昏睡露睛。此脾虚生风,无阳之症也。

慢惊属脾,中气虚损不足之病也。慢惊者,阴症也,治宜固里,醒脾散主之。

醒脾散　治小儿吐泻不止,作慢惊风,脾困昏沉,默默不食。

人参去芦　白术去芦　白茯苓去皮　木香　全蝎去毒　天麻　白附子煨　僵蚕炒。各等分　甘草炙,减半

上锉,生姜三片、枣一枚,水煎,温服。一方去天麻、僵蚕,加南星泡、半夏泡、陈仓米二百粒,煎服,累效。

黄芪汤　治小儿慢惊风之神药也。

黄芪二钱,蜜水炒　人参三钱　炙甘草五分　白芍炒,一钱

上锉一剂,水煎,食远服。

治小儿吐泻脾惊一、二岁可服。

朱砂五厘,二岁以上一分,三岁以上四五分　全蝎一个,去足、翅、毒,一岁一个,三岁两个

上为细末,乳汁调服。

凡慢惊,元气虚损而致昏愦者,急灸百会穴。若待下痰不愈而后灸之,则元气脱散而不救矣!此乃脏腑传变已极,总归虚处,唯脾受之。无风可逐,无惊可疗,此因脾虚不能摄涎而

似痰也。

紫金锭子　治急、慢惊风,涎潮发搐,或吐或泻,不思饮食,神昏气弱。

人参去芦　白术去芦　白茯苓去皮　白茯神去皮、木　山药炒　乳香　赤石脂醋煅七次　辰砂各三钱　麝香一钱

上为末,以糕一两为丸,如弹子大,金箔为衣。每服一粒,薄荷汤研化服。

一小儿伤食发丹,服发表之剂,手足搐搦,服抱龙丸,目睛痰盛。余谓:脾胃亏损而变慢惊也。无风可祛,无痰可逐,只宜温补胃气。遂用六君子加附子,一剂而愈。方见补益。

一小儿搐搦,痰涎自流,或用惊风之药,益甚。视其面色黄白,余用六君子、补中益气二汤补脾气而愈。二方俱见补益。

混元丹　治小儿急、慢惊风,痰嗽喘热,吐泻腹胀,小儿百病,大有功效。方见通治。

惊后调治

牛黄镇惊丸　治惊后调理,安心神,养气血,和平预防之剂。

天竺黄另研　麦门冬去心　当归身酒洗　生地黄酒洗　赤芍药煨　薄荷　木通去皮　黄连姜汁炒　山栀仁炒　辰砂另研,水飞　牛黄另研　龙骨火煅。各二钱　青黛另研,一钱

上为末,炼蜜为丸,如绿豆大。每服二三十丸,淡姜汤送下。

一小儿五岁,因看会,见妆鬼脸被惊吓,两眼黑睛翻向里,白睛翻向外,视物微觉一线。诸医不能治,求治于余。余曰:此子曾出痘疹否? 对曰:未。俟出痘疹可治。逾月,痘疹盛行,其子发热,似有将出之机,其家果召余治。以绵胭脂将水

泡出汁,慢火熬成膏,涂儿两眼泡上下,一日涂两次,直至痘疹收靥后,其眼复旧。

疳　疾

夫小儿疳病,由乳母寒热失理,动止乖违,饮食无节,甘肥过度,喜怒气乱,醉饱劳伤使乳儿者,故成疳病。又因久吐之后、久泻之后、久痢之后以至久渴、久汗、久热、久疟、久嗽、下血、久疮之后,皆能亡失津液,并成疳病。钱氏云:疳皆脾胃伤,亡津液之所作也。

凡养小儿宜戒敬,酒肉油腻偏生病;

生冷硬物凉水浆,不与自无疳癖病。

消疳汤　治小儿大便色疳白,小便浑浊,或澄之如米泔,此疳病也。

山楂肉　白芍炒　黄连姜汁炒　白茯苓去皮　白术去芦泽泻各一钱　青皮四分　甘草生,三分

上锉一剂,姜、枣,水煎服。

消疳丸　治五疳,皮黄肌瘦,发直尿白,肚大青筋,好食泥、炭、茶、米之物,或吐或泻,腹内积块,诸虫作痛。

苍术米泔浸,炒　陈皮　厚朴姜汁炒　枳壳面炒　槟榔　神曲炒　山楂去子　麦芽炒　三棱煨　莪术煨　砂仁　茯苓去皮黄连炒　胡黄连　芜荑仁　芦荟　使君子去壳

上各等分,为末,使君子壳煎汤泡,蒸饼为丸,如弹子大。每服一丸,清米汤化下。

肥儿丸　消疳化积,磨癖清热,伐肝补脾,进食杀虫,润肌肤,养元气。

人参三钱半　白术去芦　茯苓各三钱　黄连姜汁炒,三钱半胡黄连五钱　使君子去壳,四钱　神曲炒　麦芽炒　山楂肉各

三钱半　甘草炙,三钱　芦荟三钱半,碗盛,泥封固,置坑中,四面煨透用

上为末,黄米糊为丸,黍米大。每服二三十丸,米汤下。看儿大小加减。

快活丸　治小儿下痢疳病,皮肤瘦削,骨露如柴,肚大青筋,小便浊,睡卧躁乱,神气昏沉。常服,健脾化积,进食肥肌,其效如神。

蒸饼面一斤,作饼子十六个,每一个重一两,预开一窍,取出饼屑,入青矾五分,仍以饼屑填紧,外以湿纸包固,炭火内煅,透干取出,候冷用之

上为细末,别以肥小枣用米泔水浸,经一宿,饭上蒸熟,去核、皮,烂杵如糊,同前饼末杵匀为丸,如黍米大。每服三五十丸,不拘时,清米汤送下,或研化,米汤调服,亦可。

芦连消疳丸　治小儿生疳痞块,发热肚胀。壮脾胃,消饮食,清肝火,磨积块。

芦荟　胡黄连　宣黄连酒炒。各五钱　白术米泔浸,焙　白茯苓去皮　当归全身用,酒洗。各一两　白芍酒炒,八钱　人参　神曲炒。各六钱　使君子去壳,晒干　山楂肉各七钱　芜荑炒　槟榔各五钱　大甘草节去粗皮,主用四两

上为细末,汤泡蒸饼,打糊为丸,绿豆大。每服五六十丸,临晚,米汤送下;或炼蜜为丸,如龙眼大,每晚嚼化一丸,或米汤下,或酒下,亦可。

一小儿肝疳,白膜遮睛,筋疳泻血,肾疳身瘦,疮疳,骨疳,喜卧冷地。又治胃怯不言,解颅并年长不能行者,用六味丸各等分,炼蜜丸,久服,神效。方见补益。

一小儿,四肢消瘦,肚腹胀大,行步不能,颇能饮食,作渴发热,去后臭秽。此脾脏伤也。用异功散方见补益、肥儿丸调理而安。

一小儿,面色痿黄,眼泡微肿,作渴腹胀,饮食少思,腹中

一块或移动,小便澄白,大便不实。此脾疳之患。用四君子方
见补益加山栀、芜荑、肥儿丸而愈。

一小儿,尿浊如米泔。余以江南做酒小曲炒为末,酒调
下,三服,愈。

癖　疾

钱仲阳云:癖块者,僻于两胁;痞结者,否于中脘。此因乳
哺失调,饮食停滞,邪气相抟而成;或乳母六淫七情所致。古人
多用克伐,痞癖既久,饮食减少,脾气必虚,久而不愈。必先以
固胃气为主,使养正则积自除。若欲直攻其结,不唯不能善消,
抑且损其脾土。凡脾土亏损,必变症百出矣! 当参各类及随症
见而主治之。若癖块日久,元气脾胃俱虚,宜朝服补中益气汤;
夕服千金消癖丸;间与混元丹兼服治之,获效者,多矣!

癖者,生于皮里膜外也。

净腑汤　治小儿一切癖块,发热口干,小便赤,或泄泻。

柴胡　白茯苓去皮　猪苓　泽泻　三棱醋炒　莪术醋炒
山楂去核。各一钱　黄芩　白术去芦　半夏姜制　人参各八分
胡黄连　甘草各三分

上剉一剂,姜、枣煎服。

肥儿丸　治癖如神。方见疳疾。

千金消癖丸　治小儿癖疾、积块,有殊效。

芦荟　阿魏另为糊　青黛　木香　厚朴姜炒　槟榔　陈
皮去白瓤。各一钱　麦芽炒,四钱　使君子去壳　胡黄连　山楂
肉　香附水浸　三棱醋炒　莪术煨,醋炒。各二钱　水红花子微炒
神曲炒。各四钱　人参去芦　茯苓去皮　白术去芦。各三钱

上为末,将阿魏一钱,白水和面打糊为丸,绿豆大。每服
四五十丸,米饮、白汤吞下。

益儿饼　治小儿癖疾。

水红花子　使君子去壳　山楂肉各五钱　白术去芦,四钱
槟榔一钱半　木香一钱　神曲炒,二钱半

上为末,入黄蜡、面水和,作煎饼吃。

至宝丸

真阿魏二钱　芦荟　天竺黄　胡黄连　雄黄　穿山甲炒
沉香　白草乌泡　硇砂　没药各二钱

上为极细末,用好酒和成一块,入铜锅内,再入酒半茶钟,
熬成膏,勿令火大,恐伤药力,量可为丸取出,丸如豌豆大。每丸
黄酒化下,十岁以上,服二丸,临卧时服,待其自然汗出,三日服
一次。重者,五七服;轻者,二三服,热即退,块亦消。须要忌口。
如服后热不止,可后服金花丸;如羸弱不进食者,可先服平胃散。

癖疾方

麝香二分　全蝎去毒　斑蝥去头、翅、足　红娘子去头、尾、
翅、足,女人用,男子去　阿魏　蟅虫去翅、足　血竭　雄黄　硇
砂　芦荟　木香　当归尾酒浸　三棱醋煮　莪术醋煮　香附
米炒　白豆蔻去皮　萝卜子炒。各一钱

上为细末,醋糊丸,如梧桐子大。每服三五十丸,或酒或
温水下。壮盛者,可服。

癖疾方

芦荟五分　阿魏五分　急性子即小桃红子　水红花子一钱
黑白牵牛共一钱　猴枣烧灰,一钱

上为细末,每服三分,黄酒送下,三帖全好。

癖疾方

牛黄四分　熊胆四分　血竭一钱　芦荟四分　炉甘石五分
天竺黄　黄腊各五钱　净皮硝一两　蜂蜜四两

上将腊化开,与蜂蜜一处滚热,住火,倾入细瓷碗内,凉冷
后,将群药为细末,方入蜜腊内搅匀。每日常服,先服用箸头
蘸吃,后多服不怕,十日全消。忌酸、冷、油腻之物。

又方

核桃仁一斤　槟榔二十个　硇砂一钱　大黄一两

上三味，为细末，入桃仁水煮一炷香，水滚时，陆续入皮硝半斤，香尽硝亦尽，止食桃仁，亦好。

清香散　治癣疾生牙疳，溃烂臭秽。

乳香　没药　孩儿茶　轻粉炒　象皮炒灰　象牙焙黄　红褐炒灰　珍珠焙黄　海巴焙干。各等分

上为细末，搽患处，立时痛止，生肌如神。

桃花散　治癣气上攻，牙腮腐烂。

桃花信一块，桑柴火内烧红，淬入细茶浓卤内。如此七次，去信，将茶卤入雄黄一块，研末入卤内，用鸡翎频扫患处。止痛生肌，立时见效。

克坚膏　专治小儿癣块，发热羸瘦。

木鳖子　穿山甲　川乌　甘遂　甘草　当归各八钱

上先用真香油一斤入锅内，将前药熬成膏，滤去渣，再慢火熬滴水不散，方下黄丹八两，熬滴水成珠，方下细药入内，再不见火。

芦荟　阿魏　硼砂　皮硝　水红花子各五钱　硇砂三钱麝香一钱

上为细末，入内搅匀，不熬，摊为膏药，贴时，先用皮硝水洗皮肤，以膏贴癣上。二三日后，觉肚内疾作疼，四五日发痒，粪后有脓血之物，是其验也。

抓癣膏李沧溪传。

香油半斤　桐油半斤　生猪脑子半斤　男子血余灰水洗净，不拘多少　桃仁四两　白蜡四钱

上俱下锅内，文武火熬的脑子尽，用布绢滤去渣，次下飞过黄丹十四两，熬成膏，待温，下胡黄连、香白芷、苏木、红花、三棱、莪术各三钱、当归尾　硇砂各五钱　麝香一钱半，各为细末，照分两重罗，入前膏内搅匀收贮，勿令泄气。如有积块，先

用皮硝煎水洗患处，令净，次用生姜擦之，方用绢帛摊药贴上。贴后，用热鞋底炙热熨之五七十遍，觉内热方可。如贴后，癖即消缩，如神。

灸法　穴在小儿背脊中，自尾骶骨将手揣摸脊骨两傍有血筋发动处两穴。每一穴用铜钱三文压在穴上，用艾炷安孔中，各灸七壮。此是癖之根，贯血之所。灸之，疮即发，即可见效。灸不着血筋，则疮不发，而不效矣。

化癖如神散　治痞块、积聚。

蟾酥　黄蜡各二钱　羚羊角　牛黄各五分　麝香三分　巴豆肉一钱　硇砂　冰片各一分

上为末，丸如菜子大。每用一丸，用扁头针，或患处刺破皮入之，用膏药贴上。一伏时揭起，其癖化脓血出尽，服调理脾胃药。

一小儿患痞癖，服槟榔、蓬术、枳实、黄连之类，痞益甚。余曰：此脾经血虚痞也，不可克伐。遂用六君子加当归数剂，胃气渐复，诸症渐愈。乃朝用五味异功散加升麻、柴胡，夕用异功散加当归、芍药而愈。方见补益。

诸　热

小儿诸热辨例

伤寒热：手足梢冷，发热恶寒而无汗，面色青惨而不舒，左额有青纹。

伤风热：手足梢微温，自汗，面赤而光，咳嗽，鼻塞，流清涕。

伤食热：目泡肿，右额有青纹，身热而头额、腹肚尤甚，夜热昼凉，面黄或吐利腹疼。

惊风热：面色青红，额正中有青纹，手心有汗，时作惊惕，手脉络微动而发热。

风热：身热，倍能食，唇红颊赤，大小便秘。

潮热：如水之潮，依时而至。

变蒸热：身体上下而蒸热，上气虚惊，耳热微汗，唇上下有白泡状如珠子。重者，身热脉乱，腹痛啼叫，不能乳食，或吐蛔。周岁以后，无此症也。

潮热，发渴有时；惊热，颠叫恍惚；夜热，夕发旦止；余热，寒邪未尽；食热，肚背先热；疳热，骨蒸盗汗；背热，一向不止；烦热，心躁不安；积热，颊赤口疮；风热，汗出身热；虚热，困倦少力；客热，来去不定；癖热，涎嗽饮水；寒热，发如疟状；血热，辰巳时发；疹热，耳鼻尖冷。诸热得之，各有所归，其间有三两症交互者，宜随其轻重而治之。

诸热为病者，宜清解也。

大连翘饮 治小儿伤风感冒，发热，痰壅，风热，丹毒肿痛，颈项有核，腮赤痈疖，眼目赤肿，口舌生疮，咽喉疼痛，小便淋沥，胎毒、痘疹余毒，一切热毒，并治。

连翘 瞿麦 滑石 车前子 牛蒡子 赤芍 栀子 木通 当归 防风各四分 柴胡 黄芩 荆芥各一钱二分 蝉蜕五分 甘草一钱六分

上锉，竹叶十片、灯心十茎、水煎，不拘时温服。风痰热、变蒸，加麦冬；实热、丹热，加大黄；胎热、疮疹余毒，加薄荷叶；痈疖热毒，加大黄、芒硝。

五福化毒丹 治小儿壅积热毒，唇口肿破生疮，牙根出血，口臭颊赤，咽干烦躁，或痘疹余毒未解，或头目、身体多生疮疖。

犀角 桔梗去芦 生地黄酒洗 赤茯苓去皮 牛蒡子微炒。各五钱 朴硝 连翘 玄参黑者 粉甘草各六钱 青黛二钱，研极细

上为末，炼蜜丸，如龙眼大。每服一丸，薄荷汤化下。兼有惊，加朱砂为衣。

感　冒

感冒者，宜发散也。

惺惺散　治外感风寒，鼻塞，痰嗽，发热。

人参　白术　白茯苓　桔梗　瓜蒌根　细辛　甘草
薄荷

上锉，水煎服。

羌活膏　治小儿风寒外感，惊风内积，发热喘促，咳嗽痰涎，潮热搐搦，并痘疹初作。

人参　白术　独活　前胡　川芎　桔梗　羌活　天麻各五钱　薄荷三钱　地骨皮二钱　甘草二钱

上为细末，炼蜜为丸，如芡实大。每服一丸，姜汤研化下。

一小儿八岁，患伤寒，头疼身痛，发热口干，面赤无汗。诸医以伤寒治之，百药罔效，已经旬日，袖手待毙。余以龙脑安神丸一服，其汗如雨，即瘥。

一小儿外感风邪，服表散之剂，汗出作喘。此邪气去而脾肺虚也。用异功散而汗、喘止；再剂而乳食进。

一小儿沉默昏倦，肢冷惊悸，其纹如弓之向里。此属胃气虚而外感寒邪也。先用惺惺散以解外邪，调胃气，诸症顿愈。但手足逆冷，又用六君子汤调补元气而安。异功散、六君子汤俱见补益。

伤　食

伤食者，宜消导也。

万亿丸　治小儿乳食生冷所伤，发热，肚胀诸症。方见通治。

消食丸　治小儿宿食不消。又名消乳丸。

砂仁　陈皮　三棱炒　神曲炒　麦芽炒。各五钱　香附炒,一两　白术炒,五钱

上为末,面糊为丸,如麻子大。食后,白汤送下,大小加减。

消食饼　治小儿时常伤食,皮黄肌瘦,肚大腹胀。用此焦饼,令常服之。

莲肉去皮　山药炒　白茯苓去皮　神曲炒　麦芽炒　扁豆炒

上各等分,为末,每四两入面一斤,水同和,烙焦饼用。

一小儿伤寒呕吐,发热面赤,服消导、清热之剂,饮食已消,热亦未退。余以为胃经血虚,用六君、升麻、柴胡,四剂而痊。

一小儿十四岁,伤食发热,服消导丸,胸腹膨胀,发热作渴,此脾气复伤也。先用四君、升麻、柴胡,饮食渐进;用补中益气汤而愈。后因劳心,发热少食,用四物、升麻、柴胡而愈。

一小儿伤食发热,抽搐,呕吐,喘嗽。属脾肺虚,气虚有热。用六君、炒黑黄连、栀子而愈。方俱见补益。

腹　　胀

腹胀者,脾胃气虚也。

消胀散　治小儿腹胀。

萝卜子炒　苏梗　干葛　陈皮　枳壳各等分　甘草少许

上锉,水煎服。食少者,加白术。

一小儿伤食腹胀,胸满有痰。余用异功散而痊。后复伤食,腹胀作痛,或用药下之,痛虽止而胀益甚,更加喘促。此脾气伤而及于肺也。用六君加桔梗调补而痊。

一小儿停食,服通利之剂,作呕腹胀。此脾胃复伤也。用补中益气汤而愈。上方俱见补益。

呕　吐

呕吐者,乳食伤胃也。

定吐饮　治吐逆。投诸药不止,服此,神效。

半夏汤泡透,切片,焙干为末,二两　生姜洗净,和皮,一两　薄桂去粗皮,锉,三钱

上姜切作小方块,如绿豆大,同前半夏和匀,入小铛内,慢火顺手炒,令香熟带干,方下桂再炒匀,微有香气,以纸摊开地上去火毒,候冷,略播去黑焦末。每服二钱,水一盏、姜三片,煎七分,空心,少与缓服。

定吐紫金核　治呕吐。

丁香　木香　藿香　半夏姜汤泡七次　人参去芦　白术去芦,各一钱

上为末,姜汁打糊为丸,如枣核大。用沉香、朱砂各一钱为衣,阴干。每用一丸,用枣一枚去核,放药丸在内,姜片夹湿纸裹,灰火内煨熟,去姜、纸,嚼吃,用米饮压之。

一小儿伤食,发热面赤,抽搐呕吐,气喘吐痰。此饮食伤脾,肺气虚弱所致。用六君子汤、炒黑黄连、山栀各二分,一剂而愈。方见补益。

泄　泻

泄泻者,乳食伤脾也。

参苓白术散　治脾胃虚弱,饮食不进,多困少力,中满痞噎,心中气喘,呕吐泄泻。此药中和不热,久服养气育神,醒脾悦色,顺正辟邪。

人参　白术炒　茯苓去皮　山药炒　甘草炙。各二钱　莲肉去心　白扁豆一钱半,姜汁浸、炒　薏苡仁炒　砂仁　桔梗去

芦。各二钱

上为细末,每服二钱,枣汤调下。量儿岁数加减。

启脾丸 消食、止泻、止吐、消疳、消黄、消胀、定腹痛、益脾健胃。

人参 白术去芦,炒 白茯苓去皮 山药炒 莲肉去心。各一两 山楂肉 陈皮 泽泻 甘草炙。各五钱

上为末,炼蜜为丸,梧桐子大。每服二、三十丸,空心,米汤下,或米汤研化服,亦可。小儿常患伤食,服之立愈。

一方

益元散加白术末一两,每服一、二钱,米汤调下。止小儿泄泻,殊效。

一方 止治溏泻。

用柿饼烧熟食之,即止。

治小儿水泻不止

五倍子为细末,陈醋调稀,熬成膏,贴脐上,即止。

水泻痢疾方

生姜四两 真香油四两 黄丹二两

熬成膏药,贴脐,立效。

一小儿饮食后即泻,先用六君子、升麻、神曲、山楂而止;又用五味异功散加升麻而痊。后吐泻、腹痛,用保和丸二服,又用异功散调补脾气而安。

一小儿伤食作泻,腹胀,四肢浮肿,小便不利。先用五苓散方见中暑加木香,旬余,诸症渐退;又用五味异功散为主,佐以加减肾气丸,又旬日,二便调和,饮食渐进,浮肿旋消,乃用异功散调理而安。

一小儿因惊久泻,面色青黄。余谓肝木乘脾土也。朝用补中益气汤,夕用五味异功散加木香,子母俱服而愈。

一小儿久泻兼脱肛,小腹重坠,四肢浮肿,面色痿黄,时或兼青,诸药到口即呕吐。审乳母忧郁伤脾,大便不实,先用补

中益气汤、五味异功散及四神丸调治其母，不两月，子母俱愈。上方俱见补益。

吐　泻

上吐下泻者，脾胃俱伤也。

白术散　治吐泻，或病后津液不足，口干作渴，和胃生津，止泻痢，将欲成慢惊风者。

人参去芦　白术去芦　茯苓去皮　藿香　木香　干葛甘草炙。各等分

上锉剂，水煎服。若小儿频频泻痢，将成慢惊，加山药、扁豆、肉豆蔻煨。各一钱、姜一片，水煎服；若慢惊已作，加细辛、天麻各一钱、全蝎三个、白附子八分，煨；若冬月，小儿吐蛔，多是胃寒、胃虚所致，加丁香三粒；如胃虚不能食而大渴不止者，不可用淡渗之药，乃胃中元气少故也。以此汤补之，加天花粉；若能食而渴者，白虎汤加人参；如中气虚热，口舌生疮，不喜饮冷，服之即效。

烧针丸　治小儿吐泻。

黄丹　朱砂　白矾枯过

上，为末，枣肉为丸，如黄豆大。每服三四丸，戳针尖上，灯焰上烧过，凉，米泔研烂，调服。泻者，食前；吐者，无拘时。外用绿豆粉以鸡子清作膏。如吐，涂两脚心；如泻，涂囟门上。止则去之。

又方　治吐泻。

四君子汤加藿香、陈皮，一剂而愈。

助胃膏　治元气脾胃虚弱，吐泻不止，不思饮食及久泻虚寒。

人参　白术去芦　茯苓去皮　甘草炙。各一钱半　白豆蔻

去壳　木香　山药炒,各五钱　肉豆蔻面包煨,捶去油,二个　砂仁炒,二十个　丁香　官桂　藿香各三钱　陈皮五钱

上为细末,炼蜜为丸,弹子大。每服一丸,米汤化下。

秘方　治小儿水泻。

白矾　黄丹各五钱

用葱白捣烂,涂脐上,即止。

治小儿吐泻

小丁香　陈皮各等分

水煎,温服。

一小儿数岁间,每停食,辄服峻利之药,后肚腹膨胀,呕吐泄泻。先用六君子汤,诸症渐愈;又用补中益气汤而安。

一小儿腹胀,饮食后即泻,手足逆冷。此脾气虚寒也。先用人参理中丸,后用六君子汤而愈。

一小儿吐泻乳食,色白不化,露睛气喘。此脾肺不足,形病俱虚也。先用异功散加桔梗、柴胡顿愈;再用补中益气汤而安。

一小儿因惊,吐泻,腹胀。先用六君、木香、柴胡治之稍可,又以五味异功散而愈。后因惊搐痰甚,或用镇惊化痰之药,倦怠不食而泄益甚,先用异功加木香、钩藤,四剂而愈。方俱见补益。

一小儿面黄肌瘦,泄泻无度,腹胀如鼓,不思饮食,百药不效。余教用好生白术酒磨浓汁,以温酒调,空心服,二三日即愈。

痢　疾

东垣云:白者,湿热伤气分;赤者,湿热伤血分;赤白相杂,气血俱伤也。

痢疾者,腹中实积也。

万亿丸方见通治　治小儿下痢赤白,腹痛初起者,一服

即愈。

一方　治小儿痢。

用鸡子一个,冷水下锅,煮一沸取出,去白用黄,研碎,以生姜汁小钟半钟和匀,与小食。忌茶。

姜茶煎　治痢疾腹痛,不问赤白、冷热,皆可用之。

老生姜切片,三钱　细茶三钱

用新汲水煎服。

一方

用生姜、细茶、连根韭菜,三味同捣汁,酒调服,立止。

仙梅丸　治痢疾发热,发渴者。

细茶　乌梅水洗,剥去核,晒

上为末,用生蜜捣作丸,弹子大。每一丸,水冷、热随意化下。

铁门拴　治赤白痢疾,五种泄泻。

文蛤炒黄色,一两　白矾半生半煅,共三钱　黄丹二钱

上为细末,黄蜡一两,熔化为丸,如绿豆大。每服大人十五丸,小儿五七丸,茶一钱、姜二钱煎汤下。

泻痢方

五倍子炒黄色为末,乌梅肉水浸为丸,如弹子大。每服一丸。白痢,冷米汤下;赤痢,姜汤下;水泻,冷水下。

水泻痢疾方

飞白矾一钱　丁香五分

共为末。水泻,白水下;痢疾,黄酒下。

石莲散　治小儿噤口痢,呕逆不食,神效。

石莲肉炒,去心

上为末,每服一、二钱,陈仓米饮调下。如呕,加生姜汁二匙,同服。一方,山药末半生半炒,米饮调下。

香连丸

黄连十两,用吴茱萸五两,水拌湿,入瓷器炖滚汤中半日,炒焦黑

木香二两

上为末,醋糊丸,如赤豆大。每服二三丸,白汤下。

固肠丸 治红、白痢,日久不止。

黄蜡一两 黄丹一两,水飞

共化一处为丸,如黄豆大。每服三丸。红痢,甘草;白痢,干姜;红白痢,甘草、干姜汤下。空心服。

治水泻痢疾

用凤眼草蜜水炒为细末,每服一钱,水煎,空心服,立止。

一小儿患痢脱肛,色赤或痛,用补中益气汤送香连丸而愈。后伤食作泻,复脱肛不入,仍用前汤,更以蓖麻仁研,涂顶门而愈。

一小儿患痢,口干发热,用白术散煎与恣饮,时与白术散送下香连丸而安。

一小儿久痢,里急后重,欲去不去,手足并冷。此胃气虚寒下陷也。用补中益气汤加木香、补骨脂,倍升麻、柴胡而愈。

疟　疾

疟者,膈上痰结也。

万亿丸方见通治。

芫花散 治小儿疟疾。

芫花根为末,每用一二分,三岁儿用三分。以鸡子一个去顶,入末搅匀,纸糊顶口,外用湿纸裹,灰火煨熟,嚼吃。

天灵散

天灵盖烧灰存性,为细末。每服五厘,黄酒调下,立止。

消癖丸 治疟母,停水结癖,腹胁坚痛。

芫花炒 朱砂各等分

上为细末,炼蜜为丸,如小豆大。每服十丸,枣汤送下。

祝由科 治疟疾不愈。

咒曰:吾从东方来,路逢一池水;水里一条龙,九头十八尾;问伊食甚的,只吃疟疾鬼。

上念一遍,吹在果子上,念七遍在上,令病人于五更鸡犬不闻时,面东而立,食讫,于静室中安睡。忌食瓜果、荤肉、热物。此法十治八、九,无药处可以救人。果者,谓桃、杏、枣、栗之类。

一小儿,先因停食腹痛,服峻厉之剂,后患疟,日晡而作。余以为元气下陷,欲治以补中益气汤。不信,泛用清热消导,前症益甚,食少作泻。余朝用前汤,夕用异功散加当归,月余而愈。

一小儿,每午前先寒后热,久不愈。用六君子加炮姜,丸如芡实大。每服一丸,旬余而愈。方见补益。

咳　嗽

咳嗽者,肺伤风也。

参苏饮 治小儿四时感冒,发热头痛,咳嗽喘急,痰涎壅盛,鼻塞声重,涕唾稠黏及内伤、外感,一切发热、喘嗽。

紫苏　陈皮　前胡　桔梗　半夏姜汁炒　白茯苓去皮干葛　枳壳麸炒。各等分　甘草　人参二味减半　木香少许

上锉,生姜三片,水煎,食后服。若肺实有邪,去人参,加黄芩、桑白皮、杏仁。

参花散 治咳嗽发热,气喘吐血。

人参　天花粉各等分

上为末,每服五分,蜜水调下。

蜜梨膏 治咳嗽喘急。

甜梨一个,刀切勿断,入蜜于内,面裹,灰火煨熟,去面吃梨,愈。

一方 治小儿喉中痰壅喘急。

用巴豆一枚,去壳捣烂作一丸,以棉花包裹,男左女右,塞鼻中,痰即坠下而愈。

一方 治伤寒潮热、痰咳。男、妇、小儿皆可用。

郁金三钱　石膏一两,煅过

上共为末,每服二三匙,清茶送下。

一小儿伤风,咳嗽发热,服解表之剂,加喘促出汗。余谓脾肺气虚,欲用补中益气汤加五味子补之。不信,乃自服二陈、桑皮、枳壳而发搐痰壅。仍用前药加钩藤钩而痊。

喘　急

喘急者,痰气盛也。

一捻金 治小儿风痰吐沫,气喘咳嗽,肚腹膨胀,不思饮食。小儿肺胀喘嗽,多人看作风喉;大黄槟榔二牵牛,人参分两等求;五味研成细末,蜜水调量稀稠;每将一字下咽喉,不用神针法灸。上,其症。肺胀喘满,胸高气急,两胁摇动,陷下作坑,两鼻窍胀,闷乱嗽渴,声嘎不鸣,痰涎涌塞。俗云马脾风。若不急治,死于旦夕也。

治小儿喉中痰壅喘甚

用巴豆一粒捣烂作一丸,以棉花包裹,男左女右塞鼻,痰即坠下,效。

一小儿患喘,服发汗之剂,汗出而喘益甚。用异功散顿愈,又用六君子汤而痊愈。方见补益。

一小儿有哮病,其母遇劳即发,儿饮其乳亦嗽。用六君子、桔梗、桑皮、杏仁治之,母子并愈。方见补益。

小儿初生杂病

小儿初生,宜先浓煎黄连甘草汤,急用软绢或丝棉包指蘸药,抠出口中恶血。倘或不及,即以药灌之,待吐出恶沫,方与乳吃。令出痘亦稀,诸毒疮亦少。

初生三五月,宜绷缚令卧,勿竖头抱出,免致惊痫。

乳与食,宜相远,不宜一时混吃,令儿生疳癖痞积。

宜用七八十岁老人旧裙、旧袄改作小儿衣衫,真气相滋,令儿有寿。富贵之家,切不宜新制纻丝绫罗毡绒之类与小儿穿,不唯生病,抑且折福,必致夭殇。

小儿生四五个月,止与乳吃;六个月以后,方与稀粥哺之;周岁以前,切不可吃荤腥并生冷之物,令儿多疾。若待二三岁后,脏腑稍壮,才与荤腥方好。

延生第一方

小儿初生,脐带脱落,收置新瓦上,用炭火四围烧至烟将尽,放土地上,用瓦盏之类盖之存性,研为细末;预将朱砂透明者为极细末,水飞过;脐带若有五分重,朱砂用二分五厘,生地黄、当归身煎浓汁一二蚬壳,调和前两味,抹儿上颚间及乳母乳头上,一日之内,晚至尽;次日,大便遗下秽污浊垢之物,终身永无疮疹及诸疾。生一子则得一子,十分妙法也。

涤秽免痘汤

用楝树子一升,至正月初一日子时,父母只令一人知,将楝子煎汤,待温,洗儿全身头面上下,以去胎毒。洗后不出痘疹,如出亦轻,或只三五颗而已。

一方

用五六月间收丝瓜小小蔓藤。阴干,约重二两半收起,煎汤洗。

一方

用葫芦上藤蔓,如前法亦可。

稀痘万金丹　治婴儿未出痘时,胎毒在脏腑,因时气而发也。

麻黄根　升麻各一两半　羌活　桦皮　茜草根　瓜蒌根　鼠粘子炒　天麻　连翘各一两　当归　芍药　川芎各七钱

上锉作片,用水五升,煎至半升,去渣,入银器内,以汤炖成膏,入炼蜜少许,调匀入后药:

朱砂五钱　冰片　雄黄各五分　虾蟆灰一钱半　麝香七分　全蝎十四个,炙

上为末,入前药和匀,分作十丸,以蜡封之,如弹子大。临时用猪心血或兔血调匀,热酒调下,温服。如在春、秋二分,每服一丸,使痘毒渐消,出时稀少;如遇出痘时气,身一发热,即磨服一丸,毒从大便而出;若有黑陷倒靥,化下一丸,即起死回生;如痘出至七日,若服,恐泄元气。修合者,不可加减,以取不效。

凡初生小儿口腭并牙根生白点,名马牙,不能食乳。此与鹅口不同,少缓即不能救,多致夭伤。急用针缚筋头上,将白点挑破出血,用好京墨磨薄荷汤,以手指捻母油头发蘸墨遍口腭擦之,勿令乳食,待睡一时醒,方与乳食,再擦之。

小儿不时变蒸,变者,异常也。蒸者,发热也,所以变换五脏,蒸养六腑,须要变蒸多变,气血方荣,骨脉始长,情性有异,则后来出痘轻可。凡变蒸,不宜服药。或因伤食、因伤风、因惊吓等项夹杂,相值而发,令人疑惑,亦须守候一、二日,俟病势真的,是食则消食,是风则行痰,是惊则安神。若变蒸而妄投药饵,则为药引入各经,症遂难识,而且缠绵不脱,药反有所误也。

一小儿月内发搐,鼻塞。乃风邪所伤。以六君子汤加桔梗、细辛,子母俱服;更以葱头七茎、生姜一片,细擂摊纸上,合置掌中令热,急贴囟门,少顷,鼻利搐止。

一小儿未满月发搐,呕乳,腹胀作泻。此乳伤脾胃。用五味异功散加漏芦,令母服之,儿亦服匙许,遂愈。

小 儿 杂 病

胎热、胎寒者,禀受有亏也。

胎热:小儿生下,面赤眼闭,口中气热,焦啼烦躁。

甘草一钱　黑豆二钱　淡竹叶五片

上锉一剂,灯草七茎,水煎,频频少进,令乳母多服。

胎寒:母孕时受寒,儿生下面色青白,四肢厥冷,大便青黑,口冷腹痛,身起寒栗。

当归炒　黄芪蜜炒　桂心　黄芩炒　细辛　龙骨细研　白芍煨。各等分

上为细末,每服一匙,以乳汁调下。

脐风撮口者,胎元有毒也。

脐风多因断脐之时,被风湿所乘,或者胎元禀有热毒,则儿下胎时,视按其脐,必硬,直定有脐风,必自脐发出一道青筋,行肚则分两岔。行至心者,必死。于青筋初发,急用灯心蘸油燃于灯上,自青筋头并岔行尽处燎之,以截住,不致攻心;更以外灸中脘三壮,内服万亿丸一二粒,以泄其胎毒也。

五通膏　治小儿脐风撮口。

生地黄　生姜　葱白　萝卜子　田螺肉各等分

上件共捣烂,搭脐四围一指厚,抱住一时,有屁下泄而愈。

治小儿断脐不如法,七日内有风出

用直僵蚕二、三条,炒,去丝,为末,蜜调,敷口或乳头上,带下亦可。

香螺膏　治脐风肿硬如盘。

田螺三个,入麝少许,捣烂搭脐上,须臾,再易,肿痛立消。

宣风散 初生小儿,脐风撮口,多啼不乳,口出白沫。

全蝎二十八个,头尾全者,去毒用,酒炙为末 麝香一字,另研

上同和匀,细末,每用半字,金银煎汤调服。

撮口由胎气挟热,风邪入脐,毒流心脾之经,故令舌强唇青,撮口啼哭不得。当视其齿根之上,有小泡子如粟米状。急以温水蘸青绵布裹指,轻轻擦破,即开口便安。甚者,用牛黄二分将竹沥调,滴入口,即愈。

胎惊夜啼者,邪热乘心也。胎惊宜:

镇惊散 治小儿在胎受惊,故生下未满月而惊也。

朱砂研细入 牛黄少许

取猪乳汁调稀,抹入口中,加麝香少许,尤效。

夜啼宜:

花火膏 治邪热相乘,焦躁夜啼。

灯花三颗,以乳汁调,抹儿口,或抹母乳上,令儿吮之。

一方

用灯心烧灰,敷乳上,令儿吮之。

一方

加朱砂一分,共研末,用白蜜调,待儿睡,抹儿口内。

蝉花散 治小儿夜啼不止,状若鬼祟。

蝉蜕七个,下半截为细末,用薄荷汤调入,好酒少许,食后服。或者不信,将上半截为末,依前法服,复啼如初。古人立法,莫知其妙。小儿触犯禁忌而夜啼者,宜醋炭熏,服苏合香丸。

一方

用火柴头一个,长四、五寸,削平面,用朱砂写云:拨火杖!拨火杖!将来捉神将,捉着夜啼鬼,打杀不要放,急急如律令!

小儿夜啼不止,将朱砂书"甲寅"二字,贴床头即止。

中恶天吊者,冒犯邪气也。中恶宜:

辟邪膏 治小儿卒中恶毒,心腹刺痛,闷乱欲死等症。

降真香 白胶香 沉香 虎头骨 鬼臼 龙胆草 人

参　白茯苓各五钱

上为细末，入雄黄半两、麝香一钱，炼蜜为丸，乳香汤下。

天吊宜：

钩藤散　治小儿天吊、潮热。

钩藤　人参　犀角各五钱　全蝎　天麻各二钱半　甘草炙，一钱半

上锉一剂，水煎服。

鹅口、口疮者，胃中湿热也。

牛黄散　治小儿口中百病，鹅口、口疮，重颚不能吮乳及咽喉肿塞，一切热毒。

牛黄　冰片　硼砂　辰砂研。各一分　雄黄　青黛各二分　牙硝一分半　黄连末，八分　黄柏末，八分

上共入乳钵内研匀，每用少许敷入口内。

泻心汤　治小儿口疮。

净黄连为细末，蜜水调服。

一方　治小儿白口疮。

用黄丹、巴豆仁同炒焦，去豆用丹，掺口疮上，立愈。

重舌、木舌者，脾经实火也。附弄舌

重舌，乃舌下生舌也。宜：

当归连翘汤　治小儿心脾有热，舌下有形如舌而小者，名曰重舌，及唇口两旁生疮。

归尾　连翘　白芷各三钱　大黄煨　甘草炙。各一钱

上锉剂，水煎，食后顿服。

千金方　治重舌。

竹沥青、黄柏末，二味和匀，无时点舌上，即退。

又方

用蒲黄涂之即瘥。

又方

用胆矾研细敷之。

又方

用百草霜、芒硝、滑石共为末,酒调敷之。

木舌,乃肿硬不柔和也。宜:

雪硝散 治木舌。

朴硝五钱 真紫雪二分 盐半分

上为末,入竹沥二三点,用白汤调敷。咽津无妨。

泻黄散 治小儿木舌、弄舌。

藿香叶七分 山栀一钱 软石膏五分 防风四分 甘草七分

上锉一剂,水煎,不拘时服。

走马牙疳者,气虚湿热也。

立效散 治走马牙疳。

青黛 黄柏 枯矾 棓子末各一钱

上研细末,用米泔水先漱口内,掺贴患处。

清胃升麻汤 治小儿牙肿,流涎腮肿,走马牙疳。主阳明之热。

升麻 川芎 白芍 半夏汤泡。各七分 干葛 防风 黄连酒炒二次 生甘草各五分 软石膏煨,一钱 白术七分 白芷三分

上锉一剂,水煎,食后,热服。能漱即含漱而吐之。漱药,不用白术、半夏。

爱吃泥土者,脾脏生疳也。

清胃养脾汤 治小儿爱吃泥土,乃脾虚胃热所致,此药主之。

黄芩 软石膏 陈皮 白术去芦 甘草

上各等分,水煎服。

砂糖丸

腻粉一钱和砂糖为丸,如麻子大。米饮送下。泻出其土,立愈。

黄金饼 治小儿好吃泥土。

干黄土为末浓煎，黄连汁和为饼。食之，立愈。

丹毒者，火行于外也；赤肿者，游走遍体也。

犀角消毒饭 治风毒赤紫丹瘤，壮热狂躁，睡卧不安，胸膈满闷，咽喉肿痛，九道有血妄行，遍身赤毒及痘疹已出未出，不能决透；或已出，热不解，急服此。

牛蒡子四钱，微炒　荆芥穗　防风　黄芩各一钱　犀角镑　甘草各五分

上锉一剂，水煎，不拘时服。无犀角，以升麻代之。

冰黄散 治赤游丹毒。

土硝　大黄末各一钱

上合一处，新汲水调匀，用鸡翎蘸药，频频涂扫。

又方

用伏龙肝不拘多少，用鸡子清调敷患处。专治赤毒、赤肿、火毒、走注。

泥金膏 治一切无名肿硬焮赤，但是诸般丹瘤、热瘰湿烂，大人亦同此治。

阴地上蚯蚓粪　熟皮硝

蚯蚓粪三分之二，共一处研细，新汲水、井水浓调，厚敷患处，干则再上。

喉痹者，热毒也。会厌两旁肿者，为双乳鹅，是易治；一旁肿者，为单乳鹅，是难治；乳鹅差小者，为喉痹；热结于咽喉，且麻且痒，肿绕于外，名咽喉风；喉痹暴发暴死者，名走马喉风是也。

甘桔汤 治小儿咽喉肿痛，风热等毒。

桔梗二钱　防风　荆芥　薄荷　黄芩　甘草各一钱

上锉一剂，水煎，食后，频频温服。

碧雪 治心肺积热，上攻咽喉，肿痛闭塞，水浆不下，或生疮疖，重舌、木舌并治。

碧雪真青黛,硼砂与焰硝;蒲黄甘草末,等分掺咽喉。

眼痛者,火盛也。

拔毒膏 治婴儿患眼肿痛。

用熟地黄一两,以新汲水浸透,捣烂贴脚心,布裹住,有效。

通天散 治赤眼暴发肿痛。

芒硝五钱　雄黄三钱

共为细末,吹入两鼻内流水,双目流泪,即效。

脓耳者,肾气热冲也。

羽泽散 治耳中出脓,或痛或疼,或出水。

枯矾少许,为细末,吹入耳中,即愈。

一方

用五倍子烧灰存性,为末,吹入耳,亦效。

一方

用抱出鸡卵皮,炒黄色,为细末,香油调,灌耳内,即时止疼。

黄龙散 治聤耳。小儿因沐浴,水入耳中,水湿停留,抟于血气,酝酿成脓耳。

枯矾　龙骨煅　黄丹水飞　胭脂烧灰　麝香少许　海鳔鮹煅

上为细末,先将纸条拭干脓水,后以药掺入,勿令入风。

治聤耳、脓耳,不问新久,痛不止

用黄蜡如皂角子大,搓成条,外用好绵艾揌熟,裹蜡条烧着,烟熏患处,痛止住熏。

鼻疮者,风湿气攻也。

鼻疮,热壅伤肺。肺主气,通于鼻,风湿之气乘虚客于皮毛,入于血脉,故鼻下两旁疮湿痒烂,是名鼻䘌。其疮不痛,但所流处即又成疮,泽泻散主之。

泽泻散 治鼻疮。

泽泻　郁金　山栀仁　甘草炙。各一钱

上为细末，用甘草煎汤，食后调服。

头疮者，热毒也。

一扫光　治小儿头上肥疮，或多生虮子，搔痒成疮，脓水出不止。

细茶三钱，口嚼烂　水银入茶内研，一钱　牙皂　花椒各二钱

上为细末，香油调搽。

腊油膏　治小儿头疮。

腊猪油半生半熟　雄黄　水银各等分

上研三味和匀，先将水洗净脓汁，后敷药。

脐疮者，风湿也。

枯矾散　治小儿因剪脐外伤于风邪，以致脐疮不干。

枯矾　龙骨煨。各五分

共为细末，每用少许，干掺脐上。

小儿脐中汁出并痛，用枯矾末干敷，或黄柏末敷之。又蚕茧空烧灰存性，掺之，亦可。

诸虫痛者，胃气伤也。

追虫散　治小儿虫积痛。凡腹痛，口中出清水者，虫积也。

使君子用肉二钱，用壳五分　槟榔一钱

上锉一剂，水煎，食远服。

一方

使君子一钱　槟榔一钱　雄黄五分

上为细末，每服一钱，苦楝根煎汤调下。

灵矾散　治小儿虫咬，心痛欲绝。

五灵脂末，二钱　枯矾五分

上为细末，每服二钱，水煎，不拘时服。当吐出虫，即愈。

楝陈汤　治小儿蛔虫。歌曰：

蛔虫出口有三般，口鼻中来大不堪；

如或白虫兼黑色，灵丹纵服病难安。

苦楝根皮二钱　陈皮　半夏　茯苓各一钱　甘草五分

上锉一剂,生姜煎服。

钱氏白术散　治小儿冬月吐蛔,多是胃虚、胃寒所致。

人参去芦　白术去芦　茯苓去皮　藿香　甘草各二钱　木香二钱　丁香二粒　干葛二钱

上锉,每剂一二钱,水煎,温服。

尾骨痛者,阴虚痰也。

小儿尾骨痛,乃是阴虚痰火所致。若阴虚而痛者,宜补阴降火汤主之;痰火作痛者,宜化痰降火汤主之。

补阴降火汤　治阴虚尾骨节痛。

当归酒洗　川芎　白芍酒炒　熟地黄酒蒸　黄柏炒　知母酒炒。各等分

上锉,少用官桂为引;或以前胡、木香为引。如痛不止,加乳香、没药。

化痰降火汤　治痰火尾骨节痛。

陈皮去白　半夏姜汁制　茯苓去皮　泽泻　黄柏酒炒　知母酒炒　甘草各等分

上锉,必用前胡、木香为引。盖阴虚,故痰盛也。若痛不止,加乳香、没药。

阴肿疝气者,寒所郁也。

秘方　治小儿偏坠、气痛。

五倍子烧灰存性,为末,以好酒调服,出汗,立愈。

又方　治小儿外肾肿大。

牡蛎不拘多少,为末,用鸡子清调涂,即消。

又方　治阴囊忽肿,或坐地多时,或风邪,或虫蚁咬者。

蝉蜕五钱,水一大碗,煎汤洗肿处,其痛立止。若不消,再煎再洗。后服五苓散,灯草煎服。

又方

用葱园内蚯蚓粪,以甘草汁调,涂肿处,或薄荷汁调,

亦可。

仙传方 治风热,外肾焮赤肿痛,日夜啼叫,不数日,退皮如鸡卵壳,愈而复作。

用老杉木烧灰,入腻粉,清油调,敷患处,即效。

盘肠气痛者,风冷所抟也。

小儿盘肠气痛者,则腰曲干啼,额有汗,是小儿为冷气所抟而然。其口闭脚冷,或大便青色不实,上唇干者是也。此多因生下洗迟,感受风冷而致也。急用葱汤淋洗其腹,揉葱熨脐、腹间良久,屎自涌出,其痛自止。宜服乳香散。

乳香散 治盘肠气痛。

乳香 没药各等分

共为细末,以木香煎汤调服。

脱肛者,大肠虚滑也。

小儿脱肛,皆因久患泻痢所致。大肠头自粪门出而不收,宜用葱汤熏洗,令软送上。或以五倍子为末,敷而频托入;又以五倍子煎汤洗,亦可;又以鳖头烧灰存性,香油调敷;一法以此物烧灰熏之,久自收;又以陈壁土泡汤,先熏后洗,亦效。

提肛散 小儿大肠气虚,肛门脱出。

龙骨一钱半 诃子煨,去核 没石子 赤石脂 罂粟壳去蒂、穰,醋炙。各等分

上为末,用米饮调,食前服。仍将葱汤熏洗令软,款款托上。

一方

用蓖麻子捣烂,贴顶上,肠收即去之。

脱肛洗药

苦参 五倍子 陈壁土

上等分,水煎汤洗,次用木贼末搽上。

遗尿者,膀胱冷弱也。

鸡䏶胵散 治小儿遗尿。

鸡腖胵一具　鸡肠一具,烧存性　猪胞炙焦

上为末,每服一钱,黄酒调服。男用雌,女用雄。

破故纸散

破故纸一两,炒为末,每服一钱,热汤调下。

桂肝丸　治小儿睡中遗尿不自知者。

官桂为末,雄鸡胆一具,等分捣丸,如小豆大。温水送下,每日进三服。

尿浊者,湿滞脾胃也。

澄青散　治小儿大便白,小便浊,或澄之如米泔。

白术　茯苓　白芍炒　黄连姜汁炒　泽泻　山楂去子。各一钱　青皮四分　甘草生,三分

上锉一剂,水煎,空心服。

便血者,热传心肺也。

凡初生婴儿,七日之内,大小便有血出者,此由胎气热盛之所致也。因母食酒面、炙煿、热毒等物,流入心肺,儿在胎内受之。热毒传入心肺,且女子热入心,故小便有之;男子热入于肺,故大便有之。治法:以生地黄取自汁入蜜少许和匀,温服。男女皆效。或甘露饮兼服,尤妙。

甘露饮　治小儿胃中客热,牙宣口臭,齿龈肿烂,时出脓血,饥烦不欲饮食及目赤肿痛,不任凉药,口舌生疮,咽喉肿痛及身面皆黄,肢体微肿,大便不调,小便赤涩,并治。

熟地黄　生地黄洗　天门冬去心　麦门冬去心　枳壳酒炒茵陈　黄芩酒炒　枇杷叶　石斛　甘草各等分

上锉一剂,水煎,食后、临卧服。

一方

用生蒲黄、油头发烧灰,各一钱,为末。生地黄汁或米饮、乳汁调,同服。

下淋者,膀胱郁热也。

五淋散　治膀胱有热,水道不通,淋漓不出,或尿如豆

汁，或如沙石，或冷淋如膏，或热拂便热。

　　赤茯苓六钱　赤芍药　山栀仁各二钱　条黄芩三钱　当归　甘草各五分

　　上锉一剂，每服三钱，灯芯一团，水煎服。

　　一方

　　用生地黄、泽泻、木通、滑石、车前各二钱。

　　吐血者，荣卫气逆也。

　　黄金丸　治小儿吐血、衄血、下血。

　　黄芩不拘多少，为末，炼蜜为丸，如鸡头实大。三岁儿，每服一丸，盐汤化下。

　　柏枝散　治小儿衄血、吐血。

　　柏枝晒干　藕节晒干

　　各等分，为末。三岁者，服半钱，藕汁和蜜一些调白汤下。

　　一方

　　用山栀子炒黑，每用三钱，生姜煎。

　　又方　治咯血、吐血、衄血。

　　用白芍药为末，磨犀角汁调服，愈。

　　秘方　治小儿吐血不止。

　　用黄连末一钱、豆豉二十粒，水煎，温服。

　　小便不通者，膀胱火也。

　　通神散　治小便紧急不通，或去血。

　　小便闭塞不堪言，唯用儿茶末一钱；

　　萹蓄煎汤来送下，霎时溲便涌如泉。

　　五苓散

　　猪苓　泽泻　茯苓　白术各等分　官桂减半

　　上锉一剂，水煎，食前服。加车前子、灯草，尤效。

　　大便不通者，脏腑热也。

　　万亿丸　治大便不通，如神。方见通治。

　　没药散　治小儿风与热滞留蓄上焦，胸隔高起，大便不通。

没药　大黄　枳壳炒　桔梗各二钱　木香　甘草各一钱。炙

上锉，每剂一钱，姜三片，水煎服。

又方　治新生小儿二三日不大、小便。

用葱汁、人乳各半调匀，抹在口中同乳带下，即通。

掩脐法　治小儿大、小便不通。

取连根葱白一茎、生姜一块、淡豆豉二十粒、盐一小匙同研烂，捏作饼子，贴脐中。烘热贴之，用绢帛扎定，良久，气透自通。不通，再易一饼。

二妙散　治小儿大、小便不通。

六七月间，寻牛粪中有蜣螂，不拘多少，用线串起，阴干收贮。用时取一个，要全者，放净砖上，四面以炭火烘干，以刀从腰切断。如大便闭，用上半截；小便闭，用下半截；二便俱闭，全用。为细末，新汲水调服。

水肿者，土亏水旺也。

加味五皮饮　治小儿四肢肿满，阳水、阴水皆可服。

五加皮　地骨皮　生姜皮　大腹皮　茯苓皮各一钱　姜黄　木瓜各一钱

上锉一剂，水煎服。一方去五加皮，加陈皮、桑白皮。

牵牛散　治小儿诸般肿胀。

黑牵牛半生半炒取头，细末，每服一二匙，桑白皮煎汤，磨木香汁调服。

黄疸者，脾胃湿热也。

茯苓渗湿汤　治小儿黄疸，寒热，呕吐而渴，欲饮冷水，身体、面目俱黄，小水不利，不得安卧，不思饮食。

茯苓　茵陈　山栀　黄连　黄芩　防己　白术　苍术　陈皮　青皮　枳壳　猪苓各一钱　泽泻三分

上锉，水煎，徐徐温服。如小便不通，加木通；如伤食，不

思食，加砂仁、神曲炒、麦芽炒。

汗者，阴阳偏胜也。

团参汤　治小儿虚汗，或心血液盛，亦发为汗。此药收敛心气。

新罗人参　川当归各三钱

上细锉，用雄猪心一个，切二片，每服二钱，猪心一片，井水一盏半煎，食前，作两次服。

止汗散　治小儿睡而自汗。

故蒲扇灰如无扇，只将旧蒲烧灰

为末，温酒调服。

牡蛎散　治小儿盗汗。因食生冷之物过度，或热水淘饭，大能损土，为水之所伤，不能制其津液，故汗自出也。

牡蛎煅，二钱　黄芪蜜炙　生地黄各一两

上锉一剂，水煎服。

斑者，阴阳毒气也。

治小儿身常发热，风斑，及脚指常红肿，此脾经风热也。用防风通圣散去硝、黄，加鼠粘子、酒炒黄连为末。亦用防风、白芷、薄荷、黄连、黄芩、黄芪、黄柏煎汤浴之。宜避风。

解颅、鹤节者，胎元不全也。

解颅宜八物汤。有热，加酒炒黄连、黄芪、甘草，水煎服，外绢帛紧束及以白及末敷之。

人参地黄汤　治小儿颅囟开解，头缝不合。此乃肾气不成。肾主骨髓，而脑为髓海，肾气不盛，所以脑髓不足，故不能食。

人参二钱　怀熟地四钱　嫩鹿茸　干山药　白茯苓去皮牡丹皮　山茱萸去核。各二钱

上为细末，炼蜜为丸，如芡实大。用人参煎汤研化，食远服。

鹤节,宜:

当归地黄丸　治小儿血气不充,故肌瘦薄,骨节呈露如鹤之膝。

怀熟地酒蒸,八钱　山茱萸酒蒸,去核　山药蒸　泽泻去毛　牡丹皮去梗　白茯苓去皮　当归酒洗。各三钱　一方加鹿茸醋炙、牛膝酒洗。各四钱。去芦

上为细末,炼蜜丸,如芡实大。每用热水研化,食前服。仍以大南星泡去皮、脐,研细末,入米醋调敷绢帛上,烘热贴之,亦良法也。

行迟、发迟者,血气不充也。

行迟,宜:

调元散　治小儿禀受元气不足,颅囟开解,肌肉消瘦,腹大而胀,语迟、行迟,手足如筒,神气昏愦,齿生迟。

干山药五钱　白芍炒　茯苓去皮　茯神去皮、木。各二钱　白术二钱半　石菖蒲一钱　人参去芦　熟地　当归　川芎　黄芪蜜炙。各二钱半　甘草炙,一钱半

上锉,生姜三片、枣一枚同煎,不拘时服。婴儿、乳母同服。

钱氏地黄丸　治肝肾虚弱,骨髓不充,不能行。依本方加酒炙鹿茸、牛膝、五加皮同服,自然髓生而骨强,即能渐渐行也。

语迟者,邪乘心也。

菖蒲丸　治小儿语迟。

石菖蒲　人参　麦门冬炒,去心　川芎　乳香　当归　远志甘草水泡,去心　朱砂

上为末,炼蜜丸,黍米大。每服十丸,食远,粳米汤送下。

齿迟者,肾不足也。

芎归散　治小儿齿迟。

川芎　干山药　当归　白芍炒　甘草炙。各二钱半

上为细末,每服二钱,白汤调下,食后服。将此干药末擦齿龈,即生。

龟胸者,肺热胀满也。

龟胸丸　治小儿龟胸,高如覆掌。

川大黄煨,六钱　天门冬去心　百合　杏仁去皮、尖,麸炒　木通去节　枳壳麸炒　桑白皮蜜炙　甜葶苈隔纸炒　软石膏各一钱

上为细末,炼蜜为丸,如绿豆大。每服五丸,温水化下,食后、临卧服。仍宜灸两乳前各一寸半,上两行三骨间六处,各灸三壮。春、夏从下灸起,秋、冬从上灸起。依法灸之。

龟背者,风邪入脊也。

龟背丸　治小儿龟背。

枳壳麸炒　防风去芦　独活　大黄煨　前胡去芦　当归　麻黄去节。各三钱

上为细末,面糊丸,黍米大。每服十五六丸,看儿大小,以米饮下,食后服。仍灸肺俞穴,在三椎下两旁各一寸半;心俞穴,在五椎下两旁各一寸半;膈俞穴,在七椎下两旁各一寸半。六处穴各灸三壮。以小儿中指节为一寸,艾炷以小麦大,但灸三壮而已。

小儿行迟、齿迟、解颅、囟填、五软、鹤膝、肾疳、齿豁、睛白、多愁,凡此,皆因禀受肾气不足,当以六味丸加鹿茸补之。若因精气未满而御女以通,多致头目眩晕,口渴吐痰,或发热足热,腰腿酸软,或自汗盗汗,二便涩痛,变生诸疾,难以名状。余常用六味、八味二丸及补中益气之剂,加减用之,无不奏效。方见补益。

小儿五岁不能言,咸以为废人也。但其形色,悉属肺肾不足,遂用六味丸加鹿茸及补中益气汤加五味。两月余,形气渐健;将五月、半载,能发一二言;至年许,始声音明白。方见补益。

痘 疮

小儿痘疮何以知？腮赤眼泡亦赤时；呵欠喷嚏及惊怖，耳尖手指冰如之；证作三日疮不见，升发之药不可迟；败毒葛根堪选用，解毒表汗最为宜；寒凉之剂慎勿用，脏腑一动致灾危。

小儿患痘疮，脏腑虚寒者见证忌服寒凉药：恶寒，寒热往来，自汗恶风，手足厥冷；面青，面色㿠白，目睛青色，粪色青白；体净，怠惰嗜卧，二便清利，吐泻不渴；昏睡，口鼻气冷，饮食不进，乳食不化；腹胀，声音微弱，足胫冰冷，精神慢弱，懒言，吐乳泻清；脉浮细而虚乃表虚，脉沉细而迟乃里虚。

小儿痘疮，脏腑实热者见证忌服温热药：面赤，大便闭，身体壮热，毛焦肤燥；唇紫，小便赤，手足热极，惊悸谵语；眼黄，口气热，吐利而渴，狂乱叫哭；鼻塞，流清涕，大便焦黄，腹胀不食；头痛，身背痛，烦躁痰壅，胸膈痞满；呛喉，咽干燥，咳嗽喘促，上下失血；脉浮数而实大表，脉沉实而数里。

痘有十候：发热，初出，出齐，起泛，行浆，浆足，回水，收靥，结痂，还元。

初发热，宜：

加味败毒散　初起发热即服此药，神效。

柴胡　前胡　羌活　独活　防风　荆芥　薄荷　枳壳　桔梗　川芎　天麻　地骨皮

上古方除参、芩，恐补早助火也。宜加紫草、蝉蜕、苏叶、麻黄、僵蚕、葱白带根解热。泄泻，加猪苓、泽泻，去紫草。水煎，热服。出汗为佳。

升麻葛根汤　发热之初，未分麻痘、伤寒、伤食等症。宜此解散，庶无误事。

升麻　葛根　白芍各三钱　甘草一钱

上锉一剂，生姜三片，水煎，热服。寒月，加苏叶八分；四肢逆冷,加桂枝一钱半;腰痛当知是痘,加桂枝钱半;时气酷烈,发热太甚,乃是毒气盛,加牛蒡子一钱半,只服前败毒散,尤妙。

痘初出,宜:

神功散 治痘出毒气太盛,血红一片,不分地界,如纹蚕种;或诸失血、呕、吐泻,七日以前诸症可服,解毒。

黄芪 人参 白芍 紫草 生地 红花 牛蒡子各等分 前胡 甘草减半

上锉,水煎,不拘时服。热甚,加黄连、黄芩各一钱;未退者,再加大黄研入;有惊者,加蝉蜕一个,去翅、足;若头粒淡黑者,有寒乘之,加官桂一钱。

胡荽酒 痘初出时,宜用此酒遍喷四面床壁及与患者服。役人皆饮,能辟秽毒。又以净胭脂点两眼角,防痘入眼。

胡荽一束,铜钱大细切,用好酒热和与服。须臾,浑身通畅。过一二时,以纸蘸麻油点照于无痘处,又出如珍珠光亮数十颗矣!如无胡荽,即用胡荽子研,亦可。

痘出齐,宜:

保元汤

人参二钱 黄芪嫩者,二钱 甘草一钱

上锉一剂,生姜一片,水煎服。

四日以前有寒症,其色黑惨,宜用保元汤加官桂。五日以后,有寒中里者,用附子理中汤;不甚,只宜保元汤加官桂。

腹痛者,毒盛也。神功散主之。

面红不退,地界不分者,神功散倍前胡。

吐者,毒盛乘火炎而宣也,神功散主之。

泄泻者,火盛而奔越也,服神功散即止;却用升麻以升提之,不可用止涩之药,唯解其毒,则自止矣。

渴者,红花子汤加牛蒡子,虽口中如烟起即解。发渴者,或用人参、麦门冬汤饮之亦可。切不可用枣汤。大渴者,取真黄土百沸,汤碗盖泡取水,少加砂糖调饮,立止。

汗不止者而身已凉,乃血随气溢也。用当归五钱、黄芪三钱、酸枣一钱,共锉一剂,水煎,温服,立止。

痰,用白附子水磨服,效。不可用二陈汤,使燥阳明经,使孤阳无阴,不能施化也。

嗽,用杏仁煎汤,磨白附子服。

三日内顶陷者,非虚也。乃火盛阳极,反为阴降,如当午树枝向下。宜用九味神功散退其火。

三四日色惨不明,宜用神功散活血退火,使其莹满光明。或有失治,不知解毒,五六日间,以灯照之,生气未戕,其毒太盛作热,地界红燥,宜用神功散治之。观其随变而施治,犹或可救一二。过此则不能施其神功矣。

认痘法

故曰:气尊血分者,生。谓火靖而后出,气得其令,头粒尖而白,根颗红而不散;譬如一颗珍珠放在胭脂上也。头粒白于上,见气升而尊;根颗红于下,见血附而安其分也,故生。故曰:毒参阳位者,死。谓带火而出气不得令,头粒红紫,地界不分,譬如衄血、猪肝,势极而不返,故死。若朱砂、胭脂包者,生息之气犹存,可治也。

痘不治法

初出涌壮者,不治;出如蚕种者,不治;随出随没者,不治;如蚊虫咬者,不治;气血相失者,不治;倒出者,不治;饮水如促渴者,不治。与肺气不能疏理也。

大凡七日以前为里实,不可投温燥之剂,能助毒也;八日以后为里虚,不可投寒凉之剂,能伐生气也。

起泛,宜:

当起泛而不起,用穿山甲炒成珠,研二钱,温酒调服。

血弱不起,根底淡薄,用保元汤加丁香三粒、肉桂一钱、当归二钱、川芎一钱,水煎服。

凡痘不起胀,灰白色、顶陷者,气血不足,虚寒症也。宜托里散加丁香。

凡痘紫红不起胀者,火盛血热。宜服内托散去桂,加紫草、红花;热盛,加黄芩;若紫黑陷伏,用此药调穿山甲炒成珠,为末,五分,同服。

内托散 治血气虚损,或风邪秽毒冲触,使疮毒内陷,伏而不出,或出而不匀。用此药活血匀气,调胃补虚,内托疮毒,使之尽出易收。

黄芪蜜炙 人参 当归各二钱 川芎 防风 桔梗 白芷 厚朴姜汁炒 甘草各一钱 木香 官桂各三分

上方于红紫、黑陷属热毒者,去桂,加紫草、红花、黄芩;若淡白、灰黑、陷伏属虚寒者,加丁香救里,官桂救表;当贯脓而不贯脓者,倍参、芪、当归,煎热,临服入人乳汁、好酒同掺温服,此贯脓之巧法也;泄泻,加丁香、干姜、肉蔻。

行浆,宜:

八日浆不行,其根虚薄,血少故耳。盖以初起时,毒载血妄行,未免躁进,其血亏矣!至此不能成浆,急以归茸汤益之。

归茸汤

鹿茸酥炙,一两 当归五钱

锉,酒煎服。

凡痘属虚寒,八九日色光、白如水泡,顶陷根白,痒塌寒战等症。

回阳酒

鹿茸酥炙,焙 大附子面包煨,去皮、脐 嫩黄芪 当归酒洗

上锉,好酒煎服。兼有痰嗽,加牛胆、南星。

灰陷、黑陷,呕吐白沫,为表虚,用木香散。

呕甚,用木香散加白豆蔻,此正治也。若未曾解毒,另有法。

寒战咬牙,痒塌泄泻,为里虚,用异功散。 泄泻甚,用异功散加肉豆蔻。

干呕,属胃虚里热,用异功散。

木香散

木香磨　前胡　黄芪　白茯苓去皮　白术　厚朴姜汁炒　诃子煨,取肉　陈皮各一钱　肉桂八分　人参　丁香雄者,五粒

上锉一剂,水一钟,煎八分,温服。

异功散

当归　川芎　人参减半　黄芪　白术去芦　白茯苓去皮　诃子煨,取肉　大附子面包煨,去皮、脐　半夏姜汁炒。各一钱　厚朴姜汁炒　肉桂各八分　小丁香七枚

上锉一剂,水一钟,煎至八分,温服。

浆行而作痒,此内热而外为风寒所束。用荆芥穗纸裹紧,搓糊,粘指头,令不散,灯上烧过,却于桌上吹去灰,快放手,指定痒痘头,用荆芥穗火点痒处一下,即放退。患者自以为妙,每痒痘悉点之,立止。

行浆行足而发疔,认定是黑疔痘,或黑而硬,或有红丝,或为大紫泡,未曾解毒者,仍以神功散加雄黄、黄芩、黄连、大黄煎服。却用点法:雄黄一钱,研,胭脂重浸水合浓,调雄黄末,点疔痘顶上,立时即出红活,亦神法也。盖雄黄能拔毒,胭脂能活血水。

浆足,宜:

此时有咳逆,胃气上越欲绝也,以真黄土鼻边闻之,立止。

九日而寒者,异功散甚相宜。九日寒战,大附子半个、面裹煨熟七钱,干姜炒黑五钱,白术五钱,人参三钱,水煎,温服。

此时浆满,或为寒所薄,一时痘俱紫黑,即如紫葡萄样,不必惊恐,急以肉桂磨汤服之,立见如旧。

回水,宜:

九日十日回水之时,元气熏蒸,真阳运化,其水自然消燥,此循环之妙理也。其有未曾解毒,至此时水不能化,反归

于胃,与所伏之毒伏于阳明,则脾胃受戕,宜以定中汤治之。

定中汤

用真黄土,能镇安胃气,收敛中土。取真正黄色不杂者,用一块在碗内百沸汤泡,即以碗盖,少顷出用。如冷,倾入盏内,外以热水炖热,用两酒盏和药:朱砂研细五分,能镇心胞络,使小肠不奔也;雄黄研细一钱,能解毒,使胃气宁也。二味同和匀,以黄土汤少加砂糖温服,二服立效。烦躁、闷乱、发渴,定中汤加片脑半分、牛蒡子汤二盏和服。

有寒战、咬牙等症,宜用附子理中汤。

有擦破周身,不能回水,急以新瓦椿作粉,掺在破处,立收。此妙法也。

收靥,宜:

若解毒不尽,或未经解毒,到当靥而不靥,发热蒸蒸者,用甘露回天饮:

砂糖半酒盏,百沸汤调一大碗,温服,立时退热,痘即靥。万发万中,回天之力也。

若痘靥时湿靥,乃外溃之痘淋漓粘沾者,宜以甄陶散敷之:

新瓦不拘多少,为细末,筛过,绢袋包,扑患处。若干痂堆积不落,内又窨脓,即以瓦粉用鸭蛋清调敷,立收而落痂矣。

当靥时,腹痛不靥,其痛着在中脘,乃热毒凝滞,瘀血作痛也。

手捻散

牛蒡子　白芍　桃仁　大黄各一钱　红花八分　桂枝五分

上锉一剂,水煎,温服。一服立愈。

若将靥时,其痘一时尽黑,非靥也。乃火极攻里,即凶矣。

结痂,宜:

外溃不结痂者,甄陶散敷之。结痂而误犯风寒,恶寒发热者,以补中益气汤主之。

补中益气汤

当归　黄芪各一钱　人参五分　白术八分　柴胡　升麻　干葛各一钱　甘草五分

上锉一剂,生姜一片,水煎服。

结痂后虚烦者,宜加味保元汤。

加味保元汤

黄芪二钱　人参一钱　麦门冬去心,二钱半　知母一钱半　栀子炒,一钱半　甘草五分

上锉一剂,水煎,温服。结痂后有余热者,以前药加牛蒡子一钱半、白附子一钱。

还元,宜:

痂落,血气尚虚无力者,宜调理,八物汤主之,或十全大补汤。

还元痂落,有余毒,觉其聚于脏腑,时复作热,腹内疼痛,宜牛蒡子饮主之。

牛蒡子饮

牛蒡子　前胡　黄连　黄芩　连翘　白附子　玄参　赤芍各一钱　羌活　防风　甘草各五分

上锉一剂,水煎服。

五福化毒丹　治痘疹后余毒,神效。方见前诸热。

祖传经验秘方　凡痘后,不问痈毒发于何经,初起红肿时,用。

黑、绿、赤三豆,以酸醋浸,研浆,时时以鹅翎刷之,随手退去,效。

补遗秘方

治小儿痘疹不起发

用李树上津胶,每用些须,熬水饮之,即起。

复生丸　治小儿痘疹不起发,紫黑陷伏,并痘疹初作,已发、未发,服之,其毒即解。五日以前,可服,其效如神。大梁钟云山传。

当归　白芍　西芎　升麻　葛根　甘草各五钱　嫩紫草茸一两　辰砂一两二钱

上为末,炼蜜为丸,如梧桐子大。每服一丸,冰、雪、雨三水送下。如无,河水亦可,或糯米汤入酒一匙送下,亦可。

桃红痘疔方

雄黄一钱　紫草三钱

上为细末,胭脂汁调,将银簪挑破黑疔,将药点入内,即效。

发痘方

穿山甲用碎石铺炒焦黄色　麝香少许

上为细末,六七岁者,热酒调下三分,不可多用。盖被片时,通身汗出。

牛黄散　治痘黑陷,虚弱而不起发。

朱砂一分　牛黄三厘

上为细末,蜂蜜打湿胭脂汁,取蜜调药,用银簪刺黑陷上为之三次。一日涂一次,去黑。

麻　疹

麻疹乃六腑肠胃之热蒸于肺,外感内伤并发,与痘疹表似同里实异。初热三日,出胀三日,出而又没,没而又出,共一周时许。重者,遍身绷胀,眼亦封闭。有赤白微黄不同,仍要红活,最嫌黑陷及面目、胸腹稠密,咽喉攒缠者,逆;发不出而喘者,即死。与大科瘾疹相似,又与发斑相似,如锦纹,有空缺处,如云头状。麻即如麻,遍身无空,但疏密不同耳,仍有夹斑、夹丹、夹疮同出者。

初起，呵欠，发热，恶寒，咳嗽，喷嚏，流涕，头眩，宜升麻葛根汤加紫苏、葱白以解肌。切忌大汗。斑不红者，亦宜。乃麻痘初起之神方。潮热甚，加芩、连、地骨皮；谵语，调辰砂六一散；咳嗽，加麻黄、杏仁、麦冬、石膏；咳甚，另用凉膈散加桔梗、地骨皮；泄泻，宜四苓散；便血，合犀角地黄汤；吐、衄血，加炒山栀；小便赤，加木通。寒热似疟，小柴胡汤。

初起全类伤寒，但面赤、中指冷为异耳。

已出烦躁作渴者，解毒汤合白虎汤；喘、便闭者，前胡枳壳汤加赤茯苓、大黄、甘草、五味，水煎服；便闭三四日者，小承气汤、防风通圣散；谵语、尿闭者，导赤散；如泔者，四苓散加车前、木通；谵语如狂者，解毒汤调辰砂六一散；大便血、小便亦见血者，犀角地黄汤合解毒汤；吐血、衄血，解毒汤加炒山栀、童便；泄泻，解毒汤合四苓散；喘兼泄泻、溺涩者，柴苓汤；烦渴、吐、作泻者，白虎汤加苍术、猪苓汤；热盛干呕，解毒汤；伤食呕吐，四君子汤；夏月因暑作呕，四苓散加人参。忌用豆蔻、木香、姜、桂热药。

麻症初起，已出已没及一切杂症，与痘毒大同，但始终药宜清凉。虽麻喜清凉，痘爱温暖，不易常道，虚则补，实则泻，医家活法。故治麻亦有血虚而用四物汤，气虚用四君子汤；天寒伤冷则温中、理中之药，一时权变之用也。

麻症没后，余热内攻，循衣摸床，谵言妄语，神昏丧志者，死。如热轻，余毒未除，必先见诸气色，虽预防之，始终以升麻葛根汤为主，或消毒饮、解毒汤，随症选用。仍忌鱼腥葱蒜之物。

升麻葛根汤 方见痘疮。

辰砂六一散 即益元散，方见中暑。

凉膈散 方见火证。

四苓散 即五苓散，方见中暑。

犀角地黄汤方见吐血。

小柴胡汤方见伤寒。

解毒汤方见伤寒。

白虎汤方见伤寒。

小承气汤即大黄、枳实、厚朴，水煎服。

防风通圣散方见中风。

导赤散即生地、木通、甘草、淡竹叶七片，水煎服。

柴苓汤即小柴胡汤合五苓。

四君子汤方见补益。

四物汤方见补益。

理中汤方见中寒。

消毒饮牛蒡子、防风、荆芥、甘草，水煎服。

卷之八

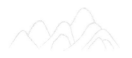

痈疽

脉

痈疽脉数,浮阳沉阴;浮数不热,但恶寒侵;若知痛处,急灸或针;洪数病进,将有脓淫;滑实紧促,内消可禁;宜托里者,脉虚濡迟,或芤涩微,溃后亦宜;长缓易治,短散则危;结促代见,必死无疑。

疮疡之症,当察经之传受,病之表里,人之虚实而攻补之。假如肿痛热渴,大便闭结者,邪在内也,疏通之;肿焮作痛,寒热头疼者,邪在表也,宜发散之;焮肿痛甚者,邪在经络者也,和解之;微肿微痛而不作脓者,气血虚也,补托之;漫肿不痛,或不作脓,或脓成不溃者,血气虚甚也,峻补之;色黯而微肿痛,或脓成不出,或腐肉不溃者,阳气虚寒也,温补之。若疑其未溃,而概用败毒,复损脾胃,不唯肿者不能成脓,而溃者亦难收敛,七恶之症蜂起,多致不救。经云:诸痛痒疮疡,皆属心火。若肿赤烦躁,发热引冷,便闭作渴,脉洪数实,是其常也。虽在严寒之时,必用大苦寒之剂,以泻热毒;若脉微皮寒,泻痢肠鸣,饮食不入,呕吐无时,手足逆冷,是变常也,虽在盛暑之时,必用大辛温之剂,以助阳气。经曰:用寒远寒,用热远热。有假者反之,虽违其时,必从其症。

痈疽,大按乃痛者,病深;小按便痛者,病浅。按之处陷不复者,无脓;按之处即复者,有脓。不复者,可消。若按之都牵强者,未有脓也;按之半软者,有脓也。又手按上下,不热者无脓;若热甚者,有脓。凡觉有脓,急当破之。无脓但气肿,若有血,慎之!慎之!不可针破也。

痈者,大而高起属乎阳,六腑之气所生也。 疽者,平而内发属乎阴,五脏之气所成也。

凡痈疽未破,毒攻脏腑,一毫热药不敢用。若已溃破,脏腑既亏,饮食少进,一毫冷药不敢用也。

肿疡者,痈疽未见脓而肿也。肿疡内外皆壅,宜以散毒、表散为主。设欲行大黄者,宜审其虚实之原也。

痈疽初起之时,宜:

灸法 治痈疽发背初生,累试累效。

凡人初觉痈疽发背,已结未结,赤热肿痛,先以湿纸覆其上,立视,候其纸先干处,即是结疽头处。取大蒜切成片,如三个铜钱厚,安在头上,用火灸;灸之三壮换一蒜片。痛者,灸至不痛;不痛者,灸至痛时方住。最要早觉早灸为上,方发一二日者,十灸十愈;三四日者,六七愈;五六日者,三四愈;过七日,则不可灸矣!若有十数头作一处生者,用大蒜捣成膏作饼子,铺疮头上,聚艾烧之,亦能安也。若背上初发赤肿,内有一粒黄如粟米者,即用独蒜切片,如前法灸治之,次日去痂,脓自溃也。

竹筒吸毒方 诸般恶疮,并治。

用苦竹长一二寸,用头节妙,刮去青皮,似薄纸为佳,其大小随疮斟酌。应疮毒初发时用。

白蒺藜 苍术 乌柏皮 白厚朴各五钱重

上四味锉片,用水一碗同竹筒煎煮,以药将干为度。乘竹筒热,以手按之于疮上,顷之,其筒自粘在疮上,不必手按也;仍更用前药分两再煮,候前竹筒冷,以手拔去,再换热者,如前法,其脓自吸入筒中而愈。

荆芥败毒散 治痈疽,疔肿发背,乳痈等症。憎寒壮热,甚者头痛拘急,状似伤寒。一二日至四、五日者,一二剂散其毒。轻者,内自消散。

防风 荆芥 羌活 独活 柴胡 前胡 薄荷 连

翘　桔梗　枳壳　川芎　茯苓　金银花　甘草

上锉一剂,生姜煎服。疮在上,食后服;在下,食前服。大便不通,加大黄、芒硝;热甚痛急,加黄芩、黄连。

千金漏芦汤　治一切恶疮肿毒,丹瘤瘰疬,疔肿鱼睛,五发癰疽。初发一二日,便如伤寒,头痛烦渴,拘急恶寒,肢体疼痛,四肢沉重,恍惚闷乱,坐卧不宁,皮肤壮热,大便闭结,小便赤黄,并治。妊妇勿用。

漏芦　白蔹　黄芩　麻黄　枳实麸炒　升麻　芍药　甘草炙　大黄　芒硝　连翘

上锉作剂,水煎服。

追风通气散　治痈疽发背,脑疽流注,肿毒。救坏病,活死肌,弭患于未萌之前,拔根于既愈之后。此药顺气匀血,扶植胃本,不伤元气,涤荡邪秽,自然通顺,不生变症;兼治打破伤折,疝气血疝脚气,诸气痞块塞痛,腰痛,一切痰饮为患。

当归　何首乌不犯铁器　木通去皮节　赤芍　白芷　乌药　小茴香　枳壳麸炒　甘草

上锉剂,酒、水各煎。病在上,食后服;在下,食前服。

痈疽初萌,必气血凝滞所成,为日既久,则血积于所,滞而后盛作。故病人气血盛者,减当归;当归多则生血,发于他所,再结痈毒,生生不绝矣。

痈疽发背在上者,去木通。恐导虚下元,为上盛下虚之病,难于用药。

痈疽生痰有二:一胃寒生痰,加半夏健脾化痰;二乃郁而成风痰,加桔梗、生姜。

流注,可加独活。流注者,气血凝滞,故气滞则血留而凝。加独活者,可以动一身血脉,血脉既动,岂复有流注乎。一方以醋湿纸贴痛处,以炒盐熨之,即消。

流注起于伤寒,伤寒表未尽,遗毒于四肢经络,涩于所滞而后为流注也。如病尚有潮热,则里有寒而未尽散,加升麻、苏叶；热不退，加干葛；头痛，加川芎、姜、葱。无汗，用酒、水各半煎，大能行血、生气故也。

发背既久不愈，乃前医用凉药过也。凉药内伤其脾，外冰其血。脾主肌肉，脾既受伤，饮食必减，颜色痿瘁，肌肉不生；血为脉络，血一受冰，则气不旺，肌肉糜烂。故必理脾，脾健肉自生。本方去木通，少用当归，加厚朴、陈皮；盛则加白豆蔻。

凡病痈疽之人，有泄泻者，不可便服此药。宜先服蜡矾丸止泻，后用此。

肠肚内痈，宜十宣散与此方相间服之，并宜加忍冬藤。

肿毒坚硬不穿，加川芎、独活、麻黄、连须葱煎服，出汗即穿。

伤折在头上，去木通，加川芎、陈皮。

经年腰痛，加萆薢、玄胡索，酒煎。

脚气，加木瓜、槟榔、穿山甲，水煎。

痰饮为患，或喘或咳或晕，头痛睛疼，遍身拘急，骨节痹疼，胸背、头项、腋胯、腰腿、手足聚结肿硬，或痛或不痛，按之无血潮，虽或有微红，亦淡薄不热；坚如石，破之无脓，或有薄血，或清水，或如乳汁；又有坏肉如破絮，或又如瘰疬在皮肉之间如鸡卵，可移动，软活不硬，破之亦无脓血，针口胬肉突出，唯觉咽喉痰实结塞，作痛作热，加南星、半夏。

神功散　治痈疽发背，一切疔毒并瘰疬等症，已成、未成患者，神效。

川乌泡，去皮、尖　川黄柏炙，去粗皮。各等分

上为细末，用唾调成膏。如唾少，漱口水亦可。发背、痈疽等疮方起者，敷患处，留顶。候药干，用淘米水时常润湿，每日药敷一次。如疮已成重患将溃烂者，先将槐枝、艾叶煎汤炖温，将疮洗净，用绢帛展去脓血，以香油润患处，用绵纸仍照患处剪成圆钱，留顶贴上，后用药涂于纸，如干，依前用淘米水润，日换一次，听其自然流脓，不可手挤。如敷药后，病人疮觉

住痛、减热,即愈。如生肌,则腐肉自落。如不落者,剪割亦可,最不宜用针。发背,不宜贴膏药。凡医疮,屏去别医,止饮别药方,可治。忌气怒、房事、劳复并孝服、体气、饮酒之人,饮食忌酒,并鸡、羊、鱼、肉、瓜、茄、姜辣之物。若因气怒,再复发肿,依前治之。如治对口并脑疽,不必洗去旧药,逐次添药,恐动疮口惹风也。肿毒,加南星、赤小豆等分,醋调涂即消,姜汁亦可。

真人夺命饮 治一切痈疽疔肿,不问阴阳、虚实、善恶,肿溃大痛或不痛。然当服于未溃之先与初溃之际。如毒已溃,不可服。仍用一剂,大势已退,然后随症调治,其功甚捷,诚仙方也。

穿山甲三大片,切,蛤粉炒成珠 天花粉 甘草节 乳香明透者 赤芍 白芷各一钱 防风 贝母各七分 没药 皂角刺各五分,炒 陈皮一钱半 归尾一钱半 金银花二钱

上锉一剂,好酒煎,空心,热服。能饮者,服后再饮酒三、五杯,滓再煎服。在背俞,倍皂角刺;在腹膜,倍白芷;在胸次,加瓜蒌仁二钱;在四肢,倍金银花。

吕洞宾仙传化毒汤 治痈疽发背、乳痈、一切无名肿毒。初起服之,立消;已成、已溃,服之立愈。

防风 甘草节 白芷 茯苓 贝母 黄芩 连翘 白芍各一钱 天花粉 金银花各一钱二分 半夏七分 乳香 没药各五分

上锉一剂,好酒煎。胸前,饭前服;背上,饭后服;下部,空心;上部,食后。俱要出汗为度。如无汗,用木香熏脚、膝、腕内,盖被汗出而愈。

神仙排脓散 治恶疮毒、风毒、疔疮、背花疮、小儿恶疮,脓血俱从大便中出。亦治气滞腹胀及妇人经闭不通。此方,壮实之人可用;虚弱者,当忌之矣!

大黄十二两,酒浸一宿,晒干 白芷 沉香 木香 乳

上各为细末，量人虚实用之。实者，不过三钱；虚者，二钱半。临卧，用好生酒调服。服后，禁饮食、汤水半日。五更觉腹内疼痛，动三五次，以稀米粥补之。服此药内有穿山甲，恐令人作呕，须慎之！即嚼生葱可止。凡修合此药，要诚意，不可令妇人、鸡犬见。又不可多合，恐久放则不效矣。

芙蓉膏　治痈疽发背诸毒。

芙蓉叶或皮或根，亦可　黄荆子

上各等分，入石臼内捣极烂，用鸡子清调搽于疮上，留顶，不过二次收功。顶如烟起，立时止痛，其效如神。

一方　治发背痈疽，不问已溃、未溃，敷上立消，止痛如神。

白金凤花科，连根、叶同捣烂。先用陈米醋洗净患处，后敷药，一日一换。疮将好，用桑叶醋煮一滚即捞起，贴疮上，即生肌、收口而愈。

溃疡者，痈疽之脓已溃出也。疡溃内外皆虚，宜以补接为主。设欲行消散者，宜防其虚实之失。由是言之，则痈疽之肿时与溃时不同。

痈疽已溃之后，宜后方。李氏云：疽疾将安，每日当服十全大补汤以补气血，宜与千金内托散相间服。

托里消毒散　治一切痈疽六七日未消者。服此药，疮未成即消，已成即溃。能壮气血，固脾胃，使毒气不能内攻，使毒脓易溃，肌肉易生。切不可早用生肌之药，恐毒未尽反溃烂，难愈。

金银花三钱　黄芪蜜水炒　天花粉各二钱　防风　当归酒洗　川芎　白芷　厚朴姜汁炒　桔梗　穿山甲炒成珠　皂角刺炒。各一钱　陈皮三钱

上锉一剂，酒、水各一盏煎服。疮在上，食后服；在下，空心服。后用水煎服。

千金内托散 治痈疽疮疖。未成者,速败;已成者,速溃。脓自出,不用手挤;恶肉自去,不用刀针。服药后,疼痛顿减。此药活血匀气,调胃补虚,祛风邪,辟秽气,乃王道之剂。宜多服之,大效。

黄芪蜜炙 人参 当归酒洗。各二钱 川芎 防风 桔梗 白芷 厚朴姜汁炒 薄荷 甘草生用。各一钱 加金银花亦可。

上为细末,每服二钱,黄酒调下。不饮酒,木香汤调下,亦可。或都作一剂,用酒煎尤佳。痈疽肿痛,倍白芷;不肿痛,倍官桂;不进饮食,加砂仁、香附;痛甚,加乳香、没药;水不干,加知母、贝母;疮不穿,加皂角刺;咳,加半夏、陈皮、杏仁、生姜五片;大便闭,加大黄、枳壳;小便涩,加麦门冬、车前子、木通、灯草。

十全大补汤 治痈疽溃后,补气血,进饮食,实为切要。凡脓血出多,阴阳两虚,此药有回生起死之功。但不分经络,不载时令,医者触类而长之可也。或见肿平痛宽,遂以为安。慢不知者,无补虚调养之功,愈后虚证复见,因而转为他病而危剧者,多矣。

神仙蜡矾丸 治痈疽及肺痈、肠痈。能消毒,固脏腑,止疼痛,护脂膜,止泻漏,化脓。痈疽溃后宜。兼治诸疮毒、粉瘤、痰核三五年者,半料即消。不问恶疮、新起者,亦效。

黄蜡二两 白矾三两

上为末,熔蜡为丸,如梧桐子大。每服三十丸,酒下。不饮酒,熟水下。一日服三次。肺痈,蜜汤下;咳嗽,姜汤下。

五善七恶主治

夫善者,动息自宁,饮食知味,便利调匀,脓溃肿消,水鲜不臭,神彩精明,语声清朗,体气和平是也。此属腑症,病微邪浅,更能慎起居,节饮食,勿药自愈。恶者,乃五脏亏损之症。或因汗下失宜,荣卫消灼;或因寒凉克伐,气血不足;或因峻厉之剂,胃气受伤,以致真气虚而邪气实,外似有余而内实不足。法当纯补胃气,多有可生。不可因其恶,遂弃而不治。

若大渴发热,或泻泄淋闭者,邪火内淫,一恶也。竹叶黄芪汤。气血俱虚,八珍汤加黄芪、麦门冬、五味子、山茱萸。如不应,佐以加减八味丸同服。

若脓血既泄,肿痛尤甚,脓色败臭者,胃气虚而火盛,二恶也。人参黄芪汤。如不应,用十全大补汤加麦门、五味。

若目视不正,黑睛紧小,白睛青赤,瞳子上视者,肝肾阴虚而目系急,三恶也。六味丸加炒山栀、麦冬、五味子。如不应,用八珍汤加炒山栀、麦冬、五味子。

若喘粗气短,恍惚嗜卧者,脾肺虚火,四恶也。六君子加大枣、生姜。如不应,用补中益气汤加麦门、五味。心火刑克肺金,人参平肺散;阴火伤肺,六味丸加五味子煎服。

若肩背不便,四肢沉重者,脾胃亏损,五恶也。补中益气汤加山茱萸、山药、五味。如不应,用十全大补汤加山茱萸、山药、五味。

若不能下食,服药而呕,食不知味者,胃气虚弱,六恶也。六君子汤加木香、砂仁。如不应,急加附子。

若声嘶色败,唇鼻青赤,面目、四肢浮肿者,脾肺俱虚,七恶也。补中益气汤加大枣、生姜。如不应,用六君子汤加炮姜。更不应,急加附子,十全大补汤加附子、炮姜。

若腹痛泄泻,咳逆昏愦者,阳气虚,寒气内淫之恶症也。急用托里温中汤,后用六君子汤加附子,或加姜、桂温补。

若有溃后发热恶寒、作渴,或怔忡惊悸,寤寐不常,牙关紧急;或头目赤痛,自汗盗汗,寒战咬牙,手撒身热,脉洪大,按之如无;或身热恶衣,欲投于水,其脉浮大,按之微细,衣厚仍寒,此气虚极,传变之恶症也。

若手足逆冷,肚腹疼痛,泄痢肠鸣,饮食不入,呃逆呕吐,此阳气虚,寒气所乘之恶症也。

若有汗而又恶寒,或无汗而恶寒,口噤足冷,腰背反张,颈项头强,此血气虚极,变痉之恶症也。急用参、芪、归、术、附子救之,间有可生者。

大抵五善,见三则吉;七恶,见四必危。虚中见恶症者,难治;实症无恶候者,易治。

六味丸 又名六味地黄丸。 此壮水之剂。夫人之生,以肾为主。凡病皆由肾虚而致。此方乃天一生水之剂,无有不可用者,世所罕知。若肾虚发热作渴,小便淋闭,痰气壅盛,咳嗽吐血,头目眩晕,小便短少,眼花耳聋,咽喉内燥,口热疮裂,齿不坚固,腰腿痿软,五脏齐损,肝经不足之症,尤当用之,水能生木故也。若肾虚发热,自汗盗汗,便血诸血,失痦,水泛为痰之圣药,血虚发热之神剂也。

熟地黄用生者自制,八两 山茱萸酒浸,去核,取肉 山药各四两 白茯苓去皮 牡丹皮 泽泻各三两

上地黄酒蒸黑杵膏,余为末,炼蜜丸,如梧桐子大。每服七八十丸,滚水下。

八味丸 治命门火衰,不能生土,以致脾土虚寒而患流注、鹤膝等症,不能消溃收敛,或饮食少思,或食而不化,脐腹疼痛,夜多溲溺。即六味丸加肉桂、附子各一两。《经》云:益火之源,以消阴翳,即此方也。

加减八味丸 治痈疽疮疡痉后及将痉,口干渴甚,或舌生黄苔及未患先渴。此肾水不能上润,致心火上炎,水火不能既济,故心烦躁,小便频涩,或白浊阴痿,饮食减少,肌肤瘦削诸症。服此以生肾水,降心火,诸症顿止。及治口舌生疮不绝。

山药一两 山茱萸去核,净肉,酒浸,杵膏 桂心去粗皮 泽泻 白茯苓去皮。各五钱 五味子二两半 牡丹皮五钱 熟地黄用生者半斤,酒拌,砂锅蒸半日,捣膏

上为末入膏,加蜜少许同丸,如梧桐子大。每服六七十

丸。五更初未言语前,或空心用盐汤送下。

补中益气汤 治元气虚损,或因克伐,恶寒发热,肢体倦怠,饮食少思;或不能起发消散,生肌收敛;或兼饮食劳倦,头疼身热,烦躁作渴,脉洪大弦虚,或微细软弱。

黄芪蜜炙 人参 白术去芦 甘草炙。各一钱五分 当归一钱 陈皮五分 升麻 柴胡各三分

上锉一剂,姜、枣煎服。

四君子汤 治脾胃虚弱,或因克伐,肿痛消散、溃敛不能。宜用此以补脾胃,诸症自愈。若误用攻毒,七恶随至,脾胃虚弱,饮食少思,或食而难化,或欲作呕,或大便不实,或脾胃气虚,疮口出血、吐血、便血,尤宜用之,盖气能摄血故也。凡气血俱虚之症,宜用此汤但加当归。脾胃既壮,饮食自进,阴血自生。若用四物汤沉阴之剂,脾胃复伤,诸症蜂起。若命门火衰而脾胃虚寒,必用八味丸以补土母。

人参 白术去芦 茯苓各二钱 甘草炙,一钱

上锉一剂,姜、枣,水煎服。

六君子汤 治脾胃虚弱,或寒凉克伐,肿痛不消或不溃敛,宜服此汤,以壮荣气,诸症自愈。即四君子汤加陈皮、半夏。

八珍汤 治脾胃虚损,恶寒发热,烦躁作渴,或疮疡溃后,气血亏损,脓水清稀,久不能愈。即四物、四君子合方。

十全大补汤 治疮疡气血虚弱,肿痛不愈;或溃疡脓消,寒热、自汗盗汗、食少体倦、发热作渴、头痛眩晕似中风状。即八珍汤加黄芪、肉桂。

托里温中汤 治疮疡脓溃,元气虚寒,或因克伐,胃气脱陷,肠鸣腹痛,大便溏泄,神思昏愦。此寒变内陷,缓则不治。

羌活 附子炮,去皮、脐。各四钱 干姜炒 益智 丁香 沉香 木香 茴香 陈皮各二钱 甘草炙,三钱

上锉,姜,水煎服。

人参黄芪汤　治溃疡饮食少思,无睡发热。

人参　白术　陈皮　麦门冬　苍术米泔浸。各五分　黄芪一钱　归身　升麻各五分　黄柏炒,四分

上锉,水煎服。

竹叶黄芪汤　治痈疽气血虚、胃火盛而作渴。

淡竹叶一钱　芍药　麦门冬　半夏　川芎　黄芪炒　人参　当归　甘草　石膏　生地黄各二钱

上锉作二剂,水煎服。

人参平肺散　治心火克肺,传为疽瘘。咳嗽喘呕,痰涎壅盛,胸膈痞满,咽嗌不利。若因肝木太过,而治当补肺;若因肾水不足而患,当补脾肺;若因心火旺而自病,当利小便。

人参　茯苓　陈皮　地骨皮　甘草各一钱　知母炒,七分　五味子　青皮　天门冬去心。各四分　桑白皮炒,一钱

上锉一剂,水煎服。

痈疽发背,诸疮出脓溃烂,日久不愈,饮食少思,身体倦怠,口舌干燥,或寒热往来,惊怖少睡,用补中益气汤去柴胡加苍术、麦门冬、神曲、五味子、黄柏;少睡,加炒酸枣仁;疮肉生迟,加白敛一钱、肉桂五分;如脓多或清,倍加黄芪、人参、当归、白术。

外治敷贴之药

琥珀膏　治痈疽发背,诸般肿毒,久年顽疮。

香油四两,下沉香一钱,炸浮待油熟去之;次下嫩松香八两,文武火不住手搅,如琥珀色住火;下乳香、没药、银朱、血竭各一钱,为末,搅入膏内,令匀,退火毒,用油纸摊贴,神效。

白龙膏　治背疽及糜疮,皆效。

香油四两,煎数沸,入宫粉一两,研细,次入黄蜡一两熔化,搅匀退火,待药将皱面,用厚连四纸剪大小不一,拖药在上,收候。若贴时,先将葱须煎汤洗净贴之。

治发背

官粉不拘多少,研细,用槐枝、大梃锉碎,拌炒官粉黄色,去槐枝。每粉一两,入银朱一钱,研匀,用猪蜡油调,摊膏棉纸上,贴之。

疮疡肌肉不生,若赤色而不生者,血热也,四物汤加牡丹皮;若脓水清稀,气血俱虚也,十全大补汤;食少体倦,脾气虚也,补中益气汤;烦热作渴,起居如常,胃火也,竹叶黄芪汤;烦热作渴,日晡热甚,肾虚也,用加减八味丸。

瘰疬

绕项起核,名曰蟠蛇疬。延及胸前、腋下,名曰瓜藤疬。左耳根肿核者,名曰惠袋疬。右耳根肿核者,名曰蜂窝疬。结核连续者,为瘰疬也。形长如蛤者,为马刀也。

夫瘰疬初发,必起于少阳经。不守禁戒,必延及阳明经。大抵饮食厚味,郁气之积,曰毒、曰风、曰热,皆此三端,招引变换。须分虚实。彼实者,故易,自非痛断厚味与发气之物,虽易亦难,殊为可虑。以其属胆经,主决断,有相火,而且气多血少。妇人见此,若月信不作寒热,可生;稍久转为潮热,其证危矣!自非断欲绝虑食淡,虽圣神不可治也。

瘰疬先从结喉起者

紫苏　乌药　枳壳　桔梗　柴胡　前胡　防风　羌活　独活　川芎　芍药　茯苓　大腹皮　甘草各等分

上锉,水煎,食后服。

瘰疬先从项上起者

紫苏　连翘　桔梗　枳壳　防风　柴胡　羌活　独活　白芷　当归　川芎　芍药　甘草各等分

上锉,水煎,食后服。

瘰疬先从左边起者

紫苏　厚朴　当归　羌活　枳壳　桔梗　前胡　防风
川芎　芍药　萝卜子　苏子　甘草

上锉,水煎,食后服。

瘰疬先从右边起者

紫苏　香附　青皮　乌药　半夏　厚朴　桔梗　茯苓
柴胡　防风　羌活　甘草

上锉,水煎,食后温服。

人稍壮者,宜;

内消散　治瘰疬结核。

朱砂　血竭各一钱　斑蝥去翅足,三分,生用

上,为细末,每服一分,空心,烧酒调服,一日服。未破者,
三五服立消;已破者,内服此药,外用金头蜈蚣一条,焙研极
细末,用麻油一小钟浸三旦夕搽患处,其疮即肿溃。过一二
日肿消,可贴膏药。疮势大者,二十日痊;小者,十余日可保
平复。

琥珀散　治瘰疬结核,内消神效。

滑石　白牵牛头,末。各一两　斑蝥三钱,去翅、足　僵蚕一两
枳壳五钱　赤芍　柴胡各五钱　木通　连翘各七钱　琥珀二钱
黄芩一两　甘草三钱

上锉作六剂。水煎服。

斑蝥散　即神效散。

斑蝥去翅、足,酒炒,净,一钱　穿山甲土炒　僵蚕去头、足,
酒炒　丁香　白丁香　苦丁香　红小豆　磨刀泥各一钱

上为细末,每服一钱。五更,无根水调服,至未时打下毒
物,其形如鼠。后用田中野菊花焙黄色为末,陈醋调,贴疮上。
一日一换,七日全安。

赤白丸　治瘰疬未破。

白矾三两　朱砂九钱

上为细末,酒糊为丸,如绿豆大。每服二十丸,清茶送下。日进三服,药尽即消。

人虚弱者,宜:

益气养荣汤 治怀抱抑郁,瘰疬流注,或四肢患肿,肉色不变,或日晡发热,或溃不敛。

黄芪 人参 白术炒。各一钱半 当归 川芎 白芍 生地 陈皮 香附 贝母去心。各一钱 柴胡 桔梗炒 地骨皮 甘草炙。各五分

上锉一剂,水煎,食远服。有痰,加橘红;胁下刺痛,加青皮、木香;午后有热,或头微眩,加炒黄柏;脓水清,倍参、芪、当归;女人有郁气,胸膈不利,倍香附、贝母;月经不通,加牡丹皮、当归。

益气内消散 治瘰疬并诸瘤、结核。

当归 川芎 白芍酒炒 白术去芦 青皮去穰 陈皮 半夏姜炒 桔梗 羌活 白芷 独活 厚朴姜汁炒。各八钱 防风 黄芩 乌药 香附 槟榔各一两 苏叶一两半 沉香二钱 木香 人参 粉草各五钱

上锉,水煎,温服。服十余剂,即消。若再服,照分量制,酒糊为丸,如梧桐子大。每服七十丸,酒下。

瘰疬外施之药

神品膏 历年久不愈瘰疬疮,神效。

香油一斤 官粉二两半 黄蜡二两 乳香 没药 孩儿茶 血竭各四钱 胡椒六钱

先将香油熬滴水不散,方下官粉熬成膏,下黄蜡再熬,滴水成珠,离火,方入细药。疮久者,胡椒加半搅匀,入磁器内收贮,退火毒,油单纸摊贴。每用,先将葱须、花椒、艾、槐条煎水,洗疮净,后贴之。

奇效膏 贴瘰疬,未破内消,已破则合。

真香油一斤二两　大黄六两,入油炸浮,滤去渣;慢火下净黄丹半斤;慢火再熬,滴水成珠;下古石灰炒过五钱、乳香四钱、没药四钱、黄蜡二两。成膏,用油单纸摊膏贴。

治瘰疬鼠疮甚效

嫩槐条一斤　蕲艾四两　川椒三两,净

上三味,用新大砂锅一个盛水满,煎至七分,去渣待温,将所患之疮徐徐洗一炷香,去脓水并甲,用软白布擦待干;至午时,仍将药渣入水一锅,又煎至六分,去渣,照前洗一炷香掺干;待晚,仍将熬洗一炷香;次日,用大蒜瓣切薄片,围疮上,用麦子大艾炷灸蒜上。如痒再灸,以痛为止,渐渐自愈。

乌龙膏　治瘰疬溃烂久不愈者,神效。

木鳖子带壳,炒存性,去壳　柏叶焙　人中血即乱发烧灰青龙背即锅脐面上垢腻　纸钱灰　飞罗面各一钱

上,俱为末,用好陈米醋调成膏,涂疮上,外用纸贴。

瘰疬膏

真香油四两,象皮三钱,熬熟去渣,入黄蜡三钱、官粉一两五钱,离火晾温,入乳香、没药各三钱、孩儿茶一两、龙骨一钱五分、血竭一钱搅匀,以磁器收贮,任意点之。

马刀疮者,项侧有疮,坚而不溃是也。

柴胡通经汤

柴胡　连翘　当归尾　黄连　黄芩　牛蒡子　三棱各一钱桔梗二两　生甘草一钱　红花少许

上锉,水煎,食后服。忌苦药泄大便。

散肿溃坚汤　治马刀结核硬如石,或在耳下至缺盆中,或至肩上,或于腋下,皆属手足少阳经;及瘰疬遍于颏下,或至颊车,坚而不溃,在足阳明所出;或疮已破出水,并皆治之。兼治瘿瘤大如升,久不溃者。

昆布冷水洗　海藻微炒　黄柏酒炒　知母酒浸　天花粉

桔梗各五钱　连翘　三棱酒浸　莪术各三钱。酒浸　龙胆草
黄连　黄芩酒炒　干葛　白芍酒炒。各三钱　升麻　柴胡各五分
甘草炙,五钱　归尾五分

　　上锉,每一两,水二盏,先浸半日,煎至一盏,去渣,热服。
于卧处伸足在高处,头微低,每噙一口,作十次咽下。至服毕,
依常安卧,取意在胸中停蓄之意也。另拣半料作细末,炼蜜为
丸,如绿豆大。每服百丸,或百五十丸,用此汤留一口送下。

　　一妇人,瘰疬后遍身作痒,脉大按而虚,以十全大补加香
附治之而愈。大凡溃后,午前痒作,气虚;午后痒作,血虚;若
作风症治之,必死。

　　一儒者,瘰疬愈后,体瘦发热,昼夜无定,此足三阴气血俱
虚。八珍汤加麦门冬、五味子二十剂愈,又用补中益气汤加麦
门冬、五味子及六味丸而愈。

疗　疮

　　疗疮皆生四肢,发黄泡,中或紫黑,必先痒后痛,先寒后热
也。其中或紫黑色有条如红丝直上,仓卒之际,急以针于红丝
所至处,必刺出毒血,然后以蟾酥丹药于刺处涂之。针时以病
者知痛出血即好。否则,红丝入腹攻心,必致危矣!

　　疗疮者,风邪热毒相抟也。

　　退疗夺命丹　专治疗疮。

　　防风八分　青皮七分　羌活一钱　独活一钱　黄连一钱
赤芍六分　细辛八分　僵蚕一钱　蝉蜕四分　泽兰叶五分　金银
花七分　甘草节一钱　独脚莲七分　紫河车一名金线重楼,七分

　　上锉五钱先服,倍金银花一两、泽兰一两少用叶、生姜十
片,同内捣烂,好酒镟热泡之,去渣,热服。不饮酒者,水煎亦
可,然后用酒、水各一半,煎生姜十片,热服。出汗病退减后,

再加大黄五钱同煎，热服，以利二三次，去余毒。若有脓，加何首乌、白芷梢；在脚，加槟榔、木瓜；要通利，加青皮、木香、大黄、栀子、牵牛。

龙芽一醉饮　治疗疮如神。

龙芽草，五月五日端午采收阴干，将好酒浸，捣取汁，量加乳香、没药、绿豆粉，入汁内同饮，将渣敷疮上。此日不许吃一些茶水，只可饮酒，就洗亦不可用水。

秘传妙方　治误食瘟牛、马、羊肉生出疗疮、疗毒。

用桐油树叶，捣烂、绞汁一二碗，顿服，得大泻毒气乃愈。如冬月无叶，挖取嫩根，研水服之，以利二三次为度。

神效丹 即黑舌丹。　治伤寒初起，诸般恶毒、疗疮、发背，一切肿毒，遍身痒痛；又治伤寒咳嗽，鼻涕，劳嗽久咳，小儿痘疮黑陷不起，喉痹肿痛；又治蛊毒并破伤风。

朱砂　雄黄　片脑各五分　乳香　没药　轻粉各三分
血竭三钱　真蟾酥一钱　麝香当门子者，二分

上共为末，用酥油或乳汁为丸，如扁豆大。每一丸嚼化，用好酒嗽，咽下。

飞龙夺命丹　治疗疮、脑疽、发背、乳痈、附骨疽、一切无名肿毒、恶疮，服之便有头迹。不痛者，服之便痛；已成者，服之立愈。此皆恶症，乃药中至宝。危者，服之立安。

雄黄二钱　蟾酥干者，二钱，老酒化开　铜绿　乳香　没药
胆矾　寒水石　血竭各三钱　朱砂一钱，研，为衣　轻粉　片脑麝香当门子者。各五分　蜈蚣一条，酒浸，炙黄，去头、足
蜗牛二十个

上件，俱为细末，先研蜗牛连壳研如泥，和药为丸，如绿豆大。如丸不就，入酒打面糊丸之。每服二十丸，用葱白三寸，令病人嚼烂，吐于男左女右手心，将丸药放在内，用无灰热酒三四杯送下。于避风处以衣被盖之，约人行五里之久；再用热酒三四杯以助药发热，大汗为度。如重者无汗，再进二丸，汗出

即愈。如疔疮走黄过心者，并出汗冷者，难治。病人不能嚼葱者，研烂裹之与服。疮在上，食后服；在下，食前服。忌冷水、黄瓜、茄子、油腻，鸡鱼肉、湿面，一切发物，不可食。

神仙解毒丸 治一切疔疮、发背、鱼口、诸般恶疮、无名肿毒。初发，一服即消。

白矾不拘多少，熔化作丸，如绿豆大，朱砂为衣。每服十丸，用连须葱七八根水煎至二碗送下，汗出立愈。已成者，不伤；未成者，即消。

疔疮外施之药

蟾酥丹

用大癞虾蟆，以针破眉棱上，手捻出酥于油纸上或桑叶上，用竹篦刮下；然后插在背阴处，自干取用。蟾酥以白面、黄丹等分拌，和丸如麦粒状，针破患处，以一粒内之。

类圣散 治一切疔疮、恶毒、肿痛，如神。

川乌 草乌 苍术 细辛 白芷 薄荷 防风 甘草炙。各五钱

上为细末，鸡子清调涂患处，留顶。

追毒膏 治诸般恶疮及无名肿毒。

乳香五分 没药一钱 儿茶二钱 血竭一分 青木香一钱 广木香五分 芙蓉叶四两 白及四两

上各为细末，匀在一处，临用时，看疮大小，以生蜜调涂患处，以绵纸附之。不过三五次即消。

疔毒方

急将毒用针刺破，葱白捣烂敷上，手帕系住，人行五里之时，其疔出，然后用热醋洗净。

一切疔疮，用黄花苗、老葱、蜂蜜共一处捣烂，贴疮即好。

治疔疮方

核桃仁一个，古铜钱一个，二者细嚼，黄酒送下。至重不

过二服,其效如神。

小夺命丹 治脑疽及疔疮、恶毒、无名肿毒,其效如神。

千头子即扫帚子 槐花子 地丁

上三味,各等分,水煎,通口温服,加蟾酥尤妙。

铁柱杖 治疔疮、发背、头风。

用草乌头不拘多少,去皮净为末,用葱白去须叶,捣烂为丸,豌豆大,以雄黄为衣。每服一丸,先将葱细嚼,热酒下。或恶心吐三四口,漱冷水一口,吐之即卧,以被厚盖,汗出为度。

一男子患疔,服夺命丹,汗不止而疮不痛,热不止而便不利。此汗多亡阳,毒气盛而真气伤矣!用参、芪、归、术、芍药、防风、五味子二剂,诸症悉愈,唯以小便不利为忧。余曰:汗出不宜利小便,汗即止,阳气复而自利矣。仍用前药去防风,加麦门冬,用当归、黄芪,四剂便行,疮溃而愈。

灸法 治疔疮、恶毒。

用大蒜捣烂成膏,涂肿处四围,留露肿顶,以艾炷灸之,以爆为度。如不爆稍,则难愈,宜多灸百余壮,无不愈者。

便　毒

便毒,一名跨马痈。此奇经冲、任为病,而痈见于厥阴经之分野。其经少血,又名血疝。或先有疳疮而发,或忽然起核疼痛而发,皆热郁、血聚而成也。初发宜疏利之,即散;成脓后,如常用托里内补之药。

便毒是厥阴湿热,因劳倦而发,用射干三寸,以生姜煎,食前服。得行二三次,立效。凡射干,用开紫花者是。

便毒者,生两腿合缝之间也。

　　归尾　白芍　金银花　天花粉　白芷梢各一钱　木鳖子十个　僵蚕二钱　大黄三钱　芒硝二钱　穿山甲三片,土炒

　　上锉一剂,好酒二碗煎至一碗,次入硝、黄再煎二沸,连药罐露一宿,五更,温服,厚被盖出汗,利一二次即愈。

　　神奇散　治便毒、鱼口。

　　穿山甲三片,土炒　木鳖子去壳,三个　牡蛎　大黄各三钱黄连　黄芩　黄柏　金银花　连翘各一钱半　黄蜡三钱

　　上锉一剂,酒、水各半煎,空心服。

　　斑白散

　　斑蝥去翅、足,炒,一钱　白芷八分

　　上,共为细末,每服六分,空心,黄酒送下,即刻立效。

　　龙胆泻肝汤　治肝经湿热,或囊痈便毒,下疳悬痈,肿痛焮作,小便涩滞;或妇人阴癓痒痛,或男子阳挺肿胀,或出脓水。

　　龙胆草酒洗,炒　泽泻各一钱半　车前子　木通　黄芩生地黄酒拌　归尾酒洗　山栀

　　上锉一剂,水煎,空心,温服。

　　便毒溃破,即鱼口疮也。

　　大黄二钱　僵蚕　穿山甲炒成珠　五灵脂炒。各一钱　金银花二钱

　　上,为细末,每服三钱,空心,黄酒送下。

　　立消散　治鱼口、便毒。

　　大虾蟆一个,剥去皮,连肠捣烂,入葱五钱再捣,敷肿处,却用皮覆贴其口。

下　疳

　　下疳者,阴头肿痛而生疮也。乃厥阴肝经主病,宜:

防风　独活各六分　连翘　荆芥　黄连　苍术　知母各七分　黄柏　赤芍　赤茯苓　木通　龙胆草各九分　柴胡一钱半　甘草梢三分

上锉一剂，灯草二十四根，水煎，空心，热服。如有便毒，量人虚实，加大黄一二钱。

凉血解毒丸先服升麻葛根汤发其毒，毒出后，服此丸即愈。不必服轻粉之类。

苦参八两　黄连四两　连翘　牛蒡子　生地黄　白芷各二两　防风　石膏各一两　大黄二两半

上为末，荆芥煎汤打糊为丸，如梧桐子大。每服百丸，空心，温水送下。

下疳外治之药

珍珠散　治下疳疮，如神。

枯白矾　雄黄　珍珠　黄柏　官粉煅过。各等分

上为末，以米泔水洗疮，令净后，擦药。

治疳疮

蜗牛焙干，一钱　枯白矾一钱

上为细末，湿则干掺，干则以香油调敷上，即愈。

治下疳并玉茎蚀了，也长出来如初，止少元首。就是舌头被人咬去，抹上药，也长全，有效。

黑铅五钱化开，即投汞二钱五分，研不见星，入寒水石三钱五分、真轻粉二钱五分、好硼砂一钱，共为极细末，听用。如遇此患，用葱、艾、花椒熬水洗患处。若怕洗，将汤入瓶内，将龟头向瓶口熏之，止了痛再洗拭干，掺上此药。若治舌咬去，先以乳香、没药煎水口噙，止痛后上药，即长也。

洗疳汤

川楝子　黄连　瓦松　花椒　艾叶　葱根

上锉，各等分，煎水倾入盆内，用青布展洗疮上，立效。

治下疳

用皮硝一碗，乳香、雄黄、孩儿茶各五分，入小坛内，外用干牛粪火煨热坛，其硝自化，熏之，晚上使心口凉为度。

下疳方

抱过鸡卵壳略炒为末、孩儿茶末各一钱，和匀，先用茶洗净，后搽药。

杨梅疮

杨毒天疱者，风湿热毒也。初起，宜：

消风败毒散

归尾　川芎　赤芍　生地黄　升麻　干葛　黄芩各一钱　黄连　黄柏　连翘　防风各八分　羌活　金银花　甘草各五分　蝉蜕二个

上锉一剂，水煎，热服。初服加大黄二钱、芒硝一钱半通利，恶物去净后，勿用。

毒发出，宜：

二十四味风流饮

防风　荆芥　连翘　白芷梢　归尾　川芎上部疮多宜焙用　赤芍　黄芩　黄连　栀子　地骨皮　五加皮　白鲜皮　木通下部疮多宜焙用　木瓜　苦参　金银花　皂角刺　薏苡仁　蝉蜕　僵蚕　黄柏　白蒺藜　甘草　土茯苓白实者三斤

上锉作五十剂，每日服二剂，水煎。疮痛，加羌活、独活；体弱，加人参、茯苓，去栀子。忌牛肉、烧酒，盐宜炒过，食则不生癣。

茯苓汤

土茯苓四两，捣汁　桔梗　防风各一两　乳香　没药各五分上锉,水五碗煎至三碗,温服,一日服尽。忌茶水诸物,五帖全除。忌铁器。

茯苓糕 治杨梅疮毒。

土茯苓去粗皮,为细末,一斤　白蜜一斤　糯米粉一斤

三味和匀,蒸糕食之。常以茯苓煎服当茶吃,不可饮茶水。

雄黄败毒丸

雄黄　朱砂　轻粉　孩儿茶各一钱　苦参一两,净,末

上为细末,粳米饭为丸,如梧桐子大。每服二十丸,米汤送下,日进二服,口噙绿豆汤。

遗毒为患,宜:

香鳔汤 治杨梅,筋骨疼痛久不愈者,立效。

茜草　麻黄　乌药　细茶　鱼鳔三钱,用项麻同炒成珠槐子炒　花椒各五钱　乳香一钱

上锉一剂,水二钟、姜五片、葱五根,煎至一钟,通口温服,二三贴即愈,不发。

通仙五宝散 凡人病过杨梅、天疱、绵花等疮,致成一切难名状之疾;或杨梅疮烂见骨,经年不收口者;或筋骨疼痛,举发无时;或通身疙瘩不消;或手足皲破出血;或通身起皮发屑,好一层,起一层;或赤癜、白癜、鹅掌、风癣;或皮好骨烂、口臭难当及年久臁疮不愈、一切顽疮恶毒,并皆治之。

钟乳粉三分　大丹砂二分　琥珀五厘　冰片五厘　珍珠二厘半

上,为细末,每服五厘。另入飞白霜二分半,炒过,合作一服,每一料分作十二帖,每一日用土茯苓一斤,水煎作十二碗,去渣,清晨只用一碗,入药一帖,搅匀温服。其茯苓汤须一日服尽,不可别用汤水并茶,日日如是。服尽一料,至十二日即愈。或有不终剂而愈者。如病重,须再服一料,无不愈

也,百发百中。忌鸡、鹅、牛肉、房事,服药完不忌。此方乃王范泉游广东传来,极真,治杨梅疮乃天下古今第一仙方也,幸宝之宝之!

西圣复煎丸 治杨梅疮后,肿块经年,破而难愈,以致垂危,百方不效,用此如神。此方乃扶沟宝林僧传,殊效。

乳香 没药 儿茶 丁香焙。各一两 阿魏 白花蛇血竭各四钱,俱为末 白面炒,一斤 蜂蜜炼熟,六两 香油四两,煎熟 枣肉水煮,去皮、核

上共一处为末,捣千余下,丸如弹子大。每用一丸,土茯苓四两、水四碗煎至二碗,入丸煎化,去渣,温服。

茯苓饼 治远近顽疮、烂不敛口,并治。

防风 人参 五加皮 白鲜皮 当归 川芎 丁皮 木瓜 皂角刺 海桐皮 乳香 没药 金银花 甘草各一钱 土茯苓半斤

上共为细末,将药末四两对麦面四两,水和一处作饼,焙干熟用,不拘时;外将细粗末煎作汤饮,以疮好为度。

杨梅天疱愈后,疤痕红黑,用大黄、白矾二味等分同研,擦患处,其痕即去,色亦如旧。

玉脂膏 治杨梅愈后,发出鹅掌风癣,起白皮,去一层,发一层,久不愈者。

牛油 香油 柏油 黄蜡各一两,化开,待温入 银朱一两官粉二钱 麝香五分

以上三味,为细末,入油内搅匀,火烤癣令热,将药搽上,再烤、再搽,即效。

秘方 治杨梅疮。

官粉二钱,入一文钱豆腐,将粉掺于内,重汤煮食,立瘥。

灸法 治杨梅疮。

初起那一个,灸三五壮,后不再发。

臁　疮

臁疮肿痛者，风热温毒也。荆防败毒散。方见痈疽。

三香膏　治远年近日，一切臁疮溃烂至骨疼痛。

乳香二钱　松香三钱

共为细末，用香油调，用包粽子的箬叶薄者密密刺孔，将药摊其上，用箬叶贴患处，药居中，上用完箬叶盖之，帛扎住，当时止痛生肌。

黄柏散　治臁疮湿痛及遍身热疮。

黄柏一两　轻粉三钱

共为末，用猪胆汁调涂，湿则干掺。

臁疮膏　并治杖疮。

古石灰　枯矾各二钱　乳香　没药　血竭各一钱半

上为细末，用桐油一半、香油一半，先用槐花一合入内煎黑，滤去渣，后入松香三钱煎沸，又滤去渣，入黄蜡五钱熬成膏，滴水不散为度；将药末于内再熬黑色，滴水成珠即好。不问远年、新发臁疮，先用葱白、防风煎水洗净，敷药。其有不平，唾津涂指，捻药成块，填于不平处，用油单纸摊膏，贴患处，候疮愈、皮老为度。棒疮亦然，神效。

隔纸膏

黄香研烂　轻粉　银朱各五钱　冰片半分

上合，研极细末，香油调，用油单纸摊，先以针密密刺孔，将药摊于孔上夹于中。每贴以孔口向疮贴，先将葱头、花椒、细茶煎水洗净疮毒。后贴上，用布带紧扎。夏月，一日一换；冬月，二日一换一洗。其臭烂不可闻者，不过五贴而愈，神效。宜忌诸般发物。凡摊药，看疮大小、形式摊贴。

贴臁疮方　治不拘新久臁疮，并棒疮、疔痂，贴之即效。

花红绢烧灰，二分　蛾口茧烧灰，二分　枯矾一分　珍珠火

煨,三分　血余灰二分　飞罗白面一分　官粉二分

上研细末,用黄蜡二两熔化入药内,好纸摊,神效。

臁疮方

五倍子炒为末,加百草霜化黄蜡入内,摊隔纸膏,贴之愈。

一男子,腿患痈,服克伐之药,亏损元气,不能成脓。余为托里而溃,大补而敛。若大便燥结,用十全大补汤加麦门、五味而润。月余仍结,自服润肠丸而泻不止。余用补中益气汤送四神丸,数服而止。补中益气汤见补益;四神丸见泄泻。

鸿胪瞿少溪,两臁生疮,渐至遍身发热,吐痰,口干咽燥,盗汗、心烦,溺赤、足热,日晡益甚,形体日瘦。此肾经虚火也。用六味丸不月,诸症悉愈;三月,疮见平复。方见痈疽。

疥　疮

五疥者,干、湿、虫、砂、脓也。五疥者,由五脏壅毒而发也。

防风通圣散　治风热疮疥,久不愈者。方见中风。

仙子散　治遍身疮疥,经年举发者。

威灵仙　蔓荆子　何首乌　荆芥　苦参

上各等分,为细末,每二钱,食前,温调服,日进二服。忌发风物。

五疥灵丹　服此可以除根。

苦参糯米泔浸,二两　白芷一两　白鲜皮炒,一两　枳壳麸炒
连翘　羌活　栀子　当归　荆芥各七钱

上为细末,炼蜜为丸,如梧桐子大。每服五十丸,滚汤下。

断根方　治未患疮疥之前,用此服之,永不生疮;或已成疮,服此可保。

用田螺不拘多少,煮熟,去肠屎取净肉,用好酒醅炒热食之。能除一身之疮疥也,神效。

一扫光

枯白矾一两　硫黄七钱　五倍子炒　花椒各五钱　砒二分

上为末,用香油煎鸡子令熟,去鸡子不用,只用香油搽疮。

金不换　治血风疮、癣疮、疥疮、虫疮及坐板疮、疥癞等疾,立效。

蛇床子五钱　大枫子去壳,五钱　水银二钱　白锡一钱枯白矾一钱

上各为末,先将锡化开,次入水银研匀不见星,再入末药、柏油,共捣匀,搽疮,宜干些。或无柏油,腊猪油亦可。

治疥癞瘙痒　先用药水洗,后用熏药,被盖熏之。

防风　荆芥　马鞭草　白矾　花椒　苦参　野菊花

上锉,水煎,频洗。

熏药

苦参五钱　苍术一钱　半夏　大黄　雄黄各二钱　熟艾叶

上为末,分作筒,以熟艾、绵纸卷筒,每一晚被盖熏一筒。

又方

银朱一钱　雄黄一钱　木鳖子一个　好香一钱　艾三钱

上为细末,以绵纸卷筒,被盖留头在外熏之,大小便亦要包裹。

治男妇小儿遍身生疥癣,并脚上疯块痛痒不止

硫黄二钱　蛇床子二钱　白矾二钱　水银渣三钱

上为细末,用生姜汁调擦患处,立止。

治满身生牛皮疥癞

花椒一钱　大枫子去皮,六个　巴豆仁八个　人言一钱雄黄一钱　艾一两

上共为细末，将艾槌熟入药，纸卷作二筒。每晚熏一筒，被盖，头露在外；仍要包裹大小便，免伤毒气。作瓦二片阴阳，盛药于中，放脚腕下熏。甚者，不过二次愈。

补遗方

祛热搜风饮　治疥及脓疱疮。

苦参　金银花二味为君　柴胡　连翘　片芩　荆芥　黄柏炒　黄连炒，六味为臣　生地黄　薄荷　独活　枳壳麸炒　防风五味为佐　甘草蜜炙，为使

上锉，水煎，食远，热服。

癣 疮

五癣者，湿、顽、风、马、牛也。疥癣皆血分热燥，以致风毒克于皮肤。浮浅为疥，深沉者为癣。疥多挟热，癣多挟湿。

防风通圣散　治疥癣，去硝、黄，加浮萍、皂角刺。方见中风。

浮萍散　治诸风癣疥、癞疮。

浮萍　当归　川芎　赤芍药　荆芥　麻黄　甘草各三钱

上锉二剂，葱白二根、豆豉五六十粒，煎至八分，热服出汗。

治干湿癣

雄黄一钱　斑蝥七个　轻粉四分　硫黄三分　蛇床子五分　金毛狗脊五分　寒水石五分　芒硝三分

上为末，香油调搽，湿则干掺。

治鹅掌风癣，层层起皮，且痒且痛，用此一洗，立愈。

川乌　草乌　何首乌　天花粉　赤芍　防风　荆芥　苍术地丁各一两　艾叶四两

上锉，煎水，先熏后洗，立愈。

452

又方　治鹅掌风癣。

核桃壳鲜皮者佳,鹁鸽粪等分,煎水,频洗,立愈。

又方

用白豌豆一升,入楝子同熬水,早、午、晚洗,每七次,立愈。

治鹅掌风并癣

用黑铅不拘多少打成片,熬一炷香时,入绿豆一碗再煮烂,去渣,以水乘热洗数次,立效,或搽亦可。

治癣方

用蒜瓣煮水洗浴,展干,再用生桐油搽掺,炭火上炙,即愈。

治癣疮方

枯白矾四钱　潮脑二钱

为末,用极好醋调,起将癣抓破,搽上,即愈。

治癣疮方

雄黄煨过,六钱　川槿树皮一两　白芨一两

上为细末,用无根水调,在饭锅上炖,以赤色为度,癣疮不可抓破。忌七八日不可见水,神效。上用小磁器罐一个,用盐泥封,置雄黄在内,用灯盏盖定,用铁线缚紧,周围以木炭泥固完封口,慢火煅过半炷香,黄升盏上取用。

秃　疮

防风通圣散　治癞头疮,用本方为末,酒浸焙干,凡三次,食后,白汤调服,日三服,至头有汗,效。方见中风。

小儿头生白秃疮:

陀僧散

鹁鸽粪一两,炒,研末用五钱　密陀僧五钱　硫黄一钱　花椒五钱　人言半分

上为细末,香油渣调,搽患处,晚间洗去。

治男妇小儿头生白秃疮 胡前溪传。

公鸡屎 晒干，半斤，能去病根　人言 一钱，火煅过，杀虫　塘中黑泥 晒干，筛过，二两，杀虫　蛇床子 五钱，杀虫　白矾 煅，三钱，止痒　硫黄 五钱，杀虫　五倍子 炒，五钱

上为细末，先用鸡子二个，香油煎饼，热贴在头上，引出虫去尽，用白矾、倍子煎水，洗一次，后用香油调前药搽头上。一日搽一次，搽过六七日，即愈。

扫雪膏　治小儿秃疮。

松树厚皮 烧灰，三两　黄丹 水飞，一两　寒水石 细研，一两　枯矾　黄连　大黄 各五钱　白胶香 熬飞顽石上，二两　轻粉 一分

上为细末，熟熬油调敷疮上。须先洗净疮痂，后敷药。

治秃疮、清水疮、薄皮疮、羊须子疮

槐枝不拘多少，截四指长，用真香油放锅内浸过槐枝为止，熬数沸，将槐枝拿出一根掐两截，看内渣黑色，通去槐枝，加黄香些须入油，搽之。

治秃疮

用花椒、艾熬滚汤，放深盆内，将秃疮倒放熬汤泡浸。如汤冷，再换。将疮甲洗净，用枯矾、黄丹、葱汁、蜂蜜调搽包住，不许见风。

癜　风

白癜紫癜一般风，附子硫黄最有功；
姜汁调匀茄蒂搽，但患痒处并无踪。

上将粗布搽洗患处令净，以茄蒂蘸擦之。一说，白癜用白茄蒂，紫癜用紫茄蒂。

追风丸　治白癜风。

何首乌　荆芥　苍术米泔浸　苦参各等分

上为末，用好大肥皂去皮弦锉碎，煮汁，滤去渣，入面少许，打糊为丸，如梧桐子大。每服五十丸，空心，清茶送下。忌一切动风之物。

治汗斑

用密陀僧为细末，以隔年酽醋调搽斑上，随手而愈。

治黑白癜风

硫黄一钱　密陀僧一钱　信六分

以上三味，俱为细末，用隔年陈醋调和，擦之一二次，即愈。晚间擦上，次早洗去。

疠　风

疠风者，天刑之疾。阴阳肃杀之气，砭人肌肤，伤人肢体。初起白屑云头，紫黑疙瘩，流脓。甚者，鼻崩肉陷，致死危矣。初见云头皮术，就当施治。患者屏绝欲情，清淡饮食，十活一二，否则难治。

通天再造饮

郁金五钱　皂角刺黑大者　大黄煨。各一两　白牵牛头、尾六钱，半生半炒

上为细末，每服五钱，日未出时，无灰酒送下，面东服之。当日必利下恶物，或臭不可近，或虫或脓如虫口黑色，乃是多年；赤色，乃是近者。数日后，又进一服，无虫乃止。

洗大风方

地骨皮　苦参　荆芥　细辛　防风　苍耳子

上锉片，水煎，熏洗，遍身血出为效。如洗，务要宽汤浸洗良久，方佳；多洗数次为妙。

灸法　治大风断根方。

于大拇指筋骨缝间约半寸,灸三炷香,以出毒气。

诸　疮

防风通圣散　治诸疮肿毒,神效。方见中风。

隔蒜灸法　治一切恶疮毒,大痛或不痛,或麻木。如痛者,灸至不痛;不痛者,灸至知痛而止。其毒随火而散,盖火有畅达之义,此从治之法也,大有回生之验。

用大蒜头切三文钱厚,安疮头上,用艾壮于蒜上灸之三壮,换蒜复灸。未成者,即消;已成者,即败大势不能为害。如疮大,用大蒜捣烂摊疮上,将艾铺上烧之,蒜败再换。如不痛或不作脓,不起发或阴毒痛,更宜多灸。灸而仍不痛,不作脓者,不治,此气血虚也。

葱熨法　治虚怯人患肿块,或痛或不痛,或风袭于经络,肢体疼痛,或四肢筋挛骨痛;又治流注、跌扑损伤肿痛、棒打刺痛及妇人吹乳、阴症腹痛、手足厥冷,并治。

用葱头细切杵烂,炒热敷患处,冷则易之,再熨,肿痛即止,如神。

豆豉饼　治疮疡肿硬不溃及溃而不敛,并一切顽疮、恶疮。

用江西豆豉为末,以唾调作饼子三文钱厚,置患处上,将艾叶灸之,干则易之。如疮势大及发背,用水漱口,水调作饼,覆患处,以艾铺饼上灸之。如未成,即消;已成,即败其毒势,易愈。如不效者,气血虚也。

一切无名肿毒:

洪宝丹　治一切肿毒,败血消肿;及汤烫、火烧,金疮打扑,血出不止,并效。

天花粉三两　白芷二两　赤芍二两　郁金一两

上为末,热毒用茶调,冷用酒调,涂患处。衄血不止,冷水调涂颈项上。此药最绝血路。

三白散　治一切肿毒,诸疮疼痛。

白及一两　白蔹一两　白矾煅,五钱

上为细末,用时入药于水碗中即沉底,外用桑皮纸托水,搭于患处。热则再易,连搭连易,直待其肿处冰冷,将药敷上,立时即消。

千金消毒散　治一切恶疮,无名肿毒,发背疔疮,便毒,初发脉洪数弦实,肿甚欲作脓者。

连翘　黄连　赤芍各一钱　归尾一两　金银花一两　皂角刺　牡蛎　大黄　天花粉　芒硝各三钱

上锉,酒、水各半,煎服。

祛毒汤　治一切无名肿毒,疼痛初起,神效。

贝母　穿山甲土炒成珠　僵蚕各一钱　大黄三钱,半生半熟

上锉作剂,水煎热,用好生酒一盏搅匀,空心,热服。渣再煎服,以利为度。

一切恶疮洗法

洗毒汤　治一切恶疮、疥癞。

地肤子即扫帚子用升半,煎汤频洗浴,数次渐愈。

涤法　洗诸般恶毒。

艾叶　细茶　葱白　桃柳枝　花椒

上锉,水煎,入盐少许,频洗。

杖 疮

杖后即饮童便和酒一钟,以免血攻心;再用热豆腐铺在杖紫色处,其气如蒸,其腐即紫,复易之。须得紫血散尽,转淡红色为度。

又方

用凤仙花科连根带叶捣烂,涂患处。如干,又涂,一夜血散即愈。如冬月无鲜的,秋间收起阴干的为末,水调涂搽上,亦效。一名金凤花。

又方

并打伤,皮不破,内损者。用萝卜捣烂奄之。

又方

用猪胆汁涂之,亦好。

又方

用绿豆粉微炒,鸡子清调涂上。

又方

用隔年风化石灰,不拘多少,取新汲水一碗,银簪子顺搅千余下,如膏,鹅翎刷上患处,即佳。

乌龙解毒散 已杖之后服此。　如人受杖责,不拘轻重,致于伏不能起动者及疗甲烂肉连腿肿、面青、疼痛难忍、昼夜无眠、浑身憎寒壮热、神魂惊怖,此药可治,即时可止疼痛,善能动履及疗甲痛肿,其效如神。

用木耳四两,入净砂锅内炒焦,存性为末。每服五钱,热黄酒一碗调服。服药后,坐待少时,其药力行开至杖疮上,从肉里面往外透,如针刺痒甚,不时流血水。或以药水洗净,贴上膏药,其杖处疼痛肿硬,次日即消。

散被殴斑痕方

用热麻油、黄酒各二碗,同煎数沸,服。服毕,卧火烧热地上一夜,疼止消肿无痕。有打伤人者,仇家阴,令术士以此治之,次日验看,即无一毫伤痕。

救刑法方

土鳖一个,瓦上焙干,为末　沉香末二分　银朱五分

上三味,为末,合一处。刑后,随用好酒温调服,消肿、去毒、止疼,神效。隔宿不用。

退血止疼痛饮　治杖后肿,瘀血不散,血气攻心,或憎寒壮热。

归尾　赤芍　生地黄　白芷　防风　荆芥　羌活　连翘　黄连　黄芩　黄柏　栀子　薄荷　枳壳　桔梗　知母　石膏　车前　甘草

上锉剂,水煎,温服。

生血补气汤　治杖后溃烂,久不愈者。

人参　白术炒　茯苓　当归　白芍　熟地黄　陈皮　香附　贝母各等分　桔梗　甘草二味减半

上锉剂,水煎服。寒热往来,加柴胡、地骨皮;口干,加五味子、麦门冬;脓清,加黄芪;脓多,加川芎;肌肉迟生,加白蔹、肉桂。

棒疮疗甲膏药　止疼痛,收血水,消肿,去疗甲。

乳香　没药　孩儿茶　雄黄各三钱　轻粉一钱　宫粉一两　黄蜡一两

先将猪脂入锅炼出油,冷定,却将诸药研成细末,入油搅匀,随将黄蜡化开,投入一处,又搅匀,用油单纸摊成膏药,贴患处,量大小贴之。极能去疗甲,收脓水,消肿止痛。内宜用木耳散。先用此药水洗,好的便快。防风、荆芥、苦参各等分,煎水洗。

生肌散用前药水洗后,掺药。

乳香　没药　孩儿茶各等分

为细末,掺上,即止痛生肌。

去疗甲方

用鸡子清加麝香少许,银簪打成稀水,照疗甲处轻轻用簪子尖点上,不多时,其疗甲化烂取去,上散药,外贴膏药。一日一换,化尽死肉之后,三四日换一次,不数日,如初。

郁金膏　贴一切肿毒、杖疮。

生猪脂熬去渣,净油一斤　郁金四两　生地黄忌犯铁器咀片入猪油内煎枯,去药渣,又入净黄蜡半斤化开;又入好潮脑一两,磁罐收入。每用一两,加官粉二钱,熔化搅匀,摊油单纸上贴之。

英雄丸

乳香　没药　密陀僧　自然铜烧红,淬二次　地龙即蚯蚓,焙干　木鳖子去壳　花椒各等分

上为细末,炼蜜为丸,如弹子大。每服一丸,以酒化下。或临刑方用,打不觉痛,任打,血不侵心,妙不可言。

折　伤

折伤者,多有瘀血凝滞也。宜用童便、黄酒各一钟和而温服,最能散瘀消滞,神效。

通导散　治跌扑伤损极重,大小便不通,乃瘀血不散,肚腹膨胀,上攻心腹,闷乱至死者。先服此药打下死血、瘀血,然后方可服补损药。不可用酒饮,愈不通矣!亦量人虚实而用。

大黄　芒硝　枳壳各二钱　厚朴　当归　陈皮　木通　红花　苏木各一钱　甘草五分

上锉一剂,水煎,热服,以利为度。唯孕妇、小儿勿服。

麦斗散　治跌扑骨折,用药一厘,黄酒调下。如重车行千里之候,其骨接之有声。初跌之时,整调如旧对住,绵衣盖之,勿令见风,方服药,休移动。端午制,忌妇人、鸡、犬等物。

孙都督传

土鳖一个,新瓦上焙干　巴豆一个,去壳　半夏一个,生用　乳香半分　没药半分　自然铜火烧七次,醋淬七次,用些须

上为细末,每服一厘,黄酒送下。不可多用,多则补得高起患处,神效。

天灵散

天灵盖用柴火烧存性为末，每二钱，黄酒，神效。

接骨效方

山栀生，为末，五分　飞罗面三钱

姜汁调和，搽患处一夜，皮肉青黑，是其验也。一方治跌扑伤损，逆气作肿，痛不可忍者，用栀、白面为末，井水调搽，干则扫去，即效。

接骨膏

当归七钱半　川芎五钱　乳香二钱半　没药五钱　广木香一钱　川乌四钱，煨　黄香六钱　古钱三钱，火煨，酒淬七次　骨碎补五钱　香油一两五钱

上先将各药为末，和油成膏，用油纸摊贴患处。如骨碎筋断，贴此复续如初。

白膏药　治跌打或刀斧所伤。

候血尽，用葱、花椒煎水，将患处洗净拭干，敷药，不必包裹，其效如神。

白及一两　猪脂油六两　芸香四两　樟脑四两　轻粉　乳香　没药　孩儿茶各二钱　片脑五分

上各为末，将油铜锅化开，先下白及，次下芸香、樟脑、儿茶，一二时取出，离火，方下乳香、没药；候冷，又下片脑、轻粉。此方不但生肌，凡疮毒皆可贴之。膏成，将瓷罐内盛之，每用油纸摊贴患处。

接骨散　治跌打损伤，能接筋续骨。

用莴苣子不拘多少，微炒，研细末，每服二三钱，同好酒调服。

接骨方

白蒺藜炒为末，每服一钱，热酒调下，被盖，汗出即愈。

神效葱熨法　治跌扑伤损。

用葱白细切，杵烂，炒热敷患处。如冷，易之，肿痛即止，其效如神。

人坠马，腹内作痛，饮酒数杯，翌早大便，自下瘀血，即安。

此元气充实,挟酒势而行散。

一男子坠马,腹有瘀血,服药下之,致发热、盗汗、自汗、脉浮涩。予以为重剂过伤气血所致,投以十全大补汤益甚,时或谵语,此药力未及而然也。以前药加炮附子五分,服之即睡,觉来顿安,再剂而安。

金 疮

热粘皮 治金疮出血不止。

龙骨煅,三钱 五倍子二两,半生半炒 白矾半生半枯。各一两 没药 乳香各二钱 无名异 一两

上共为末,干掺患处。不作脓,不怕风,立时止血,住痛生肌,如神。

军中一捻金 治金疮伤破出血并狗咬。要端午日制。

矿古灰不拘多少,炒、研,生韭菜连根同捣作饼,阴干为末掺上,止血生肌。

出箭方

花蕊石,其形似硫黄,出在陕西,有白斑点者。一味,火煅七次,为细末,撒在伤处周围,箭头即出。

止痛生肌散 治刀斧伤,出血不止。

乳香 没药 儿茶 象皮炒 龙骨水飞 石膏煅,水飞黄丹 三七

上八味,各等分,共为细末用之。

金疮出血不止

用楮树叶为末,搽上,血即止。

梁阁老侄,金疮肿痛,出血不止,寒热口干。此气虚,血无所附而血不归经也。用补中益气、五味、麦门主之,阳气复而愈。方见痈疽。

破伤风

破伤风症,河间云:风者,善行数变,入脏甚速,死生在反掌之间,宜急分表里、虚实而用之。

破伤风,邪在表者,则筋脉拘急,时或寒热,筋惕搐搦,脉浮弦也。宜散之。

羌活防风汤 治破伤风,邪初在表者,急服此药以解之。稍迟,则邪入于里,此药不相合矣。

羌活 防风 甘草 川芎 藁本 当归 白芍各一钱 地榆 细辛各五分

上锉一剂,水煎,热服。

破伤风,邪在半表半里者,则头微汗,身无汗也。宜和之。

羌活汤 治破伤风在半表半里,急服此汤。稍缓,邪入于里,不宜用。

羌活 菊花 麻黄 川芎 石膏 防风 前胡 黄芩 细辛 甘草 枳壳 白茯苓 蔓荆子各五分 薄荷 白芷各二分半

上锉一剂,水煎服。

破伤风,邪传入里者,舌强口噤,项背反张,筋惕搐搦,痰涎壅盛,胸腹满闷,便溺闭赤,时或出血,脉洪数而弦也。宜导之。

大芎黄汤 治破伤风在里,宜疏导,急服此药。

川芎 羌活 黄芩 大黄各三钱

上锉一剂,水煎,温服,脏腑通和为度。

一人斗殴,眉棱被打破伤风,头面肿大发热。以九味羌活汤热服取汗,外用杏仁捣烂,入白面少许,新汲水调敷疮上,肿消热退而已。

金刀如圣散 治破伤风。

苍术八钱 白芷 川芎 细辛 麻黄各五钱 川乌炮

草乌炮。各四钱　薄荷一钱

上为末,每服一钱,热黄酒调服。盖覆,遍身汗出有验。如治痛风,加滴乳香一钱。

玉真膏　治破伤风及金刃伤、打扑伤损并癫狗咬伤,能定痛生肌。

天南星为防风所制,服之不麻人　防风各等分

上为末,破伤风以药敷疮口,然后以温酒调一钱。如牙关紧急,角弓反张,用药一钱,童便调下;打伤欲死,但心头微温,以童便灌下二钱,并进二服;癫狗咬破,先口嚼浆水洗净,用绵拭干,贴药,更不再发,无脓,大有功。

一方　治破伤风。

槐子一合炒,好黄酒一碗煎八分,热服,汗出为愈。

一方　治破伤风。

用野苏子半生半炒为末,炼蜜丸如指头大。每服一丸,热黄酒下。

破伤风外治之法

治跌打破头面及刀伤破手足大口,血流不止

沥青即松香不拘多少,碾为细末,将伤破疮口用手捏凑一处,以用药末厚敷上,将净布扎住。不怕风,不惧水,旬日即痊。

治破伤风

甘草、甘遂各等分,研成末,将蜂蜜并隔年老葱头共捣一块,将疮甲揭起,微将麝香先撒于上,然后搽药在上,点香至四寸,浑身汗出,即愈。

灸法　治破伤风及癫狗咬伤,此方最易而神效。

用核桃壳半边,内填稠人粪满,仍用槐白皮衬扣伤处,用艾灸核桃上。灸之,若遍身汗出,其人大困,即愈;若远年,只在疮上灸之,亦愈。

汤　火

治汤火伤

蛤蝲壳不拘多少,炙焦黄色,研细末,用生香油调膏敷之。

一方

以蜜调敷之,疼立止,不脓、不痂,效。

治汤火伤

用桐油二分、水一分,搅令匀,调入黄丹、石膏末,敷之,效。

黄白散

用榆树根白皮为细末一两、黄丹二钱,搅匀。看疮大小,用井花水调匀敷患处。若干,再以凉水敷之。不唯止痛,三五日即痊。或人家失火烧了牲畜,照患处涂之。须臾,流水出,可治;不流水,是烧得太重,不可治也。然人被烧,亦同此断。

汤火疮方

槐子烧灰为末,香油调上,即好。用槐皮炒为末,香油调上,亦好。

一男子,火伤,两臂焮痛,大小便不利。此火毒传于下焦。用生地黄、当归、芍药、黄连、木通、山栀、赤茯苓、甘草,一剂便清利,其痛亦止。乃以四物、参、芪、白芷、甘草而坏肉去,又数剂而新肉生。

一男子,因醉被热汤伤腿,溃烂,发热,作渴饮水,脉洪数而有力。此火毒为患。用生地黄、当归、芩、连、木通、葛根、甘草十余剂,诸症渐退;却用生芪、川芎、当、芍、炙草、白芷、木瓜,新肉将完。因劳,忽寒热,此气血虚而然也。仍用参、芪之药加五味、酸枣而安。又月余而疮痊。

一人夜间回禄,烟熏致死者,以萝卜汁灌之即苏。

虫　兽

狗咬伤

杏仁、甘草，口嚼搭伤处；又宜银杏涂伤处；又宜蓖麻子五十粒去壳，以井花水研成膏，先用盐水洗伤处，后敷此药。

癫狗咬伤

用斑蝥七个，去翅、足为末，酒调服。于小便桶内见尿沫似狗形者，为效。如无，再服，须六七次；无狗形，亦不再发，甚效。又宜以斑蝥去翅，用糯米一撮同炒黄，去米，将斑蝥研末，面糊丸，如绿豆大。每七丸，温酒下；又以番木鳖即马前子磨水吃，即看脑顶上有红头发，急宜摘去；又宜用艾灸蒜切片一、二，灸七炷、五倍子末撒上包住，勿见风。

蛇咬伤

用雄黄五钱、五灵脂一两，共为末，每服二钱，好酒调服。仍敷患处，良久，再进一服。又宜贝母去心，好酒服；又宜白芷为末，麦门冬汤调服，立愈；又宜扛板归不拘多少，其药四、五月生，至九月见霜，即无叶，尖青如犁头尖样，藤有小刺，有子圆黑如睛，味酸，用藤叶捣汁，酒调，随量服之，用渣搭伤处，立愈。

又方　治蛇咬。

食蒜饮酒，更用蒜捣烂涂患处，加艾于蒜上灸之，其毒自解。凡毒虫伤，并效。

蝎螫伤

妙化丹　治螫蝎蛇伤，宜端午日制，忌妇人、鸡、犬冲之。

乳香　没药　轻粉　海鳔蛸　雄黄各五钱　硫黄二分

上为细末，左边被伤点左眼，右边被伤点右眼，立刻神效。

六神散　治蛇螫咬伤，疼痛不可忍者。

川乌　草乌　南星　半夏　香白芷　九节菖蒲各等分

上为末，每用少许。先以涎唾抹伤处，即将此药搽之，立止，神效。

蜘蛛咬成疮

用雄黄一钱、麝香半分为末，用蓼兰汁和，涂疮上。如无蓼汁，以青黛五分入水内和，涂之，立愈。

治蝎蛰方

川乌　草乌　狼毒　半夏　南星　雄黄　胆矾各三钱

上共为细末，五月五日午时以醋调丸，如鼠粪大，涂患处，立愈。

一臭虫方

用荞麦秸熬水澎淋，其虫即死。

蝉花散　治夏月犬伤，蛆虫极盛，臭恶不可近者。晋州吴推官佃客，五月收麦，用骡车搬载，一小厮引头被一骡跑倒，又咬破二三处，痛楚不可忍，五七日，脓水臭恶难近，又蛆蝇极盛不能救，无如之何，卧于大门外车房中，偶一化饭道人见之，云：我有一方，用之殊效，我传与汝，修合服之，蛆皆化水而出，蝇亦不敢近；又以寒水石末敷之，旬日良愈。众以为神，故录之。

蝉蜕　青黛各五钱　蛇蜕一两，烧，存性　华阴细辛一钱五分

上为细末，每服三钱，黄酒送下。

中　毒

人为百毒所中伤，其脉洪大者，生；微细者，死。又曰：洪大而迟者，生；微细而数者，死。

大凡百毒所中，用甘草、绿豆水煎服之，能解百毒。

又方

不问一切诸毒,宜急多灌香油,无虑。

解毒丹 治砒毒。若饮食中者,易治;酒中得者,难治。若胸中作楚,可吐,急用胆矾三分研水灌之,即吐。若在腹中,宜下,后服此。

黄丹　水粉　青黛　焰硝　绿豆粉各等分

上为细末,以小蓝按水调下。腹痛,倍黄丹、豆粉,井花水调下。

解砒毒神方

用江西豆豉一两、干蚯蚓一两为末,凉水调服,不拘多少,立效。又宜用黄连煮水取汁,去渣熬成膏,用黑牛胆停对,加蜜少许,调稠得所,入瓷瓶内,每用凉水化下,入口即活,虽不言,但心口动者,还治得;又宜硫黄四钱、绿豆粉五钱,共为末,冷水调服,缓缓服之,冬月温水服。如肚痛,再加一服。待不痛,用鸡毛探吐。吐后,用温稀粥啜下。四五日不可食饭粿。

误吞木屑,呛喉不下,死在须臾,用铁斧磨水灌下,即效。

误吞铜钱、铜物,多食核桃或荸荠,其铜自烂。

误吞针,蚕豆煮熟同韭菜吃下,针同菜从大便而出。

误吞水蛭,宜食蜜,即化为水。又宜用田泥作丸,如樱桃大,每一丸,白水下,水蛭即抱泥同下;一方用浓茶多服,亦效。

误吞金银铜铁等物不能化者,以砂仁浓煎汤服之,其物自下。

白衣丸 治男、妇、小儿误吞麦芒、针刺、铜钱、鸡鱼等骨,哽在咽中及喉闭肿痛,死在须臾。

乌贼鱼骨　白茯苓　砂仁　山豆根　甘草　僵蚕各五钱
管仲一两五钱　硼砂　麝香　珍珠　象牙　脑子各少许

上为细末,飞罗白面打糊丸,如梧桐子大,用蚌粉为衣,阴干。每用二丸,冷水浸化,频频咽服。又将一丸口嚼化,尤妙。

治误食粉毒

用伏龙肝为末，水为丸，百草霜为衣，淋秆灰水送下，即解。

一男子，偶然低头往暗处藏身，不言，问亦不答，饮食俱背人窃食，人见之，则食不下。诸人以为中邪，用三牲祭之。其物经宿，乃妻食之，病亦如是。诸医莫识。余思必中鼠涎，盖鼠有大毒，用吴茱萸塞入猫口，以猫涎自出，将茱萸令夫妇服之，悉愈。

一药室家人，正锉药，忽仆地不省人事，诸人以为中风痰厥，乃讯于余。余曰：此非病也，必药气熏蒸中于药毒，令与甘草煎汤灌之，立醒。

一妇人，将烧酒贮在锡壶内，经旬取服，只饮一小钟，即醉闷不省，众莫识其症。余曰：此中铅毒也。令以陈土搅水澄清，入甘草煎汤灌之，即醒。

骨　鲠

神仙钓骨丹　治诸骨鲠喉，其骨自随药带下或吐出，其效如神。

朱砂　丁香各一钱　血竭　磁石　龙骨各五钱

上为细末，黄蜡三钱为丸，朱砂为衣。每服一丸，香油煎好醋吞下。如要吐，用矮荷煎好醋吃，后用浓茶任服。如无矮荷，以桐油代之。

治诸骨鲠喉

以象牙末吹之，妙。又宜将狗倒吊起，涎出碗盛，以徐徐咽下，其骨化水，如神；又宜灯芯，以竹筒填满，火烧过，取灯芯灰，用米糖化开灌下，勿犯牙。

治骨鲠

白饴糖大口嚼咽，即下。又宜硼砂大块者，水洗净，日夜噙化咽，其骨自软。

治鸡骨鱼骨鲠

用霜梅肉搋成指大，作丸子，将绵裹，用线穿在内，冷茶送下，扯住线头在手，一呕即出。又宜用胡荽略擂，拌醋并渣咽下，即下。

五　绝

五绝病者，一曰自缢死，气已绝；二曰墙壁屋崩坠压死，气已绝；三曰溺水死，气已绝；四曰魇死，气已绝；五曰产乳死，气已绝。并可救治。又治卒然死，并中风不省人事等症。

半夏为末，如黄豆大，吹入鼻中，即活。心头温者，一日可治。

自缢死者，自旦至暮，虽已冷，可治；自暮至旦，则难治。此阴气盛故也。然夏月夜短于昼，又热，犹应可治。又云：心下若微温者，一日以上，犹可治之。当徐徐抱解，不得截绳，上下安被卧之；一人以脚踏其两肩，手挽其发，常令弦急，勿使纵缓；一人以手按据胸上，数摩动之；一人摩将臂、胫屈伸之。若已僵直，但渐渐强屈之并按其腹。如此少顷，虽得气从口出，呼吸眼开，仍按莫置，亦勿劳之，须臾可治，以温粥饮灌之，更令两人以管吹两耳，此法最效。

自缢者，切不可割断绳。宜以膝盖或用手厚裹衣物，紧顶谷道，抱起解绳放下，揉起项痕，搐鼻及吹其两耳，待其气回，方可放手。若便泄气，则不救矣。

自缢死者，宜从容安定心神，徐徐解下，慎勿割断绳抱取。心下犹温者，刺鸡冠血滴口中，即活。男用雌，女用雄。

一方

鸡屎白如枣大，酒半盏和，灌吸鼻中，尤妙。《千金方》以兰汁灌之，余法同上。

卒堕压倒打死,心头温者,皆可救。将本人如僧打坐,令一人将其头发控放低,用半夏末吹入鼻中。如活,却以生姜汁、清油搅匀,灌之。

救溺死方

取灶中灰两担埋之,从头至足,水出七孔,即活。

溺水者,放大凳上卧着,将脚后凳站起二砖,却蘸盐擦脐中,待其水自流出,切不可倒流水出,此数等但心头微热者,皆可救治。

又方 溺水死者,过一宿尚活。

捣皂角为末,绵裹纳下部,须臾,水出,即活。

一方

急解死人衣带,艾灸脐中,即活。

救鬼魇死不省并中恶者

皂角为末,如绿豆大许,吹入鼻中,即嚏,则气通而活。

魇死,不得近前唤,但痛咬其脚根及唾其面。不省者,移动些少卧处,徐徐唤之;原有灯则存,无灯则不可点灯,用皂角末吹入两鼻,即活。

卧忽不语,勿以火照之,杀人;但以痛啮大母指甲际而唾其面,则活。取韭菜汁吹鼻孔;冬月用韭菜根捣汁,灌口中,亦效。

卒魇,用雄黄末吹鼻孔中,即活。

从高处堕下,瘀血中心,欲死,淡豆豉一盏,水煎去渣服。若觉气绝,不能言,取药不及,掰开口以热小便灌之。

救冬月堕水冻死,凡四肢冷,口不能言,只有微气者,不可便以火灸;用布袋盛热灰放在心头,冷即换热者;待眼开,却用温酒或姜汤灌之。

救挟暑死,不可使冷水冷之,即死;宜用温汤常摩洗其心腹间。如途路急切,用路上热土置脐间,令人便尿其脐中,即活。一用路上热土、大蒜等分捣研,水调,去渣,浸饮之,即活。

膏 药

万病无忧膏彰德府、赵王府秘传　治风寒湿气所伤,跌扑闪挫伤损,一切疼痛,皆贴患处。心腹痛,俱贴患处;哮吼喘嗽,贴背心;泻痢,贴脐上;头痛、眼痛,贴太阳穴。及治一切无名肿毒、痈疽发背、疔疮疖毒、流注湿毒、臁疮,初觉痛痒,便贴患处,即消;已成,亦能止痛、箍脓、长肉、生肌。百发百中,其功不能尽述。

川乌　草乌　大黄各六钱　当归　赤芍　白芷　连翘白蔹　白及　乌药　官桂　木鳖子各八钱　槐枝　桃枝　柳枝桑枝　枣枝各四钱　苦参　皂角各五钱

上锉剂,用真香油二斤浸药一宿,用火熬至药焦色,以生绢滤去渣不用,将油再熬一滚,入飞过黄丹十二两炒过,陆续下,槐、柳棍搅不住手,滴水成珠为度;离火,次入乳香、没药末各四钱,搅匀收贮,退火毒听用。一方加苏合香二钱,尤妙。

万应紫金膏　治跌扑伤损手足肩背并寒湿脚气、风毒,痛不可忍。

沥青二斤半　威灵仙二两　蓖麻子一百粒,去壳,研　木鳖子二十八个,去壳,研烂　乳香一两,笋箨炙为末　没药一两,为末黄蜡二两　生姜一斤,捣汁一碗　麻油夏二两,春、秋三两,冬四两,先同灵仙熬,去渣,滴水不散为度

上将沥青研末,同二汁下锅熬化,看二汁尽时,却起火,桃、柳条不住手搅匀,却入前灵仙油同熬,再下木鳖子、蓖麻子捣匀入内搅,又下乳、没、黄蜡再搅,即成膏矣。每用好厚绢纸摊贴,先将姜擦患处,后贴上,即用烘热鞋底熨之。泻痢,贴丹田;咳嗽、吐血,贴背心;心疼,贴心上;风损,贴患处。

海仙膏　治风损,诸疮痈疽肿毒,并效。

赤葛　苦参各等分

上二味,锉片,用香油浸过,煎至焦枯,滤去渣,秤香油一

斤,净,再煎沸,徐徐入密陀僧、水粉各四两。

千捶膏

用松油明净者,不拘多少,为末,蓖麻子仁同入石臼内捣烂成膏。如稀,则加松香;如稠,则加麻仁。须要稀稠得所,取出入水中扯拔数次;再入乳香、没药、血竭、孩儿茶各为末少许。顽疮,加轻粉、龙骨,再扯令匀,瓷器收贮。每用时,重汤化开,绵帛摊上,贴患处,神效。

通　治

尹蓬头祖师秘传混元丹　专治大人、小儿诸虚百损、五劳七伤。小儿百病随后引用之。

诗曰:

　　　　百花未放此花先,修合成丹号混元;

　　　　能除腹内诸般疾,安神定志最延年;

　　　　婴儿胎毒惊风症,疳积泻痢呕痰涎;

　　　　立奏奇功真可羡,老无风疾少无癫。

又曰:

　　　　乘鹤西风出华州,袖藏千载混元球;

　　　　红铅黑汞东西产,白雪黄芽次第收;

　　　　孔子泣麟周道否,卞和识玉楚王休;

　　　　药中消息谁人会,脱却红尘自在游。

混元衣干者三钱,按中央　梅花三钱,按北方明白雪解痘元方一两　辰砂甘草一两水煮,过半日,一两研细为衣,按西方,去甘草甘松四钱,去毛,按秋金　滑石六两,牡丹皮二两煎水,去丹皮用汁煮干为度,按北方　粉草一两,去皮,按东方　莪术三钱,火煨过,按东方　缩砂三钱,去皮,按西方　益智仁六钱,去壳,按西

方　人参一钱,去芦,按东方　木香一钱,按东方　黄芪一钱,按西方　山药二钱五分,按北方,姜汁炒　香附一两,按东方　桔梗去芦,一钱,按东方　白茯苓二钱五分,去皮,按北方　白茯神二钱五分,去皮、木,按北方　远志一钱五分,甘草水泡去心　麝香三分,按中央　丑玄三分,按中央　空个玄一钱,按西方　金箔二帖为衣,按西方

　　上共为细末,炼蜜为丸,如龙眼大。量人大小,加减丸数用之。中风痰厥,不省人事,姜汤研下,宜出汗;伤寒夹惊发热,葱、姜汤研下,宜出汗;停食呕吐,大便酸臭,腹胀,姜汤下;赤白痢,里急后重,陈仓米汤下;大便出血,槐花、陈仓米汤下;小便不通,车前子汤下;夜出盗汗,浮小麦汤下;发热,金钱薄荷汤下;痘疹不出,升麻汤下。积聚腹痛,姜汤下;喘急咳嗽,麻黄、杏仁汤下;疝气偏坠,小茴、大茴汤下;虫痛,苦楝根皮汤下;急惊搐搦,薄荷汤下;夜喘不止,灯芯灰汤下;慢惊,人参白术汤下;诸病后,无精神,少气力,不思饮食,姜、枣汤下;胎寒,手足冷,口气凉,腹痛,肠鸣,姜、葱汤下;面目、四肢浮肿而黄,茯苓皮、桑白皮、大腹皮、陈皮、姜皮汤下即五皮散;疟疾,槐、柳枝各五寸,姜三片煎熟一宿,五更,温热送下;疳热,身瘦肚大,手足细,大便或淋或泄,小水如泔,陈仓米汤下。

　　神仙万亿丸敕封通微显化真人,即赤脚张三峰神仙所授

　　朱砂透明、镜面者,佳　巴豆去壳并心膜　寒食面于清明前一日名寒食,用自面不拘多少,好酒和面一块,包细干面在内,蒸熟听用

　　上,各五钱,先将朱砂研细,以入巴豆,又研极细,却将寒食面去包皮,取内细面,用好酒打成膏,蒸熟入药内,仍又同研百余下为丸,如黍米大。每服三五丸,看人大小,加减用之。各随症用引于后:感冒风寒发热,姜、葱煎汤下,出汗;内伤饮食生冷,茶下;心痛,艾、醋汤下;腹痛,淡姜汤下;霍乱吐

泻,姜汤下;赤痢,清茶下;白痢,姜汤下;赤白痢疾,姜、茶汤下;疟疾作寒,姜汤下;心膨胀,姜汤下;伏暑伤热,冷水下;诸虫作痛,苦楝根皮汤下;小便不通,灯芯汤下;积聚发热,清茶下;大便闭结,清茶下;急、慢惊风,薄荷汤下;咳嗽痰喘,姜汤下。

神应救苦丹 治诸风百毒,如神。

大川乌略炮 肥草乌略炮 苍术 青皮去穰 生地黄 西芎 枳壳麸炒 白芍各五钱 五灵脂二两

上,共为细末,酒打糊为丸,如弹子大。每服一丸,细嚼,热酒送下,汗出即效。若为小丸,亦可。不饮酒者、冬月,热水下。并治头风肿痛、心腹痛、脚跟痛、疝气痛、手背痛、遍身骨节痛、破伤风痛、棒疮痛、痈疽发背及一切恶疮痛。

奇 病

项上生疮,如樱桃大,有五色,疮破则项皮断,但逐日饮牛乳自消。

寒热不止,经月后,四肢坚如石,以物击之,一似钟磬,日渐瘦恶,用茱萸、木香等分,煎汤服,即愈。

大肠头出寸余痛苦,直候干自退落又出,名为截肠病。若肠尽乃不治。但初截寸余可治。用芝麻油,器盛之,以臀坐之,饮火麻子汁数升,愈。

口鼻中腥臭水流,以碗盛之,如铁色鰕鱼如粳米大,走跃不住,以手提之,即化为水,此肉坏矣。任意馔食鸡肉,愈。

腹上麻痹不仁,多煮葱白吃之,自愈。

妇人小便中出大粪,名交肠。服五灵散,效。如未尽愈,可用旧幞头烧灰,调酒服之。

两足心凸如肿,上面青黑色,豆疮硬如钉子,履地不得,胫骨破碎,跟髓流出,身发寒颤,唯思饮食,此是肝肾气冷热相吞。用炮川乌头末敷之,煎韭菜汤服,效。

腹胀经久,忽泻数升,昼夜不止,服药不验,乃为气脱。用益智子煎浓汤服,立愈。

四肢节脱,但有皮连,不能举动,名曰经解。用酒浸黄芦三两,经一宿取出,焙干为末,每服二钱,酒调下,服尽,安。

玉茎硬不痿,精流不歇,时时如针刺,捏之则脆,乃为肾满漏疾。用韭菜、破故纸各二两为末,每服三钱,水一盏煎至六分,作三次饮之,愈则住服。

咽喉间生肉,层层相叠,渐渐肿起不痛,多日乃有窍子,臭气自出,遂退饮食,用臭橘皮煎汤连服,愈。

腹中如铁石,脐中水出,旋变作虫行之状,绕身咂啄,痒痛难忍,拨扫不尽,用浓煎苍术浴之,以苍术末入麝香少许,水调服,痊。

眼前常见诸般禽虫飞走,以手捉之则无,乃肝胆经为疾。用酸枣仁、羌活、玄明粉、青葙子花各一两为末,每服二两,水一大盏,煎至七分,和渣饮,一日三服。

大肠虫出不断,断之复生,行坐不得,用鹤虱末水调五钱,服之自愈。

眼睛垂出至鼻,如黑角色,痛不可忍,或时时大便出血,名曰肝胀,用羌活煎汁,服数盏,自愈。

腹中有物作声,随人语言,用板蓝汁一盏,分五服服之。又名应声虫,当服雷丸,自愈。

有饮油五升以来,方始快活,又得吃则安,不尔则病,此是发入胃,被气血裹了化为虫,用雄黄半两为末,水调服,虫自去。如虫活者,置于油中,逡巡间,连油泼之长江。

治卧于床,四肢不能动,只进得食,好大言,说吃物,谓之失说物望病。治法:如说食猪肉时,便云尔吃猪肉一顿,病者闻之即喜,遂置肉令病人见,临要却不与吃,此乃失他物望也,当自睡中涎出，自愈。

手十指节断坏，唯有筋连，无节虫行如灯心，长数尺余，遍身绿毛卷，名曰血余，以茯苓、胡黄连煎汤饮之，愈。

遍身忽皮里混混如波浪声，痒不可忍，抓之血出，不能解，谓之气奔，以人参、苦梗、青盐、细辛各一两，作一服，水二碗，煎十数沸，去渣，饮尽，便愈。

眼白浑黑，见物依旧，毛发直如铁条，虽能饮食，不语如醉，名曰血溃，用五灵脂为末，二钱，酒调下。

着艾灸讫，大痂便退落，疮内鲜肉片子飞如蝶形状，腾空去了，痛不可忍，是血肉俱热，用大黄、朴硝各半两为末，水调下，微利，即愈。

卧时浑身虱出，约至五升，随至血肉俱坏，每宿渐多，痒痛不可言状，虽吃水卧床，昼夜号哭，舌尖出血不止，牙齿俱黑，唇动鼻开，但饮盐、醋汤十数碗，即安。

眼赤，鼻孔大喘，浑身出斑，毛发如铜线，乃胃中热毒气结于下焦，用白矾、滑石各一两为末，作一服，水三碗，煎至半碗，令不住饮，候尽乃安。

有虫如蟹走于皮肤下，作声如小儿啼，为筋肉之化，用雄黄、雷丸各一两为末，掺在猪肉片上，热吃尽，自安。

手足甲忽然长倒生肉刺如锥，痛不可忍，吃葵菜，自愈。

鼻中毛出，昼夜可长一二寸，渐渐粗圆如绳，痛不可忍，虽忍痛摘去一茎，即后更生，此因食猪、羊肉过多，遂用乳香、硇砂各一两为末，以饭丸如桐子大，空心、临卧各一服，水下十粒，自然脱落。

面上及遍身生疮，似猫儿眼，有光彩，无脓血，但痛痒不常，饮食减少，久则透胫，名曰寒疮，多吃鱼、鸡、韭、葱，自愈。

肠破，肠出臭秽，急以香油抹肠，用手送入，煎人参、枸杞淋之，皮自合矣，吃羊肾粥十日，即愈。

鼻中气出，盘旋不散，涎如黑墨色，过十日，渐渐至肩胸，与肉相连,坚胜金铁,无由饮食,此多因疟后得之,煎泽泻汤,日饮三盏,连服五日,愈。

遍身忽肉出如锥,既痒且痛,不能饮食,此名血拥,若不速治,溃而脓出,以青皮葱烧灰淋洗,吃豉汤数盏,自安。

眉毛摇动,目不能视,交睫,唤之不应,但能饮食,有经日不效者,用蒜三两取汁,酒调下,即愈。

毛窍节次血出,若血不出,皮胀膨如鼓,须臾,眼、鼻、口被气胀合,此名脉溢。饮生姜水、汁一、二盏,即安。

忽然气上喘,不能言语,口中汁流吐逆,齿皆摇动,气出转大则闷绝,复苏如是,名曰伤寒并热霍乱,用大黄、人参末各半两,水三盏,煎至一盏,去渣,热服,可安。

口内生肉球臭恶,自己恶见,有根线长五寸余如钗股,吐球出饮食也,却吞其线,以手轻捏,痛彻于心,困不可言,用水调生麝香一钱,服三日,验。

浑身生潦泡如甘棠梨,每个破出水,内有石一片如指甲大,泡复生,摘肌肉不可治。急用荆三棱及蓬莪术各五两为末,分二服,酒调,连进,愈。

头面发热有光色,他人手近之如火烧,用蒜取汁半两,酒调下,吐如蛇状,遂安。

一人自觉自形作两人并卧,不别真假,不语,问亦无对,乃是离魂,用辰砂、人参、茯苓浓煎汤服。真者,气爽;假者,化也。

一男子自幼喜饮酒,成丁后日饮一二升不醉,片时无酒,叫呼不绝,全不进饮食,日就衰弱。其父用手巾缚住其手足,不令动摇,但扶少立,却取生辣酒一坛,就于其子口边打开,其酒气冲入口中,病者必欲取饮,坚不与之饮。须臾,口中忽吐物一块,直下坛中,即用纸封裹坛中,用猛火烧滚,约酒干一半,即开视之。其一块如猪肝样,约三两重,周围有小孔如针眼,不可数计。弃之于江,饮食复旧,虽滴酒不能饮矣!

夜间饮水,误吞水蛭入腹,经停月余日,必生下小蛭,能食人肝血,肠痛不可忍,面目黄瘦,全不进食。若不早治,能令人死。用田中干泥一小块,死鱼三四个,将猪脂熔搅匀,用巴豆十粒去壳膜,研烂,入泥内为丸,如绿豆大,用田中冷水吞下十丸,小儿只用三丸至五丸,须臾,大便,蛭虫一时皆泻出,却用四物汤加黄芪煎服,生血补理。方见补益。

一妇人产后,忽两乳伸长细小如肠,垂下直过小肚,痛不可忍,危亡须臾,名曰乳悬。将川芎、当归各二斤,半斤锉散于瓦石器内,用水浓煎,不拘时候,时时温服;余一斤半锉作大块,用香炉慢火逐渐烧烟,安在病人面前桌子下,要烟气在上不绝,令病人低伏桌子上,将口鼻及病乳常吸烟气,直候用此一料药尽,看病症如何?或未全安,略缩减,再用一料,如前法煎服及烧烟熏吸,必安。如用此二料已尽,虽两乳略缩上而不复旧,用冷水磨蓖麻子一粒,于头顶心上涂,片时后洗去,则全安矣。

一妇人临产,服催生药惊动太早,大肉离经而用力太过,以肓膜有伤,产后水道中垂出肉线一条,约三尺长,牵引心腹,痛不可忍,以手微动之,则痛欲绝。先服失笑散数服,仍用老生姜三片净洗,不去皮,于石钵臼内研烂,用清油二斤拌匀,入锅内炒熟,以油干焦为佳。先用熟绢缎绫五尺长摺作结,再令稳重妇人轻轻盛起肉线,使之屈曲作一团,放在水道口,却用绢袋兜裹,候油、姜稍温,缚在肉线上熏。觉姜渐冷,又用熨斗火熨热,使之常有姜气。如姜气已去,除去,又用新者。如此熏熨一日一夜,其肉线已缩大半。再用前法,越二日,其肉缩尽入腹中,其病全安。却再服失笑散、芎归汤补理。切不可使肉线断作两截,则不可医。

一人患劳瘵两年,诸药不效。一日闻肉味,其腹痛不可忍,又恐传染,移至空房,候其自终,经停三日,病者腹痛,气息将绝,思忆肉味之急,忽有人惠鸡子三枚,其病人俯仰取火,低头取瓦铫煎熟,吹火,屡燃屡灭,鼻中如有所碍。将熟间,忽嚏喷一声,有红线一条自鼻中出,牵抽约二尺长,趋下瓦铫中。病人知是怪物,急用碗覆,煎铫中,尽力烧火不住,其铫欲裂,方住火。开铫视之,乃是小虫一条,头目皆具,已煅死如铁线样。示家人后,弃之于江,其病即安。

一居民逃避石室中,贼以烟火熏之,欲死。迷闷中摸索得一束,乃是萝卜嚼汁下咽而苏。又炭烟熏人,往往致死,含萝卜一片着口中,烟起不能毒人。或预曝干为末备用,亦可,或新水擂烂干萝卜饮之,亦可。

自行穿断舌心,血出不止,以米醋用鸡翎刷所断处,其血即止,仍用真蒲黄,杏仁去皮尖,硼砂少许研为细末,炼蜜调药,稠稀得所,噙化而安。

身上及头面上浮肿如蛇状者,用雨滴阶礤上苔痕一钱,水化开,噙蛇头上,立消。

一病人,齿无色,舌上白,或喜睡不知痛痒处,或下痢,宜急治之下部。不晓此者,但攻其上,不以为意,则下部生虫,食其肛烂,见五脏便死。烧艾于管中熏下部,令烟入,更少入雄黄,良。

一人被蜘蛛咬,腹大如孕,其家弃之,乞食于道,有僧遇之,教饮羊乳,未几日而平。

一妖魅祟鬼病人,不肯言鬼,以鹿角屑捣末,以水调服,方寸间,即实言也。

蛟龙生子在芹菜上,食之入腹,变成龙子,须慎之。用锡、粳米、杏仁、乳饼煮粥,食之二升。三服,吐出蛟龙子,有两头。

鬼击之病,得之无渐卒者,如刀刺状,胸胁腹内切痛不可抑按,或即吐血、衄血、下血,一名鬼排。断白犬头,取热血一升饮之。

马希圣,年五十余,性嗜酒,常痛饮不醉,糟粕出前窍,便溺出后窍,六脉皆沉涩,与四物汤加海金砂、木香、槟榔、木通、桃仁服而愈。此人酒多气肆,酒升而不降,阳极虚,酒湿积久生热,煎熬血干,阴亦大虚,阴阳偏虚,皆可补接。此人中年后,阴阳虚时,暂可活者,以其形实,酒中谷气尚存,三月后,其人必死。后,果然。

云林暇笔 _{凡十二条}

医家十要

一存仁心，乃是良箴，博施济众，惠泽斯深。
二通儒道，儒医世宝，道理贵明，群书当考。
三精脉理，宜分表里，指下既明，沉疴可起。
四识病原，生死敢言，医家至此，始至专门。
五知气运，以明岁序，补泻温凉，按时处治。
六明经络，认病不错，脏腑洞然，今之扁鹊。
七识药性，立方应病，不辨温凉，恐伤性命。
八会炮制，火候详细，太过不及，安危所系。
九莫嫉妒，因人好恶，天理昭然，速当悔晤。
十匆重利，当存仁义，贫富虽殊，药施无二。

病家十要

一择明医，于病有裨，不可不慎，生死相随。
二肯服药，诸病可却，有等愚人，自家耽搁。
三宜早治，始则容易，履霜不谨，坚冰即至。
四绝空房，自然无疾，倘若犯之，神医无术。
五戒恼怒，必须省悟，怒则火起，难以救获。
六息妄想，须当静养，念虑一除，精神自爽。
七节饮食，调理有则，过则伤神，太饱难克。
八慎起居，交际当袪，稍若劳役，元气愈虚。
九莫信邪，信之则差，异端诳诱，惑乱人家。
十勿惜费，惜之何谓，请问君家，命财孰贵。

医家、病家通病

南方人有患病者,每延医至家诊视后,止索一方,命人购药于市。不论药之真伪,有无炮制辄用。服之不效,不责己之非,唯责医之庸,明日遂易一医。如是者数致使病症愈增,而医人亦惑乱,莫知其所以误也。吁!此由病家之过欤,亦医家之不明欤?

北方人有患病者,每延医至家,不论病之轻重,乃授一二金而索一二剂,刻时奏效。否则,即复他求,朝秦暮楚。殊不知人禀有虚实,病感有浅深,且夫感冒腠理之疾,一二剂可愈。至于内伤劳瘵之症,岂可一二剂可愈哉?此习俗之弊,误于人者多矣,唯智者辨之。

医道,古称仙道也。原为活人,今世之医,多不知此义。每于富者用心,贫者忽略,此非医者之恒情,殆非仁术也。以余论之,医乃生死所寄,责任匪轻,岂可因其贫富而我之厚薄哉?告我同志者,当以太上好生之德为心,慎勿论贫富。均是活人,是亦阴功也。

凡病家延医,乃寄之以生死,礼当敬重,慎勿轻藐。贫富不在论财,自尽其诚,稍亵之,则非重命者耳。更有等背义之徒,本得医人之力,病愈思财,假言昨作何福易于某人之药。所为吝财之计,不归功于一人。吁!使不得其利,又不得其名,此辈之心,亦不仁之甚矣。

常见今时之人,每求医治,令患者卧于暗室帷幔之中,并不告以所患,止令切脉。至于妇人,多不之见,岂能察其声色?更以锦帕之类护其手,而医者又不屑于问,纵使问之,亦不说,此非所以求其愈病,将欲难其医乎。殊不知古之神医,尚且以望、闻、问、切四者,缺一不可识病。况今之医未必如古之神,安得以一切脉而洞知脏腑也耶?余书此奉告世之患病者,延医至家,罄告其所患,令医者对症切脉,了然无疑,则用药无不效矣。昔东坡云:"吾求愈疾而已,岂以困医为事哉!"

吾道中有等无行之徒，专一夸己之长，形人之短。每至病家，不问疾疴，唯毁前医之过，以骇患者。设使前医用药尽是，何复他求？盖为一时，或有所偏，未能奏效，岂可概将前药为庸耶？夫医为仁道，况授受相传，原系一体同道。虽有毫末之差，彼此亦当护疵。慎勿訾毁，斯不失忠厚之心也。戒之！戒之！

人道至要

存心以仁为主，修己以敬为主，
慎独以诚为主，克欲以刚为主，
出语以确为主，制行以清为主，
接物以恭为主，处事以义为主，
容貌以壮为主，衣冠以正为主，
饮食以节为主，滋味以淡为主，
起居以早为主，步履以安为主，
坐卧以常为主，游览以适为主，
读书以勤为主，作文以精为主，
穷经以理为主，观史以断为主，
吟诗以情为主，立言以训为主，
学术以儒为主，异端以关为主，
日用以俭为主，交际以称为主，
辞受以礼为主，事君以忠为主，
事亲以孝为主，兄弟以让为主，
子孙以教为主，妻妾以分为主，
男女以别为主，宗党以睦为主，
朋友以信为主，故旧以厚为主，
食之以济为主，争斗以释为主，
祀先以恩为主，祭神以齐为主，
御下以恩为主，奉上以谨为主，

处常以经为主，处变以权为主，

守官以廉为主，御众以恕为主，

行政以德为主，教民以伦为主，

断狱以哭为主，使民以时为主，

税敛以薄为主，形罪以省为主，

良善以旌为主，奸宄以惩为主，

民财以惜为主，民力以宽为主，

田上以垦为主，蚕桑以植为主，

城廓以完为主，闾阎以宁为主，

盗贼以息为主，流移以还为主，

兵甲以缮为主，士卒以练为主，

马政以挚为主，盐铁以均为主，

商贾以通为主，交易以平为主，

器皿以备为主，材木以储为主，

鱼鳖以蕃为主，鸡豕以育为主，

桥梁以葺为主，道路以平为主，

关市以积为主，河漕以疏为主，

边塞以防为主，夷犯以霸为主。

间评世病

常见人家子弟，在于父母之前有因分财产而怨父母不均者，有听妒妻言而怨父母不慈者，有撼实己过而怨父母不道者，有放肆奢侈而怨父母拘管者，有饮酒嫖赌而怨父母钤束者，有私其妻而不顾父母衣食者，有厚于外戚而薄于父母用度者，有兄弟执定轮养而致父母饥寒者，有父劳于耕收，母劳于井臼，夫妻闲过而还说父母不是者，有父母患病不请医药而借言老疾难治者，有父母衰老不行扶劳而辄言应该作蛊者。若此之类，难以备述。呜呼！父母在日，不行孝敬，视如路人，及至殁后，却乃披麻带孝，扬声号哭，请僧供佛，修斋追荐，盛张鼓乐,唱戏暖伴,置备佳肴美馔,异果醇浆,侍奉宾客,恐不尽情,扎造楼碑,做纸马人等物,炫目壮观。徒有千金之费,全无一毫之益。语云:生事之以礼,死葬之以礼,祭之以礼。不遵大圣之成言,且悖文公之家礼;不唯取讥于达者,抑且贻笑于大邦。端书兹数句,谨白世人一览,有则改之,无则加勉。暗室亏心,神会搜检,祸福报应,不错半点。言虽不文,意思浮浅,世病可革,古风可迁,慎之! 戒之! 愚言可砚。

放肆训

尝见世人负少年豪气,胸襟高傲,言语刚强,将谓无人,唯知有己;眼空四海,欺侮一方;好仪人之丑态,不责己之过失;口胜鱼肠利剑,舌赛吹毛快刀,尤善于拒谏饰非,难逃乎乡间舆论。一日时衰运去,祸起萧墙,常抱造次之惊,恒怀颠沛之厄,陷入重典,淹禁缧绁。浪费万贯,难求一生,盖为不仁之所召也。呜呼! 岂若遵礼惧法,屈己右人,存心恭敬,安分修德,使乡党称为端人乎。

斗讼训

窃见今人,偶因一言之忿不忍,或锱铢之利不均,则然斗殴构讼。夫我欲求胜于彼,则彼欲求胜于我矣。仇仇相结,怨怨相报,遭官刑考讯,身罹重罪,久禁囹圄,苦不堪言,以致父母忧泣、兄弟愁悲、妻子惊哭、朋友叹息,损千金而身命不保,尽百计而无隙可脱,破家荡产,祸贻儿孙,尚未已也。呜呼! 岂若念忍一时,后退一步,饶让一着,庶几安家乐业,得享康福,使乡里称为善人乎。

叙云林志行纪

志行纪何纪？云林生平之志，素履之行也。志行何纪之？昔余先君令扶邑构恙几危。余请告就省，当时皇皇惊怖，赖云林诊摄救药，先君得以康复。余为先君而戴云林，诚通家而骨肉者也。稔知其为人之实，因历举其志行，而为之纪，重嘉善也。

云林世为金溪人，姓龚氏，名廷贤，字子才。生而岐嶷，仁孝天畀，襟度汪洋，卓乎为昭代人豪。早岁业举子，饱经术，操觚染翰，发为文词，云锦天葩，灿然立就。将有志南溟，效用廊庙，以大究厥施，缘数奇不第，遂缵父业，精于医。谓达则为良相，不达则为良医，均之有补于世道也。

始游许昌，如扶沟，诣都下，即受知于太学士中玄高公、定西侯文益蒋公、大司寇三川刘公。声名烨烨播京师，随被命拜官荣归。既而，由金陵复抵大梁，在在驰声，起死回生，活人无算。王侯公卿宾礼敬慕，迎候接踵，赠以诗章，旌以扁额，络绎不绝。而周藩海阳王崑湖，安昌王静观，大宗正西亭，及当道抚台洪溪衷公，翰林玉阳张公，学宪一申杨公尤加愍焉！然赋性廉介，乐于施济而不责报。诸元老荐绅先生酬以金币而不可却者，虽受之，亦不私己，遗归以赈宗族乡党之贫困者。

事乃父西园公纯孝，温清定省，聚百顺以养志。如父志在仁天下，即推所传之秘集《古今医鉴》《种杏仙方》《万病回春》三书刊行于世，使人人按书而察其病，得以终天年而登寿域，大有功于天下后世。父志在钟爱庶母所生二幼子，即以其所爱者而加爱焉，视之犹父然也。凡家业悉推让之，又且另赠之以田，使安享其逸以承父欢，可谓善继善述而恪守义方者也。

至于让祖产于叔父，贻厚资于仲弟，建祠堂以承先，立家训以启后，创大门以华宗，置义田以赡族，此皆仁人义士之所为也。又尝输谷粟、赈饥民，而不忍其颠连；施棺木、瘗旅衬，而不忍其暴露；解衣裘、救寒士，而不望其后偿；崇礼节、友贤良，而不爽其信行；还鬻女、返卖僮，而不索其聘财；怜鳏寡、恤孤独，而不吝其厚费。志行卓荦，奇伟不可枚举，此特其彰明较著，可纪而传之以风世教也。

行将懿行上闻，征书叠下，垂名竹帛，端有在耳。且阴德动天，天心福善，胤祚永昌，食厚报于无穷，宁非理之必然也哉！不佞嘉其善而纪之，以俟太史观风者采焉！夫何谀是为纪。

时万历十六年强圉大渊献之岁陬月之吉。赐进士第亚中大夫、浙江布政使司参政、临川敬吾徐汝阳撰

后序

　　嘉靖丙辰岁六月十有一日,世宗肃皇帝遣平江伯陈王谟偕诸司持节授册袭封余为王。时值溽暑,祗乃事罔恤劳瘁,症中痰火,头眩喘嗽,膝趾肿痛,不能动履,四时疾作,苦楚莫禁。余嫡长子朝陞遍延诸医,治皆罔效,诚堕痼病也。万历丙戌五月复炽,殆岌岌矣。长子昼夜惊怖,吁天身代,皇皇无措。天假良缘,适金溪龚生云林以应抚台洪溪衷公之聘,即汴邸,获与荆识,叩其学术,叩乃父西园公家传儒医奕业鸣世久矣。余忻然景慕,遂隆礼币,延生为入幕上宾。生感其诚,乃曰:"司鼎鼐者务为良相,佐圣主成雍熙之世;专方脉者务为良医,跻生民登仁寿之域。余弗类,不克为良相以光辅太平,愿以良医济世,保王躬享遐龄增上寿,以永国祚。"复沉潜诊视,植方投剂,获效如响,不旬日而渐离榻,又旬日而能履地,又旬日而康复如初。三十余禩沉疴,一旦起而痊愈之。噫!亦神矣哉!生其圣于医者乎?因悉叩其生平蕴借,出《古今医鉴》《种杏仙方》二帙,已刊行于世,览之者,人人击节叹赏,如醉春风矣!然尤以为未展尽其底蕴,又括百家奥旨,成《万病回春》一集,其精微玄妙,诸名公已序其首矣!夫复何言?顾余感其惠,深嘉其用心之仁,敢借一言以续于后。夫集以《万病回春》名之者,数总于万也,病而曰万则无不该括;时和于春也,春而曰回则无不发生。如万物当严凝肃杀之余,挽之以阳春太和之盛,天之造化,生斡旋之矣。行且大有补于世道,医国医民,何忝于良相乎?是以售诸梓以广其传云。

万历十六年岁次戊子孟秋之吉

周藩海　阳王崑湖勤烨撰

方剂索引

一画

一方 108,336,470

一扫光 406,451

一臭虫方 467

一捻金 397

一粒仙丹 331

一粒金 314

一粒金丹 160

二画

二十四味飞步散 312

二十四味风流饮 446

二术汤 303

二术散 312

二仙酒 212

二圣救苦丸 88

二豆回生丹 149

二皂散 270

二陈汤 110,156,239

二陈汤加减 213

二妙散 411

十六味流气散 369

十全大补汤 185,431,434

十味香薷饮 65,91

十将军丸 130

十神汤 72

丁香柿蒂汤 152

丁香散 243

七生丸 257

七生汤 204

七伤通气散 150

八正散 235,243

八仙膏 151

八仙糕 139

八味丸 186,433

八珍汤 185,434

八珍酒 189

八柱汤 139

人参化斑汤 179

人参平肺散 435

人参白虎汤 91

人参地黄汤 412

人参竹沥饮 127

人参败毒散 73,88,312

人参养荣汤 180

人参养胃汤 127

人参黄芪汤 435
人参清肌散 181
人参截疟饮 128
九天灵应散 196
九气汤 295
九仙王道糕 102
九味羌活汤 74
又方 89,287,471

三画

三元丹 194
三仙丹 295
三仙散 178
三白丸 125
三白散 457
三妙丸 310
三拗汤 118
三香膏 449
三消丸 170
三黄石膏汤 77
三黄汤 271
三黄解毒汤 96
下疳方 446
大小茴香丸 317
大化气汤 173
大圣夺命金丹 378
大芎黄汤 463
大连翘饮 387
大补经汤 329

大柴胡汤 77
大消痞丸 163
万亿丸 388,393,410
万应紫金膏 472
万病无忧膏 472
上下分消导气汤 159
小夺命丹 443
小承气汤 424
小柴胡汤 76,152,424
千金不易万明膏 278
千金不易治漏仙方 246
千金内托散 431
千金化气汤 173
千金化痰丸 116
千金方 402
千金导气汤 173
千金保胎丸 350
千金消毒散 457
千金消癖丸 383
千金调经散 326
千金散 378
千金漏芦汤 427
千捶膏 473
川芎茶调散 255
川楝汤 317
广茂溃坚汤 166
女金丹 348
飞龙夺命丹 441

四画

王道无忧散　148

开关神应散　285

开郁导气汤　297

开结舒经汤　216

开噤汤　133

天王补心丹　222

天灵散　395,461

天真丸　187

天麻丸　68

云林润身丸　101

木香金铃丸　315

木香顺气散　66,298

木香流气饮　169

木香调气散　107

木香散　419

五子散　149

五仙方　253

五仙膏　174

五灰散　335

五补丸　216

五苓散　92,137,410

五虎二陈汤　124

五虎汤　124

五疥灵丹　450

五积散　86,304,312

五通膏　400

五淋散　235,409

五福化毒丹　387,421

五瘟丹　87

不二饮　128

太仓丸　148

太仓公辟瘟丹　89

太平膏　247

太和丸　106

牙宣膏　275

止汗散　412

止带丸　337

止痛生肌散　462

中山还童酒　258

中满分消丸　166

内托白蔹散　289

内托散　418

内府仙方　88

内府秘传方　291

内消散　104,289,437

水火分清饮　230

水泻痢疾方　391,394

牛黄金花散　249

牛黄散　402,422

牛黄膏　218

牛黄镇惊丸　380

牛蒡子饮　421

牛蒡芩连汤　88

手捻散　420

升阳顺气汤　99

升阳益胃汤　99

升阳散火汤　181

升麻白芷汤　262

升麻汤　179,256

升麻附子汤　263

升麻黄连汤　262

升麻葛根汤　74,180,423

化风膏　289

化龙丹　168

化铁金丹　172

化痞丹　172

化痰降火汤　407

化痰清火汤　156

化癖如神散　386

反经丸　331

分心气饮　158

分消汤　164

仓廪散　132

乌龙丸　250

乌龙解毒散　458

乌龙膏　439

乌鸡丸　180

乌苓通气散　315

乌药顺气散　55,304

乌骨鸡丸　341

乌须方　260

乌须还少丹　259

乌须秘方　261

乌须酒方　258

乌须捻药方　261

六一顺气汤　77

六圣散　256

六君子汤　66,185,434

六郁汤　108

六味丸　186,433

六味地黄丸　66,199,348

文蛤散　211

火郁汤　108,181

斗齿方　275

尹蓬头祖师秘传混元丹　473

孔子大圣枕中方　222

双白丸　339

双合汤　215

五画

玉泉丸　321

玉真膏　464

玉脂膏　448

正气汤　127

去疔甲方　459

甘桔汤　404

甘露饮　409

甘露饮子　274

艾附暖宫丸　329

艾醋汤　350

石莲散　394

龙芽一醉饮　441

龙胆汤　264

龙胆泻肝汤　444

龙脑安神丸　377

平肝顺气保中丸　155

平肝流气饮　303

平胃散　356

归元散　232

归茸汤　418

归脾汤　221

四子调中汤　149

四仙散　338

四君子汤　65,213,434

四苓散　137,424

四明饮　282

四制白术散　211

四物汤　185,424

四物汤加减　213

四物安神汤　223

四物调经汤　333

四炒枳壳丸　166

四炒楝实丸　317

四宝丹　176

四逆汤　81,86

四逆散　81

四神丸　140

生血补气汤　459

生肌药　247

生肌散　459

生脉散　91

生津补血汤　149

仙子散　450

仙传方　408

仙茅酒　191

仙酒方　190

仙梅丸　394

白术散　392

白龙汤　211

白龙膏　435

白衣丸　468

白附子散　263

白虎丸　161

白虎汤　76,424

白雪糕　100

白银锭子　247

白膏药　461

瓜蒂散　81

瓜蒌枳实汤　108,112,324

瓜蒌散　368

外染乌云膏　260

立效散　132,403

立消散　444

立患丹　314

玄白散　131

玄霜雪梨膏　199

半夏白术天麻汤　255

宁嗽膏　200

必效散　235

出箭方　462

加味二陈汤　66

加味二妙丸　308,310

方剂索引

497

加味八仙汤　215

加味八宝丹　260

加味八珍丸　187

加味大补汤　58

加味上清丸　122

加味五皮饮　411

加味五苓散　239

加味五积散　306

加味四七汤　290

加味四物汤　67,185,286

加味败毒散　415

加味承气汤　299

加味保元汤　421

加味柴胡汤　80

加味逍遥散　218

加味益气汤　83,215

加味理中汤　177

加味温胆汤　226

加减八味丸　186,433

加减八物汤　337

加减天麻汤　216

加减五积散　316,328

加减六合汤　338

加减正气散　143

加减冲和汤　75

加减导痰汤　54

加减金匮肾气丸　186

加减胃苓汤　169

加减香苓散　317

加减除湿汤　58

加减润燥汤　57

加减温胆汤　112

发痘方　422

六画

托里消毒散　430

托里温中汤　434

扫雪膏　454

地榆散　208

地榆槐角丸　209

芍药汤　96,132

苍术姜栀二陈汤　295

芎归汤　352

芎归补中汤　350

芎归补血汤　359

芎归散　413

过街笑　300

西圣复煎丸　448

百子建中丸　348

夺命丹　149

夺命还真丹　58

夺命独参汤　82

至宝丸　384

当归六黄汤　210

当归龙荟丸　302

当归地黄丸　413

当归地黄汤　210

当归连翘汤　244,402

当归连翘饮　273

当归饮　182

当归补血汤　156,254

当归拈痛汤　310

当归养血汤　148

当归活血汤　107,268

团参汤　412

吕洞宾仙传化毒汤　429

吕洞宾仙传芦吸散　120

吸药仙丹　120

回生丹　54,363

回阳酒　418

回阳救急汤　85

回首散　256

朱砂安神丸　223

竹叶石膏汤　79,226

竹叶黄芪汤　435

竹沥化痰丸　114,125

竹沥枳术丸　69

竹茹温胆汤　80

竹筒吸毒方　426

延生第一方　398

延龄固本丹　188

行气香苏散　103,316

行湿补气养血汤　165

冰黄散　404

冰梅丸　285

刘海田治翻胃方　151

交泰丸　157

交感丹　160

汤火疮方　465

汤泡饮　134

安胃汤　147

安胎丸　350

安神丸　219

安神镇惊丸　224

安蛔汤　82

军中一捻金　462

导赤汤　240

导赤散　424

异功散　419

阳炼龙虎石　192

收功后药　250

收带六合丸　338

阴阳汤　144

阴阳散　84

阴炼龙虎石　192

防风通圣散　61,424,450

如圣散　129

如神散　357

羽泽散　405

红白散　295

红颜酒　191

七画

麦斗散　460

扶衰仙凤酒　190

攻毒丸　248

赤白丸　437

抓癣膏　385

坎离既济丸　201

坎离膏　200

护齿膏　274

芙蓉膏　430

芫花散　395

花火膏　401

苍连汤　156

芦连消疳丸　382

芦荟散　274

克坚膏　385

苏子降气汤　124

苏东坡　274

苏合香丸　67

杏仁煎　122

豆豉饼　456

丽泽通气散　267

辰砂六一散　423

辰砂宁志丸　225

辰砂既济丸　233

旱莲丸　259

助胃膏　392

吹耳散　265

吹喉散　285

牡丹皮汤　332

牡蛎散　412

利气丸　159,294

佛手散　352

龟背丸　414

龟胸丸　414

灸心痛神法　295

灸法　313,386,464

灸咳逆法　154

灸断青筋法　162

状元丸　222

疔毒方　442

疗女人阴中生疮　370

羌活汤　305,463

羌活导滞汤　310

羌活防风汤　463

羌活膏　388

没药散　410

沉香化滞丸　104

沉香化滞定痛丸　296

快活丸　382

牢牙固齿明目散　275

启脾丸　391

补天大造丸　187

补中益气汤　66,185,421

补气汤　100

补气养血汤　358

补血汤　100

补血定痛汤　358

补阴汤　299

补阴降火汤　407

补荣汤　207

补真膏　101

灵仙除痛饮 308

灵矾散 406

灵砂丸 377

附子理中汤 65

陀僧散 453

妙化丹 466

鸡鸣丸 120

鸡膍胵散 408

驱风解毒散 287

八画

青龙散 57

青金丸 125

青娥丸 300

青囊药酒 312

拔毒膏 405

拔云退翳还睛丸 282

拔云散 283

取红铅法 193

苦楝汤 295

英雄丸 460

枣子绿矾丸 176

郁金膏 459

奇效膏 438

虎睛丸 220

虎潜丸 320

国老汤 249

明目地黄丸 281

固本健阳丹 348

固本遐令酒 189

固阳汤 177

固肠丸 395

固齿丹 275

固齿牢牙散 275

固齿散 276

固经丸 338

固精丸 232

败毒散 377

钓肠丸 244

制红铅法 193

制金乳粉法 194

和中汤 201

和气益荣汤 316

和荣顺气汤 165

金刀如圣散 463

金不换 451

金花丸 267

金疮出血不止 462

金陵酒丸 167

金箔镇心丸 225

金蟾散 167

乳香定痛丸 306

乳香散 408

乳鹅喉闭方 286

肥儿丸 381,383

狗皮膏 134

净腑汤 383

法制半夏 116

泻心汤 402

泻心导赤饮 81

泻白汤 271

泻胃汤 273

泻黄散 403

泻痢方 394

泻痢膏 135

泥金膏 404

泽泻散 405

治干湿癣 452

治下疳 445,446

治小儿水泻不止 391

治小儿吐泻 393

治小儿吐泻脾惊 379

治小儿喉中痰壅喘甚 397

治小儿痘疹不起发 421

治小便下坠 240

治小便不通 240

治牙痛 273

治水泻痢疾 395

治气黄病方 177

治发背 436

治耳闭不明 265

治耳聋耳鸣方 266

治吐血不止方 204

治吐清水 156

治虫方 253

治虫咬心痛 294

治汗斑 455

治汤火伤 465

治阴症方 178

治阴症腹痛 178

治赤红烂脸 263

治声哑方 288

治两手疼痛麻木 308

治两足疼痛麻木 308

治男妇小儿头生白秃疮 454

治男妇惯打青筋 162

治吹乳仙方 369

治吼积方 125

治秃疮 454

治秃疮、清水疮、薄皮疮、
　　羊须子疮 454

治疔疮方 442

治冷阴方 178

治妊娠伤寒护胎法 352

治鸡骨鱼骨鲠 470

治乳汁不通 368

治乳鹅喉痹 286

治肺毒面鼻赤疱 263

治肺痈方 292

治狐臭方 251

治疝气及心痛方 318

治疝气方 318

治面上粉刺 263

治面上酒齄鼻红紫肿 263

治骨鲠 469

治疥癞瘙痒 451

治误食粉毒 469

治破伤风 464

治疣疮 445

治酒齄鼻 263

治诸骨鲠喉 469

治黄肿病方 177

治黄病方 177

治脚汗方 212

治痔漏秘方 248

治痔漏效方 248

治淋兼红淋 236

治蛔虫方 253

治喉痹双乳蛾 285

治黑白癜风 455

治鹅掌风并癣 453

治腋气 251

治腋臭 251

治腹中有寸白虫 253

治满身生牛皮疥癞 451

治鼻不闻香臭 268

治鼻疮 263

治噎食方 151

治噎食秘方 151

治噎食效方 151

治噎膈方 151

治蝎蛰方 467

治霍乱吐泻 144

治癣方 453

治癣疮方 453

定中汤 420

定吐饮 390

定吐紫金核 390

定志丸 283

定喘汤 125

定痛散 273

实肠化毒丸 209

实肠散 134

实脾饮 169

参术健脾丸 141

参术调元膏 100

参归升麻汤 239

参归芍药汤 133

参归养荣丸 129

参归养荣汤 319,323

参归益元汤 92

参归鳖甲汤 129

参合汤 304

参花散 396

参芪汤 100,211,251

参苏饮 118,396

参连汤 133

参附汤 214

参苓白术丸 101

参苓白术散 138,390

参胡三白汤 143

驻车丸 201

驻世珍馐 191

经验乌须方 258

经验调经方　329

九画

贯仲汤　204

珍珠散　445

赴宴散　270

荆芥连翘汤　265,267

荆芥败毒散　426

茵陈大黄汤　176

茵陈散　176

茱萸内消丸　317

茯苓半夏汤　145,146,153

茯苓汤　446

茯苓补心汤　211,341

茯苓饼　448

茯苓渗湿汤　411

茯苓糕　447

茯神散　370

胡荽酒　416

胡桃丸　301

枯矾散　406

枳实大黄汤　104,294,298

枳缩二陈汤　237,294

柞木饮　356

柏叶汤　208

柏枝散　410

栀豉汤　80

砂糖丸　403

牵牛散　411

韭菜丸　294

省风清痰转舌汤　57

星半汤　154

胃风汤　138

胃苓汤　136

响声破笛丸　287

咳逆丸　153

贴臁疮方　449

钩藤散　402

选奇方　256

香术丸　338

香朴汤　166

香连丸　394

香附六君子汤　138

香油导法　242

香砂六君子汤　105,185

香砂平胃散　105,155,297

香砂养胃汤　104

香楝酒　316

香薷饮　90

香螺膏　400

香鳔汤　447

种子济阴丹　347

复生丸　422

顺气和中汤　147

保元汤　416

保中汤　145

保生丹　233

保生锭　378

保肝散　282

保精汤　232

皇帝涂容金面方　264

追风丸　454

追风丹　312

追风祛痰丸　219

追风通气散　427

追虫丸　253

追虫取积散　253

追虫散　406

追毒膏　442

胜红丸　173

独活寄生汤　94,308

独神丹　64

将军散　250

养心汤　232

养血汤　299

养血安神汤　224

养血助胃丸　150

养血清火汤　223

养血清心汤　217

养荣汤　56

养胃汤　162

养真汤　332

姜茶煎　394

姜桂汤　293,297

姜熨法　79

类圣散　442

洪宝丹　456

洗大风方　455

洗足汤　313

洗肝明目散　280

洗毒汤　457

洗疳汤　445

洗痔漏神方　245

活血汤　294,298

济生莲蕊散　246

宣风散　401

祛风至宝丹　220

祛风散　215

祖传经验秘方　421

神化丹　174

神功散　416,428

神仙一块气　159

神仙万亿丸　474

神仙小圣药　194

神仙飞步丸　311

神仙不醉丹　106

神仙化痞膏　175

神仙外应膏　64

神仙延寿酒　189

神仙钓骨丹　469

神仙排脓散　429

神仙救苦丸　83

神仙解毒丸　442

神仙蜡矾丸　431

神灸翻胃法　150

神应救苦丹　475

神应膏　309

神妙丸　316

神奇散　444

神品膏　438

神效丹　441

神效汤　315

神效散　295

神效葱熨法　461

神雷丸　246

退云散　282

退虫丸　298

退血止疼痛饮　459

退疔夺命丹　440

退黄散　79

退翳丸　282

除湿汤　313

除湿羌活汤　94

除湿健脾汤　141

绒花散　64

十画

热粘皮　462

真人化铁汤　172

真人夺命饮　429

真人养脏汤　134

桂肝丸　409

桂枝大黄汤　76

桂枝汤　75

桔梗汤　292

桃仁承气汤　78

桃红痘疗方　422

桃花散　385

桃灵丹　295

破郁丹　154

破故纸散　409

破积散　296

破棺丹　286

柴苓汤　127,424

柴胡芎归汤　128,302

柴胡汤　95,172

柴胡通经汤　439

柴胡解肌汤　75

逍遥散　340

晒干人乳法　225

钱氏白术散　407

钱氏地黄丸　413

铁门拴　394

铁柱杖　443

铁脚丸　243

秘方　54,298,448

秘传妙方　441

秘传奇方　250

秘传药酒方　64

秘传神应膏　248

健步虎潜丸　59

徐国公仙酒方　190

脏连固本丸　245

胶艾四物汤　352

高枕无忧散 226

凉血解毒丸 445

凉膈散 78,96,423

凉膈散加减 269

益儿饼 384

益元固真汤 236

益元散 91

益气丸 102

益气内消散 438

益气安神汤 225

益气养荣汤 438

益气养神汤 82

益母丸 362

益母汤 335

益寿比天膏 196

烧针丸 392

消风化痰汤 289

消风败毒散 446

消肿调脾顺气汤 170

消肿溃坚汤 291

消胀散 389

消毒百应丸 244

消毒饮 424

消毒散 289

消食丸 388

消食饼 389

消食清郁汤 157

消核丸 290

消积保中丸 174

消疳丸 381

消疳汤 381

消疳散 274

消斑青黛饮 78

消滞丸 104

消瘤五海散 291

消癖丸 395

海仙膏 472

海金沙散 235

浮萍散 252,452

涤法 457

涤秽免痘汤 398

涤痰散 117

润肠汤 241

涌泉散 368

宽中养胃汤 167

家传大明膏 283

祛毒汤 457

祛热搜风饮 452

调元散 413

调中健脾丸 165

调中益气汤 255

调气养血汤 326

调气散 67

调和饮 132

调经八味丸 329

调经丸 333

调经种玉汤 346

调经养血丸 332

调荣活络汤　300

通天再造饮　455

通天散　405

通气防风汤　305

通仙五宝散　447

通关丸　238

通关散　53

通导散　460

通明利气汤　265

通经丸　330

通经甘露丸　331

通经汤　332

通经调气汤　332

通神散　410

通窍汤　267

验胎散　350

十一画

理中汤　85,145,424

掩脐法　243,411

推气散　302

接骨方　461

接骨效方　461

接骨散　461

接骨膏　461

黄龙散　405

黄白散　270,465

黄芩汤　96,322

黄芪汤　379

黄芪益气汤　255

黄连地黄汤　321

黄连竹茹汤　145,152

黄连汤　95

黄连泻心汤　271

黄连犀角汤　82

黄连解毒汤　78,96

黄金丸　410

黄金饼　404

黄柏散　449

菖蒲丸　413

萆薢饮　230

梳头方　261

救刑法方　458

救急方　286

救溺死方　471

雪硝散　403

常山七宝饮　129

脱衣散　357

脱肛方　252

脱肛洗药　408

猪肚丸　232

猪苓汤　238

猪胆汁导法　77,241

麻骨方　216

麻黄汤　75

鹿子丸　293

鹿角霜丸　59,320

断根方　450

断瘀散 162

焊肺丹 292

清上防风汤 262

清上明目丸 281

清上泻火汤 256

清上噙化丸 122

清气化痰丸 115

清火化痰汤 79

清火滋阴汤 205

清心丸 217

清心汤 231

清心抑胆汤 219

清心莲子饮 229

清心滚痰丸 220

清血四物汤 267

清肠汤 207

清郁二陈汤 155

清肺汤 119,123,205

清肺饮子 238,340

清肺散 262

清荣槐花饮 209

清胃升麻汤 403

清胃汤 276

清胃养脾汤 403

清胃散 272

清咯汤 206

清咳汤 206

清香散 385

清热如圣散 271

清热解郁汤 293

清晕化痰汤 213

清衄汤 206

清脏汤 207

清离滋坎汤 198

清凉救苦散 89

清凉散 284

清唾汤 207

清暑益气汤 91

清湿化痰汤 307

清痰顺气汤 57

清膈散 294

清聪丸 266

清聪化痰丸 266

清燥汤 65,320

混元丹 380

渗湿汤 94

续断丸 300

绿袍散 270

十二画

琥珀定志丸 225

琥珀散 437

琥珀膏 435

斑白散 444

斑蝥散 437

越鞠丸 108

提肛散 408

彭祖小接命熏脐秘方 194

彭真人还寿丹　259

搜风顺气丸　69

散火汤　297

散邪汤　126

散肿溃坚汤　439

散被殴斑痕方　458

葛花解酲汤　105

葱熨法　456

葶苈木香散　170

棒疮疔甲膏药　459

椒梅汤　294,298

雄黄汤　318

雄黄败毒丸　447

雄黄截疟丸　129

紫金丹　125

紫金锭子　380

喉痹方　286

黑白散　244,370

稀痘万金丹　399

舒筋立安散　308

腊油膏　406

普济消毒散　87

遂心丹　217

湿胆汤　80

温中汤　298

温胆汤　224

温清散　335

温脾散　139

溃坚丸　171

溃坚汤　171

滋阴地黄丸　341

滋阴地黄汤　264

滋阴百补丸　333

滋阴至宝汤　340

滋阴补肾丸　301

滋阴降火汤　197,230,322

滋阴健脾汤　214

滋阴脏连丸　207

滋阴清化膏　200

滋阴清胃丸　276

滋肾丸　271

滋肾汤　287

滋肾明目汤　281

滋肾通耳汤　264

滋肾散　230

滋荣收带丸　339

滋荣调中汤　304

滋荣舒筋健步丸　311

滋润汤　56

惺惺散　388

寒湿脚气肿痛　314

犀角玄参汤　179

犀角地黄汤　204,424

犀角消毒汤　180

犀角消毒饭　404

疏风汤　55

疏肝散　302

疏经活血汤　307

隔纸膏 449

隔矾灸法 247

隔蒜灸法 456

十三画

瑞莲丸 201

摄生饮 54

蒸法 320

楝陈汤 406

槐花散 208

蜗牛膏 243

蜂窝散 273

蛲螂散 242

嗅法 153

催生汤 357

催生饮 356

催生散 357

愈风丹 63

愈风汤 56,68

解表升麻汤 306

解郁和中汤 163

解郁调胃汤 109

解毒丹 468

解毒汤 208,424

解砒毒神方 468

解热化痰汤 79

滚痰丸 112

辟邪丹 87,227

辟邪膏 401

十四画

碧雪 404

碧雪膏 272

蔓荆子散 265

酸枣仁汤 227

蝉花散 401,467

熏药 451

熏洗方 248

熏洗痔漏却毒汤 249

蜜导法 241

蜜桃酥 60

蜜梨噙 396

蜜煎导法 77

缫丝汤 321

十五画以上

樗白汤 336

敷洗药 245

嘹亮丸 288

噙化丸 286

噙化仙方 202

镇惊散 401

澄青散 409

薏苡散 293

颠倒散 242

醒脾散 379

瘰疬膏 439

擦牙止痛固齿方 275

擦牙乌须方　261

擦牙石盐散　275

臁疮方　450

臁疮膏　449

螽斯胜宝丸　347

豁痰汤　305

癣疾方　384

藿香正气散　66,142

蟾酥丹　442

蟾蜍散　274

癫狗咬伤　466

蠲痹汤　304